全国高等教育自学考试指定教材

U0878987

内科护理学（专）

［含：内科护理学（专）自学考试大纲］

（2023 年版）

全国高等教育自学考试指导委员会　组编

主　编　李明子

副主编　李湘萍　陆　悦

编　者　（以姓氏笔画为序）

江　华　许　莹　孙玉梅　李　利

李明子　李湘萍　陆　悦　林　征

北京大学医学出版社

NEIKE HULIXUE（ZHUAN）

图书在版编目（CIP）数据

内科护理学：专 / 李明子主编 . —北京：北京大学医学出版社，2023.9
ISBN 978-7-5659-2966-3

Ⅰ. ①内… Ⅱ. ①李… Ⅲ. ①内科学 - 护理学 - 高等教育 - 自学考试 - 教材 Ⅳ. ①R473.5

中国国家版本馆 CIP 数据核字（2023）第 151809 号

内科护理学（专）

主　　编：李明子
出版发行：北京大学医学出版社
地　　址：（100191）北京市海淀区学院路 38 号　北京大学医学部院内
电　　话：发行部 010-82802230；图书邮购 010-82802495
网　　址：http://www.pumpress.com.cn
E-mail：booksale@bjmu.edu.cn
印　　刷：北京瑞达方舟印务有限公司
经　　销：新华书店
责任编辑：崔玲和　　**责任校对**：靳新强　　**责任印制**：李　啸
开　　本：787 mm × 1092 mm　1/16　　**印张**：25.75　　**字数**：650 千字
版　　次：2023 年 9 月第 1 版　2023 年 9 月第 1 次印刷
书　　号：ISBN 978-7-5659-2966-3
定　　价：78.00 元

组编前言

21 世纪是一个变幻莫测的世纪，是一个催人奋进的时代。科学技术飞速发展，知识更替日新月异。希望、困惑、机遇、挑战，随时随地都有可能出现在每一个社会成员的生活之中。抓住机遇，寻求发展，迎接挑战，适应变化的制胜法宝就是学习——依靠自己学习、终身学习。

作为我国高等教育组成部分的自学考试，其职责就是在高等教育这个水平上倡导自学、鼓励自学、帮助自学、推动自学，为每一个自学者铺就成才之路。组织编写供读者学习的教材就是履行这个职责的重要环节。毫无疑问，这种教材应当适合自学，应当有利于学习者掌握和了解新知识、新信息，有利于学习者增强创新意识，培养实践能力，形成自学能力，也有利于学习者学以致用，解决实际工作中所遇到的问题。具有如此特点的书，我们虽然沿用了“教材”这个概念，但它与那种仅供教师讲、学生听，教师不讲、学生不懂，以“教”为中心的教科书相比，已经在内容安排、编写体例、行文风格等方面都大不相同了。希望读者对此有所了解，以便从一开始就树立起依靠自己学习的坚定信念，不断探索适合自己的学习方法，充分利用自己已有的知识基础和实际工作经验，最大限度地发挥自己的潜能，达成学习的目标。

欢迎读者提出意见和建议。

祝每一位读者自学成功。

全国高等教育自学考试指导委员会

2022 年 8 月

目　录

组编前言

内科护理学（专）自学考试大纲

内科护理学（专）

全国高等教育自学考试

内科护理学（专）
自学考试大纲

全国高等教育自学考试指导委员会　制定

大纲前言

为了适应社会主义现代化建设事业的需要，鼓励自学成才，我国在20世纪80年代初建立了高等教育自学考试制度。高等教育自学考试是个人自学、社会助学和国家考试相结合的一种高等教育形式。应考者通过规定的专业课程考试并经思想品德鉴定达到毕业要求的，可获得毕业证书；国家承认学历并按照规定享有与普通高等学校毕业生同等的有关待遇。经过40多年的发展，高等教育自学考试为国家培养造就了大批专门人才。

课程自学考试大纲是规范自学者学习范围、要求和考试标准的文件。它是按照专业考试计划的要求，具体指导个人自学、社会助学、国家考试及编写教材的依据。

为更新教育观念，深化教学内容方式、考试制度、质量评价制度改革，更好地提高自学考试人才培养的质量，全国高等教育自学考试指导委员会各专业委员会按照专业考试计划的要求，组织编写了课程自学考试大纲。

新编写的大纲，在层次上，本科参照一般普通高校本科水平，专科参照一般普通高校专科或高职院校的水平；在内容上，及时反映学科的发展变化以及自然科学和社会科学近年来研究的成果，以更好地指导应考者学习使用。

全国高等教育自学考试指导委员会

2023年5月

I　课程性质与设置目的

《内科护理学》是全国高等教育自学考试护理专业（专科）临床护理课程中的主干课，又是其他临床课的基础。《内科护理学》将培养学生掌握人体临床常见疾病的基本理论、基本知识及基本技能，并培养学生应用护理程序对患者实施整体护理的能力。本课程涵盖呼吸系统、循环系统、消化系统、内分泌系统与代谢性疾病、泌尿系统、血液系统、风湿免疫等专科的常见疾病以及常见的传染病患者的护理。

本课程的重点章节包括：呼吸系统疾病（如慢性阻塞性肺疾病、支气管哮喘、肺炎、肺结核、肺癌及呼吸衰竭）、循环系统疾病［如心力衰竭、冠状动脉粥样硬化性心脏病（简称冠心病）、高血压、心律失常、心脏停搏、心脏瓣膜病］、消化系统疾病（如消化性溃疡、肝硬化、炎性肠病、急性胰腺炎、上消化道大出血）、内分泌系统与代谢性疾病（如糖尿病）和传染病（如病毒性肝炎、伤寒）。次重点章节包括：泌尿系统疾病（如肾小球疾病、慢性肾衰竭）、血液系统疾病（如各种贫血、白血病）。一般章节包括：风湿性疾病、理化因素所致疾病。

本课程各章节中的难点内容，主要是慢性阻塞性肺疾病、支气管哮喘及呼吸衰竭的概念及发病机制，肺炎和肺结核的分型及治疗，心力衰竭发病机制及治疗新进展，冠心病的分型及其治疗，炎性肠病发病机制及不同亚型特点，肝性脑病发病机制及治疗，慢性肾衰竭临床表现及相应治疗等。

本课程的教学目标：通过完成本课程内容的系统学习，学生应能够熟悉人体各系统解剖与生理方面的基础知识，能够识别各系统疾病常见的症状和体征，掌握各系统常见疾病及临床常见传染病的临床特点、治疗与护理要点，学会按照护理程序的思维对患者实施护理，毕业后能成为临床护理的重要力量。

在开始本课程的学习之前，学生应完成医学基础、人文社会和基础护理相关课程的学习。

Ⅱ　课程内容与考核目标

第一章　绪论

一、学习目的和要求

通过对本章内容的学习，学生能够对内科护理学的内涵和发展趋势有整体了解，熟悉内科护理实践须遵循的基本方法和原则，并能够在临床护理实践中体现以人的健康为中心的整体护理观，掌握护理程序的基本思路和方法。

二、课程内容

（一）内科护理学的内容与范畴
（二）内科护理实践的基本方法和原则
（三）内科护理学的发展趋势

三、考核知识点及考核要求

（一）内科护理学的内容与范畴
领会：内科护理学的内涵。
（二）内科护理实践的基本方法和原则
领会：①整体观。②护理程序。③健康的内涵。④三级预防。
应用：应用护理程序的工作方法对内科疾病患者进行护理。
（三）内科护理学的发展趋势
领会：①以人的健康为中心。②专科护理与高级护理实践。③最佳实践证据。

第二章　呼吸系统疾病

一、学习目的和要求

通过对本章内容的学习，学生了解呼吸系统疾病的常见症状及其产生原因，理解呼吸系统常见疾病的基本理论知识，并能够按照护理程序为本系统疾病患者进行护理。

二、课程内容

第一节　总论

（一）呼吸系统的结构

（二）呼吸系统的功能

（三）呼吸运动的调节

（四）呼吸系统疾病常见症状

（五）呼吸系统疾病常见症状的护理

第二节　急性上呼吸道感染和急性气管支气管炎

（一）急性上呼吸道感染

急性上呼吸道感染概述、病因和发病机制、临床表现、有关检查、诊断要点、治疗要点、健康教育。

（二）急性气管支气管炎

急性气管支气管炎概述、病因和发病机制、临床表现、诊断要点、治疗要点、健康教育。

第三节　慢性阻塞性肺疾病

慢性阻塞性肺疾病概述、病因和发病机制、临床表现、有关检查、诊断要点、治疗要点、护理要点、健康教育。

第四节　慢性肺源性心脏病

慢性肺源性心脏病概述、病因和发病机制、临床表现、有关检查、诊断要点、治疗要点、护理要点、健康教育。

第五节　支气管哮喘

支气管哮喘概述、病因和发病机制、临床表现、有关检查、诊断要点、治疗要点、护理要点、健康教育。

第六节　支气管扩张症

支气管扩张症概述、病因和发病机制、临床表现、诊断要点、治疗要点、护理要点、健康教育。

第七节　肺炎

（一）肺炎概述

肺炎定义，感染性肺炎的病因和发病机制、分类、临床表现、诊断要点、治疗要点、护理要点、健康教育。

（二）常见的肺炎

各类常见肺炎（肺炎链球菌肺炎、常见革兰氏阴性杆菌肺炎、肺炎支原体肺炎、军团菌肺炎及病毒性肺炎）的临床表现、有关检查、治疗要点。

第八节　肺结核

肺结核概述、病原学、发病机制、临床表现、有关检查、结核病的分类、治疗要点、预防、护理要点、健康教育。

第九节　原发性支气管肺癌

原发性支气管肺癌概述、病因和发病机制、分类、临床表现、有关检查、诊断要点、治疗要点、护理要点、健康教育。

第十节　自发性气胸

自发性气胸概述、病因和发病机制、临床表现、有关检查、诊断要点、治疗要点、护理要点、健康教育。

第十一节　肺血栓栓塞症

肺血栓栓塞症概念、危险因素、临床表现、有关检查、诊断要点、治疗要点、护理要点、健康教育。

第十二节　呼吸衰竭和急性呼吸窘迫综合征

（一）呼吸衰竭

呼吸衰竭概述、分类、病因和发病机制、缺氧及二氧化碳潴留对机体的影响、临床表现、诊断要点、治疗要点、预后与预防。

（二）急性呼吸窘迫综合征

急性呼吸窘迫综合征概述、病因和发病机制、临床表现、有关检查、诊断要点、治疗要点、预后与预防。

（三）呼吸衰竭患者的护理要点

三、考核知识点及考核要求

（一）总论

识记：①上呼吸道、下呼吸道、咳嗽、咳痰、咯血、呼吸困难的概念。②咳嗽、咳痰、咯血、呼吸困难的常见原因。

领会：①呼吸系统结构和功能的特点及意义。②呼吸运动的调节。③咳嗽的临床意义。④咳嗽、咳痰、咯血、呼吸困难的临床表现。

应用：能够按照护理程序对具有上述常见症状的患者进行护理。

（二）急性上呼吸道感染和急性气管支气管炎

识记：①概念。②病因和发病机制。

领会：①临床表现。②有关检查。③诊断要点。④治疗。

应用：能够对急性上呼吸道感染和急性气管支气管炎患者进行健康教育。

（三）慢性阻塞性肺疾病

识记：①慢性阻塞性肺疾病、慢性支气管炎、阻塞性肺气肿的概念。②病因。③发病机制。

领会：①吸烟对慢性阻塞性肺疾病的影响。②临床表现。③有关检查。④诊断要点。⑤治疗。

应用：能够按照护理程序对慢性阻塞性肺疾病患者进行护理和健康教育。

（四）慢性肺源性心脏病

识记：①概念。②病因。

领会：①发病机制。②临床表现。③有关检查。④诊断要点。⑤治疗。

应用：能够按照护理程序对慢性肺源性心脏病患者进行护理和健康教育。

（五）支气管哮喘

识记：①概念。②病因。

领会：①发病机制。②临床表现。③有关检查。④诊断要点。⑤治疗要点。

应用：能够按照护理程序对支气管哮喘患者进行护理和健康教育。

（六）支气管扩张症

识记：①概念。②病因。

领会：①发病机制。②临床表现及诊断要点。③治疗要点。

应用：能够按照护理程序对支气管扩张症患者进行护理和健康教育。

（七）肺炎

识记：①肺炎、社区获得性肺炎及医院获得性肺炎的概念。②感染性肺炎的病因及分类。

领会：①感染性肺炎的发病机制。②肺炎的临床表现、诊断要点。③感染性肺炎的治疗要点。④临床常见各型肺炎的临床表现、有关检查及治疗。

应用：能够按照护理程序对肺炎患者进行护理和健康教育。

（八）肺结核

识记：①概念。②病原学。③分类。

领会：①发病机制。②临床表现。③有关检查。④治疗。⑤预防。

应用：能够按照护理程序对肺结核患者进行护理和健康教育。

（九）原发性支气管肺癌

识记：①发病情况及预后。②有关的致病因素。③分类。

领会：①发病机制。②临床表现。③常用的检查方法。④诊断要点。⑤治疗。

应用：能够对原发性支气管肺癌患者进行整体护理及健康教育。

（十）自发性气胸

识记：①概念。②常见病因及临床类型。

领会：①发病机制。②临床表现。③有关检查及其意义。④诊断要点。⑤治疗（包括张力性气胸的紧急排气）。

应用：①能够护理自发性气胸患者，尤其应掌握胸腔闭式引流的护理。②对自发性气胸患者进行健康教育。

（十一）肺血栓栓塞症

识记：①概念。②危险因素。

领会：①临床表现。②有关检查。③诊断要点。④治疗要点。

应用：能够按照护理程序对肺血栓栓塞症患者进行护理和健康教育。

（十二）呼吸衰竭及急性呼吸窘迫综合征（ARDS）

识记：①呼吸衰竭的概念、分类及病因。② ARDS 的概念及病因。③机械通气的概念、并发症。

领会：①呼吸衰竭及 ARDS 的发病机制及缺氧和二氧化碳潴留对机体的影响。②呼吸衰竭及 ARDS 的临床表现。③ ARDS 的有关检查。④呼吸衰竭及 ARDS 的诊断要点。⑤呼吸衰竭及 ARDS 的治疗要点。

应用：能够按照护理程序对呼吸衰竭和 ARDS 患者进行护理。

第三章 循环系统疾病

一、学习目的和要求

通过对本章内容的学习，学生应识记心力衰竭、休克、心律失常、心脏停搏、心脏瓣膜病、冠心病、高血压、心肌炎、心肌病等的基本理论知识，领会循环系统常见疾病的病理生理，并能够运用护理程序对以上疾病患者进行护理。

二、课程内容

第一节 总论

（一）循环系统的结构与功能

（二）循环系统疾病的诊断（包括病因、病理解剖和病理生理诊断）

（三）循环系统疾病常见症状及其护理

第二节 心力衰竭

（一）心力衰竭概念、分类

（二）慢性心力衰竭

慢性心力衰竭概述、病因和发病机制、临床表现、诊断要点、治疗要点、护理、健康教育。

（三）急性心力衰竭

急性心力衰竭概述、病因和发病机制、临床表现、诊断要点、治疗要点、护理要点、健康教育。

第三节 休克

休克概述、病因分类、发病机制、临床表现、诊断要点、治疗、护理要点。

第四节 心律失常

心律失常概念、分类。各种常见类型心律失常（窦性心律失常、期前收缩、阵发性心动过速、心房扑动及心房颤动、心室扑动及心室颤动、房室传导阻滞）概述、病因、临床表现、心电图特点、治疗要点、护理要点。

第五节 心脏停搏

心脏停搏概述、病因和病理生理、临床表现和诊断要点、抢救及复苏后处理。

第六节 心脏瓣膜病

常见心脏瓣膜病（二尖瓣狭窄、二尖瓣关闭不全、主动脉瓣狭窄、主动脉瓣关闭不全）的概述、病理解剖、病理生理、临床表现、诊断要点、治疗要点、护理要点、健康教育。

第七节 冠状动脉粥样硬化性心脏病

（一）概述

冠状动脉粥样硬化的易患因素、冠状动脉粥样硬化性心脏病的临床分型、急性冠脉综合征概念。

（二）心绞痛

心绞痛、稳定型心绞痛、不稳定型心绞痛概述、病因、发病机制、临床表现、诊断要点、治疗要点、护理要点、健康教育。

（三）急性心肌梗死

急性心肌梗死概述、病因和发病机制、临床表现、诊断要点、治疗要点、护理、健康教育。

（四）心血管病介入性诊治及护理

第八节　原发性高血压

原发性高血压概述、病因和发病机制、临床表现、高血压危险度分层、诊断要点、治疗要点、护理、健康教育。

第九节　病毒性心肌炎

病毒性心肌炎概述、病因和发病机制、临床表现、有关检查、治疗要点、护理要点、健康教育。

第十节　心肌病

心肌病概述、病因和发病机制、临床表现、有关检查、治疗要点、护理要点、健康教育。

第十一节　心脏电复律与人工心脏起搏

（一）心脏电复律

心脏电复律的概念及作用原理、种类、适应证、护理要点。

（二）人工心脏起搏

人工心脏起搏概念及作用原理。人工心脏起搏器的种类及起搏方法、适应证、护理要点及健康教育。

三、考核知识点及考核要求

（一）循环系统的结构与功能、循环系统疾病的诊断

识记：①循环系统的结构与功能。②心脏传导系统。③血管的分类及作用。

领会：①血液循环的神经体液调节。②循环系统疾病的正确书写格式。

（二）循环系统疾病常见症状及其护理

识记：心源性呼吸困难、胸痛、心悸、心源性水肿、心源性晕厥的概念。

领会：①常见症状的发生原因。②常见症状的临床表现。

应用：能够按照护理程序对循环系统疾病常见症状患者进行护理。

（三）慢性心力衰竭

识记：①发病机制。②心力衰竭的概念及分类。③慢性心力衰竭的概念、基本病因及诱因。

领会：①发病机制。②左心衰竭、右心衰竭的典型表现。③有关检查。④诊断要点及心功能分级标准。⑤心力衰竭的治疗要点。⑥减轻心脏负荷的常用药物及不良反应。⑦洋地黄类药物的使用注意事项、常见毒性反应及中毒的处理。

应用：①能够应用护理程序对慢性心力衰竭患者进行护理。②能够教给患者如何预防

诱发心力衰竭的因素。

（四）急性心力衰竭

识记：①概念。②病因和诱因。

领会：①发病机制。②临床表现。③诊断要点。④治疗要点。

应用：能够对急性左心衰竭患者进行护理。

（五）休克

识记：①概念。②病因分类及常见病因。

领会：①发病机制。②临床表现。③中心静脉压测定及尿量、尿比重测定的正常值及其意义。④诊断要点。⑤治疗要点。

应用：能够对休克患者进行护理。

（六）心律失常

识记：①概念。②分类。

领会：①各种心律失常的常见病因。②临床表现。③常见心律失常（期前收缩、房颤、室速、室颤、室扑）的心电图特征。④治疗。

应用：能够对心律失常患者进行护理。

（七）心脏停搏

识记：①概念。②病因。

领会：①心脏停搏后对脑、心脏、肾及机体代谢产生的病理生理影响。②临床表现。③诊断要点。

应用：能够配合医生抢救心脏停搏患者。

（八）心脏瓣膜病

识记：心脏瓣膜病及常见类型的概念（二尖瓣狭窄及关闭不全、主动脉瓣狭窄及关闭不全）。

领会：①各种常见类型心脏瓣膜病引起心力衰竭的病理解剖和病理生理机制。②常见类型心脏瓣膜病临床表现特点及主要并发症。③有关检查及其意义。

应用：①能够对心脏瓣膜病患者进行护理。②能够对心脏瓣膜病患者进行健康教育，尤其是如何防止心脏瓣膜病加重及防止心力衰竭反复发作。

（九）冠心病

识记：①冠心病、心绞痛、急性心肌梗死、急性冠脉综合征的概念。②动脉粥样硬化的易患因素。③冠心病的临床分型。

领会：①稳定型及不稳定型心绞痛、急性心肌梗死的病因及发病机制。②稳定型及不稳定型心绞痛和急性心肌梗死临床表现、有关检查。③稳定型及不稳定型心绞痛和心肌梗死的诊断要点。④稳定型及不稳定型心绞痛的治疗要点。⑤急性心肌梗死的治疗要点。⑥冠心病介入诊治目的及护理要点。

应用：①能够对心绞痛及急性心肌梗死患者进行护理。②能够为冠心病患者进行健康教育。③能够为接受介入治疗的患者进行护理和健康教育。

（十）高血压

识记：高血压、高血压急症、高血压脑病、高血压亚急症的概念。

领会：①高血压的诊断标准及临床分级。②高血压的病因及发病机制。③高血压的临床表现。④高血压非药物治疗及药物治疗要点，抗高血压药的作用机制及临床应用原则。⑤高血压急症的治疗。

应用：①能够按照护理程序对高血压患者进行护理。②能够教育高血压患者如何进行自我护理。

（十一）病毒性心肌炎

识记：①概念。②常见病因。

领会：①临床表现。②心电图及心肌酶的改变。③治疗要点。

应用：①护理要点。②健康教育。

（十二）心肌病

识记：①概念。②分型。

领会：①扩张型心肌病、肥厚型心肌病的临床表现及治疗要点。②扩张型心肌病、肥厚型心肌病患者护理要点及健康教育。

（十三）心脏电复律与人工心脏起搏

识记：①心脏电复律、人工心脏起搏的概念及作用原理。②心脏电复律的种类及适应证。③人工心脏起搏器的起搏方法及适应证。

应用：①能够配合医生对室颤患者进行电除颤抢救。②能够对安装永久心脏起搏器的患者进行健康教育。

第四章　消化系统疾病

一、学习目的和要求

通过对本章内容的学习，学生了解消化系统解剖和生理、常见症状，理解消化系统常见疾病如胃炎、消化性溃疡、胃癌、炎性肠病、肝硬化、原发性肝癌、肝性脑病、急性胰腺炎、结核性腹膜炎、上消化道出血等基本理论知识，并运用护理程序对消化系统疾病患者进行护理。

二、课程内容

第一节　总论

（一）消化系统解剖和生理

（二）消化系统疾病常见症状及其护理

消化系统疾病常见症状为腹痛、恶心与呕吐、腹泻、便秘、黄疸、呕血与黑便等。

第二节　胃炎

（一）急性胃炎

急性胃炎概述、病因和发病机制、临床表现、有关检查、诊断要点、治疗要点、护理要点、健康教育。

（二）慢性胃炎

慢性胃炎概述、病因和发病机制、临床表现、有关检查、诊断要点、治疗要点、护理要点、健康教育。

第三节 消化性溃疡

消化性溃疡概述、病因和发病机制、临床表现、有关检查、诊断要点、治疗要点、护理要点、健康教育。

第四节 胃癌

胃癌概述、病因和发病机制、临床表现、有关检查、诊断要点、治疗要点、护理要点、健康教育。

第五节 炎性肠病

（一）溃疡性结肠炎

溃疡性结肠炎概述、病因和发病机制、临床表现、有关检查、诊断要点、治疗要点、护理要点、健康教育。

（二）克罗恩病

克罗恩病概述、病因和发病机制、临床表现、有关检查、诊断要点、治疗要点、护理要点、健康教育。

第六节 肝硬化

肝硬化概述、病因和发病机制、临床表现、有关检查、诊断要点、治疗要点、护理要点、健康教育。

第七节 原发性肝癌

原发性肝癌概述、病因和发病机制、临床表现、有关检查、诊断要点、治疗要点、护理要点、健康教育。

第八节 肝性脑病

肝性脑病概述、病因和发病机制、临床表现、有关检查、诊断要点、治疗要点、护理要点、健康教育。

第九节 急性胰腺炎

急性胰腺炎概述、病因和发病机制、临床表现、有关检查、诊断要点、治疗要点、护理要点、健康教育。

第十节 结核性腹膜炎

结核性腹膜炎概述、病因和发病机制、临床表现、有关检查、诊断要点、治疗要点、护理要点、健康教育。

第十一节 上消化道大出血

上消化道大出血概述、病因和发病机制、临床表现、有关检查、诊断要点、治疗要点、护理、健康教育。

三、考核知识点及考核要求

（一）消化系统解剖和生理

识记：消化系统的解剖结构。

领会：消化系统主要脏器的生理功能。

（二）消化系统疾病常见症状及其护理

识记：消化系统疾病常见症状的概念。

领会：①常见症状的发生原因。②常见症状的临床表现。

应用：能够按照护理程序对具有消化系统疾病常见症状的患者进行护理。

（三）急性胃炎、慢性胃炎

识记：①病因。②分类。

领会：①临床表现。②有关检查。③诊断要点。④治疗要点。⑤护理要点。⑥健康教育。

（四）消化性溃疡

识记：①概念。②病因。

领会：①发病机制。②临床表现及并发症。③有关检查。④诊断要点。⑤治疗要点。

应用：能够按照护理程序对消化性溃疡患者进行护理和健康教育。

（五）胃癌

识记：①概念。②病因。

领会：①临床表现。②有关检查。③诊断要点。④治疗要点。

应用：能够按照护理程序对胃癌患者进行护理和健康教育。

（六）炎性肠病（溃疡性结肠炎、克罗恩病）

识记：①概念。②临床分型。

领会：①病因和发病机制。②临床表现。③有关检查。④诊断要点。⑤治疗要点。

应用：能够按照护理程序对炎性肠病患者进行护理和健康教育。

（七）肝硬化

识记：①概念。②病因。

领会：①代偿期及失代偿期的临床表现。②常见并发症。③有关检查。④诊断要点。⑤治疗要点。

应用：能够按照护理程序对肝硬化患者进行护理和健康教育。

（八）原发性肝癌

识记：①概念。②与肝癌发病有关的因素。

领会：①临床表现。②有关检查。③诊断要点。④治疗要点。

应用：能够按照护理程序对肝癌患者进行护理和疾病预防和居家自我管理指导。

（九）肝性脑病

识记：①肝性脑病与轻微肝性脑病的概念。②常见病因。

领会：①诱因。②氨中毒学说的主要发病机制。③分期及临床表现。④有关检查。⑤诊断要点。⑥治疗要点。

应用：能够按照护理程序对肝性脑病患者进行护理和健康教育。

（十）急性胰腺炎

识记：①概念。②分型。③病因。

领会：①临床表现。②有关检查。③诊断要点。④治疗要点。

应用：能够按照护理程序对急性胰腺炎患者进行护理和健康教育。

（十一）结核性腹膜炎

识记：①概念。②病因及感染途径。③病理分型。

领会：①临床表现。②有关检查。③治疗要点。

应用：能够按照护理程序对结核性腹膜炎患者进行护理和疾病预防的健康教育。

（十二）上消化道大出血

识记：①概念。②常见病因。

领会：①临床表现。②有关检查。③诊断要点。④治疗要点。

应用：能够按照护理程序对上消化道大出血患者进行护理和健康教育。

第五章　泌尿系统疾病

一、学习目的和要求

通过对本章内容的学习，学生了解泌尿系统的解剖、生理及常见疾病症状，理解急性肾小球肾炎、慢性肾小球肾炎、肾病综合征、肾盂肾炎及肾衰竭等常见病的基本理论知识，并能够运用护理程序对常见疾病患者进行护理和健康教育。

二、课程内容

第一节　总论

（一）肾解剖和生理

（二）泌尿系统疾病常见症状及其护理

泌尿系统疾病常见症状包括水肿、高血压、排尿异常、腰痛等。

第二节　肾小球疾病

肾小球疾病总论。各类型肾小球疾病（急性肾小球肾炎、急进性肾小球肾炎、慢性肾小球肾炎、肾病综合征）概述、病因和发病机制、临床表现、有关检查、诊断要点、治疗要点、护理要点、健康教育。

第三节　肾盂肾炎

肾盂肾炎概述、病因和发病机制、临床表现、有关检查、诊断要点、治疗要点、护理要点、健康教育。

第四节　肾衰竭

（一）急性肾损伤

急性肾损伤概述、病因和发病机制、临床表现、有关检查、诊断要点、治疗要点、护理要点、健康教育。

（二）慢性肾衰竭

慢性肾衰竭概述、病因和发病机制、临床表现、有关检查、诊断要点、治疗要点、护理要点、健康教育。

（三）透析疗法的护理

血液透析、腹膜透析。

三、考核知识点及考核要求

（一）肾解剖和生理

识记：肾实质的解剖结构。

领会：肾的主要生理功能。

（二）泌尿系统疾病常见症状及其护理

识记：常见症状的概念、病因。

领会：常见症状的临床表现。

应用：能够按照护理程序对具有上述症状的患者进行护理。

（三）肾小球疾病总论

识记：①肾小球疾病的概念、分类。②原发性肾小球疾病分型。

领会：肾小球疾病发病机制。

（四）急性肾小球肾炎（急性肾炎）

识记：概念。

领会：①病因和发病机制。②临床表现。③有关检查。④诊断和治疗要点。

应用：运用所学知识对肾小球疾病患者进行护理和健康教育。

（五）急进性肾小球肾炎

识记：概念。

领会：①发病机制。②临床表现。③有关检查。④治疗要点。

应用：运用所学知识对急进性肾小球肾炎患者进行护理和健康教育。

（六）慢性肾小球肾炎（慢性肾炎）

识记：①概念。②病因。

领会：①发病机制。②临床表现。③有关检查。④诊断和治疗要点。

应用：能够按照护理程序对慢性肾炎患者进行护理和健康教育。

（七）肾病综合征

识记：①概念。②病因。

领会：①发病机制。②临床表现。③有关检查。④诊断和治疗要点。

应用：能够对肾病综合征患者进行护理和健康教育。

（八）肾盂肾炎

识记：①概念。②病因。

领会：①发病机制。②临床表现。③有关检查。④诊断要点。⑤治疗要点。

应用：能够对急性、慢性肾盂肾炎患者进行护理和健康教育。

（九）急性肾损伤

识记：①概念。②急性肾小管坏死的病因。

领会：①发病机制。②临床表现。③诊断和治疗要点。

应用：能够对急性肾损伤患者进行护理和健康教育。

（十）慢性肾衰竭

识记：①慢性肾衰竭概念及慢性肾脏病的分期。②慢性肾衰竭的病因。

领会：①发病机制。②临床表现。③有关检查。④诊断要点。⑤治疗要点。

应用：能够按照护理程序对慢性肾衰竭患者进行护理和健康教育。

（十一）透析疗法的护理

领会：①血液透析和腹膜透析的原理。②透析疗法的适应证和禁忌证。③透析疗法常见并发症。

应用：能够对透析患者进行护理。

第六章　血液系统疾病

一、学习目的和要求

通过对本章内容的学习，学生了解血液系统、血液组成及血液病分类，理解常见贫血（缺铁性贫血、巨幼细胞贫血、再生障碍性贫血）、常见出血性疾病（原发免疫性血小板减少症、过敏性紫癜、血友病、弥散性血管内凝血）、白血病、淋巴瘤等常见血液系统疾病的基本理论知识，并能够运用护理程序对上述疾病患者进行护理。

二、课程内容

第一节　总论

（一）血液系统的结构与功能

造血组织的构成与功能，血液组成及血细胞功能。

（二）血液系统疾病分类

（三）血液病常见症状、体征及护理

血液病常见症状及体征有发热、出血 / 出血倾向、贫血。

第二节　贫血

（一）概述

贫血的概念、分类、临床表现、护理。

（二）缺铁性贫血

缺铁性贫血概述、铁的代谢、病因和发病机制、临床表现、有关检查、诊断要点、治疗要点、护理要点。

（三）巨幼细胞贫血

巨幼细胞贫血概述、叶酸及维生素 B_{12} 的代谢、分类、病因和发病机制、临床表现、有关检查、诊断要点、治疗要点、护理要点。

（四）再生障碍性贫血

再生障碍性贫血概述、分类、病因和发病机制、临床表现、有关检查、诊断要点、治疗要点、护理要点、健康教育。

第三节　出血性疾病

（一）概述

正常止血、凝血、抗凝、纤维蛋白溶解机制，出血性疾病分类、治疗要点。

（二）原发免疫性血小板减少症

原发免疫性血小板减少症概述、病因和发病机制、临床表现、有关检查、诊断要点、治疗要点、护理要点。

（三）过敏性紫癜

过敏性紫癜概述、病因和发病机制、分型及临床表现、有关检查、诊断要点、治疗要点、护理要点。

（四）血友病

血友病概述、病因和遗传方式、临床表现、有关检查、诊断要点、治疗要点、护理要点。

（五）弥散性血管内凝血

弥散性血管内凝血（DIC）概述、病因和发病机制、临床表现、有关检查、诊断要点、治疗要点、护理要点。

第四节　白血病

（一）概述

白血病概念、分类、病因和发病机制。

（二）急性白血病

急性白血病临床表现、有关检查、诊断要点、治疗要点、护理要点、健康教育。

（三）慢性髓细胞性白血病

慢性髓细胞性白血病概述、临床表现、有关检查、诊断要点、治疗要点、护理要点。

第五节　淋巴瘤

淋巴瘤概述、病因和发病机制、临床表现、有关检查、诊断要点、治疗要点、护理要点、健康教育。

第六节　输血及造血干细胞移植

（一）输血

输血概述，常见输血反应及防治措施。

（二）造血干细胞移植

造血干细胞移植概述、分类、适应证、护理。

三、考核知识点及考核要求

（一）血液系统疾病概述

识记：①造血组织构成与功能。②血液组成及血细胞功能。③血液系统疾病分类。

（二）血液病常见症状、体征及护理

领会：发热、出血 / 出血倾向的常见原因、临床表现。

应用：应用护理程序对发热、出血 / 出血倾向患者进行护理。

（三）贫血概述

识记：①概念。②分类。

领会：临床表现。

应用：应用护理程序对贫血患者进行护理。

（四）缺铁性贫血

识记：①概念。②铁的代谢。③病因。

领会：①发病机制。②临床表现。③有关检查。④诊断要点。⑤治疗要点。

应用：能够对缺铁性贫血患者进行护理。

（五）巨幼细胞贫血

识记：①概念。②分类。③叶酸、维生素 B_{12} 的代谢。④病因。

领会：①发病机制。②临床表现。③有关检查。④诊断要点。⑤治疗要点。

应用：能够对巨幼细胞贫血患者进行护理。

（六）再生障碍性贫血

识记：①概念。②分类。③病因。

领会：①发病机制。②临床表现。③有关检查。④诊断要点。⑤治疗要点。

应用：①能够对再生障碍性贫血患者进行护理。②能够对易患人群及患者进行健康教育。

（七）出血性疾病概述

识记：①概念。②分类。

领会：①正常止血、凝血、抗凝、纤维蛋白溶解机制。②治疗要点。

（八）原发免疫性血小板减少症

识记：①概念。②病因。

领会：①发病机制。②临床表现。③有关检查。④诊断要点。⑤治疗要点。

应用：能够对原发免疫性血小板减少症患者进行护理。

（九）过敏性紫癜

识记：①概念。②病因。

领会：①发病机制。②分型及临床表现。③有关检查。④诊断要点。⑤治疗要点。

应用：能够对过敏性紫癜患者进行护理。

（十）血友病

识记：①概念。②分型。③病因。

领会：①遗传方式。②临床表现。③有关检查。④诊断要点。⑤治疗要点。

应用：能够对血友病患者进行护理。

（十一）弥散性血管内凝血

识记：①概念。②病因。

领会：①发病机制。②临床表现。③有关检查。④诊断要点。⑤治疗要点。

应用：能够对弥散性血管内凝血患者进行护理。

（十二）白血病概述

识记：①概念。②分类。③病因。

领会：发病机制。

（十三）急性白血病

领会：①临床表现。②有关检查。③诊断要点。④治疗要点。

应用：①能够应用护理程序对急性白血病患者进行护理。②能够对易患人群及患者进行健康教育。

（十四）慢性髓细胞性白血病

领会：①分期及临床表现。②有关检查。③诊断要点。④治疗要点。

应用：能够对慢性髓细胞性白血病患者进行护理。

（十五）淋巴瘤

识记：①概念。②分类。③病因。

领会：①发病机制。②临床表现。③有关检查。④诊断要点。⑤治疗要点。

应用：①能够对淋巴瘤患者进行护理。②能够对患者进行健康教育。

（十六）输血

识记：规范输血流程的主要注意事项。

领会：常见输血反应的原因、临床表现。

应用：常见输血反应的防治措施。

（十七）造血干细胞移植

识记：①概念。②分类。③适应证。

领会：造血干细胞移植术后常见并发症的原因、临床表现。

应用：能够对造血干细胞移植前、中、后的患者进行护理。

第七章　内分泌系统与代谢性疾病

一、学习目的和要求

通过对本章内容的学习，学生了解内分泌系统的主要生理功能及内分泌系统的功能调节，理解单纯性甲状腺肿、甲状腺功能亢进（简称甲亢）、皮质醇增多症（又称库欣综合征）及糖尿病的基本理论知识，并能够运用护理程序对上述疾病患者进行护理。

二、课程内容

第一节　总论

（一）内分泌系统组成

（二）人体主要内分泌腺及其生理功能

（三）内分泌系统的功能调节

第二节　甲状腺疾病

（一）单纯性甲状腺肿

单纯性甲状腺肿概述、病因和发病机制、临床表现、有关检查、诊断要点、治疗要点、护理要点、健康教育。

（二）弥漫性甲状腺肿伴甲亢

弥漫性甲状腺肿伴甲亢概述、病因和发病机制、临床表现、有关检查、诊断要点、治疗要点、护理要点、健康教育。

第三节　皮质醇增多症

皮质醇增多症概述、病因和发病机制、临床表现、有关检查、诊断要点、治疗要点、护理要点、健康教育。

第四节　糖尿病

糖尿病概述、病因和发病机制、临床表现、有关检查、诊断要点、治疗要点、护理、健康教育。

三、考核知识点及考核要求

（一）内分泌系统的组成及调节

识记：①内分泌系统的组成。②常见内分泌腺及相关激素的生理功能。

领会：①内分泌系统的功能调节。②下丘脑 - 垂体 - 靶腺间的负反馈调节。

（二）单纯性甲状腺肿

识记：①单纯性甲状腺肿、地方性甲状腺肿的概念。②病因。

领会：①发病机制。②临床表现。③有关检查。④诊断及治疗要点。

应用：能够为单纯性甲状腺肿患者及高危人群进行护理和健康教育。

（三）甲亢

识记：甲亢、甲状腺毒症的概念。

领会：①弥漫性甲状腺肿伴甲亢（即格雷夫斯病）的病因和发病机制。②临床表现。③有关检查。④诊断要点。⑤药物治疗。⑥放射性碘治疗、手术治疗及其他治疗。⑦格雷夫斯眼病、甲状腺危象的治疗要点。

应用：①能够按照护理程序护理甲亢患者。②能够配合医生抢救甲状腺危象患者。③能够对甲亢患者进行健康教育。

（四）皮质醇增多症

识记：①概念。②病因。

领会：①临床表现。②有关检查。③诊断要点。④治疗要点。

应用：能够对皮质醇增多症患者进行护理和健康教育。

（五）糖尿病

识记：①概念。②分型及各型特点。

领会：① 1 型、2 型糖尿病的病因及发病机制。②临床表现。③有关检查。④诊断要点。⑤治疗要点。

应用：①能够按照护理程序对糖尿病患者进行护理。②能够及时发现患者发生的低血糖反应并及时处理。③能够对糖尿病患者进行健康教育。

第八章　风湿性疾病

一、学习目的和要求

通过对本章内容的学习，学生能理解类风湿关节炎、系统性红斑狼疮基本理论知识，并运用护理程序对上述患者进行护理。

二、课程内容

第一节　总论

风湿性疾病概念、临床特点、常见症状，按照护理程序对有上述症状的患者进行护理。

第二节　类风湿关节炎

类风湿关节炎概述、病因和发病机制、临床表现、有关检查、诊断要点、治疗要点、护理、健康教育。

第三节　系统性红斑狼疮

系统性红斑狼疮概述、病因和发病机制、临床表现、有关检查、诊断要点、治疗要点、护理、健康教育。

三、考核知识点及考核要求

（一）总论

识记：风湿性疾病的概念。

领会：风湿性疾病常见症状临床特点。

应用：能够按照护理程序对出现以上临床表现的患者进行护理。

（二）类风湿关节炎

识记：①概念。②病因和发病机制。③病理改变。

领会：①临床表现。②有关检查。③治疗要点。

应用：能够对类风湿关节炎患者进行护理和健康教育。

（三）系统性红斑狼疮

识记：①概念。②病因。③病理改变。

领会：①临床表现。②有关检查。③治疗要点。

应用：能够对系统性红斑狼疮患者进行护理及健康教育。

第九章　理化因素所致疾病

一、学习目的和要求

通过对本章内容的学习，学生了解中毒概念、病因、发病机制、临床表现、诊断要点、治疗原则及护理，理解有机磷农药中毒、一氧化碳中毒、中暑的基本理论知识，并能够运用护理程序对患者进行护理。

二、课程内容

第一节　中毒总论

第二节　有机磷农药中毒

有机磷农药中毒概述、病因和发病机制、临床表现、有关检查、诊断要点、治疗要点、护理、健康教育。

第三节　急性一氧化碳中毒

急性一氧化碳中毒概述、病因和发病机制、临床表现、有关检查、诊断要点、治疗要点、护理、健康教育。

第四节　中暑

中暑概述、病因和发病机制、临床表现、有关检查、诊断要点、治疗要点、护理、健康教育。

三、考核知识点及考核要求

（一）中毒总论

识记：①中毒、毒物概念。②病因及常见毒物。

领会：①发病机制。②临床表现。③诊断要点。④治疗要点。

应用：能够运用护理程序对中毒患者进行护理。

（二）有机磷农药中毒

识记：①有机磷农药毒性分类。②中毒原因、毒物吸收及代谢。

领会：①发病机制。②临床表现。③有关检查。④诊断要点。⑤治疗要点。

应用：①能够对本病患者进行护理。②能够对有机磷农药的生产者及使用者、健康人群进行健康教育。

（三）急性一氧化碳中毒

识记：①一氧化碳的化学性质。②一氧化碳来源。

领会：①发病机制。②临床表现。③有关检查。④诊断要点。⑤治疗要点。

应用：①能够对急性一氧化碳中毒患者进行护理。②对患者及健康人群进行健康教育。

（四）中暑

识记：①概念。②病因。

领会：①发病机制。②临床表现。③有关检查。④诊断要点。⑤治疗要点。

应用：①能够对中暑患者进行护理。②对恢复期患者及健康人群进行健康教育。

第十章　传染病

一、学习目的和要求

通过对本章内容的学习，学生了解传染病护理的重要意义、传染病的基本特征、传染病的流行环节与影响因素、预防措施、诊断与治疗要点；常见传染病的病原学和流行病学特点、诊断及治疗要点等。

理解感染的五种不同结局的表现及相互关系，传染病病程的阶段性特点，常见传染病的主要临床特点、有关检查，并能够对常见传染病患者进行护理和健康教育。

二、课程内容

第一节　总论

感染与免疫，传染病的特征、流行过程及影响因素、诊断与治疗、预防、隔离和消毒、护理。

第二节　病毒性肝炎

病毒性肝炎概述、病原学、流行病学、发病机制、临床表现、有关检查、诊断要点、治疗要点、预防、护理要点、健康教育。

第三节　流行性乙型脑炎

流行性乙型脑炎概述、病原学、流行病学、发病机制、临床表现、有关检查、诊断要点、治疗要点、预防、护理要点、健康教育。

第四节　获得性免疫缺陷综合征

获得性免疫缺陷综合征概述、病原学、流行病学、发病机制、临床表现、有关检查、诊断要点、治疗要点、预防、护理要点、健康教育。

第五节　狂犬病

狂犬病概述、病原学、流行病学、发病机制、临床表现、有关检查、诊断要点、治疗要点、预防、护理要点、健康教育。

第六节　伤寒

伤寒概述、病原学、流行病学、发病机制、临床表现、有关检查、诊断要点、治疗要点、预防、护理要点、健康教育。

第七节　细菌性痢疾

细菌性痢疾概述、病原学、流行病学、发病机制、临床表现、有关检查、诊断要点、治疗要点、预防、护理、健康教育。

第八节　霍乱

霍乱概述、病原学、流行病学、发病机制、临床表现、有关检查、诊断要点、治疗要点、预防、护理要点、健康教育。

第九节　流行性脑脊髓膜炎

流行性脑脊髓膜炎（简称流脑）概述、病原学、流行病学、发病机制、临床表现、有关检查、诊断要点、治疗要点、预防、护理要点、健康教育。

三、考核知识点及考核要求

（一）总论

识记：①感染的概念。②感染过程的五种表现。③传染病的特征。④传染病隔离与消毒的概念。

领会：①传染病流行过程的三个环节及其影响因素。②根据传染病流行过程的三个环节所采取的预防措施。③传染病诊断与治疗要点。④传染病护理的特点。

应用：①传染病的隔离方式。②运用护理程序对传染病患者常见症状进行护理。

（二）病毒性肝炎

识记：①概念。②肝炎病毒的特点，重点为甲型及乙型肝炎病毒。③流行病学特点。

领会：①发病机制。②临床表现。③有关检查项目及其意义。④各类型病毒性肝炎的治疗要点。

应用：①根据甲型及乙型病毒性肝炎的流行病学特点采取正确的预防措施。②按照护理程序对急性病毒性肝炎患者进行护理。③对病毒性肝炎易感人群及患者进行健康教育。

（三）流行性乙型脑炎

识记：①概念。②乙型脑炎病毒的特点及损害部位。

领会：①发病机制。②临床表现。③有关检查。④诊断及治疗要点。⑤ 3 种凶险症状的抢救措施。

应用：①根据乙脑的流行病学特点采取预防措施。②对乙脑患者进行护理，尤其是对 3 种凶险症状进行护理。③健康教育。

（四）获得性免疫缺陷综合征

识记：①概念。②病原学。③流行病学特点。

领会：①发病机制。②临床表现。③有关检查。④诊断及治疗要点。

应用：①能够根据艾滋病的流行病学特点采取预防措施。②对艾滋病患者进行护理。③能够对公众、患者及其家属进行健康教育。

（五）狂犬病

识记：①概念。②狂犬病毒特点。③流行病学特点。

领会：①发病机制。②临床表现。③有关检查。④诊断及治疗要点。

应用：①根据狂犬病流行病学特点制定相应的预防措施。②对狂犬病患者进行护理。③对公众及患者家属等进行健康教育。

（六）伤寒

识记：①概念。②伤寒沙门菌的特点。③流行病学特点。

领会：①发病机制。②临床表现及并发症。③有关检查。④主要的治疗措施，抗菌药物的应用及并发症的治疗。

应用：①根据伤寒的流行病学特点，采取必要的预防措施。②对伤寒患者进行护理，尤其注意并发症的观察与处理。③对公众、患者及其家属进行健康教育。

（七）细菌性痢疾

识记：①概念。②志贺菌的特点。③流行病学特点。

领会：①发病机制。②急性细菌性痢疾的临床表现。③有关检查。④诊断及治疗要点。

应用：①根据流行病学特点制定相应的预防措施。②按照护理程序对细菌性痢疾患者进行护理。③对公众、患者及其家属进行健康教育。

（八）霍乱

识记：①概念。②霍乱弧菌特点。③流行病学特点。

领会：①发病机制。②临床表现。③有关检查。④诊断及治疗要点。

应用：①根据流行病学特点制定相应的预防措施。②对霍乱患者进行护理。③对公众、患者及其家属进行健康教育。

（九）流行性脑脊髓膜炎

识记：①概念。②脑膜炎球菌特点。③流行病学特点。

领会：①发病机制。②临床表现。③有关检查。④诊断及治疗要点。

应用：①根据流行病学特点制定相应的预防措施。②对流脑患者进行护理。③对公众、患者及其家属进行健康教育。

Ⅲ　关于大纲的说明与考核实施要求

（一）自学考试大纲的目的和作用

本课程自学考试大纲根据专业自学考试计划的要求，结合自学考试特点而确定，目的是对个人自学、社会助学及本课程考试命题进行指导和规定。

本课程自学考试大纲明确本课程学习内容以及深度和广度，规定了课程自学考试的范围和标准。因此，它是编写自学教材的依据，是社会助学单位进行辅导的依据，也是自学者学习教材时掌握课程知识内容范围及深浅度的依据，也是进行自学考试命题的依据。

（二）课程自学考试大纲与教材的关系

课程自学考试大纲是进行学习和考核的依据，教材包括本课程知识的基本内容和范围，教材的内容涵盖大纲所规定课程知识，故大纲与教材内容基本是一致的。

（三）关于自学教材

《内科护理学（专）》，全国高等教育自学考试指导委员会组编，李明子主编，北京大学医学出版社出版，2023 年版。

（四）关于自学要求和自学方法的指导

本自学考试大纲基本要求依据护理专业考试计划及专业培养目标而确定，基本要求中的知识点构成课程主体部分，也是自学考试考核主要内容。

自学要求中，对各部分内容要求由低到高分为三个层次，即识记、领会及应用。为了有效地指导个人自学和社会助学，本大纲指明教材中的重点和难点，且落实在各章要求中。

本课程共 8 学分。

根据学习对象为成人在职业余自学，结合多位教师的教学经验和体会，提出几点学习方法，希望对指导考试自学能有帮助。

（1）必须全面、系统学习，才能掌握常见多发病的基本知识、基本技能。内科护理学涵盖全身各系统疾病知识，范围广泛，为各临床课程的基础，认真、系统地学习本课程十分重要。一般要求自学者对每个系统常见疾病的知识学习三遍，第一遍粗读，第二遍识记内容及理解领会部分的内容，第三遍复习识记、领会部分，并在此基础上学习应用内容。对相似疾病进行比较，更便于记忆。遇到难点，应作为重点学习问题。在系统学习的基础上要掌握重点，深入学习重点章节。

（2）内科护理学要与基础医学、护理学基础相联系。内科护理学各系统疾病的理论知识与生理、生化、免疫、病理、药理、护理学基础等关系密切，在自学过程中，应注意与之联系，这样才能深入认识、理解常见疾病的理论及护理知识。

（3）重视理论与实践的联系。自学者学习内科护理学理论知识时，一定要重视与临床患者相结合，了解患者的症状、体征、有关检查，主动观察病情，思考患者存在的护理问题、应该采取的护理措施等，这样的学习方法不仅能使所学知识记忆深刻，也可提高自学者解决患者护理问题的能力。

（五）对社会助学的要求

（1）社会上各种辅导班、补习班应使用指定教材，根据本大纲规定的课程内容和考试要求对自学应考者进行切实有效的辅导，纠正助学中的各种偏见，坚持社会助学的正确方向。

（2）本课程内容分为一般内容和重点内容，但两者之间是有联系的，课程内容是全面的。社会上的各类辅导班应指导自学者全面、系统地学习教材，然后再突出重点，掌握教材重点和考核知识点，不可单纯抓重点，否则易将自学者导向猜题歧途，不能真正提高课程知识水平。

（六）对考核内容和考核目标的说明

本课程要求考生学习和掌握的知识点及考核要求（即考试目标）是合在一起叙述的，这些均作为考核内容，使自学者能够明确考核目标，便于有目的地系统学习，也使考试命题范围更加明确，有利于根据考核知识点及考核要求合理安排试题，按比例进行难易搭配。本大纲在考核要求中，按照认知由低到高的三种层次即识记、领会、应用规定了学生应达到的能力要求，结合本课程特点，各层次的具体含义如下：

识记：能够正确复述或描述疾病的概念、病因、发病机制、临床表现及并发症的内容，以及有关检查的正常或异常数值。

领会：在识记基础上，将病因和发病机制、临床表现、有关检查、治疗要点等有机联系，深入理解，进一步知道护理措施的道理；能比较同一系统疾病的临床表现、治疗、护理要点之间的区别。

应用：在识记、领会的基础上，能运用基础医学、临床医学、护理学知识，按照护理程序的工作方法对患者实施护理和健康教育。应用中的“简单应用”是指会用学过的1 ~ 2个知识点分析、解决简单问题，如慢性阻塞性肺疾病患者的给氧问题、心力衰竭患者使用洋地黄药物的问题；“综合应用”是指能用学过的多个知识点综合分析、解决较为复杂的问题，如急性心肌梗死患者的护理措施。

（七）关于考试命题的若干规定

（1）命题范围：本课程的命题将根据本大纲所规定的课程内容和考核知识点及要求，不会超过确定的考试范围，也不会提高或降低考核要求。考试命题将覆盖各章。

（2）能力层次要求：本课程的试题在不同能力层次要求的分布大致为：识记占30%、领会占30%、应用占40%。

（3）试题难易度结构：本课程试题难易度分为易、较易、较难、难四个等级，在试卷中分配的比例大致为易占20%，较易占30%，较难占30%，难占20%。应注意：各能力层次中都会存在不同难易度的试题，即试题的难易度与能力层次不是一个概念。

（4）题型：本课程考试命题采用的题型主要有单项选择题、简答题、论述题等。试题类型举例见附录1，参考样卷见附录2。

附录1　试题类型举例

（一）单项选择题

1. 由于心排血量突然下降出现的晕厥称为

A. 脑血管痉挛　　B. 病态窦房结综合征

C. 抽搐　　D. 阿 - 斯综合征

2. 奥美拉唑治疗消化性溃疡的机制是

A. 抑制胃酸分泌　　B. 加速胃排空

C. 保护胃黏膜　　D. 延缓胃蠕动

（二）简答题

1. 简述咯血与呕血的区别。

2. 简述对肾盂肾炎患者的健康教育。

（三）论述题

1. 请论述肝硬化肝功能失代偿期最突出的临床表现及产生的原因。

2. 某患者，男性，25岁，寒战、发热3 d，咳铁锈色痰、胸痛1 d，伴全身不适、极度乏力、尿少，急诊入院。体格检查：T 39 ℃，P 120次 / 分，R 30次 / 分，BP 70/50 mmHg，神志清楚，皮肤湿冷，口唇稍发绀，左下肺听诊可闻及湿啰音及管状呼吸音，心率120次 / 分，腹（-）。经胸部X线检查，医生诊断为左下肺炎链球菌肺炎。

请写出：

（1）该患者目前存在的并发症。

（2）该患者目前最主要的护理诊断及其护理措施。

附录2　参考样卷

一、单项选择题（本大题共25小题，每小题2分，共50分。在每小题列出的备选项中只有一项是最符合题目要求的，请将其选出，多选、错选均不得分。）

1. 下列呼吸方式中，效率最高的是

A. 浅慢的呼吸　　B. 深慢的呼吸

C. 浅快的呼吸　　D. 深快的呼吸

2. 某患者，男性，71岁，诊断为慢性阻塞性肺疾病，动脉血气分析示 PaO_2 50 mmHg，$PaCO_2$ 60 mmHg，医嘱进行长程氧疗，患者每日吸氧时间应不低于

A. 1 h　　B. 5 h　　C. 15 h　　D. 20 h

3. 某咯血患者，突然出现咯血不畅、表情恐怖、张口瞠目、两手乱抓、大汗淋漓，进而意识突然丧失，此时护士应首先采取的护理措施为

A. 判断患者意识障碍程度　　B. 立即止血

C. 给予高流量吸氧　　D. 迅速用负压机械吸引出血块

4. 导致心源性呼吸困难最常见的病因是

A. 原发性高血压　　B. 右心衰竭

C. 左心衰竭　　D. 心脏瓣膜病

5. 对高血压合并糖尿病者，降压治疗的目标是血压应低于

A. 120/80 mmHg　　B. 130/80 mmHg

C. 135/85 mmHg　　D. 140/90 mmHg

6. 某患者，男性，71岁，因慢性心力衰竭急性加重入院治疗，护士评估其纽约心功能分级（NYHA）为Ⅳb级，据此对患者的活动指导是

A. 避免重体力活动　　B. 适当限制体力活动

C. 严格限制一般体力活动　　D. 需卧床休息

7. 根除幽门螺杆菌治疗后复查的首选方法是

A. 快速尿素酶试验　　B. 幽门螺杆菌培养

C. ^{13}C 尿素呼气试验　　D. 粪便幽门螺杆菌抗原检测

8. 目前诊断胃癌最重要、最可靠的检查方法是

A. X线钡餐检查　　B. 粪便隐血试验

C. 胃镜检查　　D. 腹部B超检查

9. 某患者，男性，45岁，因“肝性脑病”入院治疗，遵医嘱予灌肠清除肠内含氮物，为该患者灌肠不能选用

A. 生理盐水　　B. 食醋　　C. 肥皂水　　D. 新霉素液

10. 蛋白尿是指每日尿蛋白量超过

A. 50 mg　　B. 150 mg　　C. 250 mg　　D. 350 mg

11. 在我国，导致慢性肾衰竭最常见的病因是

A. 糖尿病肾病　　B. 高血压肾病

C. 慢性肾小球肾炎　　D. 肾盂肾炎

12. 某患者，男性，35岁，因发现蛋白尿2年、血尿2周收入院，诊断为慢性肾小球肾炎。入院后其最主要的治疗目的是

A. 防止肾功能进行性减退　　B. 消除蛋白尿

C. 减轻血尿　　D. 消除水肿

13. 某患者，女性，28岁，主诉“月经量增多半年余”，诊断为“缺铁性贫血”。护士对其进行口服铁剂治疗的健康宣教，下列内容错误的是

A. 口服液体铁剂时应使用吸管，避免染黑牙齿

B. 常见不良反应主要是恶心、呕吐、胃部不适等，宜餐后服用

C. 服用铁剂后可能出现粪便发黑

D. 症状改善后可立即停药，以减少不良反应

14. 某患儿，男性，10岁，新诊断为血友病A型。护士向患儿及家属介绍疾病知识，下列内容不正确的是

A. 需要终身替代治疗，补充缺乏的凝血因子Ⅸ

B. 避免接触性运动（如踢足球、打篮球）

C. 不穿硬底鞋或赤足行走

D. 使用刀、剪等工具时应小心操作，必要时佩戴防护手套

15. 费城染色体阳性可辅助诊断的疾病是

A. 急性白血病　　B. 慢性髓细胞性白血病

C. 再生障碍性贫血　　D. 原发免疫性血小板减少症

16. 反映甲状腺功能最敏感的指标是

A. TSH受体抗体（TRAb）　　B. 血清总甲状腺素（TT_4）

C. 血清总三碘甲腺原氨酸（TT_3）　　D. 促甲状腺激素（TSH）

17. 浸润性突眼的病理基础是

A. 交感神经兴奋性增高　　B. 迷走神经兴奋性增高

C. 眶后组织的自身免疫炎症　　D. 眶后组织的免疫复合物沉积

18. 糖尿病患者的主要死亡原因是

A. 糖尿病酮症酸中毒　　B. 高血糖高渗状态

C. 心血管疾病　　D. 微血管病变

19. 对于多数传染病来说，最常见的感染类型是

A. 一过性感染　　B. 隐性感染

C. 显性感染　　D. 病原携带状态

20. 流行性乙型脑炎最主要的传染源是

A. 患者　　B. 隐性感染者　　C. 蚊子　　D. 猪

21. 某患者，男性，35 岁，临床诊断为“急性乙型肝炎”，其最主要的治疗措施是

A. 休息　　B. 保肝治疗

C. 恰当的营养　　D. 抗病毒治疗

22. 常被作为类风湿关节炎病情活动性的指标之一的关节表现是

A. 疼痛　　B. 肿胀　　C. 晨僵　　D. 畸形

23. 下列指标中，既是系统性红斑狼疮特征性抗体，又与疾病活动相关的是

A. 抗核抗体　　B. 抗 dsDNA 抗体

C. 抗 Sm 抗体　　D. 抗中性粒细胞胞质抗体

24. 轻度一氧化碳中毒者血中 HbCO 测定结果在

A. 5% ~ 10%　　B. 10% ~ 30%

C. 30% ~ 50%　　D. 50% 以上

25. 中暑痉挛患者最易发生痉挛的部位是

A. 肱三头肌　　B. 腓肠肌　　C. 股四头肌　　D. 腹直肌

二、简答题（本大题共 5 小题，每小题 6 分，共 30 分）

1. 简述急性心肌梗死患者溶栓治疗成功的判断指标。

2. 简述肾性水肿病情观察的要点。

3. 简述白血病化疗所致局部静脉炎的护理要点。

4. 简述抗甲状腺药的用药护理要点。

5. 简述流脑患者惊厥的主要护理措施。

三、论述题（本大题共 2 小题，每小题 10 分，共 20 分）

1. 某患者，男性，47 岁，每日工作久坐时长可达 6 ~ 8 h，近 2 个月来右下肢肿胀、轻微疼痛，未予诊治，1 日前无明显诱因突发胸闷、呼吸困难入院。体格检查：T 37.0℃，P 102 次 / 分，R 26 次 / 分，BP 90/60 mmHg，BMI 26 kg/m^2，唇颊发绀，左下肺可闻及湿啰音，HR 102 次 / 分，心律齐，肺动脉瓣第二音亢进，左下肢肿胀。患者有 30 余年的吸烟史。辅助检查：血浆 D- 二聚体（+），心电图示 $S_{Ⅰ}Q_{Ⅲ}T_{Ⅲ}$，CT 肺动脉造影示左下肺栓塞，下肢深静脉多普勒超声提示右下股静脉血栓形成。诊断为“肺栓塞”，并立即给予阿替普酶溶栓治疗。

请写出：

（1）该患者诊断为“肺栓塞”的诊断依据。

（2）该患者溶栓期间最主要的护理问题。

（3）该患者出院时进行健康教育的主要内容。

2. 某患者，女性，72 岁，因“反复呕血 1 d”入院。患者有肝硬化病史 11 年，曾先后因上消化道出血 5 次住院治疗。体格检查：T 36.8℃，P 120 次 / 分，R 24 次 / 分，BP 80/50 mmHg，神志模糊，精神差。入院诊断为“肝硬化伴食管 - 胃底静脉曲张破裂出血”，予以三腔双囊管压迫、心电监测、吸氧、扩充血容量、抑酸、止血对症处理。

请写出：

（1）该患者病情观察的要点。

（2）三腔双囊管留置期间的护理要点。

后　记

《内科护理学（专）自学考试大纲》是根据《高等教育自学考试专业基本规范（2021年）》的要求，由全国高等教育自学考试指导委员会医药学类专业委员会组织制定的。

全国高等教育自学考试指导委员会医药学类专业委员会对本大纲组织审稿，根据审稿会意见由编者做了修改，最后由医药学类专业委员会定稿。

参加《内科护理学（专）自学考试大纲》编写的有：北京大学医学部李明子教授，北京大学医学部李湘萍副教授和陆悦副教授等。北京中医药大学郝玉芳教授担任主审，中国医学科学院阜外医院张辰主任护师和北京大学第一医院田君叶副主任护师参审，提出修改意见。

大纲编审人员付出辛勤劳动，特此表示感谢。

全国高等教育自学考试指导委员会
医药学类专业委员会
2023 年 6 月

全国高等教育自学考试指定教材

内科护理学（专）

全国高等教育自学考试指导委员会　组编

第一章　绪论

内科护理学是认识疾病、防治疾病，对患者进行生理、心理、社会的整体护理的学科。作为护理学科的重要组成部分，内科护理学应用范围广，系统性和整体性强，是临床各护理学科的基础；同时，它与医学，尤其是内科学有着极为密切的联系，随着内科学的不断发展而不断发展和完善。

一、内科护理学的内容与范畴

内科护理学是建立在人文社会科学、基础医学（如人体解剖学、生理学、病理学、药理学等）、护理学基础、健康评估等课程基础上，研究疾病相关知识及其预防、治疗、护理，促进康复、增进健康的一门综合性应用学科，是各层次护理学教育的主干课程。它与内科学一样，涉及内容多，领域宽广。传统上认为，凡是不采取手术治疗的、成年人的疾病的诊断与防治即为内科学的范畴，而相应疾病的护理学即为内科护理学的范畴。因此，它涵盖了呼吸、循环、消化、泌尿、血液、内分泌与代谢、风湿免疫、老年病科以及传染病科等几乎所有临床“非手术科”。

内科护理学涵盖的内容既包括临床常见病的护理（如肺炎、高血压、慢性胃炎、糖尿病），又有急危重症的救护（如急慢性呼吸衰竭、肺血栓栓塞症、急慢性心力衰竭、消化道大出血）；既包括慢性非传染性疾病的护理（如高血压、冠心病、糖尿病），又有常见传染病的护理（病毒性肝炎、细菌性痢疾、获得性免疫缺陷综合征等）。这些疾病的基础知识、思维方法、治疗原则和护理要点是各临床护理学科护士必须掌握的基本知识和基本功。

随着医学科学知识和技术发展的突飞猛进，内科学的临床分科越来越细，相应学科的专科护理也纷纷建立。专科护士的临床实践主要集中在某一领域，其相关的专业知识和技能也得到了深入的发展，这无疑对提高护理服务质量、促进护理学科的发展是非常重要的。但是，在临床工作中，我们面对的是一个复杂的、有多层次需求的患者或服务对象，而不是一个病例、一个伤口或一根血管，要求临床护士必须具有比较全面而扎实的内科护理学基础，这样在遇到临床问题时才能综合分析，为患者提供更加科学和有效的护理服务。

二、内科护理实践的基本方法和原则

1. 整体观　包括“整体人”和“整体护理”两个层面。

护理工作的服务对象是“整体人”，即有生理、心理、社会、文化、精神等特质的综合体，其任何特质的改变都会影响“整体人”的健康。按照马斯洛（Maslow）需要层次论，人有生理、安全、爱与归属、尊重与自尊以及自我实现等多个层次的需要（图 1-1），其基本需要被满足的程度与健康成正比。

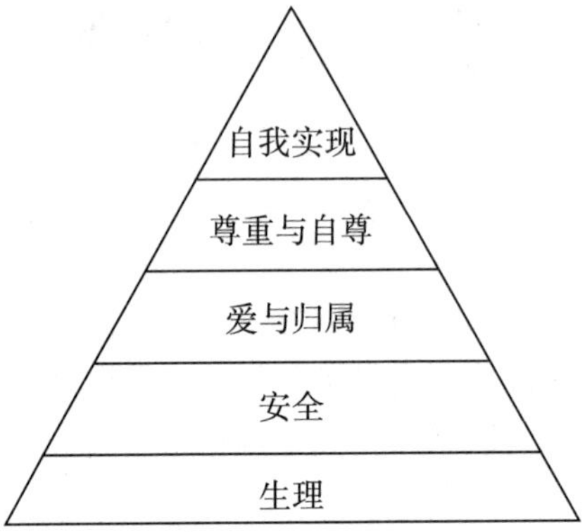

图 1-1　马斯洛需要层次论

整体护理（holistic nursing）又称“全人护理”“以人为中心的护理”，是护理行为的指导思想（也称护理理念），重视人的需要，强调以“人”为中心开展护理。整体护理的目标是根据人的生理、心理、社会、文化、精神等多方面的需要，提供适合个人的最佳护理。整体护理的内涵包括如下方面。

（1）护理服务的对象是一个整体，应从“整体人”的生理、心理、社会、文化、精神等多方面分析其健康问题，提供护理措施。

（2）生命的过程是一个整体，人在整个生命过程中均需要得到不同的照顾，即护理服务应贯穿人从胚胎到死亡的各个成长与发展阶段。

（3）环境与社会是一个整体，人生活在其中，一个个体的健康问题会影响其家庭，进而波及环境与社会，反之亦然。护理活动应关注人与周围环境及社会的关系，要从个人扩展到家庭和社区。

2. 护理程序是内科护理实践的基本工作方法　护理程序（nursing process）是护士为服务对象提供护理服务时应用的工作方法，是一种系统地解决问题的方法。护理程序包括护理评估、护理诊断、护理计划、护理实施及护理评价 5 个步骤（图 1-2）。

（1）护理评估：是护理活动的第一步，评估内容不仅应包括患者的身体状况，还应包括心理、社会、文化、经济等方面。评估不仅要在患者入院时进行，每次交接班，甚至每一次与患者接触，都应对患者进行评估，随时观察患者病情变化，以便对护理计划进行修改和补充。

（2）护理诊断：是对个人、家庭、社区现存的或潜在的健康问题的一种临床判断，是护士为患者制订护理计划的基础。对健康问题的描述，称为“护理诊断”或“护理问题”。目前，我国通常采用北美护理诊断协会（NANDA）对护理诊断 / 问题的命名。

（3）护理计划：包括 3 个方面。①确定护理诊断 / 问题的优先顺序，根据问题的轻、重、缓、急安排护理工作。②制订护理目标，明确护理工作的方向。护理目标是期望护理

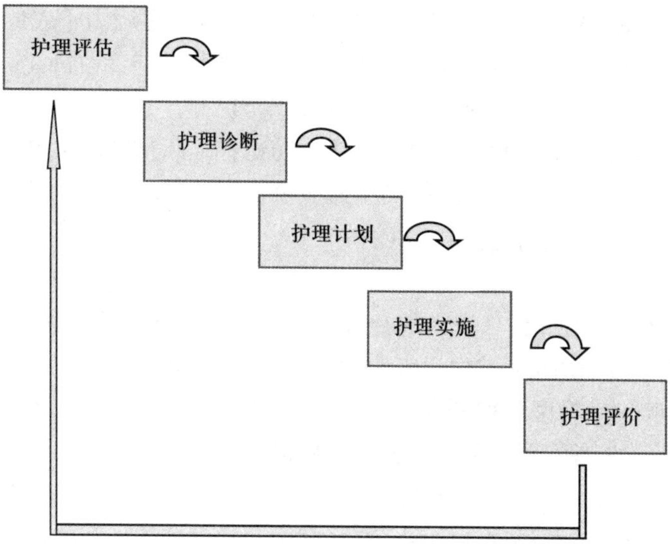

图 1-2 护理程序

对象在接受护理照顾后的功能、认知、行为及情感（或感觉）的改变，也可作为护理评价的标准。③制定护理措施。

（4）护理实施：是执行护理计划的过程，是运用治疗护理手段，提供舒心的环境，满足患者的需要。护理措施既要基于标准和规程，又要对每个患者个体化处理，同时要保证患者的安全。对待患者及其家属，要同情和尊重。这一步不仅要求护士具备丰富的专业知识和熟练的操作技能，还要具备良好的人际沟通能力以及协作能力，才能保证患者得到高质量的护理。

（5）护理评价：是将患者的健康状态与护理目标进行比较并做出判断的过程。护理评价并不意味着护理的结束，评价中可以发现新问题、制订新计划，或对以往的护理计划进行修改，而使护理程序循环往复地进行下去。

3. 认识健康的多维性和相对性，重视全方位、全生命周期健康维护，重视三级预防 世界卫生组织（WHO）1948 年提出：健康不仅是没有疾病或虚弱，而是身体的、精神的健康和社会适应良好的总称；1990 年又将健康归纳为躯体健康、心理健康、社会适应良好、道德健康 4 个方面。可见，理想的健康不仅仅是免于疾病的困扰，还要充满活力，与他人维持良好的社会关系，使之处于完全健全、美好的状态。但是，绝对的健康是没有的。

健康是相对的概念。人的健康不像黑白那样分明，健康和疾病是一个连续的链条。在这个链条中存在着许多不同的程度，即最佳健康←→良好←→略感不适←→疾病←→重病←→死亡，在整个生命过程中，个体的健康状况在此链条上不停地移动。内科护理工作更多地集中在急性及慢性疾病的治疗与护理，也就是疾病的一端。目前很多慢性疾病是终身性的，不能根治，三级预防不容忽视。

三级预防包括一级预防、二级预防和三级预防 3 个层级，是指根据疾病的病因和自然史、机体的调节和代偿状况，在不同阶段采取不同措施，阻止疾病发生、发展，减少疾病的危害。一级预防也称病因预防，是在疾病尚未发生时针对病因（或危险因素）采取措施，是预防疾病的根本措施。WHO 提出，人类健康四大基石"合理膳食、适量运动、戒烟限酒、心理平衡"是一级预防的基本原则。二级预防也称"三早"预防，即早发现、早诊断、早治疗，旨在防止或减缓疾病发展。三级预防也称临床预防，主要是通过积极的治疗和康复，防止伤残和促进功能恢复，提高生命质量，延长寿命，降低病死率。

三、内科护理学的发展趋势

1. 从"以疾病为中心"到"以人的健康为中心" 与护理学的发展一道，内科护理学的发展经历了"以疾病为中心""以患者为中心""以人的健康为中心"3 个历史阶段。

20 世纪前半叶，生物医学模式形成。此阶段的护理工作主要围绕疾病展开，从属于医疗活动。在长期的护理实践中形成了各种疾病护理常规和护理技术操作规范。

20 世纪中期后，随着 WHO 健康概念的提出和生物 - 心理 - 社会医学模式的引入，护理学者们开始建立自己的学科理论体系，在实践中，在整体护理观的指导下提出"以患者为中心"，运用护理程序开展工作。护理学科发生了根本性的改变，护理学被视为一个独立的学科。

20 世纪 70 年代后，WHO 提出"2000 年人人享有卫生保健"的目标，对护理理论和实践的发展产生了巨大的推动作用。护理的定义发生重大变化，1977 年国际护士理事会（International Council of Nurse，ICN）提出："护理是帮助健康的人或患病的人保持或恢复健康，或平静地死去"。护理实践则走出医院，走向家庭、社区、社会，面对所有有健康保健需求的个体，护理工作的范围超越了疾病护理，扩展为从健康到死亡的全过程。

2. 从专科护理到高级护理实践 随着医学技术的快速发展、分科的专科化和专业化，以及人们健康需求的日益增长，不分专科的通科护理已不能满足患者的需要。

专科护理的出现源于某些疾病的特殊治疗和护理需要。例如，糖尿病专科护理的起源可以追溯到 20 世纪初。早在 1914 年，美国部分医院便开始由指定护士专门负责严重高血糖和糖尿病酮症酸中毒患者的饥饿疗法，严格执行饮食控制，并进行疗效观察、实验室检查及并发症监测。此后，随着胰岛素的发现和临床应用，糖尿病专科护士开始参与糖尿病酮症酸中毒管理、尿糖监测、饮食指导、胰岛素注射和剂量调整、家庭访视等工作。

再如，危重症专科护理的起源可以追溯到 20 世纪 50 年代初。丹麦医生 Bjorn Ibsen 为了救治脊髓灰质炎所致呼吸衰竭患者，在哥本哈根创建了世界上第一个呼吸危重症监护病房（即呼吸 ICU），并培训了世界上第一批呼吸 ICU 护士。由于经过培训的呼吸 ICU 护士丰富的呼吸衰竭专业知识以及娴熟的呼吸支持技术，患者的病死率明显降低。这一危重症护理实践的成功经验逐渐被引入其他领域，使得危重症护士协会成为目前国际上最大的专科护士协会，拥有会员已达 50 万之多。大量证据表明，专科护理在提高医疗质量、改善患者生命质量、降低医疗费用、减少医疗并发症等方面发挥了积极的作用。

近年来，随着卫生保健需求的日益增加以及护理队伍自身的不断发展，专科护理已向高级护理实践方向发展，国际上已经形成了比较完整的高级实践护士培训、认定、管理和实践体系。根据国际护士理事会 2002 年的界定，高级实践护士（advanced practice nurse，APN）是指拥有深厚的专科知识、复杂的问题决策能力及扩展临床实践能力的注册护士，其特征受到他/她所在国家或地区执业条件的影响。国际上，APN的角色主要包括麻醉护士、助产士、临床护理专家（clinical nurse specialist，CNS）、开业护士（nurse practitioner，NP）、个案管理师（case manager）5种，其准入标准也逐渐由本科扩展为硕士，甚至博士，经过学习和实践，在某一特定临床护理领域中成为专家。其中，NP是整合了护理和诊疗等临床技能为一体，能够评估、诊断和管理患者的高级实践护士，在世界各国为社区人群的初级卫生保健、急慢性患者的延续性照护提供了高质量服务，弥补了卫生人力资源缺口。

3. 从基于经验的护理实践到循证护理实践　传统的护理实践强调经验总结，重视护理常规。20世纪90年代循证护理实践的提出，无论对于护理的科学化决策和专业化实践，还是对护理学科发展而言，均是革命性的。2012年国际护士理事会发布了题为“弥合证据与实践的差距（closing the gap：from evidence to action）”的白皮书，从“深刻认识循证实践”“证据来源”“由证据到实践”“基于循证的护理变革”“护理专业组织在促进循证护理实践中的作用”等方面强调了循证护理实践的重要性和迫切性，在全球护理领域引发了循证护理实践的热潮。

循证护理实践是指护理人员在计划其护理活动过程中，审慎地、明确地、明智地将研究证据、临床经验以及患者愿望相结合做出临床护理决策的过程。循证实践的步骤包括确定临床问题、检索文献、严格评价原始研究的质量、开展系统评价、传播证据、引入证据、应用证据、评价证据应用效果8个步骤。只有遵循规范的循证实践方法，才能启动真正的循证护理实践。开展循证护理实践是提升我国护理实践水平的重要方法，通过在全球护理信息平台上检索、评估、引入、利用护理证据资源，可切实开拓我国护理人员的专业视野，并通过证据应用，将知识转化为实践，促进科学的护理决策、有效的护理干预、专业化的护理氛围。

四、内科护理学的学习方法

1. 理解基础上的记忆　内科护理学系统地介绍了各系统常见疾病的病因、发病机制、临床表现、有关检查、诊断要点、治疗、护理以及健康教育。尽管知识体系的系统性和整体性很强，但因涉及系统和病种多，内容庞杂。因此，在学习本课程时，切忌死记硬背，一定要在理解病因和发病机制的基础上记忆临床表现、治疗和护理原则。对于主要的治疗和护理措施，要掌握其作用机制或原理，做到知其然，并知其所以然。只有这样，才能在应用过程中做到知识的活学活用，逐步培养自己的临床思维和评判性思维。

2. 重点内容反复练习，不断加深理解和记忆　作为一门课程，总是有重点和难点。考试大纲为学生指出了学习的重点，配套数字资源中对难点进行了解析，希望同学们边学习，边归纳、总结，并深入思考和理解。每章的最后设置了习题，希望同学们进行自我检验，并对整个知识体系进行系统回顾，如发现问题，及时澄清和弥补。

3. 理论与实践相结合，养成终身学习的习惯　护理学是实践性很强的学科，内科护理学更是如此。本教材在部分重点疾病中增加了“案例”，其目的是引导学生理论与实践相结合。多数护理专业自学考试学生是边工作边学习，以工作为主，学习为辅。这种学习环境要求学员必须有足够的主动性，一方面要严格要求自己、静下心来读书，只有学习，才能使书本知识走向临床；另一方面，工作中要思考，要问为什么，并主动寻找答案（读书是有效的方法），知识的积累往往是从临床到书本。要成为一名优秀的护士，必须养成终身学习的习惯。

4. 注重评判性思维的培养，提升临床思维和临床判断力 一名优秀的内科护士必须具有临床思维和临床判断力。为了形成良好的临床思维和临床判断力，必须掌握评判性思维的技能。评判性思维是知识、知觉、逻辑、常识和经验的有机融合。评判性思维可以提高分析问题和解决问题的能力，有助于快速识别患者的需求和问题关键，以便制定最佳的护理措施。

培养评判性思维技能最好的方法是通过提问和不断学习。在护理一位患者时，应该提出的第一个问题是："患者的健康问题是什么？"如果是你不熟悉的疾病，应该查阅书籍，并找出下列问题的答案："症状和体征是什么？""常见的病因是什么？""可能发生的并发症是什么？"除此之外，还应该问自己："体格检查时发现了什么问题？""需要做哪些实验室及其他辅助检查？""患者是否存在危险或不安全因素？如果有，是否重要？怎样干预这些危险或不安全因素才能将其风险降到最低？""需要哪些监测来发现患者的并发症？""根据患者病情常规给予什么药物和治疗手段？（如果不熟悉，要尽快查阅书籍和资料，或咨询同事）""患者的文化信仰是什么？""患者的心理/情绪怎么样？怎样才能稳定他/她的情绪？"评判性思维能力将随着临床经验和专业知识的丰富而提高，需要终身学习。

（李明子）

第二章　呼吸系统疾病

第二章数字资源

第一节　总　论

呼吸系统疾病是严重危害人民健康的常见病、多发病，且许多疾病呈慢性病程，肺功能逐渐损害，最终致残，甚至危及生命。护士应加强对呼吸系统疾病的学习，更有效地防治呼吸系统疾病。

一、呼吸系统的结构

（一）呼吸道

呼吸道以环状软骨为界分为上呼吸道、下呼吸道。

1. 上呼吸道　由鼻、咽、喉构成。鼻腔内有鼻毛，鼻甲弯曲，富于血管和纤毛上皮的黏膜覆盖其表面，其主要功能是对吸入空气进行滤过、湿化和加温，使吸入空气加温到37℃，并达到95%的相对湿度，以适应生理需要。咽是呼吸道与消化道的共同通路，吞咽时会厌将喉关闭，防止食物进入下呼吸道。喉受喉返神经支配，由甲状软骨和环状软骨（内含声带）等构成。环甲膜在声带下方，连接甲状软骨和环状软骨，是喉梗阻时进行环甲膜穿刺的部位。

2. 下呼吸道　气管至终末的呼吸性细支气管末端为下呼吸道。气管（0级）为一横径大于矢状径的扁圆形管道，直径15 ~ 20 mm，长10 ~ 13 cm。躯体的位置及活动会影响气管的位置和长度，在头颈极度向后仰和俯屈时，气管长度可有50%的变化。

气管在气管隆嵴处（相当于胸骨角处）分为左、右两个主支气管（1级）。右主支气管较左主支气管粗、短而陡直，因此异物及吸入性病变（如肺脓肿）多发生在右侧，同样，气管插管过深也易误入右主支气管。

主支气管向下逐级分支成肺叶支气管（2级）、肺段支气管（3级）直至终末细支气管（16级），均属于传导区。自呼吸性细支气管开始有少量肺泡参与气体交换。气管像树干，支气管类似树枝，肺泡像树叶，故又称气管支气管树（图2-1）。

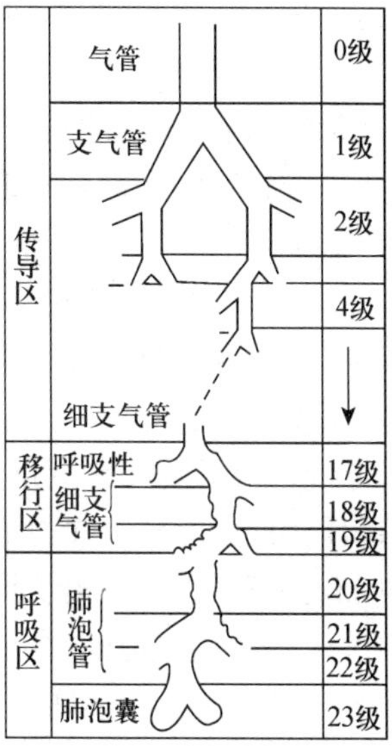

图 2-1　气管支气管树

从气管到呼吸性细支气管，气道直径逐级减小，而分支数目逐渐增加，其相应的横断面积逐渐增大，如气管总面积约 5 cm^2，至肺泡面积为 100 m^2。气道结构上的这一特点使气流在运行过程中流速逐渐减慢，气体在肺泡内的分布基本均匀，混于气体中的微粒沉积于气道黏膜而不致进入肺深部，但也使小气道（直径≤ 2 mm）疾病不易被觉察及早期诊断。

3. 呼吸道的组织结构　气管壁和支气管壁的组织结构相似，主要由黏膜、黏膜下层和外膜构成。

（1）黏膜：黏膜表层几乎全由纤毛柱状上皮细胞构成，在纤毛柱状上皮细胞间散在着杯状细胞。在正常情况下，杯状细胞与黏液腺一起分泌黏液，分泌量每日约 100 ml。

（2）黏膜下层：为疏松结缔组织，含有黏液腺和黏液浆液腺。慢性炎症时，腺体增生、肥大，分泌亢进，支气管壁内的血管、淋巴管及神经纤维均走行于此。黏膜下层中的肥大细胞等细胞在哮喘的发病中具有重要作用。

（3）外膜：由软骨、结缔组织和平滑肌构成。在气管与主支气管处，平滑肌仅存在于 C 形软骨缺口部。随着支气管分支，软骨渐少，而平滑肌增多，到细支气管时软骨消失，平滑肌呈螺旋状排列。平滑肌收缩可引起广泛的支气管痉挛，导致呼气性呼吸困难。

（二）肺和肺泡

肺为一弹性的海绵状器官，呈圆锥形，位于纵隔两侧。上端称肺尖，下端为肺底，内侧称膈面，外侧为肋面。正常人平静呼吸时，两肺下缘在锁骨中线处第六肋间、腋中线第八肋间、肩胛线第十肋间左右。左肺两叶，右肺三叶，外披胸膜，叶间有裂相隔，每叶又依支气管和血管分支再分为肺段，通常左肺有 8 个肺段，右肺有 10 个肺段。

1. 肺泡　是气体交换的场所，肺泡周围有丰富的毛细血管网，肺泡壁上有直径 5 ~ 10 μm 的小孔，称肺泡孔，与邻近肺泡或细支气管相通。成人肺泡总数为 3 亿 ~ 7.5 亿个，肺泡总面积达 100 m^2，因而具有巨大的呼吸储备力。

2. 肺泡上皮细胞　由两种细胞组成：①Ⅰ型肺泡细胞，覆盖着肺泡总面积的 95%。它与邻近的毛细血管内皮细胞紧密相贴，甚至两者基底膜融合为一，构成气血屏障，是肺泡腔内与毛细血管血液内气体交换的场所。正常时此屏障厚度不足 0.5 μm，在肺水肿和肺纤维化时厚度增加。②Ⅱ型肺泡细胞，散在于Ⅰ型肺泡细胞之间，数量较少。它分泌表面活性物质，在肺泡表面形成一层薄薄的液膜，降低肺泡表面张力、维持肺泡容量的稳定性、防止肺泡萎陷是其重要的生理功能。急性呼吸窘迫综合征发病与肺泡表面活性物质缺乏有关。

3. 肺泡巨噬细胞　此细胞来自血液单核细胞，除吞噬进入肺泡的微生物和尘粒外，还可生成和释放多种细胞因子，如白细胞介素 -1、氧自由基和弹力蛋白酶等活性物质，在肺部疾病中起着重要作用。

4. 肺间质　是指介于肺泡壁之间的组织结构，由弹力纤维、胶原纤维、网状纤维和基质构成，在肺内起着十分重要的支撑作用，使肺泡与毛细血管间的气体交换及肺的通气顺利进行。当疾病累及肺间质时，引起免疫炎症反应，最终会导致肺纤维化。

（三）肺血管

肺有双重血液供应，即肺循环和支气管循环。

1. 肺循环　由右心室、肺动脉、肺毛细血管、肺静脉、左心房构成，执行气体交换功能。其特点为：①肺循环是一个低压力、低阻力系统；②肺毛细血管网最丰富，总面积约 100 m^2，十分有利于气体交换；③肺动脉携带脱氧血，肺静脉输送氧合血。

2. 支气管循环　支气管动脉一般由胸主动脉分出，入肺后与支气管伴行，至呼吸性细支气管止，形成毛细血管网，营养各级支气管及肺。支气管静脉与支气管动脉伴行，收纳各级支气管的静脉血，最后经上腔静脉回右心房。支气管动脉在支气管扩张等疾病时增生、扩张，可引起大量咯血。

（四）胸膜腔和胸膜腔内压

胸膜腔是由胸膜围成的密闭的潜在性腔隙。正常情况下，胸膜腔的脏胸膜与壁胸膜之间仅有少量浆液，起润滑作用，以减少两层胸膜间的摩擦。

胸膜腔内压是指胸膜腔内的压力。由于肺弹性回缩力的作用，正常人平静呼吸的全过程，胸膜腔内压都低于大气压，故称胸腔负压，深吸气时胸腔负压加大。胸腔负压的生理意义是使肺维持在扩张状态，不致因肺回缩力的作用而萎陷，同时也促进静脉血液及淋巴液回流。如胸膜腔内进入气体（气胸），胸腔负压减小，甚至为正压，可造成肺萎陷，不仅影响呼吸功能，也将影响循环功能，甚至危及生命。

二、呼吸系统的功能

（一）呼吸功能

呼吸是指机体与外环境之间的气体交换，由外呼吸、气体在血液中的运输及内呼吸三个同时进行又相互影响的环节组成。呼吸系统通过肺通气与肺换气两个过程完成了最关键的一步，称为外呼吸（即肺呼吸）。一般将外呼吸简称为呼吸。

1. 肺通气　是指肺与外环境之间的气体交换。通气动力为呼吸肌收缩引起的胸廓与肺内压的改变，使气体有效地进入或排出肺泡。临床常用下列指标来了解肺的通气功能。

（1）每分通气量（V_E 或 MV）：是指每分钟进入或排出呼吸器官的总气量，为潮气容积（V_T）与呼吸频率（f）的乘积。在基础代谢情况下所测得的每分通气量称静息每分通气量，正常成人为 6 ~ 8 L。

（2）肺泡通气量（V_A）：指每分钟进入肺泡进行气体交换的气量，又称有效通气量。

$$V_A=(V_T-V_D)\times f$$

V_D 为无效腔气量，主要由解剖无效腔构成，正常成人平静呼吸时约为 150 ml（2 ml/kg），气管切开后无效腔气量减少 1/2，通气负荷减轻。正常的肺泡通气量是维持动脉血二氧化碳分压（$PaCO_2$）的基本条件。若代谢情况不变，肺泡通气量不足时 $PaCO_2$ 增高，肺泡通气量增大时 $PaCO_2$ 下降。呼吸频率和深度会影响 V_A，如同一个体，当 V_T 分别为 500 ml 和 250 ml，f 为每分钟 12 次和 24 次时，V_E 均为 6 L，但 V_A 却由 4200 ml 降至 2400 ml，因而机械通气时，一般采用慢而深的呼吸方式。

2. 肺换气　指肺泡与肺毛细血管血液之间的气体交换。气体交换是通过气血屏障（呼吸膜）以弥散的方式进行的。影响肺换气的主要因素为呼吸膜的面积及弥散功能、肺通气与肺血流的比例、呼吸膜两侧的气体分压差。

（二）防御功能

在静息状态下，成人每日出入呼吸道的气体约有 10 000 L。在呼吸过程中，外界环境中的各种微生物、变应原、有害气体等有机或无机粉尘，均可进入呼吸道和肺而引起疾病，因此呼吸系统的防御功能至关重要。

1. 上呼吸道的加温、湿化和机械拦阻作用　进入呼吸道的直径大于 15 μm 的粗大颗粒 95%～98%可在鼻腔被清除，较小的颗粒被吸入下呼吸道沉积于气管、支气管及肺泡。

2. 黏液纤毛装置　纤毛柱状上皮细胞及其上面的一薄层透明黏液构成黏液纤毛装置，对清除进入呼吸道的有害颗粒起重要作用。支气管黏液层的厚度约为 5 μm，分为两层，上层较黏，呈凝胶状，在纤毛顶部形成薄层，便于吸附外来颗粒；下层为稀薄的浆液层，便于纤毛自由运动。在生理状态下，所有纤毛向同一方向（喉）呈节律地摆动（每秒 22 次左右），运载的颗粒到达大气道即可通过咳嗽反射排出体外，也可经喉至食管开口处而咽下。

3. 肺泡的防御机制　肺泡中有大量巨噬细胞，它在清除肺泡、肺间质及细支气管颗粒的过程中起重要作用，漂浮在肺泡液的颗粒也可经细支气管由黏液纤毛装置清除。

4. 咳嗽反射　咳嗽可将气管和支气管内的异物或微生物排出体外。

5. 呼吸道分泌的免疫球蛋白　如分泌型 IgA、溶菌酶和干扰素在抵御呼吸道感染中也起一定的作用。

经口呼吸、理化刺激、气管切开或气管插管、缺氧、高浓度吸氧及药物（如肾上腺皮质激素、免疫抑制药及麻醉药）等因素均可使呼吸道的防御功能降低，为病原体入侵创造条件。

（三）其他功能

呼吸系统还具有维持水、电解质代谢及酸碱平衡，物质代谢（如合成磷脂）、释放血管紧张素转换酶（ACE）及生长因子等功能。

三、呼吸运动的调节

（一）呼吸中枢

基本呼吸节律产生于延髓，吸气和呼气两组神经元交替兴奋和抑制形成呼吸周期。大脑皮质在一定限度内可随意控制呼吸。

（二）呼吸的神经反射调节

肺牵张反射属于神经反射，感受器位于支气管和细支气管的平滑肌中，吸气时气道扩张，刺激感受器，兴奋由迷走神经传入呼吸中枢，抑制吸气，防止肺泡进一步充气；呼气时肺缩小，感受器刺激减弱，传入冲动减少，解除了吸气神经元的抑制状态，又进入吸气，因而肺牵张反射是一种负反馈调节。

正常人肺牵张反射的阈值较高，其作用不明显，当肺部受损伤，肺充血或水肿时，肺的顺应性下降，牵张感受器发出更强的冲动抑制吸气，使呼吸变浅、频率增加。

（三）呼吸的化学性调节

呼吸的化学性调节主要指动脉血或脑脊液中 O_2、CO_2 和 H^+ 对呼吸的调节作用。参与化学性调节的感受器有外周化学感受器（位于颈动脉体和主动脉体）和中枢化学感受器

（位于延髓）。

1. 缺氧 对呼吸的兴奋作用是通过外周化学感受器，尤其是颈动脉体来实现的。颈动脉体和主动脉体的血液供应十分丰富，当吸入气氧浓度低于16%或动脉血氧分压（PaO_2）低于60 mmHg时，才出现通气增强，因而这一调节对正常人作用不大，但对慢性Ⅱ型呼吸衰竭患者具有重要的临床意义。

2. 二氧化碳潴留 对中枢和外周化学感受器均有作用，中枢化学感受器对CO_2的变化尤为敏感。$PaCO_2$轻度升高时，肺通气量立即增加，若$PaCO_2$低于正常，呼吸中枢兴奋性便降低，呼吸运动减弱甚至暂停，直至$PaCO_2$恢复正常后呼吸运动才正常，可见，CO_2是维持和调节呼吸运动的重要化学因素。

病理情况下，$PaCO_2$对肺通气量的影响不但与$PaCO_2$升高程度有关，而且与$PaCO_2$升高速度也有关：当$PaCO_2$急骤升高时，肺通气量明显增加，一直到呼吸中枢抑制点；当$PaCO_2$缓慢升高时，由于机体的代偿作用，脑脊液中pH变化不大，中枢化学感受器对$PaCO_2$刺激已不敏感，此时呼吸运动的维持主要依靠缺氧对外周化学感受器的刺激作用，若给患者吸入较高浓度的氧，反而使肺通气量进一步减少，加重二氧化碳潴留，因此，对于慢性Ⅱ型呼吸衰竭患者，应给予低浓度氧疗。

3. H^+浓度 H^+浓度的改变可以刺激外周及中枢化学感受器来调节呼吸运动，当H^+浓度增高时，呼吸加深、加快；反之，呼吸运动受抑制。

（四）呼吸肌

呼吸肌为呼吸运动的效应器，也是肺通气的动力泵，分为吸气肌（膈肌及肋间外肌）和呼气肌（肋间内肌）。辅助呼吸肌（如胸锁乳突肌、腹肌）一般在剧烈运动或通气严重不足而用力呼吸时才参与呼吸运动。

呼吸运动的正常进行依赖于呼吸中枢、感受器和效应器在结构和功能上的完整性，任何部位发生障碍都会影响呼吸运动，导致通气障碍，甚至出现呼吸衰竭。

四、呼吸系统疾病常见症状

（一）咳嗽、咳痰

咳嗽是机体的防御性神经反射，有利于清除呼吸道分泌物和有害因子。咳嗽因咳嗽感受器受刺激引起，咳嗽感受器主要分布在上呼吸道、气管和支气管。咳嗽时，咽喉部、气管及大支气管内过多的分泌物或异物随之排出体外，一旦咳嗽减弱或消失，将是十分有害，甚至是致命的。因此，咳嗽是一种重要的防御机制。但是，频繁而剧烈的咳嗽不但是患病的信号，还会引起患者新的不适，甚至出现咳嗽并发症。可见，无论咳嗽反射低下或亢进，均应引起关注。

痰为从声门排出的喉以下呼吸道和肺泡的分泌物，其成分因病理情况而异，由黏液、浆液、细胞（白细胞、巨噬细胞等）、纤维蛋白、微生物、坏死组织、尘埃及异物等构成。正常情况下，呼吸道所分泌的黏液在呼吸过程中蒸发或不自觉咽下，无需通过咳嗽排出。因此，有痰便为异常。

1. 病因 ①感染因素：呼吸道或肺部感染，局部的炎性刺激是引起咳嗽的常见原因，如上呼吸道感染、咽炎、喉炎、支气管炎、支气管扩张、肺炎及肺结核。②理化因素：任何阻塞、压迫或牵扯呼吸道，使管壁受刺激或管腔被扭曲变窄的病变均可引起咳嗽，如呕吐物或异物吸入呼吸道，支气管肺癌阻塞气道，弥漫性肺间质纤维化，吸烟，冷空气及各种刺激性气体的吸入。③过敏因素：如过敏性鼻炎、支气管哮喘。④其他：后鼻部分泌物滴流，胃食管反流，服用卡托普利等药物等。

2. 临床表现

（1）咳嗽的性质：咳嗽分为干咳和湿咳，前者为无痰或痰量甚少的咳嗽，见于咽炎及急性支气管炎、早期肺癌等；后者为伴有痰液的咳嗽，一般以每日痰液量＞10 ml为标准，以慢性支气管炎及支气管扩张症最常见。

（2）痰的性状和痰量：①痰的颜色因其所含的物质而不同。无色透明痰多见于病毒感染；痰呈黄色提示有化脓菌感染；翠绿色痰多为铜绿假单胞菌（绿脓杆菌）感染；红棕色胶冻状痰多与肺炎克雷伯菌感染有关；血痰要警惕肺癌；灰黑色痰多与大气污染或肺尘埃沉着病有关；刚咳出的痰液一般无臭味，若有恶臭，为厌氧菌感染的特征；痰液黏稠难以咳出时，要警惕患者是否有体液不足。②痰量少时仅数毫升，多者达数百毫升，一般将24 h痰量超过100 ml定为大量痰。大量痰液静置后出现分层现象（上层为泡沫，中层为浆液或黏液，下层为脓液及坏死物质），是支气管扩张及肺脓肿的典型表现。若痰量原来较多而突然减少，伴发热，可能为支气管引流不畅所致。

（3）咳嗽发生的时间及其与体位及进食的关系：咳嗽突然发作，多与异物吸入或过敏有关；夜间咳嗽伴喘息应考虑左心衰竭、慢性阻塞性肺疾病、哮喘等；干咳伴咽部有明显异物感常为咽炎。当咳嗽、咳痰在某种体位或姿势时诱发并加重，称为位置性咳嗽、咳痰，如慢性支气管炎、支气管扩张患者往往在清晨起床或夜间刚躺下时咳嗽加剧并咳出大量脓性痰。护士可以利用位置性咳嗽、咳痰的特点进行痰液的体位引流。

（4）咳嗽伴随的症状及并发症：咳嗽伴发热提示有感染；咳嗽伴胸痛常表示病变已累及胸膜；咳嗽伴呼吸困难提示有肺通气或（和）换气功能障碍。

剧烈咳嗽可引起咳嗽晕厥、肌肉捩伤及气胸，骨质疏松的老年人剧烈咳嗽可引起肋骨骨折等并发症。咳嗽反射低下或消失可引起肺不张和肺部感染。

（二）咯血

咯血是指喉及喉以下呼吸道的血管、毛细血管破裂或渗透性增高导致的出血经咳嗽动作从口腔排出。咯血量可以从痰中带血到致死性大量咯血。

1. 常见病因　咯血主要由呼吸系统疾病引起，也见于循环系统及其他疾病。在我国，引起咯血的前三位病因是肺结核、支气管扩张症和支气管肺癌。突发胸痛、呼吸困难，而后出现咯血者，应警惕肺血栓栓塞症。

2. 临床表现　咯血者常有胸闷、喉痒和咳嗽等先兆。咯出的血色多数鲜红，伴泡沫或痰，呈碱性。一般将24 h内咯血量在100 ml以内称为小量咯血；100～500 ml称为中等量咯血；500 ml以上（或一次300 ml以上）称为大量咯血。咯血持续时间长短不一，大量咯血后常有持续数日的血痰。咯血时，除有原发病的体征外，可有出血部分呼吸音的减弱和湿啰音。大量咯血患者常有紧张不安等表现。

咯血的并发症有窒息、失血性休克、肺不张、肺部感染等。窒息和失血性休克是咯血直接致死的主要原因，应及时识别与抢救，尤其对窒息的易患者，应保持高度警惕。

以下情况易引起窒息：①极度衰竭无力咳嗽者；②急性大量咯血者；③高度紧张的患者，因极度紧张可导致声门紧闭或支气管平滑肌痉挛；④应用镇静药、镇咳药使咳嗽反射受到严重抑制者。

窒息的临床表现：在咯血过程中，患者咯血量突然减少或咯血中止，表情紧张、惊恐、大汗淋漓，两手乱动或指喉头（示意空气吸不进来），很快发生发绀、呼吸音减弱，全身抽搐，心搏及呼吸停止，患者死亡。

（三）呼吸困难

呼吸困难是指呼吸时有一种异常的不舒适感，患者主观上感到空气不足、发憋、呼吸费力，客观上可有呼吸节律、频率的改变及辅助呼吸肌参与呼吸运动等体征。

呼吸困难按发作快慢分为急性、慢性和反复发作性。按病因可分为肺源性呼吸困难、心源性呼吸困难（如心力衰竭）、中毒性呼吸困难、血源性呼吸困难（如重度贫血）、神经精神性呼吸困难（如严重的脑血管意外、脑炎、脑肿瘤、脑外伤等颅脑疾患，重症肌无力等肌肉疾患，焦虑、恐惧等大脑皮质功能紊乱）。

肺源性呼吸困难临床最为常见，根据临床特点，分为以下 3 种类型：①吸气性呼吸困难，以吸气显著困难为特点。重症患者出现呼吸困难三凹征，即胸骨上窝、锁骨上窝及肋间隙在吸气时明显下陷，并伴有干咳及高调的吸气性哮鸣音。其发生与肿瘤或异物致大气道狭窄、梗阻有关。②呼气性呼吸困难，以呼气明显费力，呼气相延长伴广泛哮鸣音为特点，常有点头、提肩等辅助呼吸肌参与呼吸运动等体征。其发生与支气管痉挛、狭窄，肺组织弹性减弱，影响肺通气功能有关。典型疾病为支气管哮喘和慢性阻塞性肺疾病。③混合性呼吸困难，为吸气和呼气均感费力，呼吸浅快，见于重症肺炎、广泛肺纤维化、大面积肺不张、大量胸腔积液和气胸等疾患。

五、呼吸系统疾病常见症状的护理

（一）咳嗽、咳痰患者的护理

1. 护理评估

（1）病史：①咳嗽、咳痰的性质；②痰的性状、痰量，是否易咳出；③咳嗽、咳痰发生及持续的时间，是否与体位改变等有关；④是否伴发热、呼吸困难、疼痛、晕厥等症状；⑤咳嗽及咳痰对日常生活活动（ADL）包括饮食、休息、睡眠、排泄等方面的影响，如睡眠障碍、老年女性患者会有压迫性尿失禁；⑥已采取的应对方式与效果，如用药情况，是否进行过胸部叩击等治疗；⑦吸烟史，吸烟者是否已戒烟或准备戒烟；⑧家庭对患者的支持状况（包括经济、身体、心理等方面的帮助）。

（2）体格检查：重点检查以下内容。①生命体征，尤其是体温、呼吸型态；②意识、营养状态及体位；③皮肤、黏膜有无脱水及发绀；④两肺呼吸运动的一致性，肺部叩诊音及呼吸音，有无干、湿啰音。

（3）有关检查：收集痰病原学检查、胸部 X 线检查、纤维支气管镜检查、血气分析等检查结果。

2. 主要护理诊断及其计划、评价　咳嗽、咳痰患者常见的护理诊断有清理呼吸道无效、体温过高、睡眠型态紊乱、有窒息的危险、知识缺乏等。现举例如下。

清理呼吸道无效（ineffective airway clearance）：与呼吸道感染、痰液黏稠滞留呼吸道等有关。

（1）护理目标

1）痰液变稀，容易咳出。

2）保持气道通畅，分泌物滞留减少或无滞留。

3）患者能正确运用有效咳嗽、胸部叩击、体位引流等物理治疗方法清除痰液。

（2）护理措施

1）环境：保持环境舒适、洁净，室温维持在 18 ～ 20℃，湿度 50% ~ 60%。

2）休息：咳嗽剧烈、频繁时，应注意休息。保持舒适体位，如患者能耐受，尽可能让患者采取坐位或半坐位，并注意脊柱尽量挺直以利于肺部扩张。

3）水和营养物质：如患者无心脏、肾功能障碍，应给予充足的水分及热量。每日饮水量应在 1.5 ～ 2 L，适当增加蛋白质和维生素（尤其是维生素 C 及维生素 E）的摄入。

4）胸部物理治疗（CPT）：包括有效咳嗽、胸部叩击、体位引流和吸痰等一组治疗措施。

a. 有效咳嗽

[适应证] 神志清楚、一般状况良好、能配合的患者。

[方法] 最佳体位是坐位，上身略前倾。先以腹式呼吸的方式深呼吸 5 ～ 6 次；吸气终了屏气片刻，然后进行二次咳嗽。可每 2 ～ 4 h 做一次。

如患者因胸部切口疼痛而不敢进行深呼吸和咳嗽，可固定或扶持切口部位：护士将双手放在切口两侧（或用枕头按压在切口缝线两侧），施加一个稳定、持续的阻力，然后嘱患者按照上述步骤进行有效咳嗽，在患者咳嗽瞬间相应适当加大两手压力以抵消或抵抗咳嗽引起的切口牵拉和疼痛，变无效咳嗽为有效咳嗽。切口疼痛较重者，在进行有效咳嗽前 30 min 按医嘱给予镇痛药，可明显减轻疼痛。

b. 胸部叩击

[原理] 借助叩击所产生的振动，使滞留在气道内的分泌物松动，而利于痰液清除。

[方法] 患者取坐位或侧卧位，护士站在患者的后方或侧后方，双手呈杯状，用手腕的力量自下而上、由外向内，力量均匀地叩击胸背部。叩击时，若发生空而深的拍击音，表示叩击手法正确。

[注意事项] ①叩击前确认无禁忌证（咯血、未引流的气胸、肋骨骨折等）。向患者说明叩击的意义及方法，以取得患者的配合，并进行肺部听诊。②叩击应在肺野进行，避开心脏、乳房及骨凸处。为预防直接叩击引起的皮肤发红，可用单层薄布保护皮肤，勿用较厚的物质，因其会降低叩击时所产生的振动而影响效果。叩击力量宜适中，以不使患者感到疼痛为宜。叩击应在餐前进行，并至少在餐前半小时完成，如在餐后进行，至少要在餐后 2 h。一次叩击时间一般在 3 ～ 5 min。③叩击时注意观察患者的反应，叩击后询问患者的感受，观察咳嗽、咳痰情况，复查肺部呼吸音及啰音变化情况。

c. 体位引流：是指患者采取一定的体位，使积滞在呼吸道某一部位的分泌物（痰液）在重力的作用下向中心气道移动而易于排出的治疗方法，因而又称为重力引流。

[适应证] 支气管扩张症、肺脓肿等大量脓性痰的患者。

［禁忌证］严重的心血管疾患或状况不稳定、近期内有大量咯血的患者、年老体弱不耐受者。

［方法与注意事项］体位的正确选择是保障痰液引流效果的关键步骤。根据体征、胸部 X 线片等显示的病变部位，再结合患者自身体验（何种姿势有利于咳痰）来确定引流体位（图 2-2）。引流体位选择的原则是需引流的病变部位处于高处，引流支气管开口于低处。如下叶后基底段支气管扩张应采用头低足高、俯卧位的姿势。

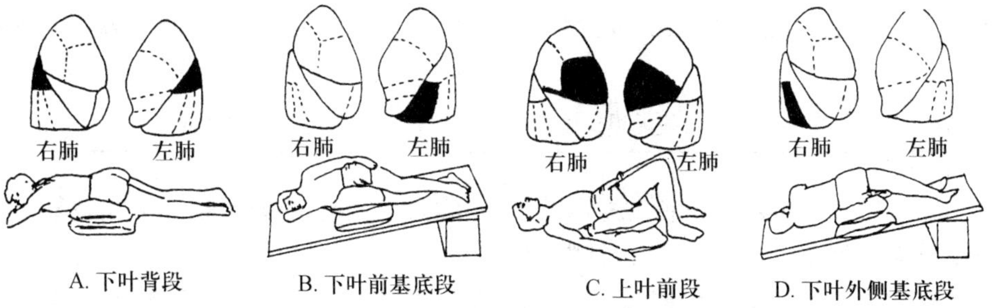

图 2-2　不同病变部位的引流体位

引流通常在餐前进行，每日 2 ~ 3 次，某一体位的引流需至少维持 5 ~ 10 min，如能耐受，可适当延长引流时间，但每次体位引流的总时间不宜超过 30 min。

为加强引流效果，引流前给予雾化吸入，引流时辅以胸部叩击，引流过程中及引流后鼓励患者咳嗽以促进排痰。

引流过程中应有护士或家人协助进行，并评估患者的耐受情况。

体位引流的效果体现在排痰量及痰液清除的程度，疗效的观察应持续到引流后 1 ~ 2 h。

d. 吸痰（机械吸引）

［适应证］咳嗽反射减弱或消失者、意识不清及分泌物黏稠无力咳出者。

［方法］吸痰可经鼻、简易人工气道、气管插管或气管切开处进行。

［注意事项］见本章第十二节。

5）药物治疗的护理：按医嘱使用抗感染、镇咳、祛痰药，用药期间注意药物的疗效及不良反应。注意湿性咳嗽患者勿用可待因等强镇咳药。

（3）护理评价

1）患者自述痰易咳出，痰量减少。

2）患者已能正确进行有效咳嗽、体位引流等必要的胸部物理治疗。

3）患者呼吸较前平稳、呼吸音清晰，啰音减少或消失。

（二）咯血患者的护理

1. 护理评估

（1）病史：评估的重点是咯血发生的时间、咯血量，是否伴心悸、头晕、胸痛、发热等表现；已采取哪些应对措施，效果如何；病情稳定后询问患者对咯血的认知情况。值得注意的是，一些患者会将呕血（上消化道出血）说成是咯血，应注意鉴别（表 2-1）。

表 2-1 咯血与呕血的鉴别要点

鉴别项目	咯血	呕血
常见疾病	肺结核、支气管扩张症、肺癌、二尖瓣狭窄等	消化性溃疡、肝硬化
先兆或伴随症状	喉部发痒、咳嗽、胸闷等	上腹部不适、恶心、呕吐等
出血方式	咯出	呕出
出血症状	鲜红色，混有泡沫或痰液，呈碱性	黑褐色，呈咖啡渣样或暗红色血块（有时鲜红），混有食物残渣，常呈酸性
出血后情况	痰中带血（一般无黑便，除非将血咽下）	黑便，或柏油便

（2）体格检查：重点是患者的意识及精神状态，是否有不敢咳嗽、屏气现象，生命体征、皮肤及黏膜色泽、两肺呼吸音及啰音等。

（3）有关检查：胸部 X 线是最基本的检查，其他还有胸部 CT、纤维支气管镜、痰结核分枝杆菌及痰癌细胞检查等。护士不仅要了解已经进行的检查及结果，还需了解患者即将进行的检查项目，及患者对检查的认知和依从性。

2. 主要护理诊断及其计划、评价　咯血患者主要的护理诊断有焦虑或恐惧；有感染的危险；潜在并发症：休克等。现举例如下。

潜在并发症：窒息：与大量咯血、患者极度紧张或衰弱、无力咳嗽，有可能导致血液阻塞大气道有关。

（1）护理目标

1）咯血期间严密观察窒息先兆。

2）一旦发生窒息，能够及时发现并急救。

（2）护理措施

1）一般护理：大量咯血，尤其是有窒息危险的患者，应收入监护病房或由专人护理，协助患者采取舒适的患侧卧位。

2）病情观察：观察患者咯血的频率、咯血量、意识状态，有无无效咳嗽、不敢咳嗽和屏气等表现，尤其要警惕突发的惊恐、不能讲话及发绀。

3）指导正确咯血：适当陪伴患者，指导患者有血时要轻轻咯出，不要屏气，也勿用力咳嗽，让患者知道咯血经药物治疗后会逐渐控制，不要紧张，心情放松有利于止血。

4）按医嘱用药：包括止血药（垂体后叶素）、镇咳药（可待因，不用吗啡）等，观察药物的疗效及不良反应。

5）备好抢救药品和物品：如金属压舌板、开口器、吸痰管、负压吸引装置、氧气、垂体后叶素、气管插管及简易呼吸器等。

6）窒息急救：患者一旦出现窒息早期表现，立即进行急救。急救步骤如下：①清除积血，保持气道通畅，这是首要的护理措施。在无任何设备时，立即拦腰抱起患者（或将患者上半身拖离床沿），使其呈头低足高 45°俯卧位，另一人将其头部略向背屈，并拍击背部，以迅速排出积血，或立即用金属压舌板撬开紧咬的牙齿，清除和吸引咽部及气管内积血；严重时，需紧急气管插管吸出积血以恢复气道通畅。②氧疗，气道通畅后给予高流量吸氧。③自主呼吸受损时，给予呼吸兴奋药，必要时进行机械通气。

（3）护理评价：①患者咯血期间未发生窒息；②窒息患者已获及时急救。

（李　利）

第二节　急性上呼吸道感染和急性气管支气管炎

一、急性上呼吸道感染

急性上呼吸道感染（acute upper respiratory tract infection）简称上感，是鼻腔、咽或喉部急性炎症的总称。常见病原体为病毒，少数由细菌引起。本病具有一定的传染性，多数预后良好，少数可引起严重并发症。

【病因和发病机制】

急性上呼吸道感染有 70% ~ 80% 由病毒引起。常见病毒有鼻病毒、冠状病毒、流感病毒、副流感病毒、呼吸道合胞病毒、腺病毒等。细菌感染可直接或继病毒感染后发生，以定植于口腔的溶血性链球菌多见，其次为流感嗜血杆菌、肺炎链球菌（又称肺炎球菌）和葡萄球菌等。当机体或呼吸道局部防御功能降低时（如受凉、淋雨、过度疲劳），原已存在于上呼吸道或从外界侵入的病毒或细菌迅速繁殖引起本病，或者直接接触携带病原体的患者，通过飞沫、污染的手或用具等诱发本病。

本病全年均可发生，以冬、春季多发。由于病毒表面抗原易发生变异，产生新的亚型，不同亚型之间无交叉免疫，因此不仅同一个人一年内可多次发病，而且间隔数年后易引起较大范围的流行。

【临床表现】

（一）分型

1. 普通感冒　俗称“伤风”，以鼻咽部卡他症状为主要临床表现，故又称急性鼻炎或上呼吸道卡他。成人多由鼻病毒引起。起病较急，初期有咽干、痒或烧灼感，继而出现打喷嚏、鼻塞、流涕，开始为清水样鼻涕，2 ~ 3 d 后鼻涕变稠，可伴咽痛。有时因患咽鼓管炎，听力减退。可有流泪、呼吸不畅、声嘶、干咳。一般无发热及全身症状，严重者有低热、轻度畏寒、头痛等。体格检查可见鼻腔黏膜充血、水肿、有分泌物，咽部轻度充血。如无并发症，一般 1 周左右痊愈。

2. 急性病毒性咽炎　由鼻病毒、腺病毒、流感病毒、副流感病毒及呼吸道合胞病毒等引起。临床特征为咽部发痒和烧灼感。当有咽下疼痛时，常提示伴有链球菌感染。可有发热和乏力。体格检查咽部明显充血、水肿、颌下淋巴结肿大，可有触痛。腺病毒感染时可伴有眼结膜炎。

3. 急性病毒性喉炎　多由流感病毒、副流感病毒及腺病毒引起。以声音嘶哑、讲话困难、咳嗽伴咽喉疼痛为特征，常有发热。体格检查可见喉部水肿、充血、局部淋巴结轻度肿大，伴触痛，有时可闻及喘鸣音。

4. 急性疱疹性咽峡炎　由 A 组柯萨奇病毒引起。临床表现为明显咽痛、发热。体格检查可见咽部充血，软腭、咽及扁桃体表面有灰白色疱疹及浅溃疡，周围有红晕，病程约 1 周。夏季好发，儿童多见。

5. 急性咽结膜炎　主要由腺病毒、柯萨奇病毒引起。表现为发热、咽痛、畏光、流泪等。体格检查可见咽部及结膜明显充血。病程 4 ～ 6 d。本病常发生于夏季，儿童多见，在游泳者中易于传播。

6. 急性咽扁桃体炎　多由溶血性链球菌引起，流感嗜血杆菌、肺炎链球菌、葡萄球菌等也可引起。起病急，有明显咽痛、畏寒、发热，体温可达 39℃以上。体格检查可见咽部明显充血，扁桃体肿大、充血，表面有黄色脓性分泌物，可有颌下淋巴结肿大伴压痛。

（二）并发症

本病如不及时治疗，易并发急性鼻窦炎、中耳炎、气管支气管炎或肺炎，少数患者可继发风湿热、肾小球肾炎、心肌炎等。

【有关检查】

1. 血常规　病毒性感染时白细胞计数多为正常或偏低，分类淋巴细胞比例升高。细菌感染时，白细胞计数与中性粒细胞比例增多，有核左移现象。

2. 病原学检测　必要时借助病毒分离、细菌培养或血清学检查，如免疫荧光法、酶联免疫吸附试验等，进行病毒和细菌的病原学检测。

【诊断要点】

1. 临床诊断　根据病史、流行病学情况、鼻咽部的症状和体征，结合外周血血常规和胸部 X 线检查可做出本病的临床诊断。

2. 病因学诊断　一般无需病因诊断，特殊情况下可通过上述检查确定病因诊断。

【治疗要点】

本病目前尚无特效的抗病毒药，因此治疗以对症处理，防止继发细菌感染为主。

（一）对症治疗

（1）休息，多饮水，保持室内空气流通，防止受凉。

（2）有头痛、发热、肌肉酸痛者可用解热镇痛药，包括对乙酰氨基酚、布洛芬等。小儿感冒忌用阿司匹林，以防发生脑病合并内脏脂肪变性综合征（Reye 综合征）。鼻塞时可用伪麻黄碱治疗。频繁打喷嚏、流清涕的患者，可选用抗过敏药，为减轻这类药物引起的头晕、嗜睡等不良反应，宜在临睡前服用，驾驶员和高空作业者应避免使用。咽痛者可局部雾化治疗。中成药有一定的疗效。

（二）病因治疗

单纯病毒感染不必使用抗菌药物。利巴韦林、奥司他韦等抗病毒药物早期应用有一定的效果。细菌感染可经验性选用抗菌药物。

【健康教育】

（1）生活规律、劳逸结合，尤其要避免受凉、淋雨和疲劳。坚持有规律、适当的体育活动。上呼吸道感染高发季节，要采取个人预防措施，如不去人群拥挤的公共场所，戴口罩，接种流感疫苗等。

（2）本病患者应居家休息，多饮水，遵医嘱用药。患者还应采取适当的措施避免本病传播，如戴口罩，勤洗手，避免用具污染，保持室内空气流通，防止交叉感染。

（3）警惕并发症的发生：患者如有耳痛、外耳流脓等中耳炎症状，或出现胸闷、心悸等病毒性心肌炎表现，抑或出现关节痛和晨起眼睑水肿等风湿热、肾小球肾炎疾病症状，应及时就诊。

二、急性气管支气管炎

急性气管支气管炎（acute tracheobronchitis）是由感染、物理及化学刺激或过敏引起的气管、支气管黏膜的急性炎症。

【病因和发病机制】

感染是本病最主要的病因，非感染因素可能在发病中起重要作用，过度劳累、受凉是常见诱因。

1. 感染　本病病原体与上呼吸道感染类似。近年来，支原体和衣原体感染明显增加，在病毒感染基础上继发细菌感染也不少见。

2. 理化因素　过冷的空气、粉尘、刺激性气体或烟雾对气管、支气管黏膜的急性刺激。

3. 过敏反应　花粉、有机粉尘、真菌孢子等的吸入，钩虫、蛔虫的幼虫在肺内移行，或对细菌蛋白质过敏，均可引起本病。

【临床表现】

本病起病较急，常先有急性上呼吸道感染症状，继之出现咳嗽、咳痰，开始为频繁干咳，2 ~ 3 d 后痰由黏液性转为黏液脓性，偶有痰中带血。如伴有支气管痉挛，可出现气短和喘鸣。本病全身症状一般较轻，可有发热、全身不适。体格检查两肺呼吸音粗，可有散在干、湿啰音，啰音部位常不固定，咳痰后可减少或消失。体温多在 3 ~ 5 d 内恢复正常。咳嗽、咳痰可延续 2 ~ 3 周才消失，少数可演变为慢性支气管炎。

【诊断要点】

（1）急性上呼吸道感染后出现咳嗽、咳痰。

（2）体格检查肺部有散在干、湿啰音。

（3）胸部 X 线检查正常或仅有肺纹理增粗。

（4）进行病毒或细菌学检查可明确病因。

【治疗要点】

1. 一般治疗　休息、保暖、多饮水，避免吸入粉尘和刺激性气体。

2. 对症治疗　剧烈干咳者可用右美沙芬、喷托维林镇咳。痰液黏稠不易咳出时宜用盐酸氨溴索、溴己新、桃金娘油化痰，也可雾化吸入祛痰。复方甘草合剂兼有镇咳和祛痰的作用。喘息时加用平喘药。

3. 抗菌药物治疗　有细菌感染证据时，可选用大环内酯类、头孢菌素类或喹诺酮类等药物及时控制感染。给药途径以口服为主，必要时肌内注射或静脉滴注。

【健康教育】

预防本病发生的措施包括避免受凉、过度劳累，积极预防和治疗上呼吸道急性感染；

改善生活和工作环境，减少空气污染和过敏原的吸入；参加适当的体育锻炼，增强体质，提高机体抵抗力。少数患者可并发肺炎或慢性支气管炎，应指导患者及时治疗。

（李　利）

第三节　慢性阻塞性肺疾病

◎ 案例 2-1

某患者，男性，67 岁。慢性咳嗽、咳痰 16 年，冬、春季加重，痰液易咳出。近 2 年出现逐渐加重的呼吸困难，目前常在爬缓坡后出现明显的呼吸困难。上述症状常在“感冒”后加重。患者有吸烟史 40 余年，每日 20 支，1 年前曾尝试戒烟，未成功。

体格检查：桶状胸，触觉语颤减弱，胸部叩诊呈过清音，双肺呼吸音稍减低。

初步诊断为“慢性阻塞性肺疾病”，安排患者进行肺功能检查以确诊。

请回答：

1. 对于该患者，考虑诊断为慢性阻塞性肺疾病的依据是什么？
2. 目前存在的 2 个主要的护理诊断 / 问题是什么？
3. 护士对该患者进行健康教育的主要内容是什么？

慢性阻塞性肺疾病（chronic obstructive pulmonary disease，COPD）简称慢阻肺，是一种常见的、可预防和治疗的慢性气道疾病，其特征是持续存在的气流受限和相应的呼吸系统症状，通常与显著暴露于有害颗粒或气体引起的气道和（或）肺泡异常有关。

COPD 是最常见的慢性气道疾病，患病率高（估算我国有近 1 亿患者），病死率高，严重影响患者的劳动力和生命质量，已引起全球的重视。

COPD 与慢性支气管炎（简称慢支）和阻塞性肺气肿（简称肺气肿）密切相关。慢性支气管炎或阻塞性肺气肿可单独存在，但绝大多数情况下是合并存在的。当慢性支气管炎或阻塞性肺气肿患者的病情严重到一定程度，肺功能检查出现持续气流受限时，则诊断为 COPD。

慢性支气管炎是指支气管黏膜及其周围组织的慢性非特异性炎症。其诊断标准是：每年咳嗽、咳痰（或伴喘息）至少 3 个月，并连续 2 年或更长时间，能除外其他原因引起的慢性咳嗽。

阻塞性肺气肿是指终末支气管远端气腔异常持久的扩张，并伴有肺泡壁和细支气管壁破坏，而无明显肺纤维化。其典型的临床表现是逐渐加重的呼吸困难和阻塞性肺气肿体征。胸部 X 线和肺功能检查尤其是后者对阻塞性肺气肿有确诊意义。

【病因和发病机制】

（一）病因

慢性阻塞性肺疾病的病因包括个体因素和环境因素。

1. 个体因素　包括：①遗传易感性；②妊娠、出生、青少年时期暴露于有害因素致肺发育不良；③支气管哮喘及气道高反应性；④低体重指数等。

2. 环境因素

（1）吸烟：为 COPD 最重要的环境致病因素，吸烟者肺功能异常率比不吸烟者高，肺功能下降率快。烟草中的焦油、尼古丁和氢氰酸等化学物质可损伤气道上皮细胞，使纤毛运动障碍和巨噬细胞吞噬功能降低；支气管黏膜腺体增生，分泌增多，使气道净化能力下降；烟草的烟雾还可使氧自由基产生增多，诱导中性粒细胞释放蛋白酶，并抑制抗蛋白酶系统，破坏肺弹力纤维，诱发阻塞性肺气肿形成。

（2）燃料烟雾：柴草、煤炭和动物粪便燃烧产生含大量有害成分的烟雾，可能是不吸烟女性发生慢性阻塞性肺疾病的重要原因。燃料导致的室内空气污染与吸烟具有协同作用。

（3）空气污染：空气污染物中的颗粒物质（PM）和有害气体（如二氧化硫、二氧化氮）对气道具有损伤作用。

（4）职业粉尘：当职业粉尘（二氧化硅、煤尘和棉尘等）浓度过大或患者接触时间过长时，也可引起 COPD。

（5）感染：呼吸道感染是 COPD 发病和加剧的重要因素。病毒、细菌和支原体是本病急性加重的重要病原。

（二）发病机制

上述因素可引起气道氧化应激、炎症反应，以及蛋白酶 - 抗蛋白酶失衡等多种途径参与的慢性阻塞性肺疾病发病。气道壁多种炎症细胞浸润，增多的黏液分泌物阻塞气道管腔，引起固定性气道阻塞以及气道壁重塑。阻塞性肺气肿导致附着在小气道周围的肺泡间隔破坏，使维持小气道开放的力量减弱。上述病理改变是引起气流受限的病理学基础。

【临床表现】

（一）症状

起病缓慢，病程漫长，反复急性发作，逐渐加重是本病的特点，主要症状如下。

1. 慢性咳嗽　开始仅在冬、春季气候变化剧烈时发病，随着病情进展，一年四季均有咳嗽，而冬、春季加重。一般晨起咳嗽较重，白天较轻，临睡前有阵咳或排痰，黏液痰咳出后感胸部舒畅，咳嗽减轻。

2 . 咳痰　一般为白色黏液痰或浆液性泡沫样痰，合并感染时痰量增多，转为黏液脓性痰。偶有血丝痰。

3. 气短或呼吸困难　早期在劳力时出现，以后逐渐加重，以至在日常生活活动甚至休息时也感气短。慢性支气管炎患者在慢性咳嗽、咳痰的基础上出现逐渐加重的呼吸困难是 COPD 的标志性症状。

（二）体征

早期体征不明显。随着病情进展，出现桶状胸、触觉语颤减弱、叩诊呈过清音、两肺呼吸音减弱、呼气延长等阻塞性肺气肿体征。常有干、湿啰音。严重时有发绀、意识障碍等体征。

（三）并发症

本病并发症有自发性气胸、慢性呼吸衰竭、慢性肺源性心脏病。

【有关检查】

1. 肺功能检查　是判断气流受限的公认的客观指标，对 COPD 诊断、严重程度评估、疾病进展、预后及治疗具有重要意义。最常用的指标是第 1 秒用力呼气容积（FEV_1）与用力肺活量（FVC）之比，即 FEV_1/FVC，若吸入支气管舒张药后 FEV_1/FVC 仍然＜70%，提示存在持续气流受限，是诊断慢性阻塞性肺疾病的"金标准"；另一个指标是 FEV_1 占预计值的百分比（即 $FEV_1\%pred$），用于判断慢性阻塞性肺疾病的严重程度。

中晚期 COPD 患者常有肺总量（TLC）、残气量（RV）及 RV/TLC 比值增加，提示肺过度充气。

2. 胸部影像学检查　胸部 X 线片可见肺纹理增粗、紊乱和阻塞性肺气肿等改变，其对 COPD 的诊断特异性不高，主要用于确定肺部并发症及与其他疾病的鉴别。

3. 脉搏氧饱和度监测和动脉血气分析　对确定低氧血症、高碳酸血症和酸碱失衡，判断呼吸衰竭的类型有重要价值。

4. 其他　合并细菌感染时外周血白细胞计数增高、核左移，痰培养对检出病原菌有一定帮助。部分患者可伴有红细胞计数和血红蛋白浓度增高。

【诊断要点】

1. 确定临床诊断　主要根据吸烟等高危因素史，临床症状、体征及肺功能检查等综合分析、确定。吸入支气管舒张药后 $FEV_1/FVC < 70\%$，提示存在持续的气流受限，是 COPD 诊断的必备条件。

2. COPD 病程分期

（1）急性加重期：指在短期内咳嗽、咳痰、呼吸困难加重，痰量增多，呈脓性或黏液脓性，可伴发热等症状，并需改变药物治疗方案。

（2）稳定期：指患者咳嗽、咳痰、气短等症状稳定或轻微。

3. COPD 严重度分级（表 2-2）。

表 2-2　慢性阻塞性肺疾病（COPD）患者气流受限严重程度的肺功能分级

肺功能分级	$FEV_1\%pred$
GOLD 1 级：轻度	≥ 80
GOLD 2 级：中度	50 ~ 79
GOLD 3 级：重度	30 ~ 49
GOLD 4 级：极重度	＜ 30

【治疗要点】

（一）稳定期治疗

1. 脱离污染环境　戒烟，如因职业或环境粉尘刺激性气体所致，应脱离污染环境。

2. 预防感染　疫苗接种是预防相应病原体感染的有效治疗手段，可注射流感疫苗和肺炎球菌疫苗。

3. 药物治疗 常用盐酸氨溴索或中药祛痰药，也可作雾化吸入治疗。注意补充液体，因入量过少会使痰液黏稠不易咳出。支气管舒张药（详见第二章第五节支气管哮喘）及糖皮质激素，首选吸入治疗。

4. 长程氧疗（long-term oxygen therapy，LTOT） 可提高COPD慢性呼吸衰竭患者的生命质量和生存率。一般采用鼻导管吸氧，氧流量控制在1 ~ 2 L/min，每日吸氧时间＞15 h。氧疗目标是达到 $PaO_2 \geqslant 60$ mmHg 和（或）SaO_2 90%。

5. 呼吸训练和营养支持 见本节护理要点。

（二）急性加重期治疗

1. 去除诱因 尤其是控制细菌感染、治疗气胸等。

2. 低浓度吸氧 氧疗的目标为维持 SpO_2 88% ~ 92%。可用鼻导管或文丘里面罩吸氧。一般吸氧浓度应＜35%，以免吸入氧浓度过高加重二氧化碳潴留。近年来，经鼻高流量湿化氧疗也用于并发轻度呼吸衰竭患者的治疗。

3. 止喘、祛痰 患有严重喘息时可采用沙丁胺醇或异丙托溴铵雾化吸入。

4. 糖皮质激素 重症患者可短期使用。

5. 机械通气 一般适用于经上述治疗呼吸衰竭仍不能缓解时。

【护理要点】

1. 病情观察 除了解咳、痰、喘的变化外，尤其要警惕呼吸衰竭、自发性气胸等并发症的发生。

2. 遵医嘱用药及给氧 正确使用抗生素和平喘药。实施控制性氧疗，急性期保证低浓度氧（＜35%）持续吸入（详见第二章第四节慢性肺源性心脏病）。

3. 休息和活动 中、重度患者应休息，体位的选择应既节省体力，又有利于吸收，如半卧位或有支撑的坐位（详见第二章第四节慢性肺源性心脏病）。病情缓解后应逐渐增加全身活动量。

4. 营养支持 目标是达到理想体重，饮食中应有足够的热量和蛋白质，避免产气食物（如豆类、薯类及各种加气的饮品），少量多餐，多饮水。

5. 呼吸训练 鼓励COPD患者进行腹式呼吸和缩唇呼气。

（1）目的：通过缩唇呼气，可提高呼气相支气管内压，防止小气道过早陷闭，利于肺内气体的排出。腹式呼吸有利于提高呼吸效能，增加通气量。

（2）方法：进行呼吸训练时，应将腹式呼吸和缩唇呼气结合起来。①体位：指导患者取舒适坐位或半坐位；②经鼻深吸气；③呼气时缩拢口唇（如吹口哨状），使肺内气体经口徐徐呼出（此时切勿用力呼气）；④吸气时腹部鼓起，使膈肌最大程度下降；⑤呼气时腹壁下陷，推动肺内气体排出；⑥深吸慢呼，吸气与呼气之比为1/3 ~ 1/2，呼吸频率＜10次/分。

每次训练时间10 ~ 15 min（因人而异，中间可稍休息），每日2 ~ 3次，熟练后可增加训练次数和时间。

6. 心理支持 患者常有焦虑及抑郁，护理人员应给予患者更多的心理关怀及帮助，同时做好家属的工作，给予患者生理、心理和社会支持。

【健康教育】

1. 树立信心 让患者及其家属了解本病虽然难以治愈，但如积极参与COPD的长期管理，可减少急性发作，及时控制症状，延缓疾病进程，提高生命质量。

2. 避免各种致病因素　主要是吸烟、环境污染、上呼吸道感染等。其中，戒烟是预防慢性阻塞性肺疾病最重要的措施，在疾病任何阶段戒烟都有助于防止慢性阻塞性肺疾病的发生和发展。年龄＞65 岁的患者，推荐每年接种流感疫苗和每 5 年接种肺炎球菌疫苗。

3. 规律的运动训练　是呼吸康复的核心内容。运动方式主要包括有氧训练（如快走、慢跑、游泳、打球）、阻抗训练（如哑铃、弹力带、俯卧撑）、平衡柔韧性训练（如太极拳、瑜伽）、呼吸肌训练（主要包括腹式呼吸、缩唇呼气和呼吸肌耐力训练等）。运动训练可改善骨骼肌、心肺状况，提高活动耐力，进而减轻呼吸困难症状，改善生命质量，减轻焦虑、抑郁症状，减少急性加重后的再住院风险。有条件者可在充分评估的基础上制定个体化的运动处方。

4. 家庭氧疗指导　对有此医嘱的患者，在出院前便应提供有关家庭氧疗的咨询与帮助，并提供购置、使用和保养等方面的知识和技能指导。

（李　利）

第四节　慢性肺源性心脏病

慢性肺源性心脏病（chronic pulmonary heart disease）简称慢性肺心病，是由于支气管、肺组织、胸廓或肺血管的慢性病变致肺血管阻力增加，产生肺动脉高压，继而右心室结构和（或）功能改变的疾病。本病多继发于慢性支气管炎、慢性阻塞性肺疾病等，是我国呼吸系统的常见病，急性发作以冬、春季多见。重症肺源性心脏病患者的病死率仍较高。

【病因和发病机制】

（一）病因

1. 支气管、肺疾病　我国 80% ~ 90% 慢性肺源性心脏病患者由 COPD 所致，其次见于支气管哮喘、支气管扩张症、重症肺结核、间质性肺疾病等。

2. 胸廓运动障碍性疾病　较少见，严重的脊柱后凸、侧凸，神经肌肉疾病如脊髓灰质炎等。

3. 肺血管疾病　特发性肺动脉高压、慢性栓塞性肺动脉高压及肺小动脉炎等。

4. 其他　如睡眠呼吸暂停低通气综合征。

（二）发病机制

肺源性心脏病发生的关键环节是肺动脉高压形成。长期肺动脉高压使右心室后负荷增加，早期右心室代偿性肥厚，晚期出现失代偿性右心室扩大和右心衰竭。不同疾病所致肺动脉高压的机制不完全一样，本节主要讨论低氧性肺动脉高压，尤其是慢性阻塞性肺疾病所致的肺动脉高压的发病机制。

1. 肺血管阻力增加的功能性因素　肺血管收缩在低氧性肺动脉高压的发生中起到关

键性作用。缺氧、高碳酸血症及呼吸性酸中毒均可引起肺血管收缩痉挛，其中缺氧引起肺血管收缩是肺动脉高压形成的最主要的因素。另外，高碳酸血症还使缺氧性肺血管收缩反应增强。

2. 肺血管阻力增加的解剖学因素 ①长期反复发作的慢性阻塞性肺疾病支气管周围炎，累及邻近肺小动脉，引起血管炎，致管壁增厚，管腔狭窄，甚至完全闭塞，导致肺血管阻力增加。②慢性缺氧除引起肺血管收缩外，还可导致肺血管重构，造成肺血管阻力持续增加。③阻塞性肺气肿时毛细血管受压，管腔狭窄或闭塞也导致肺循环阻力增加，引起肺动脉高压，当肺血管床减损超过 70% 时，肺循环阻力增大。④多发性肺微小动脉原位血栓形成也可加重肺动脉高压。

3. 血液黏滞度增加和血容量增多 血液黏滞度增加与慢性缺氧引起的继发性红细胞增多有关。血容量增多与缺氧时醛固酮分泌增加及肾小动脉收缩，肾血流减少引起的水、钠潴留有关。

【临床表现】

（一）肺、心功能代偿期

此期心功能一般代偿良好，主要是原发病的表现。

1. 原发病的表现 以 COPD 的症状和体征最常见。

2. 肺动脉高压和右心肥厚的体征 如肺动脉瓣第二音亢进，剑突下心脏搏动增强。

（二）肺、心功能失代偿期

1. 呼吸衰竭 常因急性呼吸道感染诱发，患者呼吸困难加重，明显发绀，甚至出现嗜睡、谵妄、昏迷、抽搐等肺性脑病的表现。

2. 右心衰竭 明显心悸、气短、食欲缺乏、腹胀、恶心等。体格检查可见颈静脉怒张、心率增快，可出现心律失常，剑突下可闻及收缩期杂音，甚至出现舒张期杂音。肝大，有压痛，肝颈静脉回流征阳性，下肢水肿，严重者可有腹水。

3. 并发症 肺性脑病、酸碱失衡及电解质代谢紊乱、心律失常、休克、消化道出血以及弥散性血管内凝血（DIC）等。其中，肺性脑病是指因缺氧、二氧化碳潴留而引起的神经精神障碍症候群。患者早期有头痛、神志恍惚、白天嗜睡、夜间失眠、兴奋；进而出现谵妄、躁动、肌肉抽搐、球结膜水肿、生理反射迟钝；重者昏迷、有癫痫样抽搐，生理反射消失，病理反射阳性。肺性脑病尤其是重型预后差，是肺源性心脏病患者死亡的首要原因。

【有关检查】

1. 心电图检查 右心室肥大和右心房扩大。诊断的主要依据有：电轴右偏、额面平均电轴≥ 90°；重度顺时针转位，$V_5R/S \leqslant 1$；$R_{V1}+S_{V5} \geqslant 1.05$ mV；肺性 P 波等。具有一条即可诊断。

2. X 线检查 除肺、胸部基础疾患及可能的肺部感染征象外，尚有肺动脉高压（如右下肺动脉干扩张，肺动脉段凸出）和右心扩大的征象。

3. 超声心动图检查 可用于诊断筛查、病因鉴别及心功能评价。

4. 动脉血气分析 可出现低氧血症甚至呼吸衰竭。

5. 血液检查 红细胞计数和血红蛋白浓度可增高、正常或降低。合并感染时白细胞计数增加或有核左移。可有肾功能、肝功能异常及电解质代谢紊乱。血小板明显下降时应警惕 DIC。

【诊断要点】

（1）有严重 COPD、其他胸肺疾病或肺血管病史。

（2）具有肺动脉高压、右心室肥大或右心衰竭的体征，如 P2 > A2，颈静脉怒张，肝大、压痛，肝颈静脉回流征阳性，下肢水肿。

（3）心电图、胸部 X 线片、超声心动图检查有肺动脉高压，右心肥厚、增大的征象。

具备以上条件，可做出诊断。

【治疗要点】

（一）肺、心功能代偿期

可采用综合治疗措施，延缓基础疾病进展，增强患者的免疫功能，预防感染，减少或避免急性加重，加强康复锻炼和营养，必要时实施长程氧疗或使用家庭无创机械通气治疗。

（二）肺、心功能失代偿期

1. 积极控制感染　呼吸系统感染是慢性肺源性心脏病急性加重致肺、心功能失代偿的常见原因，需积极控制感染。

2. 控制呼吸衰竭　使用支气管舒张药、祛痰药等措施通畅呼吸道，改善通气；合理氧疗，纠正缺氧；必要时无创正压通气，或建立人工气道进行有创正压通气（详见本章第三节慢性阻塞性肺疾病及第十二节呼吸衰竭和急性呼吸窘迫综合征）。

3. 治疗右心衰竭　慢性肺源性心脏病的心力衰竭和心律失常经积极控制感染、纠正缺氧和二氧化碳潴留及电解质代谢紊乱等处理，多数患者可以缓解，少数病情较重或经上述治疗无效者需加用利尿药、正性肌力药等进行治疗。

（1）利尿药：用药原则为温和、小剂量和短程，并联合保钾利尿药，以免利尿速度过快而致电解质代谢紊乱（如低钾、代谢性碱中毒）、痰液黏稠不易咳出和血液浓缩。通常采用氢氯噻嗪联用螺内酯。

（2）正性肌力药：慢性肺源性心脏病患者由于慢性缺氧和感染，对洋地黄类药物的耐受性低，容易中毒，其用药原则为选择作用速度快、排泄速度快的洋地黄类药物，小剂量（常规剂量的 1/2 量或 2/3 量）静脉给药。常用毒毛花苷 K、毛花苷 C（西地兰）。用药前要积极纠正缺氧和低钾血症，用药过程中密切观察药物毒性和不良反应。

4. 并发症治疗　详见本章第十二节呼吸衰竭和急性呼吸窘迫综合征。

【护理要点】

1. 评估重点　除了解咳、痰、喘等变化外，要关注患者头痛的主诉，有无意识障碍、球结膜水肿、皮肤出血点及瘀斑。出入量尤其是尿量，动脉血气分析、电解质等的检查结果。对于心力衰竭患者，应了解体重、皮肤水肿和盐摄入情况。评估患者家属对患者的关心和帮助情况。

2. 休息与活动

（1）肺、心功能失代偿期：患者应卧床休息。指导患者取舒适体位，卧位时抬高床头，或指导患者趴伏于床上桌，桌上放软枕，使患者胸椎与腰椎尽可能在一条直线上；卧床期间定时翻身，根据患者耐受情况进行床上运动。

（2）肺、心功能代偿期：指导患者掌握节力的原则。站立时背倚墙。坐位时，双足平放于地面，上身略前倾，上肢支撑于双腿上。借助鞋拔子穿鞋，利用助行器行走等。

3. 饮食　营养原则参见本章第三节慢性阻塞性肺疾病。有水肿的患者应限制钠、水的摄入，每日钠盐＜2 g，入量＜1500 ml。

4. 一般支持治疗　按医嘱给予抗炎、止喘、祛痰、补液等治疗。

5. 做好低浓度吸氧的护理

（1）氧疗的实施：流量 1 ~ 3 L/min，氧浓度一般＜35%，持续吸入，通常经鼻导管吸氧，吸入的氧气必须经过湿化。

（2）低浓度给氧的依据：失代偿期患者多为慢性Ⅱ型呼吸衰竭，患者的呼吸中枢对 CO_2 刺激的敏感性降低，甚至已处于抑制状态，其兴奋性主要依靠缺氧对外周化学感受器的刺激作用，当吸入氧浓度过高时，随缺氧的短暂改善而解除其对中枢的兴奋作用，结果使呼吸受抑制，二氧化碳潴留加剧，甚至诱发肺性脑病。

（3）氧疗期间的注意事项

1）保持气道通畅。

2）维持吸入氧流量、氧浓度的恒定，嘱患者切勿自行调节氧流量等。

3）吸氧后注意观察患者神志等的变化。

4）按医嘱及时、正确采取血标本做动脉血气分析，并根据血气分析结果，及时与医生联系，调整吸入氧浓度。

5）室内严禁使用明火。

6. 慎用镇静催眠药　患者失眠、烦躁不安时，要警惕呼吸衰竭、电解质代谢紊乱等，切勿随意使用镇静催眠药，以免诱发或加重肺性脑病。

7. 心理社会支持　肺源性心脏病患者由于疾病迁延不愈，劳动力丧失以及由此带来的经济负担等，常对治疗丧失信心，甚至放弃或拒绝治疗。护士应亲近患者，理解他（她）们的反应，并调动患者亲属等各方面的潜能，促进有效应对，提高患者的生命质量。

【健康教育】

肺源性心脏病患者多数预后差，病死率较高，原发病及呼吸衰竭为其主要死因。而经过积极治疗，开展健康教育，可以延长其寿命，提高生命质量。健康教育的内容除针对原发病外，应强调如下内容。

（1）避免污染的环境，鼓励患者坚持戒烟。

（2）自我监测心脏、肺功能的变化情况。

（3）按医嘱用药、吸氧及随诊。

（4）有心力衰竭时应限制水、钠的摄入。

（5）调整姿势，呼吸困难患者的姿势应既有利于气体交换，又节省能量。如站立时，背倚墙，身体重量放在两髋和双足上，使横膈和胸廓松弛，全身放松；坐位时，凳高应合适，两足正好平放在地面，身体稍向前倾，两手摆在双腿上或趴在小桌上，桌上放几个枕头，使患者胸椎与腰椎尽可能在一条直线上；卧位时抬高床头并略摇起床尾，使下肢关节轻度屈曲，防止身体下滑，在身体两侧放置枕头或床上桌，让双手略抬高并有支撑处；日常生活中可借助鞋拔子穿鞋，使用助行器行走等。

（6）坚持全身锻炼、呼吸训练（腹式呼吸和缩唇呼气）及御寒训练。

（7）向患者及其家属传授有关医疗设备（如雾化器、给氧装置）的使用、清洁及维护方面的信息和技巧。

（李　利）

第五节　支气管哮喘

支气管哮喘（bronchial asthma）简称哮喘，是一种由多种细胞以及细胞组分参与的，以气道慢性炎症和气道高反应性为特征的异质性疾病。这种慢性炎症导致气道对多种刺激因素呈现气道高反应性（airway hyperresponsiveness，AHR），通常出现广泛多变的可逆性气流受限，以及随病程延长而出现的气道结构的改变（即气道重塑）。临床表现为反复发作的喘息、气短、胸闷或咳嗽等症状，常在夜间和（或）清晨发作、加剧，多数患者可自行缓解或经治疗缓解。

哮喘是常见的慢性呼吸道疾病，其发病率在全球呈上升趋势，《全球哮喘防治创议（global initiative for asthma，GINA）》为哮喘防治的重要指南。

【病因和发病机制】

（一）病因

哮喘的病因尚未明确，目前认为遗传因素和环境因素均起重要作用。

1. 遗传因素　已知哮喘与多基因遗传有关，目前已鉴定出多个哮喘基因位点。资料表明，哮喘患者亲属患病率高于群体患病率，且亲缘关系越近，患病率越高。

2. 环境因素　即诱发因素，很多变应原及触发因素会导致哮喘急性发作，包括：①花粉、尘螨、真菌、动物毛屑、化妆品、鱼虾、蛋类及牛奶等变应原因素；②非特异性激发因素，如感染（尤其是呼吸道病毒感染）；药物，如阿司匹林、普萘洛尔；气候变化、大气污染、职业粉尘、烟雾，以及运动、心理因素等。

（二）发病机制

哮喘的发病机制尚不明确。变态反应、气道炎症、气道高反应性及神经等因素及其相互作用与哮喘的发病关系密切（图 2-3）。

目前认为，某些激发因素作用于遗传易感个体，通过体液（抗体）介导和细胞介导的免疫反应，调控免疫介质（细胞因子、炎症介质）的释放，作用于气道产生炎症，由于气道上皮损伤、神经末梢暴露，导致气道高反应性；同时气道慢性炎症导致的气道反复修复，使气道发生重构；气道重构以及气道神经调节的异常均加重了气道高反应性，也直接和间接加重了气道炎症。

免疫介质（如组胺、乙酰胆碱、白三烯、血小板活化因子及前列腺素）通过以下三个方面引起支气管广泛狭窄、阻塞及哮喘发作：①支气管平滑肌痉挛；②气道黏膜水肿；③腺体分泌增多。

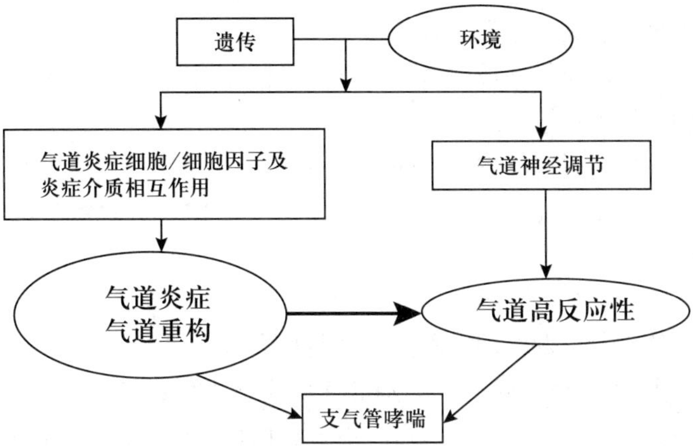

图 2-3　支气管哮喘发病机制示意图

【临床表现】

（一）症状

支气管哮喘患者典型表现为发作性伴有哮鸣音的呼气性呼吸困难，夜间或清晨发作和加重是其重要的临床特征。严重者被迫取端坐位，发绀。每次发作持续数分钟、数小时或数日，经使用支气管舒张药缓解或自行缓解。部分支气管哮喘患者以发作性咳嗽为其唯一的临床表现，而无喘息，称为咳嗽变异性哮喘，易造成误诊。有些青少年则以运动后出现胸闷、咳嗽和呼吸困难为特征，称为运动性哮喘。

（二）体征

支气管哮喘患者典型的体征是呼气相延长伴广泛哮鸣音，但轻度哮喘或重症哮喘患者哮鸣音反而减弱甚至消失（称为沉默肺）。发作时有肺部过度充气的体征，严重时可有发绀、大汗、颈静脉怒张、奇脉等体征。非发作期可无阳性体征。

（三）并发症

支气管哮喘发作时并发症有自发性气胸、肺不张，长期反复发作可并发慢性阻塞性肺疾病及慢性肺源性心脏病等。

【有关检查】

1. 痰液检查　部分患者痰涂片可见嗜酸性粒细胞增多。

2. 肺功能检查　哮喘发作时与呼气流速有关的指标，如 FEV_1、FEV_1/FVC、呼气流量峰值（PEF）均显著下降。支气管舒张试验阳性，提示存在可逆性气道阻塞；支气管激发试验阳性提示存在气道高反应性；监测 PEF 日间及周间变异率，反映哮喘患者通气功能的时间节律性变化特点。

3. 特异性变应原检测　分为体外试验和体内试验两类。

（1）体外试验：外周血变应原特异性 IgE 升高，结合病史，有助于病因诊断。血清总 IgE 增高程度可作为重症哮喘患者 IgE 抗体治疗及调整剂量的依据。

（2）体内试验：常用皮肤变应原测试。

【诊断要点】

（一）诊断标准

（1）反复发作的喘息、气短、胸闷或咳嗽，多与接触变应原、冷空气、物理及化学性刺激、病毒性上呼吸道感染、运动等有关。

（2）发作时双肺可闻及散在或弥漫性、以呼气相为主的哮鸣音，呼气相延长。

（3）上述症状可经治疗缓解或自行缓解。

（4）除外其他疾病所引起的喘息、胸闷或咳嗽。

（5）临床表现不典型者（如无明显喘息或体征）需根据支气管激发、舒张试验或 PEF 变异率检查做出诊断。

（二）分期及分级

支气管哮喘可分为急性发作期、慢性持续期和临床控制期，各期有不同的分级。

1. 急性发作期　指气促、咳嗽、胸闷等症状突然发生或加重，伴呼气流量降低，病情加重，可在数小时或数日内出现，偶可在数分钟内危及生命，需紧急救治。急性发作时病情严重度分级列于表 2-3。

表 2-3　支气管哮喘急性发作的病情严重度分级

临床特点	轻度	中度	重度	危重
气短	步行、上楼时	稍事活动	休息时	休息时，明显
体位	可平卧	喜坐位	端坐呼吸	端坐呼吸或平卧
讲话方式	连续成句	常有中断	单字	不能讲话
精神状态	可有焦虑，尚安静	时有焦虑或烦躁	常有焦虑、烦躁	嗜睡、意识模糊
出汗	无	有	大汗淋漓	
呼吸频率	轻度增加	增加	常 > 30 次 / 分	常 > 30 次 / 分
辅助呼吸肌活动及三凹征	常无	可有	常有	胸腹矛盾运动
哮鸣音	散在，呼吸末期	响亮、弥漫	响亮、弥漫	减弱，乃至无
脉率（次 / 分）	< 100	100 ~ 120	> 120	变慢或不规则
奇脉（收缩压下降）	无（< 10 mmHg）	可有（10 ~ 25 mmHg）	常有（10 ~ 25 mmHg）	无（提示呼吸肌疲劳）
使用 β_2 受体激动药后 PEF 预计值或个人最佳值	> 80%	60% ~ 80%	< 60% 或 < 100 L/min 或作用时间小于 2 h	无法完成检测
PaO_2（吸空气）	正常	60 ~ 80 mmHg	< 60 mmHg	< 60 mmHg
$PaCO_2$	< 45 mmHg	≤ 45 mmHg	> 45 mmHg	> 45 mmHg
SaO_2	> 95%	91% ~ 95%	≤ 90%	≤ 90%
pH	正常	正常	正常或降低	降低

注：SaO_2. 动脉血氧饱和度。

2. 慢性持续期　是指每周均有不同频度和（或）不同程度的喘息、气促、胸闷、咳嗽等症状。对该期哮喘的严重性评估，目前多采用哮喘控制水平分级，包括目前临床控制评估和未来风险评估。其中临床控制又可分为良好控制、部分控制和未控制 3 个等级，列于表 2-4。

表 2-4 哮喘控制水平分级

<table>
<tr><td colspan="4">哮喘症状控制（过去 4 周，患者存在）</td></tr>
<tr><td>临床特征</td><td>良好控制</td><td>部分控制</td><td>未控制</td></tr>
<tr><td>日间哮喘症状＞ 2 次 / 周</td><td rowspan="4">无</td><td rowspan="4">存在 1 ～ 2 项</td><td rowspan="4">存在 3 ～ 4 项</td></tr>
<tr><td>夜间因哮喘憋醒</td></tr>
<tr><td>使用缓解药次数＞ 2 次 / 周</td></tr>
<tr><td>哮喘引起的活动受限</td></tr>
</table>

3. 临床控制期　指患者无喘息、气促、胸闷、咳嗽等症状 4 周以上，且 1 年内无急性发作，肺功能正常。

【治疗要点】

治疗原则为消除病因、控制发作及预防复发。

（一）脱离诱发因素

指导患者脱离并长期避免诱发因素，是防治哮喘最有效的方法。

（二）药物治疗

治疗哮喘的药物分为控制性药物和缓解性药物。控制性药物又称维持治疗药物，需要长期每日使用，主要通过抗炎作用使哮喘维持临床控制。缓解性药物又称急救药物，是指按需使用的药物，通过迅速解除支气管痉挛，从而缓解哮喘症状。治疗哮喘的药物分类列于表 2-5。

表 2-5 治疗哮喘的药物分类

缓解性药物	控制性药物
短效 β_2 受体激动药	吸入型糖皮质激素
短效吸入型抗胆碱能药物	白三烯调节药
短效茶碱类	长效 β_2 受体激动药（不单独使用）
全身用糖皮质激素	缓释茶碱类
	色甘酸钠
	抗 IgE 抗体
	抗 IL-5 抗体
	联合药物（如吸入型糖皮质激素 / 长效 β_2 受体激动药）

（1）糖皮质激素（简称激素）：可有效地抑制气道炎症，是目前控制哮喘最有效的药物。糖皮质激素可分为吸入、口服和静脉用药，其中吸入治疗是哮喘长期治疗的首选途径。吸入型糖皮质激素（inhaled corticosteroids，ICS）有倍氯米松、布地奈德、氟替卡松等，通常需规律吸入 1 ～ 2 周以上方能起效；口服制剂如泼尼松和泼尼松龙，不主张长期口服激素用于哮喘维持治疗；静脉制剂如氢化可的松或甲泼尼龙（甲基强的松龙）用于重

症或严重哮喘发作早期，症状缓解后逐渐减量，改为口服，之后以吸入剂维持。

（2）β_2受体激动药：舒张支气管平滑肌作用强，分为短效制剂（疗效维持4 ~ 6 h）和长效制剂（作用持续10 ~ 24 h）。

短效β_2受体激动药（short-acting beta 2-agonists，SABA）：是哮喘急性发作治疗的首选药物。给药途径有吸入、口服和静脉应用，首选吸入给药。常用药物有沙丁胺醇、特布他林。吸入剂包括定量吸入器（MDI）、干粉剂和雾化溶液。应按需、间歇用药。

长效β_2受体激动药（long-acting beta 2-agonists，LABA）：不可单独用于哮喘治疗，主要与ICS联合用于哮喘的长期控制。常用药物有沙美特罗、福莫特罗。

（3）白三烯调节药（leukotriene receptor antagonists，LTRA）：兼具抗炎和舒张支气管平滑肌的作用，其抗炎作用弱于ICS。常用药有孟鲁司特和扎鲁司特。

（4）茶碱类药物：具有舒张支气管和气道抗炎的作用。常用口服氨茶碱，必要时将葡萄糖稀释后缓慢静脉注射或静脉滴注，负荷剂量每日不超过1.0 g。

（5）抗胆碱能药物：分为短效抗胆碱能药（short-acting muscarinic antagonists，SAMA）和长效抗胆碱能药（long-acting muscarinic antagonists，LAMA）。SAMA主要用于缓解哮喘急性发作，多与β_2受体激动药联用，常用药物异丙托溴铵有MDI和雾化溶液两种剂型。LAMA常用药物为噻托溴铵，目前有干粉吸入剂和喷雾剂，主要用于哮喘合并慢性阻塞性肺疾病或慢性阻塞性肺疾病患者的长期治疗。

（6）其他：抗IgE单克隆抗体主要用于ICS和LABA联合治疗后症状仍未控制，且血清IgE水平增高的重症哮喘。抗IL-5对高嗜酸粒细胞血症的哮喘患者治疗效果好。

（三）免疫治疗

免疫治疗分为特异性和非特异性免疫治疗两种，前者又称脱敏疗法，通常采用特异性变应原，如尘螨、豚草，通过定期反复皮下注射等方法，剂量由低至高，以产生免疫耐受性，使患者脱敏。此法适用于变应原明确，且在严格控制环境和药物治疗后仍控制不良的哮喘患者。非特异性免疫疗法包括接种卡介苗（BCG）、转移因子等，有一定的辅助疗效。

【护理要点】

（一）一般护理

1. 脱离过敏环境　有明确过敏原者，应尽快脱离，保持室内清洁、空气流通，避免放置花草、地毯、皮毛，整理床铺时避免尘土飞扬等。

2. 体位　根据病情提供舒适体位，如为端坐呼吸者提供床上小桌以作支撑，减少体力消耗。

3. 饮食　提供清淡、易消化、足够热量的饮食，已证实对某种食物如鱼、虾、蟹、蛋类、牛奶等过敏，应忌食。不宜进食或饮用刺激性食物或饮料。

（二）病情观察

加强对急性期患者的监护，尤其是在夜间和凌晨。动态观察呼吸困难、呼吸音、哮鸣音及动脉血气分析等变化，警惕气胸、呼吸衰竭等并发症。

（三）保持呼吸道通畅

哮喘急性发作时，患者呼吸频率加快、出汗，故常伴脱水、痰液黏稠，形成痰栓阻塞小支气管加重呼吸困难。因此，哮喘急性发作时，应鼓励患者多饮水，保证入量在2500 ~ 3000 ml，以补充丢失的水分，稀释痰液。重症者建立静脉通道，遵医嘱及时、充分补液，纠正水、电解质代谢紊乱和酸碱平衡失调。

（四）氧疗护理

急性哮喘发作者常伴有不同程度的低氧血症，应遵医嘱给予鼻导管或面罩吸氧，改善呼吸功能。一般吸入较高浓度氧（4 ~ 6 L/min），以及时纠正缺氧；当出现二氧化碳潴留时，应按照Ⅱ型呼吸衰竭的氧疗原则给予持续低流量（1 ~ 3 L/min）吸氧。哮喘患者均存在气道高反应性，因此吸入的氧气应加温、加湿，避免干燥和寒冷的气流刺激呼吸道而加重气道痉挛。

（五）用药护理

1. 观察药物疗效和不良反应

（1）β_2受体激动药主要的不良反应为偶有头痛、头晕、心悸、手指震颤等，停药或坚持用药一段时间后症状可消失。如药物用量过大，可引起严重心律失常，甚至发生猝死。

（2）茶碱类药物不良反应有恶心、呕吐、心律失常、血压下降及多尿等。严重者可致抽搐甚至死亡。茶碱的治疗窗窄，且代谢存在较大个体差异，有条件者应监测血药浓度，当合用喹诺酮类、大环内酯类等药物时，影响其药物代谢，应注意减量。静脉注射浓度不宜过高，注射速度不宜过快，注射时间应在10 min以上，以防中毒症状发生。

（3）患者应禁用β_2受体拮抗药（普萘洛尔等）和其他能诱发哮喘的药物，慎用或禁用阿司匹林，以免诱发或加重哮喘。

2. 指导患者按医嘱正确使用定量吸入器　目前临床常见的定量吸入器（MDI）有定量雾化吸入器和干粉吸入器。

（1）指导前，仔细评估患者使用定量吸入器的情况，针对使用中存在的问题及其相关因素，结合其学习能力确定教育计划。初次使用定量吸入器者，应评估其正确实施吸入操作的能力：使用干粉吸入器者要求能够用力深吸气；而使用MDI者，则需要在装置触发和吸气之间有良好的协调能力；对于儿童或重症患者，如难以做到缓慢深吸气，可在MDI上加用储物罐（spacer），以简化操作，并增加吸入到下呼吸道及肺部的药量，增强疗效，同时减少药物在口咽部沉积所带来的不良反应。

（2）准备有关资料，如说明书、幻灯片，与患者及其家属讨论该定量吸入器的构造、使用方法及正确使用的意义。

（3）医护人员演示定量吸入器的正确使用方法。

1）定量雾化吸入器使用方法：①吸药前先将药液摇匀；②缓慢呼气至不能再呼；③双唇包紧喷口，经口缓慢深吸气，同时按压驱动装置；④吸气末尽可能屏气5 s以上，再缓慢呼气（使较小的雾粒沉降在气道远端）；⑤漱口，要求头尽量后仰，以做到深咽部漱口。

2）干粉吸入器常见的有都保（Turbuhaler）和准纳器装置，吸入步骤同前，需注意以下问题：

都保装置：①使用时移去瓶盖，确保红色旋柄在下方；一手握住瓶身，垂直竖立，将底座向任一方向旋转到底再向反方向旋转到底，听到“咔嗒”一声时，表明一次剂量的药粉已经装好；②吸入前先呼气，注意呼气时应远离干粉吸入装置；③吸药时注意用力深吸气。

准纳器装置：需推动滑杆上药，其余操作参考都保装置。

若需要重复吸入，应等待至少 3 min 后再吸入（即推荐 3 ～ 5 min 吸入 2 次），间隔一定时间是为了第一次吸入的药物扩张狭窄的气道后，再次吸入的药物更容易到达远端受累的支气管。

（4）学习有关吸入器的清洗、保存、更换等知识与技能。

（六）心理护理

急性发作时患者常出现紧张、烦躁不安等心理反应，医护人员应陪伴在患者身边，通过语言和非语言沟通，安慰患者，消除过度的紧张状态，对减轻哮喘发作和控制病情有重要意义。

【健康教育】

1. 树立信心　让患者了解哮喘虽不能根治，但通过长期、规范的治疗是可以控制的，患者应主动参与哮喘的长期管理，以更好地控制哮喘。

2. 识别诱发因素　有针对性地采取相应的措施，如避免摄入引起过敏的食物，不养宠物，不使用皮毛制品，定期清洗空调、窗帘、床单、枕头；避免接触刺激性气体；预防呼吸道感染；避免强烈的精神刺激和剧烈运动。

3. 制订行动计划，按医嘱合理用药　与医生共同制订一个有效、可行的行动计划。行动计划的内容除医患沟通信息、紧急联系人等外，还应包括针对不同的病情变化所使用的药物的种类、剂量、所应采取的就医行为，例如何种情况下药物可适当减量，何种情况下须立即就医。使支气管哮喘患者了解自己所用的每一种药物的名称、用法、副作用及使用时的注意事项，按照行动计划规律用药，正确使用定量吸入器。

4. 自我监测病情　哮喘日记（记录每日症状、用药情况及效果）是医患沟通和制订用药计划的重要依据。建议购买峰流速仪，记录最大呼气流量峰值（PEF）的变化，PEF 的下降早于哮喘症状的出现，有助于早期发现哮喘发作。

峰流速仪的使用方法：①每次测量前将峰流速仪的红色游标指针轻拨至标尺最低处；②深吸气后，用口唇将口含器包紧；③快速用力呼气；④红色游标指针所指的刻度即为 PEF，每次测试可进行 3 次，选择数值最高的一次记录在哮喘日记中。

5. 认识哮喘发作的先兆，及时控制急性发作　嘱患者随身携带药物，一旦出现哮喘发作先兆，应及时吸入 SABA，并保持平静，以迅速控制症状，防止严重哮喘发作。

（李　利）

第六节　支气管扩张症

支气管扩张症（简称支扩）是由于各种病因引起的反复发生的化脓性感染，导致中、小支气管反复损伤和阻塞，支气管壁结构被破坏，引起支气管异常和持久性扩张。临床上以慢性咳嗽、咳大量脓性痰和反复咯血为特征。

【病因和发病机制】

各种原因导致的支气管扩张都具有气道重塑和气道扩张的共同特征。其发病初始阶段表现为各种原因导致的支气管阻塞或牵拉，黏膜纤毛清除功能损害，使气道分泌物潴留，病原体易于感染和定植，从而引发局部慢性炎症，导致气道结构破坏、管壁重塑，进一步引起分泌物排出障碍，而易于感染，形成恶性循环。

支气管扩张症的病因多种多样，已知病因包括如下。①既往下呼吸道感染：尤以婴幼儿和儿童期的麻疹、百日咳、肺炎、肺结核多见，铜绿假单胞菌感染和定植与支气管扩张症的发生和发展密切相关。②原发性或继发性免疫缺陷。③遗传因素：一些先天性疾病，如α_1-抗胰蛋白酶缺乏、卡塔格内（Kartagener）综合征（由支气管扩张、鼻窦炎和内脏转位组成的综合征）等。④气道阻塞和反复误吸：如儿童异物吸入、成人气道内肿瘤阻塞。⑤其他系统疾病：如类风湿关节炎、系统性红斑狼疮等结缔组织病患者中均有不同比例的支气管扩张症发生。

【临床表现】

1. 慢性咳嗽、咳脓性痰　约 90% 患者有此症状。咳嗽、咳痰常在晨起或夜间卧床时加重，痰量每日可达数百毫升。痰液静置后可分为三层：上层为泡沫，中层为黏液、下层为脓性物和坏死组织，伴有厌氧菌感染时痰液恶臭。

2. 反复咯血　从痰中带血到大量咯血，常由呼吸道感染诱发。部分患者以反复咯血为唯一症状，临床上称为干性支气管扩张。

3. 体征　典型表现为病变部位固定性湿啰音。病变严重，伴有慢性缺氧的患者可有杵状指（趾）和右心衰竭体征。

【诊断要点】

根据反复咳脓性痰、咯血病史和既往有呼吸道反复感染病史，结合胸部高分辨率 CT 显示支气管扩张的影像学改变，即可明确诊断。

【治疗要点】

1. 治疗基础疾病　原发病因的纠正是疾病治愈的希望，如补充丙种球蛋白，规律抗结核治疗，取出气道异物等，都可有效地阻断支气管扩张的发展。

2. 控制感染　急性感染时应尽早根据痰培养及药物敏感试验选用抗感染药物，以控制细菌感染，降低细菌负荷。疗程宜长。

3. 清除气道分泌物　气道廓清和祛痰治疗均有助于排痰，从而保持气道通畅，减少继发感染和提高通气效率。

（1）祛痰药：常用药物有黏液活性药物（如乙酰半胱氨酸、氨溴索）和高渗制剂（高渗氯化钠溶液、甘露醇等）。有喘息者可加入支气管扩张药以提高祛痰效果。

（2）气道廓清：常用体位引流、胸部叩击、胸部高频震荡等。

4. 咯血的处理　咯血的处理见第二章第八节肺结核。

5. 手术治疗　病灶较局限，内科治疗无效者应考虑手术治疗。

【护理要点】

1. 病情观察　重点是了解咳嗽、咳痰或咯血的情况，记录痰量及体温变化。大量咯血时观察患者的精神状态，是否十分紧张，有无不敢咳嗽、屏气等现象，以及脉搏、血压等变化，以防窒息发生，便于及早发现，及早处理。

2. 休息　急性感染或咯血者应卧床休息。

3. 饮食　采取各种措施促进食欲，维持良好的营养，纠正贫血。

4. 药物护理　按医嘱给予抗生素，注意观察药物疗效及不良反应。

5. 体位引流　应认真做好体位引流，痰液的体位引流有时较抗感染治疗更为重要。体位引流具体操作见第二章第一节总论。

【健康教育】

（1）向患者说明本病的发生及发展过程，鼓励患者适当锻炼，加强营养，劳逸结合，避免受凉，以减少急性加重。一旦出现急性加重，应及时治疗。

（2）强调清除痰液对减轻症状、预防感染的重要性，指导患者及其家属掌握体位引流等气道廓清技术，长期坚持，以控制病情发展。

（3）积极防治麻疹、百日咳、支气管肺炎、肺结核等呼吸道感染性疾病，以预防支气管扩张症的发生。

（李　利）

第七节　肺　炎

◎ 案例 2-2

某患者，女性，29 岁。既往身体健康，2 d 前受凉后突发高热、寒战、咳嗽、痰中带血丝。

体格检查：T 39.4℃，P 120 次 / 分，R 26 次 / 分，BP 130/80 mmHg，口周有单纯疱疹，右下肺叩诊呈浊音，闻及支气管呼吸音。

初步诊断为“肺炎”。

请回答：

1. 对于该患者，考虑为肺炎的依据是什么？
2. 为明确诊断，首选的检查是什么？
3. 该患者目前存在的最主要的护理诊断 / 问题及其护理措施是什么？

一、肺炎概述

肺炎（pneumonia）是指终末气道、肺泡和肺间质的炎症，可由多种病因引起，如感染、理化因素、免疫损伤。肺炎是常见病，病死率仍较高，老年人或机体免疫力低下者发生肺炎时病死率尤其高。细菌性肺炎是最常见的肺炎，也是最常见的感染性疾病之一。

【感染性肺炎的病因和发病机制】

健康人气管隆嵴以下的呼吸道是无菌的。是否发生肺炎决定于两个因素：病原体和宿主。如果病原体数量多、毒力强和（或）宿主呼吸道局部和全身免疫防御系统损害，即可发生肺炎。

1. 病原体的侵入　病原体可经以下途径侵入下呼吸道：①上呼吸道或胃肠道定植菌误吸；②空气吸入；③血流播散；④邻近部位的感染蔓延。其中，误吸是病原体进入肺内的最常见途径。

2. 机体防御机制降低　各种因素使机体防御功能受损时肺炎就容易发生，这些因素通常称为肺炎的危险因素（易患因素），包括吸烟、醉酒、高龄、慢性肺部疾患（如COPD）或其他基础疾病，如未控制的糖尿病、尿毒症、获得性免疫缺陷综合征等以及应用免疫抑制药。

【分类】

（一）按解剖分类

按照解剖结构，肺炎可以分为大叶性肺炎、小叶性肺炎及间质性肺炎。

（二）按病因分类

1. 细菌性肺炎　常见细菌有肺炎链球菌、金黄色葡萄球菌、肺炎克雷伯菌、流感嗜血杆菌、铜绿假单胞菌及鲍曼不动杆菌等。

2. 非典型病原体所致肺炎　病原体有军团菌、支原体和衣原体等。

3. 病毒性肺炎　病毒有冠状病毒、腺病毒、呼吸道合胞病毒、流感病毒等。

4. 真菌性肺炎　致病菌有念珠菌、曲霉菌、肺孢子菌等。

5. 其他肺炎　病原体有立克次体、弓形体、肺吸虫等。

6. 理化因素所致肺炎　如放射性肺炎、化学性肺炎。

在各种病因中，以感染最常见。以下重点讨论感染性肺炎。

（三）按患病环境分类

此种分类方法有利于指导经验治疗，广泛应用于临床。

1. 社区获得性肺炎　是指在医院外罹患的感染性肺实质炎症，包括具有明确潜伏期的病原体感染而在入院后平均潜伏期内发病的肺炎。常见病原体为肺炎链球菌、流感嗜血杆菌、非典型病原体和呼吸道病毒等。

2. 医院获得性肺炎　也称医院内肺炎，是指患者住院期间没有接受有创机械通气、未处于病原感染的潜伏期，而于入院 48 h 后新发生的肺炎。常见致病菌为革兰氏阴性杆菌（如鲍曼不动杆菌、铜绿假单胞菌、肺炎克雷伯菌、大肠埃希菌），其次为金黄色葡萄球菌、真菌等。

【临床表现】

1. 症状　常见症状有发热、咳嗽、咳痰，或原有呼吸道症状加重，并出现脓性痰或血痰，炎症如累及壁胸膜，可出现胸痛。病变范围大者可有呼吸困难。

2. 体征　早期肺部体征不明显。重症患者有呼吸频率加快、发绀等。肺实变时典型体征为：触觉语颤增强，叩诊呈浊音或实音，听诊可闻及支气管呼吸音或湿啰音等。并发胸腔积液者患侧触觉语颤减弱，叩诊呈浊音，呼吸音减弱。

【诊断要点】

1. 确定肺炎诊断　首先根据症状、体征及有关检查等确定肺炎的诊断。胸部 X 线检查对鉴别肺炎和呼吸道感染具有重要意义，是诊断肺炎的重要依据。需除外肺结核等。

2. 评估肺炎的严重程度　病情严重程度评价对于决定在门诊治疗或入院治疗甚至ICU治疗至关重要。重症肺炎目前还没有普遍认同的诊断标准，主要应从肺部病变范围、器官灌注和氧合状态方面进行评价。如果患者需要呼吸支持和循环支持，可认为是重症肺炎，需积极救治，有条件者收入ICU治疗。

3. 确定病原体　明确病原体有助于临床治疗。常用的方法如下。

（1）呼吸道分泌物检查：痰涂片镜检及痰培养具有简便、无创等优点，是最常用的病原学检查方法。采集标本时，须规范操作，先直接涂片镜检，筛选合格的标本接种培养；若常规方法采样无法明确致病菌，必要时可采取侵入性方法如经纤维支气管镜、防污染样本毛刷、支气管肺泡灌洗或人工气道吸引等采集下呼吸道标本。

（2）血或胸腔积液培养：特异性较高。

（3）血清学检查：为回顾性诊断。若急性期和恢复期特异性IgM抗体滴度有4倍增高，可诊断，适用于非典型病原体、病毒等。

【感染性肺炎的治疗要点】

1. 抗感染治疗　是肺炎治疗的最主要环节。选择抗生素的原则：初始采用经验性治疗。初始治疗后根据临床反应及细菌培养和药物敏感试验，给予抗病原体治疗。抗感染治疗应尽早开始，越早治疗，预后越好。病情稳定后可从静脉途径转为口服治疗。抗菌药物的疗程一般为5 ~ 7 d，重症、非典型病原体、金黄色葡萄球菌、革兰氏阴性杆菌所致肺炎的疗程延长至2 ~ 3周。

2. 对症和支持疗法　进行祛痰、降温、吸氧、维持水及电解质代谢、改善营养及加强机体免疫功能等治疗。其中，营养支持适用于各型肺炎患者，特别是重症肺炎患者，其能量消耗增加，蛋白质分解代谢加快，发热患者体温每升高1℃，能量需求增加10%，严重感染患者可达20% ~ 40%，应加强能量和蛋白质供给。

3. 预防与及时处理并发症　如并发呼吸衰竭、感染性休克、肺脓肿等，给予相应的处理。

【护理要点】

1. 病情观察　如危重患者的生命体征、意识状态的监测、咳嗽是否有效、血气分析变化，预防或及早发现并发症。

2. 症状护理　高热患者应卧床休息，定时翻身。多饮水或酌情静脉补液，保证液体入量，维持水、电解质平衡，且利于痰液稀释。必要时遵医嘱使用退热药，患者大量出汗时，协助更换衣服，避免受凉。协助患者做好口腔护理，防止继发感染。胸痛者指导患者患侧卧位，必要时遵医嘱给予镇痛药。

3. 遵医嘱抗感染　严格给药浓度、滴速、用药间隔时间。观察疗效，治疗后72 h应对病情进行评价。如治疗有效，首先表现为体温下降、症状改善，之后白细胞、C反应蛋白（CRP）和降钙素原逐渐降低或恢复正常，而胸部X线检查病灶吸收较迟。警惕抗生素的不良反应，一旦出现不良反应，应及时与医生沟通，并做相应的处理。

4. 协助明确病因

（1）留取合格的痰标本，应采集来自下呼吸道的分泌物，并防止外来污染。方法及注意事项：留取晨起第一口痰。留痰前先用清水漱口3次，之后将来自深部的痰液咳出，直接咳入无菌容器中，加盖后尽快送检，一般不超过 2 h。如患者无痰，可用生理盐水雾化吸入导痰。痰标本采集应尽可能在抗生素使用（或更换）前进行。

（2）疑有菌血症时，应采血进行血培养。方法及注意事项：尽可能在抗菌治疗前采血。多次采血（2 ~ 3 次）时机为寒战及高热时。为提高培养阳性率，成人每次采血量至少 10 ml。

【健康教育】

1. 预防人群中肺炎的发生　包括纠正不良生活习惯，避免上呼吸道感染、淋雨受寒、过度疲劳、醉酒等诱因。加强体育锻炼，增加营养，年老、体弱及免疫功能减退（如 COPD、糖尿病）患者可接种流感疫苗和肺炎球菌疫苗等。

2. 对患者及其家属进行有关肺炎的知识教育　使其了解肺炎的病因和诱因，指导患者遵医嘱按疗程用药，勿自行停药或减量，定期随访。

二、肺炎链球菌肺炎

肺炎链球菌肺炎是由肺炎链球菌引起的肺炎，居社区获得性肺炎的首位。肺炎链球菌为革兰氏阳性球菌，菌体有荚膜，根据荚膜多糖的抗原特性，分为 86 个血清型。成人致病菌多属 1 ~ 9 型及 12 型，以 3 型毒力最强。肺炎链球菌为上呼吸道正常菌群，当机体防御功能下降或有免疫缺陷时致病。肺炎链球菌不产生毒素，一般不引起原发组织坏死和形成空洞，炎症消散后肺组织结构多无破坏，不留瘢痕。

【临床表现】

肺炎链球菌肺炎四季均可发生，以冬季及初春多见。患者多为无基础疾病的青壮年、儿童与老年人，男性多于女性。发病前常有上呼吸道病毒感染，或有受寒、醉酒史。临床以急性起病、寒战、高热、咳嗽、痰中带血或铁锈色痰、胸痛为特征，重症患者有气短、发绀。体格检查：急性病容，口角、鼻周可有单纯疱疹。患侧呼吸运动减弱，叩诊音稍浊，呼吸音减低，肺实变期有典型实变体征。

并发症有感染性休克、心肌炎、渗出性胸膜炎、脑膜炎、关节炎等。感染性休克肺炎多表现为血压下降、四肢厥冷、多汗、发绀等。

【有关检查】

血白细胞计数多数在（10 ~ 30）× 10^9/L。胸部 X 线检查呈叶或段分布的浸润影。痰培养尤其是血培养检出肺炎链球菌有确诊价值。

【治疗要点】

抗感染治疗首选青霉素，如对青霉素过敏或耐药，可选用喹诺酮类药物。剧烈胸痛时可给予少量镇痛药，如可待因 15 mg。当 $PaO_2 < 60$ mmHg 时，应给氧。如有腹胀、鼓肠，可用肛管排气或胃肠减压，烦躁不安者可服小剂量镇静药如地西泮 5 mg，不用抑制呼吸的镇静药。有感染性休克时，应积极抢救，给予抗休克、抗感染治疗。

【预后与预防】

本病一般预后良好，但老年人、原有基础疾病及免疫缺陷、病变广泛、有严重并发症者，预后较差。注射肺炎球菌疫苗可较好地预防肺炎链球菌肺炎的发生，主要用于老年人、有基础疾病及免疫缺陷者等。

三、常见革兰氏阴性杆菌肺炎

革兰氏阴性杆菌肺炎常见于肺炎克雷伯菌（肺炎杆菌）、铜绿假单胞菌（绿脓杆菌）、大肠埃希菌、鲍曼不动杆菌等感染。革兰氏阴性杆菌是医院获得性肺炎的常见致病菌，其中，肺炎杆菌是主要致病菌。患者多有基础疾病，并使用抗生素、激素、免疫抑制药，或接受气管插管、气管切开、机械通气等治疗。本病多数起病隐袭、病情重、治疗困难、预后差、病死率高。

【临床表现】

本病急性起病，有高热、咳嗽、咳脓性痰和胸痛，痰量多且黏稠不易咳出，颜色可为灰绿色（铜绿假单胞菌感染）或砖红色胶冻样（肺炎克雷伯菌感染），也可伴有呼吸困难、发绀、心悸，可早期出现休克。肺部可有肺实变体征。

【有关检查】

胸部X线检查多在两下肺出现散在片状浸润阴影，可有微脓肿形成，如右上叶出现实变伴叶间隙下坠，对肺炎克雷伯菌感染有诊断意义。白细胞计数升高或不升高，但中性粒细胞比例增高，核左移。白细胞计数减低者常提示病情严重。由于病原体复杂、多变，且多重耐药频发，应特别强调开展病原学诊断及药敏试验。

【治疗要点】

及早使用有效抗菌药是治疗的关键，常用喹诺酮类药物（如氧氟沙星、环丙沙星）、氨基糖苷类抗生素（如庆大霉素、阿米卡星）、第二代及第三代头孢菌素、亚胺培南等，常联合用药，以静脉滴注给药为主。抗生素使用疗程较长（至少14 d），还要加强营养、充分给水和引流痰液，同时积极治疗基础疾患，纠正各种代谢紊乱。

四、肺炎支原体肺炎

肺炎支原体肺炎由肺炎支原体引起。肺炎支原体经口、鼻的分泌物在空气中传播引起本病。本病好发于儿童和青少年，呈散发感染或小流行。患者临床症状轻，多数预后良好。

【临床表现】

本病缓慢起病，潜伏期约数日至1周。症状主要为乏力、头痛、咽痛、肌痛、腹泻等肺外症状。咳嗽多为干咳，持久的阵发性剧咳为其典型表现。发热一般为中热，也可不出现发热。可伴耳痛。体格检查可见咽部及鼓膜充血、颈部淋巴结肿大。肺部体征与症状严重程度不相符，可无明显体征，或仅闻及呼吸音粗。

【有关检查】

胸部X线检查显示呈多种形态的浸润影，节段性分布，以肺下野多见，有的从肺门附近向外伸展，病变常经3 ～ 4周后自行消散。血常规示白细胞计数正常或稍高，以中性粒细胞为主。血清支原体IgM抗体滴度恢复期4倍增高对诊断有意义。

【治疗要点】

首选大环内酯类药物如阿奇霉素，疗程一般需持续2 ～ 3周。因肺炎支原体无细胞壁，青霉素或头孢菌素类抗生素对其无效。患者恢复的过程是渐进性的，临床症状改善先于 X 线征象的消退。

五、军团菌肺炎

军团菌肺炎主要是嗜肺军团杆菌引起的肺炎。其起病急骤，以肺炎为主要表现，常伴多系统损害。军团菌有多种，为革兰氏染色阴性杆菌，存在于水和土壤中，常经供水系统、空调及雾化吸入引起呼吸道感染，可呈小的暴发流行。患有慢性疾病的老年人或免疫系统受损者更易患本病，夏末、秋初为多发季节。

【临床表现】

本病起病先缓慢后急骤。开始有乏力、头痛、肌痛等，1 ~ 2 d 后骤起寒战、高热，体温可达 40℃，呈稽留热。多数患者有心动过缓，相对缓脉有诊断意义。呼吸系统症状较轻：初期轻度干咳，之后咳少量非脓性痰。肺外表现即多系统损害较为突出，常有恶心、呕吐和水样腹泻，蛋白尿、血尿。严重者有呼吸困难、谵妄、定向障碍等神经及精神症状，并可出现休克、呼吸衰竭、DIC 等并发症。重症患者肺部可出现实变体征。

【有关检查】

胸部 X 线检查早期呈斑片浸润阴影，可迅速出现叶、段肺实变征象（单侧或双侧），可伴空洞和胸腔积液。白细胞计数及中性粒细胞比例增高，有核左移。血清学双份抗原滴度升高 ≥ 4 倍及尿抗原检测为最常用的方法。

【治疗要点】

首选大环内酯类抗生素，必要时加用利福平。治疗至少持续 3 周，以防复发。

六、病毒性肺炎

病毒性肺炎是由病毒侵入呼吸道及肺泡上皮细胞所致的肺实质及间质的炎症。引起成人社区获得性肺炎的病原体中，病毒是除细菌外的第二大病原体。常见病毒为甲型或乙型流感病毒、副流感病毒、腺病毒、呼吸道合胞病毒和冠状病毒等。呼吸道病毒主要通过飞沫传播，传播迅速，传播面广，黏膜接触传播偶见。病毒性肺炎主要是上呼吸道感染向下蔓延所致，故常伴有气管支气管炎。本病多发生于冬、春季节，可暴发或散发流行。婴幼儿、老年人或原有心肺疾病者病情较重，病死率高。

【临床表现】

病毒性肺炎起病较急，发热、头痛、全身酸痛、疲乏等较突出，常在急性流感症状尚未消退时即出现咳嗽、咳少量白色黏液痰、咽痛等呼吸道症状。小儿或老年人易发生重症病毒性肺炎，表现为呼吸困难、发绀、精神萎靡，甚至发生休克、心力衰竭和呼吸衰竭等并发症，也可发生急性呼吸窘迫综合征。本病体征常不明显，重症者有呼吸浅速、发绀、心率增快、肺部干啰音及湿啰音等。

【有关检查】

白细胞计数正常或偏低，C 反应蛋白多正常。痰涂片白细胞以单核细胞居多，痰培养常无致病菌生长。胸部 X 线检查可见肺纹理增多，小片状浸润或广泛浸润，严重者可见双肺弥漫性结节性浸润。病原学检查有确诊价值，包括病毒分离、血清学检查以及病毒抗原和核酸检测等。

【治疗要点】

本病以对症治疗为主，卧床休息，保持呼吸道通畅，酌情吸氧，注意消毒隔离。抗病毒药如利巴韦林（病毒唑）、阿昔洛韦（无环鸟苷）对控制病情发展有一定的作用。除非合并细菌感染，通常无须应用抗菌药物，可选用病毒抑制剂等。

（李 利）

第八节 肺结核

结核病是由结核分枝杆菌引起的慢性传染病，可侵犯多个脏器，其中以肺结核（pulmonary tuberculosis）最为常见。

肺结核至今依然是一个重大的公共卫生问题。全球已有20亿人感染过结核分枝杆菌，活动性肺结核患者达2000万，每年新发结核病例1000万。我国结核病负担居全球第二，是重要的公共卫生问题。

【病原学】

由于结核分枝杆菌涂片染色具有抗酸性，故又称抗酸杆菌。对人类致病的结核分枝杆菌主要为人型，少数为牛型。结核分枝杆菌的突出特点是生长缓慢，增殖一代需18～24 h，在培养基中要4～6周才能繁殖成可见的菌落。

结核分枝杆菌对外界抵抗力较强，对干燥、冷、酸、碱等具有抵抗力，在干燥的情况下可存活6～8个月，甚至更长时间，在阴湿环境中能生存5个月以上。一般化学消毒剂无效。对乙醇、湿热较敏感，与70%乙醇接触2 min或煮沸100℃ 5 min均能被杀死。对紫外线也较敏感，在烈日下暴晒2～7 h可被杀死。将痰吐在纸上直接焚烧是最简单的灭菌方法。

结核分枝杆菌含有类脂质、蛋白质和多糖类。在人体内，类脂质能引起细胞浸润，形成结核结节，蛋白质可引起过敏反应，多糖类可引起某些免疫反应。

【发病机制】

（一）肺结核的传播

痰菌阳性的肺结核患者是主要的传染源，尤其是未经治疗者，其传染性的大小取决于痰内细菌量的多少。痰涂片阳性者属于大量排菌，痰涂片阴性而仅痰菌培养阳性者属于微量排菌。飞沫传播是肺结核最重要的传播途径，患者在咳嗽、打喷嚏时排出的含结核分枝杆菌的微滴被健康人吸入后可引起结核感染。

（二）人体感染后的反应

结核分枝杆菌进入人体后可发生以下两种反应。

1. 免疫反应　由于结核分枝杆菌为细胞内寄生菌，主要是细胞免疫，表现为淋巴细胞致敏和吞噬细胞的功能增强。人体对结核分枝杆菌的免疫力有非特异性免疫力和特异性免疫力两种，后者是通过接种卡介苗或感染结核分枝杆菌后所获得的免疫力，其免疫力强于前者，但两者保护作用都是相对的。机体免疫力强，可防止发病或使病变趋于局限；而生活贫困、年老、糖尿病、硅沉着病（矽肺）及有免疫缺陷等情况，由于机体免疫力低下而易患结核病。

2. 变态反应　在结核分枝杆菌侵入人体后 4 ~ 8 周，机体组织对结核分枝杆菌及其代谢产物可发生Ⅳ型（迟发性）变态反应。此时如用结核菌素做皮肤试验，呈阳性反应。

（三）原发感染与继发感染

人接触结核分枝杆菌后是否发病，取决于细菌的数量、毒力、机体的免疫力以及变态反应的强弱（图 2-4）。

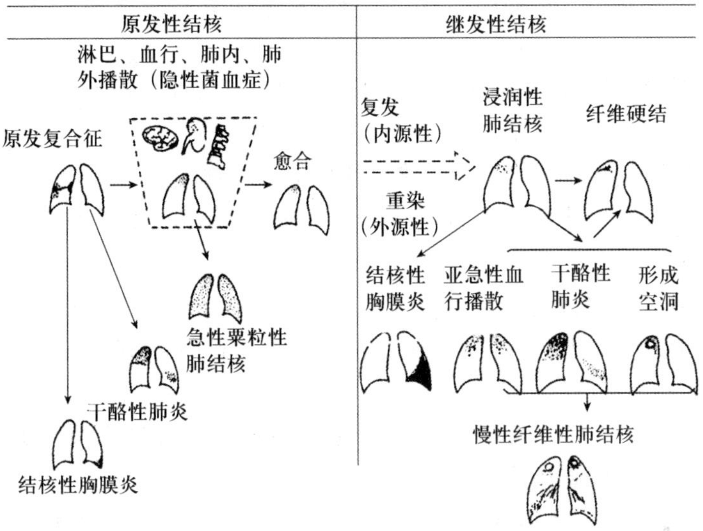

图 2-4　肺结核病自然过程示意图

人体初次感染结核分枝杆菌后，若结核分枝杆菌未被吞噬细胞完全清除，则在肺内形成原发病灶。由于机体缺乏特异性免疫及变态反应，原发病灶中的结核分枝杆菌被吞噬细胞沿淋巴管携至肺门淋巴结，引起肺门淋巴结肿大。肺内的原发灶、淋巴管炎及肺门淋巴结炎统称为原发复合征。结核分枝杆菌可直接或经血液播散至其他部位，而引起相应部位的结核感染。随着机体对结核分枝杆菌的特异性免疫力的加强，侵入的细菌逐渐被消灭，结核病灶吸收或钙化。但仍有少量细菌没有被消灭，处于长期休眠状态，成为潜在病灶。当人体免疫功能降低时，潜在病灶中的细菌可重新生长、繁殖，发生结核病。

继发感染多为原发感染时潜伏下来的结核分枝杆菌重新生长、繁殖所致，称内源性复发；也可以是外源性重染。由于机体此时对结核分枝杆菌已有一定的特异性免疫力，不易发生淋巴及血液播散。但由于变态反应强烈，病灶多为渗出性，甚至干酪样坏死、液化而形成空洞。

（四）基本病理改变

结核病的基本病理改变为渗出、增生（结核结节形成）和干酪样坏死。渗出性病变通常出现在结核炎症的早期或病灶恶化时；增生性病变多发生于菌量较少，人体免疫占优势的情况下；干酪样坏死病变常发生于机体免疫力降低，或菌量过多，变态反应过于强烈时，干酪样坏死组织发生液化经支气管排出形成空洞，其内含有大量结核分枝杆菌。由于结核病的病理过程中破坏与修复常同时进行，故上述三种基本病变可同时存在于一个病灶中，多以某一病变为主，且可相互转变。

【临床表现】

1. 症状　多数患者起病缓慢，常有午后低热、盗汗、乏力、食欲缺乏、体重下降等全身中毒症状。女性患者可有月经失调、闭经。当病变扩展时，可有高热、全身衰竭等。呼吸系统症状以咳嗽（多为干咳）最常见。1/3 ~ 1/2 患者可有不同程度的咯血。当炎症波及胸膜时，可引起胸痛。重症肺结核、结核性胸膜炎导致大量胸腔积液时，可有呼吸困难。

2. 体征　病变范围小者，可无阳性体征或仅在肩胛间区闻及湿啰音。渗出性病变范围较大或干酪样坏死者可有肺实变体征。慢性纤维空洞型肺结核可有胸廓塌陷、纵隔及气管向病侧移位。结核性胸膜炎早期有局限性胸膜摩擦音，以后出现典型胸腔积液体征：气管向健侧移位，患侧胸廓饱满，触觉语颤减弱，局部叩诊呈浊音，呼吸音减低或消失。

3. 并发症　可并发自发性气胸、脓气胸、支气管扩张、肺源性心脏病等。结核分枝杆菌随血行播散可并发淋巴结、脑膜、骨及泌尿生殖器官等肺外结核。

【有关检查】

1. 痰结核分枝杆菌检查　是确诊肺结核最特异的方法，也是制定化疗方案和考核疗效的主要依据。临床上以直接涂片镜检最常用，若抗酸杆菌阳性，肺结核诊断基本可成立。为提高检出率，可收集深部痰液并连续多次送检。痰结核分枝杆菌培养的敏感性和特异性高于涂片法，但费时长，一般需 2 ~ 6 周，若培养至 8 周仍未见细菌增长，则报告为阴性。其他如聚合酶链反应（PCR）、基因芯片技术等方法也已应用于临床。

2. 影像学检查　胸部 X 线检查是诊断肺结核的常规首选方法，用于诊断、分型、指导治疗及了解病情变化。胸部 CT 检查能发现微小或隐蔽性病变、了解病变范围及进行肺部病变鉴别。

3. 结核菌素试验　用于检出结核分枝杆菌感染。我国采用国际通用的结核菌素纯蛋白衍化物（PPD）。通常取 0.1 ml（5 IU）结核菌素，在左前臂屈侧上中 1/3 交界处皮内注射，注射 48 ~ 72 h 后测量皮肤硬结的横径和纵径，得出平均直径＝（横径＋纵径)/2。硬结直径＜ 5 mm 为阴性；5 ~ 9 mm 为阳性；10 ~ 14 mm 为中度阳性；≥ 15 mm 或局部水疱为强阳性。

我国城镇居民结核分枝杆菌感染率较高，故 5 IU 阳性仅表示曾有结核分枝杆菌感染，并不一定患病。结核菌素试验对婴幼儿的诊断价值较成人大，因年龄越小，自然感染率越低，3 岁以下强阳性反应者应视为有新近感染的活动性结核病。结核菌素试验阴性除提示没有结核分枝杆菌感染外，还见于初次感染结核分枝杆菌 4 ~ 8 周内，机体变态反应尚未建立；当机体免疫功能低下或受抑制时，如严重营养不良、重症结核、肿瘤、人类免疫缺陷病毒（HIV）感染、使用糖皮质激素及免疫抑制药等情况，一些患者随病情好转，结核菌素试验会转为阳性反应。

【结核病的分类】

结核病按病变部位主要分为以下6类。

1. 原发性肺结核　包括原发综合征及胸内淋巴结结核。此型多见于少年儿童。无症状或症状轻微，多有结核病家庭接触史，结核菌素试验多为强阳性。胸部X线片表现为哑铃形阴影，即肺部原发病灶、引流淋巴管炎及肿大的肺门淋巴结，形成典型的原发综合征。一般病灶吸收速度较快，可不留任何痕迹。若胸部X线片只有肺门淋巴结肿大，则诊断为胸内淋巴结结核。

2. 血行播散性肺结核　包括急性、亚急性和慢性3种类型。急性血行播散型肺结核（急性粟粒型肺结核）多见于婴幼儿和青少年，特别是有营养不良或长期应用免疫抑制药等情况下，机体免疫力明显下降。成人也可发生，起病急骤，持续高热，全身中毒症状严重。有全身浅表淋巴结肿大、肝大、脾大，可出现脑膜刺激征。症状出现后2周左右胸部X线片可见两肺满布境界清晰的粟粒状阴影，有大小、密度和分布三均匀的特点，结节直径约为2 mm。亚急性、慢性血行播散型肺结核发展缓慢，症状较轻。胸部X线片可见双肺上、中肺野大小不等、密度不同、分布不均、新鲜渗出与硬结或钙化共存的病灶。

3. 继发性肺结核　包括浸润性肺结核、纤维空洞性肺结核、干酪性肺炎等。继发性肺结核多由体内潜伏病灶中的结核分枝杆菌重新活动而发病，少数为外源性再感染，多见于成人，病程长，易反复。其中浸润性肺结核为肺结核中最常见的一种类型。继发性肺结核好发于两肺上、叶尖后段或下叶背段。肺门淋巴结很少肿大，病灶趋于局限，但易有干酪样坏死或空洞形成。排菌较多，在流行病学上更具重要性。

4. 结核性胸膜炎　包括结核性干性胸膜炎、结核性渗出性胸膜炎、结核性脓胸。

5. 气管、支气管结核　包括气管、支气管黏膜及黏膜下层的结核病。

6. 其他肺外结核　按部位和脏器命名，如骨关节结核、肾结核、肠结核。

【治疗要点】

（一）结核病的化学治疗

化学治疗简称化疗，对结核病的控制起着决定性作用，通过化疗药物杀灭体内的细菌，缩短传染期，降低感染率、患病率及死亡率，使患者达到临床和生物学治愈的目的。

1. 化疗原则　肺结核的化疗原则是早期、规律、全程、适量、联合治疗。①早期：是指一旦发现和确诊后，立即给予化疗。早期病灶内结核分枝杆菌以A群为主，局部血流丰富，药物浓度高，可发挥最大的抗菌作用，以迅速控制病情及减少传染性。②规律：是指患者必须严格按照化疗方案的规定用药，不可随意更改方案、遗漏或随意停药，也不可随意间断用药，以避免细菌耐药。③全程：是指患者必须按照所规定的方案坚持完成规定疗程，这是提高治愈率和减少复发率的重要措施。④适量：是指严格遵照适当的药物剂量用药，根据不同病情及不同个体，确定给药剂量，如剂量过低，难以达到有效血药浓度，影响疗效，易产生耐药性；剂量过大，易发生药物毒性和不良反应。⑤联合：是指根据病情及抗结核药的作用特点，联合两种以上抗结核药，以杀死病灶中不同生长速度的菌群，提高疗效，并减少和预防耐药菌的产生，增强药物的协同作用。

2. 抗结核药　目前常用的抗结核药有如下几种。

（1）异烟肼（INH，H）：为全杀菌药，对不断繁殖的结核分枝杆菌（A群）作用最强，可通过多种途径给药，口服吸收速度快，能渗入组织，透过血脑屏障。异烟肼是最安全、毒性反应及副作用最少的抗结核药。其主要不良反应：①肝损害，以老年人、酗酒者多见。可引起一过性丙氨酸转氨酶（ALT）升高，若继续上升、消化道反应明显或出现黄疸，应立即停药。②周围神经炎，常规剂量很少发生，大剂量可引起四肢远端感觉异常及感觉减退。③中枢神经系统障碍，如失眠或兴奋，还可引起癫痫患者发生惊厥。慢性肝病、精神病和癫痫患者、妊娠期妇女忌用或慎用异烟肼。

（2）利福平（RFP，R）：为全杀菌剂，对 A、B、C 菌群均有作用。主要不良反应有肝功能损害、流感症候群及过敏反应等。服用 RFP 后，体液（尿、粪便、汗和泪液等）可呈橘黄色，但无毒性作用。肝功能严重损害和妊娠 3 个月以内的妇女禁用此药。

（3）吡嗪酰胺（PZA，Z）：是目前 B 菌群最佳的半杀菌剂。主要不良反应有肝损害、胃肠道反应及高尿酸血症。个别患者出现光敏感，皮肤暴露部位呈红棕色。

（4）链霉素（SM，S）：为半杀菌剂，主要杀死碱性环境中细胞外的结核分枝杆菌。主要不良反应为听神经损害，可引起听力障碍和前庭功能失调。

（5）乙胺丁醇（EMB，E）：为抑菌药，与其他抗结核药联用可延缓其他药物耐药性的发生。不良反应少，偶有球后视神经炎，表现为视力障碍、视野缩小，停药后多能恢复。

此外，还有对氨基水杨酸钠、乙硫异烟胺、丙硫异烟胺、阿米卡星及氧氟沙星等。

3. 化疗方案　整个化疗方案分为强化和巩固两期。强化期旨在有效地杀灭繁殖菌，迅速控制病情。巩固期目的是杀灭生长缓慢的结核分枝杆菌，以提高治愈率，减少复发。初治为强化期 2 个月 / 巩固期 4 个月，复治为强化期 2 个月 / 巩固期 6 ～ 10 个月。初治的常用方案有：2HRZE/4HR、$2H_3R_3Z_3E_3S_3/4H_3R_3$ 等。其中药物前面的数字分别代表强化期和巩固期的月数，而药物后面的下标代表每周服药的次数，无下标者表示为每日服用。

（二）对症处理

1. 中毒症状　一般在有效抗结核治疗 1 ～ 3 周内消退，无须特殊处理。若中毒症状重，可在应用有效抗结核药的基础上短期加用糖皮质激素，以减轻中毒症状和炎症，减少纤维组织形成和浆膜粘连的发生。

2. 咯血　当咯血量较少时，嘱患者卧床休息（取患侧卧位），消除紧张，口服止血药。当咯血量较多时，可静脉缓慢注射或静脉滴注垂体后叶素止血，此药可引起冠状动脉、肠道和子宫平滑肌收缩，故高血压、冠心病患者及妊娠期妇女禁用。必要时，可经纤维支气管镜局部止血。咯血窒息是致死的原因之一，需注意防范，伴失血性休克时需及时纠正。

【预防】

1. 控制传染源　关键是早期发现和彻底治愈肺结核患者。对于结核易患者，应定期检查，及早发现并进行治疗。对确诊的结核病患者，进行早期全程督导化疗（DOTS），转至结核病防治机构进行统一管理，尤其应彻底治愈痰菌阳性患者。

2. 切断传播途径　结核分枝杆菌主要通过呼吸道传播，患者咳嗽时应适当遮掩，不随地吐痰，痰液要进行灭菌处理。开窗通风，保持空气新鲜，可有效地减少结核病传播（详见本节护理要点）。

3. 保护易感人群　①接种卡介苗：卡介苗（BCG）是一种无致病力的牛型结核分枝杆菌活菌疫苗，接种后可使未受过结核分枝杆菌感染者获得对结核病的特异免疫力。其接种对象为未受感染的新生儿、儿童及青少年。②化学药物预防：对于高危人群，如与痰涂片阳性肺结核患者有密切接触且结核菌素试验阳性者、HIV 感染者、长期使用糖皮质激素及免疫抑制药者、糖尿病患者等，可以服用异烟肼和（或）利福平以预防发病。

【护理要点】

1. 消毒、隔离　对于痰涂片阳性肺结核患者进行呼吸道隔离，每日用紫外线消毒。室内应保持良好的通风。患者在咳嗽或打喷嚏时用两层餐巾纸遮住口鼻，然后将餐巾纸放入袋中，直接焚毁或将痰液吐入带盖的容器内，与等量的 1%消毒灵浸泡 1 h 后再弃去，接触痰液后用流动水清洗双手。衣物、寝具、书籍等污染物可采取在烈日暴晒等方法进行杀菌处理。

2. 休息与营养　有明显中毒症状、咯血的肺结核患者应卧床休息，症状缓解后可逐渐增加活动量。同时应注意给予高蛋白质、富含维生素的饮食，以补充机体消耗及增强修复能力。

3. 病情观察　①全身及呼吸系统症状的变化、营养状况等；②痰结核分枝杆菌及 X 线检查结果。③化疗药物的不良反应，如胃肠道反应、视力变化及肝功能。

4. 药物治疗的护理　①强调规律、全程、合理用药的重要性，保证 DOTS 顺利完成。②指导患者观察药物疗效及不良反应，定期复查胸部 X 线片及肝、肾功能，一旦出现不良反应，及时就诊。

5. 痰标本的留取　初诊患者应留 3 份痰标本（即时痰、清晨痰和夜间痰），无夜间痰者，应在留取清晨痰后 2 ～ 3 h 再留 1 份。复诊患者应按期送检 2 份痰标本（夜间痰和清晨痰）。痰标本应留取在塑料或涂蜡纸的密封盒内。

【健康教育】

（1）我国结核病的感染率及患病率位居世界第二，每个公民都应该提高对结核病的认识，一旦出现低热、咳嗽等可疑症状，应及时就诊。

（2）已确诊的结核患者：①应注意心身休息和保证良好的营养。②治疗期间应定期门诊（结核病防治机构）复查和治疗，以确保患者完成全程规律化疗。③告知患者及其家属在用药过程中一旦出现不良反应，应及时就诊。④治疗结束后，也应定期门诊随访至少 1 年。

（3）排菌的肺结核患者应予以呼吸道隔离，痰液及污染物品应进行杀菌处理。

（4）与肺结核患者（尤其是痰菌阳性者）密切接触者和结核病的易感者应定期进行包括胸部 X 线片在内的健康检查。

（李　利）

第九节　原发性支气管肺癌

原发性支气管肺癌（primary bronchogenic carcinoma）简称肺癌（lung cancer），指起源于呼吸上皮细胞（支气管、细支气管和肺泡）的恶性肿瘤，是最常见的肺部原发性恶性肿瘤。近 20 年来，我国肺癌的发病率和死亡率均呈上升趋势，其中男性发病率居所有癌症的首位，女性发病率仅次于乳腺癌。死亡率男、女均居首位。

【病因和发病机制】

本病病因和发病机制至今未明，已知肺癌的发生与下列因素有关。

1. 吸烟　是肺癌的主要危险因素。研究表明，近 85% 的肺癌患者有吸烟史，包括吸烟和已戒烟 12 个月以上者，而且吸烟开始的年龄越小、时间越长、吸烟量越大，肺癌的发病率和死亡率越高。戒烟后患肺癌的危险性随年份的延长而逐渐降低。环境烟草烟雾或称二手烟也是肺癌的病因之一，其危险性低于主动吸烟。烟草已经被列为 A 级致癌物。

2. 职业致癌因子　已确认的致人类肺癌的物质有铬、砷、石棉、煤烟、煤焦油等。

3. 空气污染　城市环境中的工业废气、汽车尾气等含有苯并芘、放射性物质等致癌物，肺癌在城市的发病率显著高于农村，表明环境污染与肺癌有关。室内被动吸烟、接触不完全燃烧物、烹调过程中产生的油烟等均可导致肺癌发生，特别是对女性肺腺癌的发生影响较大。

4. 电离辐射　大剂量电离辐射可引起肺癌，可以是职业性或非职业性的、源于体外的或因吸入放射性粉尘或气体引起的体内照射。

5. 饮食与活动　食物中蔬菜和水果的摄入量低者、血清中 β 胡萝卜素水平低者肺癌的发生风险高；中、高强度体力活动者肺癌的风险下降 13% ~ 30%。

6. 遗传和基因改变　与肺癌发生关系密切的癌基因有 *HER* 基因家族、*RAS* 基因家族、*Myc* 基因家族等。相关的抑癌基因有 *p53*、*Rb* 基因等。

7. 其他　遗传、病毒感染、某些慢性肺部疾病（如慢性支气管炎、肺结核）与肺癌的发生也有一定的关系。

【分类】

（一）按解剖学部位分类

1. 中央型肺癌　是发生在段支气管及以上的肺癌，多为鳞状上皮癌和小细胞肺癌。

2. 周围型肺癌　是发生在段支气管以下的肺癌，以腺癌较多见。

（二）按组织病理学分类

1. 非小细胞肺癌　约占肺癌总发病率的 85%。

（1）鳞状上皮细胞癌（鳞癌）：多见于老年男性，与吸烟的关系最密切。鳞癌一般生长速度缓慢，转移较晚，手术切除机会较多，5 年生存率较高，但对化疗、放疗不如小细胞未分化癌敏感。

（2）腺癌：是肺癌最常见的类型。女性多见，起源于支气管黏液腺，多为周围型，由于腺癌血管丰富，会较早发生局部浸润和血行转移。

（3）大细胞癌：恶性程度较高，但转移较小细胞癌晚，手术切除机会较大。

2. 小细胞肺癌　是一种低分化神经内分泌肿瘤，其癌细胞胞质中含有神经内分泌颗粒，可引起类癌综合征。小细胞肺癌增殖速度快、早期广泛转移，对化疗和放疗较敏感。

【临床表现】

肺癌的临床表现与其部位、大小、类型、发展阶段有密切关系。有 5% ~ 15% 的患者发现肺癌时无症状。主要临床表现包括以下几个方面。

（一）原发肿瘤引起的症状和体征

1. 呼吸系统表现　①咳嗽：为早期症状，为无痰或少痰的刺激性干咳，当肿瘤引起气道狭窄后，咳嗽加重，呈持续性、高调金属音性质，继发感染时痰量增多。②咯血：多为痰中带血，如侵蚀大血管，则可引起大量咯血。③胸闷、气短：因肿瘤阻塞气道、继发感染及胸腔或淋巴结转移引起。

2. 全身表现　①发热：与肿瘤组织坏死、肿瘤引起阻塞性肺炎有关。②体重下降。

（二）胸腔内蔓延所致临床表现

1. 胸痛　肿瘤直接侵犯胸膜、肋骨和胸壁，可引起不同程度的胸痛。

2. 吞咽困难和声音嘶哑　癌肿侵犯或压迫食管，可引起吞咽困难；癌肿直接压迫或转移至纵隔淋巴结后压迫喉返神经（多见于左侧），可发生声音嘶哑。

3. 上腔静脉阻塞综合征、霍纳（Horner）综合征等　肺尖部肿瘤压迫颈交感神经，引起患侧上睑下垂、瞳孔缩小、额部与胸部少汗或无汗，称为霍纳综合征。

（三）胸腔外转移所致临床表现

癌肿转移至中枢神经系统，可发生头痛、复视、癫痫发作等；转移至骨骼，可出现骨痛；转移至肝，可表现为肝大、肝区疼痛、黄疸、腹水等；淋巴结转移常见锁骨上淋巴结肿大。

（四）肺外表现

肺外表现又称副肿瘤综合征，常见表现有肥大性肺性骨关节病、促性腺激素分泌（引起男性乳房发育）、抗利尿激素分泌（引起水中毒）及其他（如神经肌肉综合征）。

【有关检查】

（一）胸部影像学检查

1. 胸部 X 线片　是发现肺癌最重要的方法之一，但分辨率低。

2. 肺 CT　分辨率高，可发现肺微小病灶，增强 CT 可检出肿大的肺门和纵隔淋巴结，有助于肺癌的临床分期。

（二）痰脱落细胞学检查

痰脱落细胞学检查是一种简便、易行的诊断方法，须取得气道深部痰液，及时送检，以 3 ～ 4 次为宜。敏感性不高，但特异性强。

（三）纤维支气管镜检查

纤维支气管镜检查是诊断肺癌的主要方法之一。使用此检查，可通过直接观察、刷检、活检等手段诊断肺癌。中央型肺癌诊断阳性率可达 90% 左右；周围型肺癌，对于直径＞ 4 cm 的病变，诊断率可达 50% ～ 80%。

（四）其他

如胸腔积液癌细胞检查、淋巴结活检等。

【诊断要点】

（一）肺癌的诊断

根据详细的病史、体格检查和有关检查进行综合判断，大多数患者可以确诊。影像学检查是发现肺癌常用而有价值的方法，细胞学和病理学检查是确诊肺癌的必要手段。

40 岁以上吸烟者具备以下特征时应警惕肺癌的可能：①刺激性干咳持续 2 周以上，

治疗无效；②原有慢性呼吸道疾病，近期咳嗽性质改变；③反复发生同一部位的肺炎；④影像学发现肺段或肺叶不张或局限性阻塞性肺气肿，孤立性圆形或类圆形病灶等。

（二）肺癌的临床分期

目前采用 2015 年国际肺癌研究学会（IASLC）公布的第 8 版肺癌 TNM 分期系统：T 代表原发肿瘤，N 代表区域淋巴结，M 代表远处转移，右下角数字代表病期，数字越大，病期越晚。

【治疗要点】

肺癌的治疗需要综合考虑患者的健康状况、病理类型、临床分期，合理应用手术、化疗、生物靶向治疗和放疗等多种方式，以达到根治或最大限度控制肿瘤、提高治愈率、改善生命质量的目的。

（一）手术治疗

手术治疗是早期肺癌的最佳治疗方法。非小细胞肺癌Ⅰ期和Ⅱ期患者首选治疗手段为根治性手术切除，Ⅱ ~ Ⅲ期根治术后需术后辅助化疗。小细胞肺癌患者就诊时 90% 以上已发生转移，一般不推荐手术治疗。

（二）化疗

化疗主要用于晚期或复发患者的治疗，还可用于术后的辅助化疗、术前新辅助化疗和联合放疗的综合治疗等。化疗要严格掌握适应证，综合考虑患者的疾病分期、体力状况、治疗意愿等。小细胞肺癌对化疗非常敏感，是治疗的基本方案。一线化疗方案包括依托泊苷或伊立替康联合顺铂或卡铂，疗程 4 ~ 6 周。辅助化疗用于非小细胞肺癌，可提高手术和化疗的疗效，一线化疗方案推荐含铂的两药联合化疗，疗程 4 ~ 6 周。

（三）放射治疗

放射治疗简称放疗，分为根治性、姑息性、辅助放疗等多种。根治性放疗用于病灶局限，因解剖原因不宜手术或患者不愿手术者。姑息性放疗可抑制肿瘤的发展，延迟肿瘤扩散和缓解症状。辅助放疗适用于术前放疗、术后切缘阳性的患者。放疗通常联合化疗治疗肺癌。在肺癌中，小细胞肺癌对放疗的敏感性最高，其次为鳞癌和腺癌。

（四）靶向治疗

靶向治疗利用分子靶向药物特异性阻断该靶点的生物学功能，选择性地从分子水平逆转肿瘤细胞的恶性生物学行为，从而达到抑制肿瘤生长甚至使肿瘤消退的目的。目前，靶向治疗主要用于非小细胞肺癌中的腺癌。

（五）其他治疗

其他治疗包括中医中药、支气管动脉灌注化疗、经气管镜介入治疗等。

【护理要点】

1. 休息、营养　术后及化疗、放疗期间保证身心休息，合理营养。

2. 化疗、放疗护理　按医嘱严格执行化疗方案的顺序给药，严密观察药物的不良反应，监测血常规、肝功能、肾功能，注意保护血管，严防药物外漏、外渗，若发现此种情况，要及时处理。放疗期间帮助患者保护好照射野的标志，不要洗掉，以免产生差错，且保持照射区局部皮肤清洁。监测血常规及局部皮肤反应，有无呼吸困难、干咳等放射性肺炎的表现。

3. 疼痛护理　当患者主诉疼痛时，应按以下程序进行护理。

（1）相信患者有关疼痛的主诉：疼痛是患者主观的体验，剧烈的癌痛使患者生命质量下降并产生恐惧，甚至绝望，因而医务人员应接受有关疼痛的主诉，并树立缓解疼痛是患者的权利的信念，这样才能建立良好的医患关系，为今后控制疼痛打下基础。

（2）全面评估疼痛：评估如下内容。

1）疼痛的部位、性质、程度及持续的时间：疼痛程度可用各种量表测定，如数字化疼痛量表：以数字 0 ~ 10 代表疼痛的程度，0 为无痛，5 为中度痛，10 为剧烈疼痛，让患者在横坐标上选出与自己疼痛程度相当的数字。

2）使疼痛加重或减轻的因素。

3）年龄、性别、种族、文化等因素会影响患者对疼痛的表达，护士应从语言、行为、表情等方面进行深入的观察。

4）使用镇痛药前后要定时评估止痛效果及可能出现的不良反应。一般非胃肠道给药应在给药后 15 ~ 30 min，口服给药应在服药后 1 h 开始评估疼痛缓解的程度及镇痛持续的时间。

（3）控制疼痛：使用药物是控制癌痛的基本方法，其中 WHO 三阶梯镇痛疗法为其代表性治疗方法，在全世界得到广泛认可。WHO 三阶梯镇痛疗法指根据疼痛的不同程度、性质和原因，单独和（或）联合应用以阿司匹林为代表的非甾体抗炎药、以可待因为代表的弱阿片类药物和以吗啡为代表的强阿片类药物，配合其他的辅助药物，能使绝大多数癌痛患者获得满意缓解。治疗中应遵循以下原则。

1）给药途径：首选口服给药，如口服困难或严重呕吐时可经直肠给药，上述方法无效或无法实施时，考虑非胃肠道给药。应尽量避免肌内注射（吸收不完全与注射引起疼痛）。有条件时可采用患者自控镇痛（PCA），即将一特殊装置置入患者体内（如静脉），患者自己可控制电钮注射药物。

2）按时给药：在 24 h 内定时给药（如按钟点），而不是疼痛后才给药，按时给药可使药物在体内维持一定的浓度，有助于预防疼痛的再发作。

3）按阶梯给药：从未给予镇痛治疗或未按照 WHO 三阶梯镇痛治疗的患者，首先按照第一阶梯治疗，即采用非甾体抗炎药（NSAID），如布洛芬、吲哚美辛（除有 NSAID 使用禁忌者外）。当标准第一阶梯治疗无效时才开始第二阶梯治疗，采用弱阿片类药物（如可待因、曲马多、布桂嗪）。第二阶梯治疗无效或出现重度疼痛时，用强阿片类药物（如吗啡、美沙酮），并联合应用非阿片类药物或辅助性药物。如果患者就诊时疼痛已经达到中度至重度，可以直接应用弱阿片类或强阿片类物质，而不必从第一阶梯开始。

4）预防及处理药物不良反应：如非甾体抗炎药可出现胃肠不适、消化道溃疡、出血等异常反应；吗啡类镇痛药常见的不良反应是恶心和便秘等，应注意预防及处理。

其他非药物镇痛方式还有按摩、针灸，经皮电刺激等物理治疗。心理治疗可调整患者的情绪和行为，能帮助患者获得自我控制的能力，从而树立信心去控制自身的疼痛。

4. 维持气道通畅　多饮水，采取有利于呼吸的体位，定时进行深呼吸、咳嗽、胸部叩击，按医嘱给予平喘药、祛痰药，配合医生处理胸腔积液等。

5. 做好皮肤护理　预防感染及外伤（详见第六章血液系统疾病）。

6. 心理与社会支持　当患者怀疑（或已知）自己有肺癌时，会引起强烈的身心反应，护士应通过各种途径为患者及其家属提供心理支持与帮助。

（1）帮助患者面对现实，调整情绪，以积极的态度对待疾病，接受必要的检查，尽早开始治疗。

（2）做好患者家属及社会支持系统工作，关心、帮助及鼓励患者。

（3）为患者提供更多的资源与信息，如友好访视，介绍抗癌协会，如中国癌症康复会，提供有关抗癌的资料及活动等。

（4）对肺癌晚期患者同样要充满爱心，给予人文关怀，使患者能较安详、无憾、有尊严地离开人世。

【健康教育】

1. 疾病预防指导　不吸烟、早戒烟是预防肺癌的最有效方法。改善工作和生活环境，强化职业防护。对高危人群进行定期筛查，以期早发现疾病。

2. 影响疾病预后的因素　肺癌的良好预后取决于早发现、早诊断、早治疗。

（陆　悦）

第十节　自发性气胸

胸膜腔是不含有空气的密闭的潜在腔隙，任何原因使胸膜破损、气体进入胸膜腔，并导致周围肺组织受压，称为气胸（pneumothorax）。根据发生的原因，气胸可分为：①自发性气胸（spontaneous pneumothorax），指无外伤或人为因素所致的气胸，又可以进一步分为原发性和继发性两种类型。②外伤性气胸，因胸壁直接或间接损伤所致。③医源性气胸，指由于经胸壁肺活检、胸膜腔穿刺等诊疗操作所致。气胸是内科常见急症，男性多于女性。本节重点阐述自发性气胸。

【病因和发病机制】

正常情况下，胸膜腔内压力在整个呼吸周期均为负压，这与胸廓向外扩张、同时肺组织向内产生弹性回缩力有关。气胸时，气体进入胸膜腔，负压状态被破坏，肺组织因胸内正压而发生肺不张。根据肺部有无原发疾病，通常将自发性气胸分为原发性和继发性。

1. 原发性气胸　指常规胸部 X 线检查肺部无明显异常者所发生的气胸，多见于瘦高体型的男性青壮年。气胸的发生常与肺尖部脏胸膜下细小的肺大疱破裂有关。

2. 继发性气胸　是在肺疾病基础上发生的气胸，以 COPD 最常见，其次是肺结核、肺尘埃沉着病、肺癌等。继发性气胸主要因阻塞性肺气肿、肺大疱破裂所致，也见于肺组织坏死波及脏胸膜等。

抬举重物用力过猛、剧烈咳嗽、屏气甚至大笑等均可成为气胸发生的诱因。

根据脏胸膜破裂口的情况以及胸膜腔内压力变化，可将自发性气胸分为以下 3 种临床类型。

1. 闭合性（单纯性）气胸　胸膜破裂口较小，随肺萎缩可自行闭合，抽气后胸腔可维持负压，提示破裂口已闭合。

2. 交通性（开放性）气胸　胸膜破裂口较大或两层胸膜间有粘连或牵拉，致破裂口持续开启，吸气和呼气时空气自由出入胸腔。胸膜腔内压力维持在 0 cmH_2O 左右，抽气后可呈负压，但数分钟后又回复到抽气前水平。

3. 张力性（高压性）气胸　胸膜破裂口呈单向活瓣，空气只进不出，胸膜腔内压持续升高超过 10 cmH_2O，肺受压、纵隔向健侧移位，影响心脏回流。抽气后胸膜腔内压可下降但不久又恢复正压，必须紧急抢救。

以上三型可相互转换。

【临床表现】

（一）症状

本病病情轻重取决于气体进入胸腔的速度、肺萎缩的程度、肺部的基础疾病及并发症。

发病前部分患者可能有持重物、剧烈运动、剧咳、用力排便、打喷嚏等诱因，但多数患者在正常活动或安静休息时发生，偶尔在睡眠中突发气胸。典型表现为突发一侧胸痛，呈针刺样或刀割样，持续时间短，继而出现不同程度的胸闷、呼吸困难。张力性气胸胸膜腔内压力骤然升高，肺明显压缩，纵隔移位，对循环功能影响大，可出现严重呼吸困难、大汗淋漓、心悸、血压下降甚至休克。

（二）体征

少量气胸体征不明显。大量气胸时，视诊气管向健侧移位，患侧胸廓饱满，呼吸运动减弱，触觉语颤减弱，叩诊呈过清音或鼓音、心浊音界缩小，听诊呼吸音减弱或消失。

【有关检查】

1. 影像学检查　胸部 X 线检查是诊断气胸最准确、可靠的方法。气胸的典型表现是外凸弧形的细线条形阴影，称为气胸线，线外透亮度增加、肺纹理消失，线内为压缩后向肺门收缩的肺组织。大量气胸或张力性气胸时可见气管、纵隔向健侧移位。肺 CT 比胸部 X 线检查更敏感和准确。

2. 血气分析　可有不同程度的低氧血症。

【诊断要点】

根据症状如突然发生胸痛，刺激性干咳和呼吸困难，胸腔积气的体征以及气胸的影像学改变即可诊断。胸部 X 线片或肺 CT 显示气胸线是确诊的依据。

【治疗要点】

1. 休息与氧疗　适用于首次发生的症状较轻的闭合性气胸。患者应严格卧床休息。给予鼻导管或面罩吸氧治疗，高浓度吸氧可加快胸腔内气体吸收，缩短肺复张时间。

2. 排气治疗

（1）胸腔穿刺抽气：适用于小量气胸，呼吸困难较轻，心肺功能好的闭合性气胸患者。通常选择患侧胸部锁骨中线第二肋间作为穿刺点，局限性气胸应根据胸部 X 线片定位选择最佳的穿刺点。抽气并测压，直至患者呼吸困难缓解为止，一般每次抽气不超过 1000 ml。张力性气胸病情危急，应迅速解除胸腔内正压。紧急情况下可用无菌大号针头直接刺入胸腔进行急救。如时间允许，穿刺前在针尾部扎一橡皮指套，指套盲端切一小口。当胸腔压力大于大气压时，气体自动从小口逸出；当胸腔压力小于大气压时，小口关闭，这样既可减少胸腔感染，又便于患者的安全转运（图 2-5）。

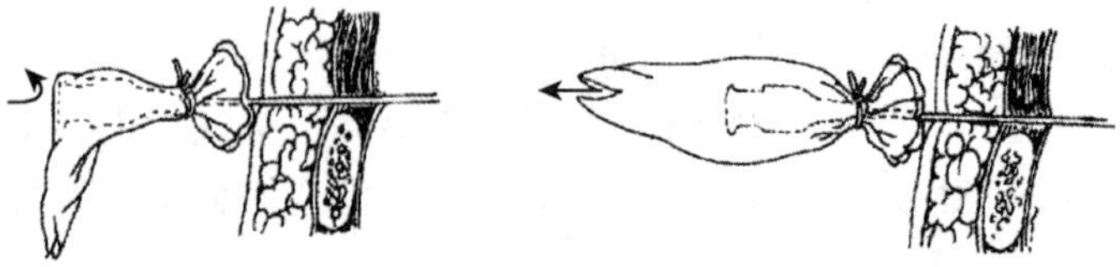

图 2-5 张力性气胸紧急排气

（2）胸腔闭式引流：适用于呼吸困难明显、肺压缩程度较重、交通性或张力性气胸或反复发生气胸的患者。一般采用单瓶引流，复张不满意时可用连续负压吸引（图 2-6）。

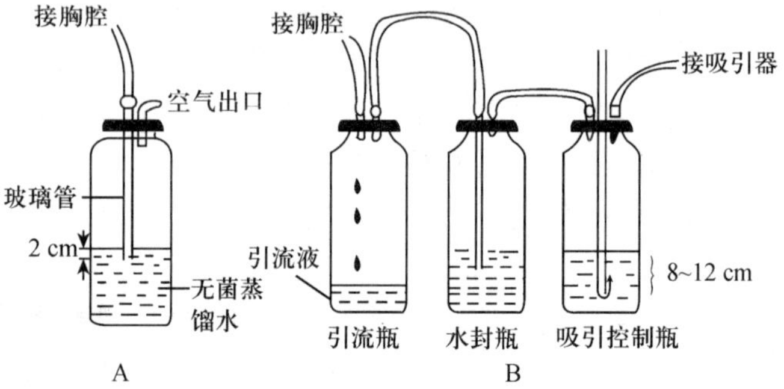

图 2-6 胸腔闭式引流装置

A. 单瓶；B. 三瓶负压吸引

3. 其他 如胸膜粘连、手术治疗。

【护理要点】

1. 病情观察 观察生命体征、意识状态，气胸引发的症状如胸痛、呼吸困难等，以及气胸引起的肺部体征变化，如患者突然烦躁、呼吸困难加重伴发绀，应立即通知医生。

2. 保持身心休息 尽量减少搬动，宜采用健侧卧位，以减轻呼吸困难症状，避免用力和屏气动作，保持排便通畅。嘱患者保持心理平衡，可减轻呼吸困难症状，嘱患者积极配合治疗和护理。

3. 吸氧护理 给予 10 L/min 高浓度氧气吸入。

4. 配合胸腔穿刺排气治疗 必要时实施紧急排气。

5. 胸腔闭式引流的护理

（1）妥善放置、固定引流装置，防止踢倒或打碎，防止引流管滑脱，维持水密封（用无菌蒸馏水）。引流瓶的位置在任何时候都必须低于胸腔并尽可能接近地面。

（2）患者处于舒适的半卧位，自然呼吸、咳嗽。在胸壁引流管下方放置一小毛巾，可减少患者的不适，防止引流管受压。放置引流管后适当深呼吸，可加速胸内气体排出，促进肺复张。

（3）观察排气及引流液情况，如有气泡从水封瓶液面逸出或长玻璃管内液面随呼吸上下波动，提示引流通畅。记录引流液外观及量。为防止引流管堵塞，需定期挤压引流管，先用一手捏住近胸端引流管，另一手在其下方向引流瓶方向挤压（从近胸端开始逐渐向下进行）。

（4）当肺已基本复张时（此时已无气体排出，玻璃管液面波动也常停止），需夹闭引流管，观察 24 h，如病情仍稳定，方可拔管。

（5）处理伤口、引流管、引流瓶时，应注意无菌操作。

【健康教育】

1. 避免诱因　气胸多可治愈，但复发率较高（尤其是原发性气胸），因此患者要避免气胸的诱因，积极治疗基础肺疾病，应戒烟。

2. 及时就诊　一旦气胸复发，不要紧张，及时去医院接受诊治。

3. 警惕医源性因素　除自发性气胸外，对接受锁骨下静脉插管、肺活检、机械通气等治疗的患者，要警惕医源性气胸的发生。

4. 出行注意事项　气胸患者禁止乘坐飞机，因可加重病情。肺复张 1 周后可乘坐飞机。

（陆　悦）

第十一节　肺血栓栓塞症

肺栓塞是以各种栓子阻塞肺动脉系统为其发病原因的一组疾病或临床综合征，包括肺血栓栓塞、脂肪栓塞、羊水栓塞、空气栓塞等。

肺血栓栓塞症（pulmonary thromboembolism，PTE）为来自静脉系统或右心的血栓阻塞肺动脉或其分支所致的疾病，以肺循环和呼吸功能障碍为其主要病理生理特点和临床表现，是肺栓塞最常见的类型，通常所称的肺栓塞即指 PTE。

肺动脉发生栓塞后，若其支配区域的肺组织因血流受阻或中断而发生坏死，称为肺梗死。由于肺组织的多重供血机制，PTE 中仅约不足 15%发生肺梗死。

PTE 的栓子主要来源于深静脉血栓形成（deep venous thrombosis，DVT）。DVT 与 PTE 实质上是一种疾病过程在不同部位、不同阶段的表现，两者合称为静脉血栓栓塞症（venous thromboembolism，VTE）。

PTE 和 DVT 发病率较高，病死率也高。但由于其发病和临床表现的隐匿性和复杂性，漏诊率和误诊率较高。

【危险因素】

DVT 和 PTE 具有共同的危险因素，即 VTE 的危险因素，包括任何可以导致静脉血液淤滞、静脉系统内皮损伤和血液高凝状态的因素，即 Virchow 三要素。静脉血栓栓塞常见危险因素包括遗传性和获得性两类，列于表 2-6。

1. 遗传性危险因素　由遗传变异引起，常以反复静脉血栓形成为主要临床表现。

2. 获得性危险因素　是指后天获得的易发生 DVT 和 PTE 的多种病理和病理生理改变，多为暂时性和可逆性的。

表 2-6　静脉血栓栓塞常见危险因素

遗传性危险因素	获得性危险因素		
	血液高凝状态	血管内皮损伤	静脉血流淤滞
抗凝血酶缺乏	高龄	手术（多见于全髋关节或膝关节置换）	瘫痪
蛋白 S 缺乏	恶性肿瘤	创伤 / 骨折（多见于髋部骨折和脊髓损伤）	长途航空或乘车旅行
蛋白 C 缺乏	抗磷脂抗体综合征	中心静脉置管或心脏起搏器植入	急性内科疾病住院
Ⅴ因子 *Leiden* 突变（活性蛋白 C 抵抗）	口服避孕药	吸烟	居家养老护理
凝血酶原 *20210A* 基因突变（罕见）	妊娠期 / 产褥期	高同型半胱氨酸血症	
Ⅶ因子缺乏	静脉血栓个人史 / 家族史	肿瘤静脉内化疗	
纤溶酶原缺乏	肥胖		
纤溶酶原不良血症	炎性肠病		
血栓调节蛋白异常	肝素诱导血小板减少症		
纤溶酶原激活物抑制因子过量	肾病综合征		
非“O”血型	真性红细胞增多症		
	巨球蛋白血症		
	植入人工假体		

上述危险因素既可单独存在，也可同时存在，协同发生作用，其中年龄是独立危险因素。部分患者需警惕存在隐匿性恶性肿瘤的可能性，应注意筛查和随访。

【临床表现】

（一）PTE 的症状和体征

1. 症状　PTE 的症状多种多样，缺乏特异性。症状的严重程度也有很大差别，可以从无症状、隐匿，到血流动力学不稳定，甚或发生猝死。

常见症状有：①不明原因的呼吸困难及气促，尤以活动后明显，为 PTE 最常见的症状；②胸膜炎性胸痛；③晕厥，可为 PTE 的唯一或首发症状；④烦躁不安、惊恐，甚至濒死感；⑤咯血，常为小量咯血，大量咯血少见；⑥咳嗽、心悸等。不同病例可出现以上症状的不同组合。临床上有时出现所谓“肺梗死三联征”，即同时出现呼吸困难、胸痛及咯血，但仅见于不足 20% 的患者。

2. 体征

（1）呼吸系统：呼吸急促最常见，发绀。肺部有时可闻及哮鸣音和（或）细湿啰音，肺野偶可闻及血管杂音。合并肺不张和胸腔积液时，可出现相应的体征。

（2）循环系统：心动过速，严重时可出现血压下降甚至休克。肺动脉瓣第二音（P2）亢进或分裂，三尖瓣区收缩期杂音。

（3）其他：可伴有低热。

（二）DVT 的症状与体征

在考虑 PTE 诊断的同时，必须注意是否存在 DVT，特别是下肢 DVT。其主要表现为患肢肿胀、周径增粗、疼痛或压痛、皮肤色素沉着，行走后患肢易疲劳或肿胀加重。但约半数或以上的下肢 DVT 患者无自觉症状和明显体征。

【有关检查】

1. 疑诊相关检查　当患者出现上述临床症状、体征，特别是存在前述危险因素时，应进行如下检查：血浆 D- 二聚体（D-dimer）、动脉血气分析、脑利尿钠肽（BNP）与 N- 末端脑钠肽前体（NT-proBNP）、心电图、胸部 X 线片、超声心动图及下肢超声等。其中，D- 二聚体是交联纤维蛋白在纤溶系统作用下产生的可溶性降解产物，血栓形成时因血栓纤维蛋白溶解，导致 D- 二聚体浓度升高，为继发性纤溶标志物，具有较高的阴性预测价值，即 D- 二聚体含量＜ 500 μg/L 者，可基本排除急性 PTE。

2. 确诊相关影像学检查　CT 肺动脉造影（CTPA）是确诊 PTE 的首选检查方法，对 PTE 诊断的敏感性和特异性均较高，其直接征象为肺动脉内充盈缺损。其他包括放射性核素肺通气 / 灌注扫描、磁共振成像或肺动脉造影等检查。

3. 病因检查　对疑诊 PTE 者，均应行下肢深静脉超声等检查，以明确是否存在 DVT 及栓子的来源。

【诊断要点】

急性 PTE 的临床表现缺乏特异性，容易被漏诊和误诊，PTE 诊断的关键是提高诊断意识。

存在危险因素，特别是并存多个危险因素的病例，如出现不明原因的呼吸困难、胸痛、咯血、晕厥或休克，或伴有单侧或双侧不对称性下肢肿胀、疼痛等，对诊断具有重要的提示意义，应尽早按照疑诊、确诊、求因的思路进行相关检查，确诊有赖于 CTPA 等影像学依据。应重视对 DVT 及栓子来源的检查。

【治疗要点】

1. 一般处理与呼吸、循环支持治疗　对疑诊或确诊患者，严密监测呼吸、心率、血压、静脉压、心电图及血气的变化。绝对卧床休息，保持排便通畅，避免排便用力。可适当使用镇静、止痛、镇咳等相应的对症治疗。采用经鼻导管或面罩吸氧，以纠正低氧血症。对于出现血流动力学不稳定者，给予血管活性药物。

2. 抗凝治疗　是 PTE 和 DVT 的基本治疗方法，可有效地防止血栓再形成和复发。常用抗凝血药主要有普通肝素、低分子量肝素、磺达肝癸钠和华法林（口服）等，利伐沙班、达比加群等新型口服抗凝血药与药物、食物之间相互作用少，无须常规监测凝血指标，应用更为方便。

3. 溶栓治疗　常用的溶栓药物有尿激酶（UK）、链激酶和重组组织型纤溶酶原激活剂（rt-PA）。溶栓治疗结束后，应动态观察疗效和并发症。溶栓治疗的主要并发症为出血，最严重为颅内出血，用药前应充分评估出血风险，必要时应配血，做好输血准备。

4. 其他　根据病情可进行肺动脉血栓摘除术、肺动脉导管碎解和抽吸血栓，还可放置腔静脉滤器以防止静脉大块血栓再次脱落阻塞肺动脉。

【护理要点】

护理的重点在于治疗的配合以及并发症的预防和观察。

1. 休息与活动　在急性发展期和溶栓治疗期间，患者应绝对卧床休息，尽可能防止各种原因引起的栓子脱落，严禁挤压、按摩患肢。保持排便通畅，必要时给予轻泻药。外出检查时应予平车运送。放置下肢静脉滤器后应尽早活动，以免长时间制动导致血栓再形成。

2. 病情观察　严密监测患者的意识状态、呼吸、心率、心律、血压、血氧饱和度等变化。若出现呼吸急促、皮肤及黏膜发绀加重、心率加快，应考虑缺氧加重。有下肢静脉血栓时，观察患肢皮肤温度，每日测量腿围（大、小腿周径的测量点为距髌骨上缘 15 cm，距髌骨下缘 10 cm 处的腿围，若两腿腿围相差＞ 1 cm，考虑有临床意义）。

3. 症状护理　根据病情遵医嘱给予氧疗或机械通气。病变累及胸膜导致剧烈胸痛者，应根据疼痛程度及时给予镇痛药，以降低氧耗量，减轻呼吸困难。

4. 溶栓与抗凝治疗的护理　根据医嘱及时、准确地给予溶栓和抗凝治疗，并观察药物的疗效和副作用，严密观察出血和再栓塞的征象。肝素在用药过程中需监测活化部分凝血活酶时间（APTT）。华法林的主要不良反应是出血，一旦发生出血，用维生素 K 拮抗。溶栓前宜留置外周静脉套管针，以免溶栓过程中为了进行监测反复穿刺血管取血。

5. 心理护理　因该病发病急，病情重，多数患者会出现焦虑、恐惧心理。护理人员应对患者做好解释、安慰工作，可适当应用镇静药。

【健康教育】

（一）预防 PTE 发生

1. 加强健康教育　向患者及其家属讲解本病的危险因素和不良后果，提高预防观念。

2. 基本预防

（1）注意活动：对于工作需要长期静坐者以及长途旅行者，要经常活动下肢和避免交叉腿坐位。长期卧床和制动的患者应加强床上运动，如定时翻身、协助患者做四肢的主动或被动锻炼，术后患者应尽早床上或下床活动。DVT 患肢应避免按摩或剧烈运动，以免造成栓子脱落。

（2）饮食护理：进食低脂、富含纤维素饮食，多饮水；合理减肥，避免脱水。

3. 药物预防　对于 VTE 风险高而出血风险低的患者，应考虑应用低分子量肝素、肝素、磺达肝癸钠等进行预防。注意动态评估预防的效果和潜在的出血风险。

4. 机械预防　对于 VTE 风险高，但存在活动性出血或有出血风险的患者，可给予机械预防，包括使用间歇充气加压泵、分级加压弹力袜和足底静脉泵等。

（二）PTE 患者护理

PTE 患者抗凝治疗的标准疗程是 3 个月，应告知患者及其家属按医嘱服用抗凝血药的重要性。教会患者及其家属观察出血征象，一旦发生出血事件，应立即停药并及时就诊。使患者认知 PTE 复发的可能性，如出现突发性的呼吸困难、咯血、胸痛、晕厥等征象，应及时就诊。

（李　利）

第十二节　呼吸衰竭和急性呼吸窘迫综合征

一、呼吸衰竭

呼吸衰竭（respiratory failure）简称呼衰，是指各种原因引起的肺通气和（或）换气功能严重损害以致在静息状态下也不能维持足够的气体交换，导致缺氧，伴（或不伴）二氧化碳潴留，从而引起一系列生理功能和代谢紊乱的临床综合征。其临床表现缺乏特异性，明确诊断有赖于动脉血气分析。

【分类】

1. 按动脉血气分类

（1）Ⅰ型呼吸衰竭：即低氧血症型呼吸衰竭，血气分析特点是 $PaO_2 < 60$ mmHg，$PaCO_2$ 降低或正常。Ⅰ型呼吸衰竭主要见于肺换气功能障碍（通气血流比例失调、弥散功能损害、肺动静脉分流等），如严重肺部感染性疾病、间质性肺疾病、急性肺栓塞等。

（2）Ⅱ型呼吸衰竭：即高碳酸血症型呼吸衰竭，血气分析特点是 $PaO_2 < 60$ mmHg，同时伴有 $PaCO_2 > 50$ mmHg。Ⅱ型呼吸衰竭因肺泡通气不足所致，如慢性阻塞性肺疾病。

2. 按发病急缓分类

（1）急性呼吸衰竭：是指由于某些突发的致病因素，如严重肺疾病、创伤、休克、电击、急性气道阻塞、颅脑病变等，使肺通气和（或）换气功能迅速出现严重障碍，在短时间内引起的呼吸衰竭，因机体不能很快代偿，如抢救不及时，会危及患者的生命。

（2）慢性呼吸衰竭：是指一些慢性疾病造成呼吸功能损害逐渐加重，经过较长时间发展为呼吸衰竭，如 COPD、肺结核、间质性肺疾病、神经肌肉病变等，其中以 COPD 最常见。早期患者虽有缺氧或伴二氧化碳潴留，但机体通过代偿适应，生理功能障碍和代谢紊乱较轻，动脉血气分析 pH 维持在正常范围，并保持一定的生活能力。另一种临床常见的情况是在慢性呼吸衰竭的基础上，因呼吸系统急性感染、气道痉挛或并发气胸等情况，病情急性加剧，在短期内 PaO_2 显著降低和（或）$PaCO_2$ 显著升高，称为慢性呼吸衰竭急性加重。

【病因和发病机制】

（一）病因

1. 气道阻塞性病变　喉水肿，气管支气管炎症、痉挛、肿瘤、异物，COPD 及重症哮喘等。

2. 肺组织病变　肺炎、重症肺结核、阻塞性肺气肿、弥漫性肺纤维化、肺水肿及硅沉着病等。

3. 肺血管病变　肺栓塞、肺血管炎等。

4. 胸廓病变　胸部外伤、严重的脊柱畸形、严重气胸或大量胸腔积液等。

5. 神经、肌肉疾病　脑血管疾病、脑炎、颅脑外伤、药物（镇静催眠药、有机磷农药等）中毒、脊髓高位损伤、重症肌无力及脊髓灰质炎等。

（二）发病机制

1. 肺泡通气不足　肺泡通气不足，使出入肺的气体量减少，肺泡氧分压（P_AO_2）下降，肺泡二氧化碳分压（P_ACO_2）升高，且二者成对应性变化（图 2-7），故此类呼吸衰竭只能通过增加肺泡通气量来解决。

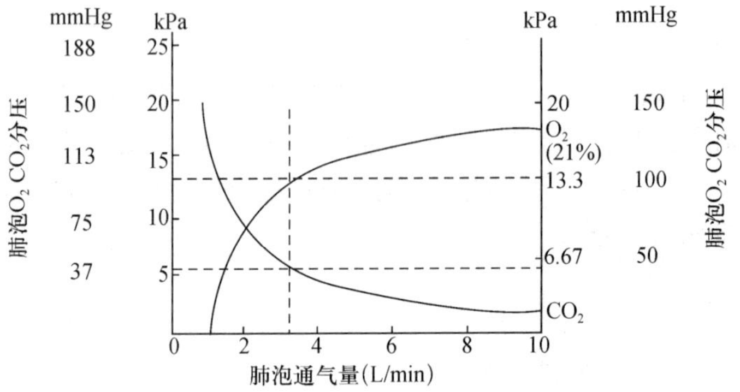

图 2-7　P_AO_2 和 P_ACO_2 与肺泡通气量的关系

2. 通气血流（*V*/*Q*）比例失调　肺泡通气与灌注周围的毛细血管血流的比例必须协调，才能保证有效的气体交换。正常成人静息状态时肺泡通气量（V_A）为 4 L/min，肺毛细血管总血流量（*Q*）为 5 L/min，两者之比为 0.8。若部分肺泡通气不足，两者比例＞0.8，表示生理无效腔增大；若部分肺泡血流不足，通气血流比例＜0.8，则形成肺动静脉样分流。通气血流比例失调的结果通常仅产生缺氧，而无二氧化碳潴留。

3. 弥散障碍　见于呼吸膜的增厚（如肺水肿、肺间质病变）和呼吸面积减少（肺不张、肺实变），或肺毛细血管血量不足（阻塞性肺气肿等）。由于 O_2 的弥散能力仅为 CO_2 的 1/20，故弥散障碍主要影响氧的交换，通常以低氧血症为主要表现。

4. 氧耗量增加　是呼吸功能不全时加重缺氧和二氧化碳潴留的原因之一。发热、寒战、抽搐和呼吸困难等皆增加氧耗量，其可达正常的十几倍。若患者同时伴有通气功能障碍，使得代偿受限，则会出现严重的低氧血症。

临床上，单一机制引起的呼吸衰竭很少见，往往是多种机制并存或先后参与并发挥作用，其中肺泡通气不足是导致高碳酸血症的主要原因，而通气血流比例失调及弥散障碍则是低氧血症的重要机制。

【缺氧、二氧化碳潴留对机体的影响】

1. 对中枢神经系统的影响　脑组织耗氧量大，占全身耗氧量的 1/5 ～ 1/4。中枢皮质神经元细胞对缺氧最为敏感。缺氧对中枢神经的影响与缺氧的程度和发生的急缓有关。轻度缺氧可引起脑血管扩张、脑血流量增多、脑细胞功能障碍。重度缺氧可导致脑水肿，甚至因脑疝而死亡。急性缺氧，如突然完全停止供氧，患者 20 s 即可出现抽搐、深昏迷，通常在 4 ～ 5 min 内即可出现脑细胞不可逆损伤。如逐渐降低氧浓度，则症状发展缓慢，轻度表现为注意力不集中、智力减退、定向障碍。随缺氧加重，逐渐出现烦躁、神志恍惚、谵妄、意识丧失，甚至发生不可逆的脑细胞损伤。

CO_2 浓度轻度增加时，对皮质下层刺激增加，间接引起皮质兴奋。若 $PaCO_2$ 继续升高，皮质下层受抑制，使中枢神经处于麻醉状态，即为“肺性脑病”。在出现二氧化碳麻醉前，患者往往有失眠、精神兴奋、烦躁不安等先兆兴奋症状。

缺氧和二氧化碳潴留均会使脑血管扩张，脑血流量增加。严重者会发生血管通透性增加，引起脑间质和脑细胞内水肿，导致颅内压增高，患者可因脑疝而死亡。

2. 对循环系统的影响　一定程度的缺氧、二氧化碳潴留可使心率加快和心排血量增加，血压上升。严重的缺氧和二氧化碳潴留可引起血压下降、心律失常。

二氧化碳潴留对循环系统最突出的影响是血管扩张，因此 COPD 引起的Ⅱ型呼吸衰竭患者经常出现球结膜水肿、面部潮红、四肢皮肤温暖，均与二氧化碳潴留所引起的皮肤血管扩张有关。

3. 对呼吸系统的影响　缺氧通过颈动脉体和主动脉体化学感受器刺激通气，通常当 PaO_2 下降到 < 60 mmHg 时，才出现兴奋呼吸中枢的作用。当严重缺氧（$PaO_2 < 30$ mmHg）时，呼吸中枢受抑制。

CO_2 是强有力的呼吸中枢兴奋剂，$PaCO_2$ 急剧升高，呼吸加深、加快；但当 $PaCO_2 >$ 80 mmHg 时，会对呼吸中枢产生抑制和麻醉效应。而长期严重的二氧化碳潴留，中枢化学感受器对二氧化碳的刺激作用已不敏感，此时呼吸运动主要靠 PaO_2 的降低对外周化学感受器的刺激作用得以维持。因此对慢性Ⅱ型呼吸衰竭患者进行氧疗时，如吸氧浓度过高，由于解除了低氧对呼吸的刺激作用，可造成呼吸抑制，应注意避免。

4. 对消化系统和肝、肾功能的影响　严重缺氧可使胃壁血管收缩，胃黏膜屏障作用降低。二氧化碳潴留增强了胃壁细胞碳酸酐酶活性，使胃酸分泌增多，出现胃肠黏膜糜烂、坏死、溃疡和出血。缺氧可直接或间接损害肝细胞，使丙氨酸氨基转移酶升高，也可使肾血管痉挛、肾血流量减少，引起肾功能不全。但这些症状均可随呼吸衰竭的缓解而消失。

5. 对酸碱平衡和电解质代谢的影响　严重缺氧抑制细胞能量代谢，产生大量乳酸，导致代谢性酸中毒。二氧化碳潴留可导致呼吸性酸中毒。酸中毒时，因细胞内外离子的转移，可造成细胞内酸中毒和高钾血症。慢性二氧化碳潴留时肾可通过减少 HCO_3^- 的排出以维持正常 pH，当 HCO_3^- 持续增加时，血液中 Cl^- 相应降低，产生低氯血症。

【临床表现】

除导致呼吸衰竭基础疾患的表现外，其临床表现主要与缺氧和高碳酸血症有关。

1. 呼吸困难　是呼吸衰竭最早出现的症状。患者最常见的主诉有发憋、呼吸费力、喘息等，体格检查有呼吸频率、节律和幅度的变化，分为吸气性、呼气性和混合性呼吸困难（详见本章第一节总论）。当呼吸中枢受损时，呼吸频率变慢，且常伴节律的变化，如潮式呼吸、间停呼吸、叹气样或抽泣样呼吸。

2. 发绀　是缺氧的典型表现，因血中还原血红蛋白增加所致。当 SaO_2 低于 90%时，可在血流丰富的口唇、甲床等处出现发绀。影响发绀的因素有：①红细胞增多时发绀明显；贫血者则发绀不明显或不出现发绀；②严重休克时，引起末梢循环障碍，即使 PaO_2 尚正常，也可出现发绀；③发绀还受皮肤色素及心功能等影响。

3. 神经精神症状　急性缺氧患者可迅速出现精神错乱、躁狂、昏迷、抽搐等症状。慢性缺氧患者表现为表情淡漠、注意力不集中、反应迟钝及有定向障碍等。伴有高碳酸血症时，表现为先兴奋后抑制：早期出现昼夜颠倒（夜间失眠而白天嗜睡）、烦躁等兴奋症状，如病情加重，可出现淡漠、谵妄、昏睡、昏迷、抽搐、病理反射等肺性脑病的表现。因而在兴奋期忌用镇静催眠药。

4. 循环系统表现　早期血压升高、脉压增大、心动过速，长期缺氧导致肺动脉高压。严重缺氧、酸中毒时，可出现心力衰竭、血压下降、心律失常，甚至心脏停搏。外周体表静脉充盈，皮肤湿暖，球结膜充血、水肿与二氧化碳潴留引起外周血管扩张有关。

5. 其他器官及系统表现　急性严重呼吸衰竭可损害肝、肾功能。部分患者因应激性溃疡而发生上消化道出血。

若治疗及时，随缺氧、二氧化碳潴留的改善，上述症状可消失。

【诊断要点】

（1）有导致呼吸衰竭的病因、诱因。

（2）有缺氧或缺氧伴二氧化碳潴留的临床表现。

（3）动脉血气分析是诊断呼吸衰竭的主要依据。诊断标准：在海平面，静息状态下，呼吸空气时，$PaO_2 < 60$ mmHg，伴或不伴 $PaCO_2 > 50$ mmHg。单纯 $PaO_2 < 60$ mmHg 为Ⅰ型呼吸衰竭；若伴有 $PaCO_2 > 50$ mmHg，为Ⅱ型呼吸衰竭。

【治疗要点】

呼吸衰竭的处理原则是在保持呼吸道通畅的条件下，维持基本的氧合和通气，并对其他重要脏器的功能进行监测与支持，从而为基础疾病和诱发因素的治疗争取时间和创造条件。

1. 保持呼吸道通畅　是抢救呼吸衰竭最基本、最重要的一环。措施包括：清除呼吸道分泌物或异物等，避免呕吐物误吸；当痰液黏稠不易咳出时，雾化吸入祛痰药物稀释痰液；支气管痉挛者，应用支气管舒张药；昏迷患者，以仰头提颏法开放气道，并将口打开；必要时建立人工气道。人工气道主要包括两类：简易人工气道和气管内导管（气管插管或气管切开）。其中，气管内导管是重建呼吸道最可靠的方法，而简易人工气道是不具备插管条件时的临时替代方法，主要有口咽通气道、鼻咽通气道、喉罩等。

2. 氧疗　用于纠正低氧血症。呼吸衰竭时，确定吸氧浓度的原则是保证 PaO_2 迅速提高到 60 mmHg 或脉搏血氧饱和度达 90%以上，尽量减低吸氧浓度。

（1）Ⅰ型呼吸衰竭：氧合功能障碍而通气功能基本正常，可吸入较高浓度（也称中等浓度 35% ~ 50%）甚至高浓度（> 50%）氧气，以迅速缓解低氧血症而不引起二氧化碳潴留。

（2）Ⅱ型呼吸衰竭：如 COPD 所致的呼吸衰竭患者，应采取低浓度（< 35%）持续给氧，达到上述氧合目标最低值即可。

3. 机械通气　指当患者自然通气和（或）氧合功能出现障碍时，运用器械（主要是呼吸机）使患者恢复有效通气并改善氧合的技术方法。通过增加通气量，改善换气和减少呼吸功，达到改善或纠正缺氧、二氧化碳潴留和酸碱失衡。它起支持作用以维持生命，并为基础疾病的治疗、呼吸功能的改善和康复创造条件。临床上可根据病情选择有创或无创通气。机械通气的并发症有通气过度、通气不足、呼吸机相关肺炎、呼吸机相关肺损伤（如气胸）等。

4. 体外膜氧合（extracorporeal membrane oxygenation，ECMO） 是体外生命支持技术之一，

是严重呼吸衰竭的终极呼吸支持方式。主要通过泵（其作用类似人工心脏）将血液从体内引至体外，经膜式氧合器（其作用类似人工肺，简称膜肺）进行气体交换之后，再将血回输至体内，完全或部分替代心脏和（或）肺功能，并使心脏和肺得以充分休息，从而为原发病的诊治争取时间。按照治疗方式和目的，ECMO 主要有静脉 - 静脉 ECMO（VV-ECMO）和静脉 - 动脉 ECMO（VA-ECMO）两种。

5. 病因治疗　针对不同病因采取恰当的治疗措施十分重要，对于慢性呼吸衰竭而言，抗感染治疗往往是决定患者预后的重要因素。

6. 一般支持治疗　重症患者应收入 ICU，纠正电解质代谢紊乱和酸碱失衡，加强体液管理（防止血容量不足或体液负荷过大），保证血细胞比容，保证充足的营养和热量供给。

7. 防治多器官功能障碍综合征（multiple organ dysfunction syndrome，MODS）　MODS 是严重创伤、感染等原发病发生 24 h 后，同时或序贯发生两个或两个以上脏器功能障碍以至衰竭的临床综合征。MODS 已成为 ICU 患者的主要死因。因此，加强 MODS 的防治对改善患者的预后十分重要，其中尤其要注意心脏、肾功能不全，以及消化道出血、弥散性血管内凝血（DIC）的防治。

【预后与预防】

呼吸衰竭患者的预后不仅取决于呼吸衰竭程度及抢救是否恰当，更重要的是取决于原发病或病因、诱因能否去除。急性呼吸衰竭处理及时、恰当，患者可以完全康复。慢性呼吸衰竭患者度过危重期后，关键是预防和及时处理呼吸道感染等诱因，以减少急性发作。有条件者应进行家庭氧疗以缓解肺动脉高压，减轻心脏负荷，使患者保持较长时间的生活自理，提高生命质量。在康复过程中，为患者及其家属提供更多、更有效的身心支持也是十分必要的。

二、急性呼吸窘迫综合征

急性呼吸窘迫综合征（acute respiratory distress syndrome，ARDS）是指各种肺内外致病因素导致的急性弥漫性、炎症性肺损伤，从而引起急性呼吸衰竭。主要的病理特征是肺微血管通透性增高而导致的富含蛋白质的肺水肿及透明膜形成，可伴有肺间质纤维化。病理生理改变以肺容积减少、顺应性降低及严重通气血流比例失调为主。

ARDS 的临床特征为呼吸窘迫和顽固性低氧血症，影像学表现为双肺弥漫性渗出性改变。

【病因和发病机制】

本病由多种病因引起，可分为肺内因素（直接因素）和肺外因素（间接因素）。

1. 肺内因素　是指对肺的直接损伤，包括：①生物性因素，如重症肺炎；②化学性因素，如胃内容物吸入、毒气、烟尘、氧中毒；③物理性因素，如肺挫伤、放射性肺损伤。我国以重症肺炎最常见，国外多见胃内容物的误吸。

2. 肺外因素　包括严重肺外感染及感染性休克、严重胸外创伤、急性重症胰腺炎、大面积烧伤、输血相关急性肺损伤及药物过量等。

ARDS 的发病机制至今尚不明确。肺损伤的过程除有些致病因素对肺泡膜的直接损伤外，更重要的是多种炎症细胞（巨噬细胞、中性粒细胞、血小板）及其释放的炎性介质和细胞因子间接介导的炎症反应。ARDS 是全身炎症反应综合征（systemic inflammatory response syndrome，SIRS）的肺部表现。SIRS 即指机体失控的自我持续放大和自我破坏的炎症瀑布反应。机体与 SIRS 同时启动的一系列内源性抗炎介质和抗炎性内分泌激素引起的抗炎反应称为代偿性抗炎反应综合征（compensatory anti-inflammatory response syndrome，CARS）。当 SIRS 和 CARS 在病变发展过程中平衡失调，则会导致 MODS。ARDS 是 MODS 发生时最早受累或最常出现的脏器功能障碍表现。

ARDS 的主要病理改变是肺广泛充血、水肿和肺泡内透明膜形成。

【临床表现】

急性进行性呼吸窘迫（即呼吸困难，主要表现为呼吸深快、费力，常有胸廓紧束和严重憋气感）是最早出现的症状。多数患者于原发病后 72 h 内发生，呼吸频率一般大于 28 次 / 分，常伴烦躁、神志恍惚或淡漠。发绀是本病重要的体征，且不能被氧疗所改善。肺部体征早期可无异常，或仅闻及双肺少量湿啰音。中、晚期可闻及干啰音或湿啰音，可有管状呼吸音。

【有关检查】

1. 胸部 X 线检查　早期可无明显异常，以后逐渐出现斑片状，以致融合成大片状的磨玻璃样或实变浸润阴影。其演变过程符合肺水肿的特点，但快速多变，后期可出现肺间质纤维化改变。

2. 动脉血气分析　低氧血症是 ARDS 患者最重要的表现，早期即可出现，并且对常规氧疗反应不明显。目前临床上诊断本病最常用也是必须具备的指标是氧合指数（PaO_2/FiO_2）。氧合指数的计算方法为 PaO_2 的 mmHg 值除以吸入氧浓度，正常值是 400 ~ 500 mmHg。

【诊断要点】

根据 ARDS 柏林定义，满足如下 4 项条件方可诊断为 ARDS。

（1）明确病因下 1 周内出现的急性或进展性呼吸困难。

（2）胸部 X 线片 /CT 显示双肺浸润影，不能完全用胸腔积液、肺不张和结节影解释。

（3）呼吸衰竭不能完全用心力衰竭和液体负荷过重解释。

（4）低氧血症，根据 PaO_2/FiO_2 确立 ARDS 诊断，ARDS 时 $PaO_2/FiO_2 \leq 300$ mmHg。其中 200 mmHg $<PaO_2/FiO_2 \leq 300$ mmHg 为轻度，100 mmHg $<PaO_2/FiO_2 \leq 200$ mmHg 为中度，$PaO_2/FiO_2 \leq 100$ mmHg 为重度。若所在地海拔超过 1000 m，需对 PaO_2/FiO_2 进行校正，矫正的 PaO_2/FiO_2=（PaO_2/FiO_2）×（所在地大气压值 /760）。

【治疗要点】

ARDS 是一种急性呼吸系统危重症，其治疗应在严密监护下进行。治疗目标包括改善肺氧合功能，纠正缺氧，保护器官功能，防治并发症和治疗基础疾病。治疗措施包括以下内容。

1. 原发病的治疗　积极寻找原发病灶，并予以彻底治疗。原因不明者，应考虑感染的可能，因此治疗上宜选用广谱抗生素迅速控制感染。

2. 氧疗　采取有效措施尽快提高 PaO_2。一般需高浓度氧疗，使 $PaO_2 \geq 60$ mmHg 或 $SaO_2 \geq 90\%$，轻症者可使用面罩给氧，但多数患者需使用机械通气。

3. 机械通气　是 ARDS 最重要的支持手段，一旦确诊 ARDS，应尽早开始。轻度患者可先试用无创正压通气，如无效或病情加重，尽快气管插管行有创机械通气。

由于 ARDS 患者肺部病变具有“不均一性”和“小肺”的特点，当采用较大潮气量通气时，气体容易进入顺应性较好、位于非重力依赖区的肺泡，使其过度扩张，造成肺泡上皮和血管内皮损伤，加重肺损伤。而萎陷肺泡依旧处于萎陷状态，局部扩张肺泡和萎陷肺泡之间产生剪切力，也可引起严重肺损伤。因此，对于 ARDS 患者的机械通气，应采取肺保护性通气策略，即小潮气量和合适水平的呼气末正压（positive end-expiratory pressure，PEEP）。以使萎陷的肺泡复张并保持开放状态，从而增加肺容积，改善氧合，并避免肺泡过度扩张和反复开闭所造成的损伤。对于中、重度 ARDS，可使用俯卧位通气进一步改善氧合。荟萃分析显示，发病后 48 h 内采取俯卧位通气，每日俯卧位通气时间 ≥ 16 h 可降低患者的死亡率。

4. 严格控制液体入量　为减轻肺水肿，应严格限制液体入量，在血压稳定的前提下，液体出入量宜轻度负平衡（每日出入液量一般控制在入量比出量少 500 ml 左右）。

5. 营养支持　ARDS 时机体处于高代谢状态，应补充足够的营养，静脉营养可引起感染和血栓形成等并发症，且禁食 24 ~ 48 h 后即可出现肠道菌群异位，故应早期开始全胃肠营养。

6. 患者监护　ARDS 患者应收入监护病房，动态监测呼吸、循环、水及电解质、酸碱平衡等，以便及时调整治疗方案。

【预后与预防】

ARDS 患者的病死率高，可达 36% ~ 44%，其中约半数患者死于 MODS。应使高危患者认识到及时就医的重要性，以便早期诊断和治疗，从而改善预后。存活的 ARDS 患者肺功能大部分于 1 年内完全恢复，部分遗留肺纤维化。

三、呼吸衰竭患者的护理要点

【基础疾病抢救的护理配合】

协助处理外伤、骨折，纠正休克，控制感染等。如失血过多必须输血时，最好输新鲜血，使用库存 1 周以上的血液时，必须加用微过滤器，以避免微栓塞而加重 ARDS。

【病情观察】

1. 生命体征　尤其是呼吸频率的变化，如呼吸频率 > 25 次 / 分，常提示有呼吸功能不全。观察意识状态、发绀、皮肤的温度及湿度、皮肤及黏膜的完整性、出血倾向、球结膜有无充血及水肿、两侧呼吸运动的对称性、肺部叩诊音、呼吸音及啰音、心率、心律、腹部有无胀气及肠鸣音的情况。

2. 准确记录出入量　注意电解质尤其是血钾的变化。

3. 血气分析　是判断病情、指导治疗的重要指标，临床常采用以下方法。

（1）动脉血气分析：最常用的采血部位是桡动脉，也可用肱动脉或股动脉。通过血气分析仪，可获得血液气体和酸碱平衡两方面的分析数据，它是呼吸衰竭诊治中最常用、最可靠的指标。

（2）脉搏容积血氧饱和度（SpO_2）监测：SpO_2 可通过脉搏血氧仪直接测得，即将脉搏血氧仪换能器夹在患者的耳垂或指端，在屏幕上直接显示患者的 SpO_2 及脉搏。它是一种无创性经皮连续监测设备，对评估缺氧程度、考核氧疗效果及调整吸氧浓度有一定的参考价值。

【保持气道通畅】

指导患者进行有效咳嗽。定时翻身叩背，每 1 ~ 2 h 一次。多饮水，遵医嘱给予祛痰药，做好雾化吸入，以稀释痰液。实施有创通气的患者由于不能进行有效咳嗽，必须借助机械吸引（吸痰）来清除呼吸道分泌物，维持呼吸道通畅。

经人工气道吸痰的注意事项：①按需吸引，临床指征包括有痰鸣、人工气道可见的痰液、SpO_2 突然下降、气道压力突然上升等。②吸引负压成人为 −80 ~ −120 mmHg，痰液黏稠者可适当增加负压。③每次吸引时间不超过 15 s。④为防止吸痰引起低氧血症，重症患者应在吸痰前后给纯氧数分钟，有条件者建议采用密闭式吸痰管。⑤吸痰动作宜轻柔、迅速，吸痰管插入过程中应关闭负压。⑥吸痰过程中注意观察患者的生命体征、血氧饱和度等的变化，当患者 $SpO_2 < 90\%$ 或出现心律失常时，应暂停吸痰。⑦严格无菌操作，避免交叉感染。

【氧疗护理】

按医嘱进行氧疗，记录吸氧方式（鼻塞 / 鼻导管、面罩、呼吸机）、吸氧浓度及吸氧时间。若吸入高浓度氧或纯氧，要严格控制吸氧时间，一般不超过 24 h。密切观察氧疗的效果及不良反应（其他详见第二章第四节慢性肺源性心脏病）。常用的给氧途径为鼻导管或鼻塞、面罩以及经鼻高流量氧疗。

鼻导管或鼻塞法的优点是简便，不影响咳痰和进食。缺点为氧浓度不恒定，易受患者呼吸的影响。高流量氧疗对局部鼻黏膜有刺激性，故氧流量不可高于 7 L/min，主要用于轻度呼吸衰竭和Ⅱ型呼吸衰竭患者。吸氧时氧浓度（FiO_2）与氧流量的换算公式：

$$FiO_2 = 21+4 \times \text{吸入氧流量（L/min）}。$$

面罩给氧的优点是吸氧浓度相对恒定，可按需调节，对鼻黏膜刺激小。缺点是在一定程度上影响咳痰、进食，包括普通面罩（simple face mask）、文丘里面罩（venture mask）和带储气囊无重复呼吸面罩（non-rebreather mask）。带储气囊无重复呼吸面罩带有储氧袋，在储氧袋和面罩之间有单向气阀，只允许氧气在吸气时进入面罩内。另外，面罩上还有数个呼气孔，呼气孔也有单向皮瓣，只允许废气在呼气时排出面罩，因此该面罩的吸入氧浓度可高达 90% 以上，适用于严重低氧血症、呼吸状态极不稳定的Ⅰ型呼吸衰竭和 ARDS 患者。文丘里面罩与氧源之间有调节器，因而可以精确地调节吸氧浓度，对 COPD 引起的呼吸衰竭尤为适用。

经鼻高流量氧疗（high flow nasal cannula，HFNC）是近年来出现的一种新型呼吸支持技术。其自带加温湿化装置，气体流量和氧气浓度可单独调节，从而提供高流量（8 ~ 80 L/min）、浓度可调且相对恒定（21% ~ 100%）的加温（31 ~ 37℃）湿化气体。HFNC 的临床应用广泛，对传统氧疗或无创正压通气不耐受或有禁忌者均可应用，主要用于急性Ⅰ型呼吸衰竭、有创通气撤机、轻度二氧化碳潴留的Ⅱ型呼吸衰竭患者。

【机械通气护理】

警惕机械通气并发症（如气胸、呼吸机相关肺炎），一旦发生，应及时处理。进行有创通气的患者要做好人工气道的护理，如固定、湿化、经人工气道吸痰。长期进行机械通气者，停用呼吸机前应做好撤机前护理。

【维持体液平衡及适当营养】

ARDS 患者在保证血容量、血压稳定的前提下，使出量略多于入量（每日 -500 ml），鼓励患者进食高蛋白质、高脂肪、低糖类食物，按医嘱做好营养支持，如全胃肠营养的护理。

【用药护理】

按医嘱及时准确给药，观察药物的疗效与不良反应。使用糖皮质激素时，要定期检查口腔黏膜等部位有无真菌感染，并做相应的处理。纠正低血钾时，要严格按处方用药，并监测血钾变化。患者使用呼吸兴奋药时，应保持呼吸道通畅，并适当提高吸入氧浓度。

【心理及社会支持】

重症呼吸衰竭患者面临生死的考验，加上机械通气，进入 ICU 等应激，因而产生复杂的心理反应，又难以或不可能用语言来表达其感受与需求，因此医护人员应充分理解患者，主动亲近、关心患者，积极采用语言与非语言的沟通方式（手势、沟通板等）了解患者的心理障碍及需求，提供必要的帮助，同时安排患者的家属或朋友探访，以缓解其心理压力，满足其爱与归属等方面的需求，促进康复。

（李　利）

习题

一、单项选择题

1. 下列呼吸方式中，效率最高的是

A. 浅慢的呼吸　　B. 深慢的呼吸
C. 浅快的呼吸　　D. 深快的呼吸

2. 关于咳嗽的描述，正确的是

A. 咳嗽为呼吸系统疾病特有的表现
B. 咳嗽反射亢进有利于异物排出
C. 不能将气道内分泌物排出的咳嗽称为干性咳嗽
D. 咳嗽是重要的防御机制

3. 某患儿，以咽痛、发热 2 d 就诊。体格检查见咽部充血，软腭、咽及扁桃体表面有灰白色疱疹及浅溃疡，考虑该患儿最可能发生了

A. 急性病毒性咽炎　　B. 急性病毒性喉炎
C. 急性疱疹性咽峡炎　　D. 急性咽扁桃体炎

4. 某患者，男性，71 岁，诊断为慢性阻塞性肺疾病。动脉血气分析示 PaO_2 50 mmHg，$PaCO_2$ 60 mmHg，遵医嘱进行长程氧疗，患者每日吸氧时间应不少于

A. 1 h　　B. 5 h
C. 15 h　　D. 20 h

5. 某患者，男性，68 岁。慢性咳嗽、咳痰 20 余年，近 2 年来出现逐渐加重的呼吸困难，目前爬缓坡时会出现明显的呼吸困难。体格检查：桶状胸，双肺呼吸音减低，右下肺

可闻及少量湿啰音。患者既往吸烟近 40 年。考虑为“慢性阻塞性肺疾病”，为明确诊断，护士指导患者进行的首选的检查是

A. 血常规　　B. 肺功能

C. 胸部 X 线片　　D. 动脉血气分析

6. 某患者，女性，76 岁，反复咳嗽、喘息 25 年，加重伴少尿、双下肢水肿 2 d。失眠、间断烦躁不安 1 d。体格检查：呼吸困难，烦躁不安，口唇发绀，心率 120 次 / 分，双肺散在湿啰音，肝颈静脉回流征阳性，双下肢凹陷性水肿。针对患者失眠的护理措施，错误的是

A. 给予镇静催眠药，帮助入睡　　B. 减少夜间操作，保证患者睡眠

C. 减少白天睡眠时间和次数　　D. 给予低流量持续吸氧

7. 某患者，男性，24 岁，2 年来常于运动后发生胸闷、咳嗽及呼吸困难，经休息后缓解。患者幼年有湿疹及过敏性鼻炎病史。该患者最可能的诊断是

A. 急性上呼吸道感染　　B. 急性心力衰竭

C. 运动性哮喘　　D. 肺炎

8. 某患者，女性，42 岁。重度哮喘发作经治疗后缓解，明日准备出院。护士评估患者定量吸入剂的使用情况，下列做法应予以纠正的是

A. 吸药前先尽力缓慢呼气　　B. 吸气过程中按压驱动装置

C. 吸药后迅速呼气　　D. 吸入激素后应漱口

9. 某患者，男性，31 岁，反复咳脓痰 8 年，诊断为支气管扩张症，该患者最典型的体征是

A. 消瘦　　B. 贫血

C. 杵状指　　D. 局部固定性湿啰音

10. 支气管扩张症患者痰液的典型表现是

A. 少量白色黏液痰　　B. 红棕色胶冻状痰

C. 痰液有臭味　　D. 痰液静置后分层现象

11. 某患者，男性，27 岁。门诊以社区获得性肺炎收入院。患者自述右下胸痛剧烈。护士应指导患者采取的体位是

A. 俯卧位　　B. 截石位

C. 左侧卧位　　D. 右侧卧位

12. 某患者，女性，19 岁，近 1 个月来干咳，伴低热，自觉乏力。肩胛区可闻及少许湿啰音，疑为肺结核。为进一步确诊，最重要的检查是

A. 胸部 CT 检查　　B. 痰结核分枝杆菌检查

C. 结核菌素试验　　D. 纤维支气管镜检查

13. 某患者，男性，60 岁，支气管肺癌晚期，伴全身多处疼痛，疼痛评分 7~8 分。医嘱给予阿片类药物镇痛治疗。护士为患者进行的镇痛相关健康教育中，错误的是

A. 给药途径首选口服

B. 出现疼痛时先忍耐，无法忍受时再用药

C. 此类药物的常见不良反应是恶心和便秘

D. 针灸、按摩、心理调试等可辅助镇痛

14. 肺癌最常见的类型是

A. 肺鳞状上皮细胞癌　　B. 肺腺癌

C. 肺大细胞癌　　D. 肺小细胞癌

15. 某患者，男性，70 岁，患“慢性阻塞性肺病”多年。2 h 前剧烈咳嗽后突然出现右侧胸痛，呈针刺样，伴呼吸困难。急诊就诊，体格检查发现患侧呼吸运动减弱，听诊呼吸音减低。此时应首选的检查是

A. 胸部 X 线检查　　B. 胸部 B 超检查

C. 血气分析　　D. 心电图检查

16. 诊断气胸最可靠、最准确的方法是

A. 体格检查　　B. 胸部 X 线发现气胸线

C. 肺部 MRI　　D. 胸部 B 超

17. 某患者，男性，52 岁，4 h 前突发右侧胸痛，伴咳嗽、憋气，否认其他病史。体格检查 R 24 次 / 分，BP 130/80 mmHg，双肺呼吸音清，未闻及干、湿啰音。HR100 次 / 分，P2>A2，各瓣膜听诊区未闻及杂音。胸部 X 线片未见异常。动脉血气分析示：pH 7.42，PaO_2 56 mmHg，$PaCO_2$ 36 mmHg，为明确诊断，首选的检查是

A. 心电图　　B. D- 二聚体

C. CT 肺动脉造影　　D. 心肌坏死标志物

18. 某急性重症胰腺炎患者，发病后第 3 日出现烦躁、进行性呼吸困难，R30 次 / 分，口唇发绀，肺部可闻及少许湿啰音。立即给予氧疗 7 L/min，无缓解。该患者可能出现了

A. 胰性脑病　　B. 败血症

C. 心力衰竭　　D. 急性呼吸窘迫综合征

二、简答题

1. 简述吸烟引起慢性阻塞性肺疾病的机制。

2. 简述肺结核患者消毒、隔离的护理要点。

三、论述题

某患者，男性，47 岁。患者为某购物平台主播，每日主播时长可达 6 ~ 8 h，近 2 个月来右下肢肿胀、轻微疼痛，未予诊治，1 d 前无明显诱因突发胸闷、呼吸困难入院。

体格检查：T 37.0℃，P 102 次 / 分，R 26 次 / 分，BP 90/60 mmHg，BMI 26 kg/m^2，唇颊发绀，左下肺可闻及湿啰音，HR 102 次 / 分，心律齐，肺动脉瓣第二音亢进，左下肢肿胀。患者有 30 余年的吸烟史。

辅助检查：血浆 D- 二聚体（+），心电图示 $S_{I}Q_{III}T_{III}$。CT 肺动脉造影示左下肺栓塞。下肢深静脉多普勒超声示右下股静脉血栓形成，立即给予 rt-PA 溶栓治疗。

请回答：

1. 该患者肺栓塞的诊断依据是什么？

2. 该患者溶栓期间最主要的护理问题是什么？

3. 对该患者出院时进行健康教育的主要内容是什么？

在线答题

第三章数字资源

第三章 循环系统疾病

第一节 总 论

一、循环系统的结构与功能

循环系统由心脏、血管和调节血液循环的神经、体液组成。心脏是血液循环的动力器官，它连接大血管，大血管分支形成中、小血管及毛细血管，交织如网，构成一个密闭的管道系统。其主要功能是将氧气、营养物质和激素通过血液运输到全身各组织和器官，并将组织代谢废物运走，以保证人体正常新陈代谢的进行。

（一）心脏

心脏是中空的肌性器官，位于胸腔中纵隔内，前为胸骨体和第 2 ～ 6 肋软骨，后为第 5 ～ 8 胸椎，其 2/3 居前正中线左侧，1/3 居右侧。心脏由四个心腔（左心房、左心室、右心房、右心室）组成，同侧房室间、心室与大动脉间有瓣膜相通，称为心瓣膜，其中房室瓣（二尖瓣、三尖瓣）有腱索与心室乳头肌相连，心瓣膜的功能是防止心房和心室在收缩、舒张时发生血液倒流。左、右心房及左、右心室由房间隔和室间隔相隔，互不相通。

心脏壁可分为三层：内层为心内膜，由内皮细胞和薄的结缔组织组成；中层为心肌，心室的心肌层较心房的心肌层厚，左心室的心肌层最厚；外层为心外膜，即心包的脏层，紧贴于心脏表面，与心包壁层形成一个间隙，称为心包腔，内含少量浆液，在心脏收缩、舒张时起润滑作用。

心脏的传导系统由负责正常冲动形成与传导的特殊心肌组成，包括窦房结、结间束、房室结、希氏束、左束支、右束支和浦肯野纤维网等部分。其主要功能是产生并传导冲动，维持心脏的正常节律。正常人由窦房结发出冲动，沿着传导系统将冲动迅速传到心肌使之兴奋而收缩。心脏传导系统的细胞均能发出冲动，但以窦房结自律性最高，成为心脏正常的起搏点，其后依次为房室结、房室束、左束支及右束支。

心脏的供血：心肌的营养由冠状动脉供给，左、右冠状动脉分别起源于主动脉根部的左、右主动脉窦，其大分支分布于心肌表面，小分支进入心肌，经毛细血管网汇成心脏静脉，最后汇入冠状静脉窦，进入右心房。左冠状动脉主要分为前降支和回旋支，营养心脏前壁、左心室侧壁及室间隔的前 2/3；右冠状动脉主要营养右心室后壁、左心室下壁、后壁、室间隔后 1/3 及窦房结等。

（二）血管

血管分为动脉、毛细血管和静脉3种。动脉主要输送血液，其管壁有肌纤维和弹力纤维，能保持一定的张力和弹性，故又称“阻力血管”。毛细血管主要是血液和组织液交换营养物质和代谢产物的场所，故又称“功能血管”。静脉主要汇集从毛细血管来的血流，运回心脏，其容量大，故又称“容量血管”。

（三）调节血液循环的神经和体液

调节循环系统的神经有两组，一组是交感神经，其兴奋时通过肾上腺素能α受体和β受体使心率加快，心肌收缩力增强和周围血管收缩，血压升高；另一组是副交感神经，兴奋时通过乙酰胆碱能受体使心率减慢，心肌收缩力减弱和周围血管扩张，血压降低。

调节循环系统的体液因素包括激素、电解质和一些代谢产物，如儿茶酚胺、钠和钙可加速心率，加强心肌收缩力，而乙酰胆碱、钾、镁及心肌抑制因子则起相反作用。

二、循环系统疾病的诊断

由于不同病因导致的心血管疾病可引起相同或不同的病理生理变化，为了更好地了解、治疗心血管疾病，估计预后，在对心血管疾病做出诊断时，应依次包括病因、病理解剖和病理生理3个方面。

（一）病因诊断

病因诊断指出致病因子及其所引起疾病的名称，说明疾病的基本性质，对疾病的预防、发展、治疗和转归具有重要意义，因而放在首位。常见病因可分为先天性和后天性两大类。先天性心脏病如房间隔或室间隔缺损、法洛四联症；后天性心脏病如冠心病、风湿性心脏瓣膜病、肺源性心脏病。

（二）病理解剖诊断

病理解剖诊断指出病变部位、范围、性质以及组织结构改变，位于病因诊断之后。在诊断时，可按解剖部位分为心脏各部和附近大血管各种性质的病变。

（三）病理生理诊断

病理生理诊断表示疾病引起的功能改变，列为第三位。其内容包括心力衰竭、周围循环功能不全（休克）、冠状动脉供血不足（心绞痛）、各种心律失常等。

心脏病诊断示例：

风湿性心脏瓣膜病	（病因诊断）
二尖瓣狭窄	（病理解剖诊断）
心脏增大	（病理解剖诊断）
房颤	（病理生理诊断）
心功能Ⅲ级	（病理生理诊断）

三、循环系统疾病常见症状及其护理

（一）常见症状

1. 心源性呼吸困难　是指各种心血管疾病引起的呼吸困难，呼吸时患者感到空气不足、憋气、呼吸费力。循环系统疾病患者出现呼吸困难主要见于左心衰竭引起的肺淤血，也可见于右心衰竭、心包积液、心脏压塞时。心源性呼吸困难常表现为：①劳力性呼吸困难，其特点为活动时发生或加重，休息时缓解或减轻，常为左心衰竭最早出现的症状，原因为运动导致回心血量增加，肺淤血加重。②中、重度呼吸困难患者常因卧位时呼吸困难加重而被迫采取半卧位或坐位，称为端坐呼吸，是严重肺淤血的表现，即静息状态下患者仍感觉呼吸困难，不能平卧。③夜间阵发性呼吸困难是心源性呼吸困难的特征之一，即呼吸困难在夜间熟睡后 1 ~ 2 h 发生，患者突然因严重胸闷、气短而憋醒，被迫坐起。轻者历时数分钟至数十分钟后症状消失，重者可伴有咳嗽、咳泡沫样痰、气喘、发绀、肺部出现哮鸣音等，称为心源性哮喘。

2. 胸痛　循环系统疾病时发生的胸痛常由心肌缺血、缺氧所致。暂时性的缺血引起心绞痛，典型特点是患者在体力劳动、情绪激动或饱餐等诱因作用下发生胸骨后或心前区疼痛，呈压榨样、紧缩感或憋闷感，可向左肩、颈、上肢放射，疼痛一般持续数分钟，经休息或使用硝酸甘油制剂后缓解。严重而持续的心肌缺血导致心肌坏死则称为心肌梗死，其疼痛部位、性质同心绞痛，但程度剧烈，持续时间可达 30 min 以上，使用硝酸甘油制剂不能缓解。此外，梗阻性肥厚型心肌病、急性主动脉夹层、急性心包炎及心脏神经官能症患者也可出现不同性质的胸痛。

3. 心悸　是一种自觉心脏搏动的不适感。主要发病原因包括：①心脏搏动增强，除健康人在剧烈体力活动、精神过度紧张、大量吸烟、饮酒时可发生外，多见于贫血、高热、甲亢以及各种疾病所致的心室肥大患者。②心律失常，如各种原因导致的心动过速、心动过缓、期前收缩、房颤等均可使患者感到心悸。③心脏神经官能症，女性患者多见，除心悸外，常有胸痛、头痛、失眠等其他神经官能症症状。

4. 心源性水肿　水肿是指过多的液体积聚在组织间隙。心源性水肿指心血管疾病引起的水肿，是右心衰竭的主要表现，其发生机制主要是右心衰竭致体循环静脉淤血，有效循环血量减少，肾血流量减少，继发性醛固酮增多引起钠、水潴留。此外，静脉压增高使毛细血管内压力增高，使液体自毛细血管内渗透至组织间隙的量增多，而回吸收的量减少，也可导致水肿形成。心源性水肿的特点是水肿首先出现在身体下垂部位，常下床活动的患者易出现在双下肢，卧床患者则见于枕部、肩胛部及腰骶部等，严重水肿患者可出现胸腔积液、腹水。此外，患者还可伴有尿量减少、近期体重增加等。

5. 心源性晕厥　为心排血量骤减、中断或严重低血压引起的脑供血骤然减少或停止而出现的短暂意识丧失，常伴有肌张力丧失而跌倒的临床征象。导致晕厥发生的原因很多，除脑血管病变外，各种器质性心脏病引起的严重房室传导阻滞、病态窦房结综合征、阵发性室速、室颤、心脏停搏等均可引起晕厥。一般心脏供血暂停 5 s 以上即可发生晕厥。心脏供血暂停超过 10 s 可能出现抽搐，称为阿 - 斯综合征。

（二）护理

1. 心源性水肿

（1）护理评估

1）病史及心理社会资料：了解患者水肿出现的时间、部位，是否与劳累、感染、摄盐及摄水过多等诱因有关，是否伴有呼吸困难、乏力、尿少等伴随症状。护士应详细询问并记录患者每日液体出入量。患者初次发生水肿时，会有一些不安并及时去医院诊治。反复发作者会有悲观心态。

2）身体评估：重点评估患者有无颈静脉充盈、肺部啰音、肝大小、腹水，以及身体下垂部位的水肿情况。定期测量体重，应使用同一体重计，时间宜安排在早餐前，嘱患者排尿后并尽量穿相同重量的衣服称重。

3）有关检查：对于使用利尿药的患者，尤其应注意血清电解质的变化情况。

（2）主要护理诊断及其计划、评价

体液过多：与右心衰竭致体循环淤血、水钠潴留有关。

1）护理目标：①患者能够说出减轻水肿的方法；②患者的水肿程度减轻或消失。

2）护理措施：①饮食护理：限制钠盐和水分摄入，并观察患者进餐、饮水情况。轻度水肿患者每日摄盐量应在 2 ～ 3 g，重度水肿患者每日摄盐量应在 1 g 以下。除钠盐外，其他含钠多的食品、饮料（如发面食品、腌制食品、罐头、香肠、味精、啤酒、碳酸饮料）也应限制。液体摄入应限制在 1.5 ～ 2.0 L/d，一般保持出入量负平衡约 500 ml，有利于减轻症状。由于消化道水肿，故患者应少量多餐，并进食清淡、易消化的食物。②药物护理：输液速度宜慢，防止加重心力衰竭。使用利尿药时，应注意电解质代谢紊乱问题，如低钾、低钠。使用地高辛时，应遵医嘱定时、定量服用。如发现洋地黄中毒表现，应及时通知医生。③健康教育：告诉患者其水肿发生的原因以及进食低盐饮食的重要性。各类利尿药的作用机制不同，其不良反应也会有不同，洋地黄制剂可加强心肌收缩力，减轻静脉淤血而利尿，故利尿药、地高辛的使用应遵医嘱。

3）评价：患者能够叙述并执行低盐饮食计划。患者的水肿程度减轻。

有皮肤完整性受损的危险：与水肿部位皮肤抵抗力减低有关。

1）护理目标：水肿部位皮肤无破损发生。

2）护理措施：①皮肤观察：观察水肿部位的皮肤有无苍白或发红、破溃、压疮。②保护水肿部位皮肤：嘱患者穿宽松、柔软的鞋袜及衣裤，避免搔抓和过度擦洗水肿部位；对卧床患者，应保持其床单平整、干燥、清洁；定时协助患者变换体位，膝部、踝部及足跟处可垫软垫，以减轻局部压力；使用便盆时，动作宜轻巧，勿强行推、拉，防止磨伤皮肤；心力衰竭患者常因呼吸困难而被迫采取半卧位或端坐位，最易发生压力性损伤的部位是骶尾部，可用减压敷料保护局部皮肤，并保持会阴部清洁、干燥；胸腔积液患者喜患侧卧位，应注意受压部位皮肤的护理。

3）评价：患者水肿部位皮肤无破溃发生。

2. 心悸

（1）护理评估

1）病史及心理社会资料：患者主诉心悸时，应进一步了解心悸有无明显诱因，如劳累、情绪激动、吸烟、饮酒，心悸持续时间，以往有无类似发作，缓解方式是什么，心悸对日常生活、工作有哪些影响，心悸时是否伴有出冷汗、极度乏力、意识丧失等表现。了解患者有无心脏病及贫血、甲亢等病史。对于心悸反复发作或发作持续时间较长的患者，由于心前区的不适感往往可使患者感到紧张、不安、不知所措，心悸导致活动耐力的下降也可使患者感到忧郁、悲观，护士在评估时应注意到这些情绪反应。

2）身体评估：测量生命体征，注意心搏的频率和节律有无改变。

3）有关检查：心电图检查是判断心律失常类型的最有效手段，护士应能够识别常见的心电图改变，必要时对患者进行心电监测。

（2）主要护理诊断及其计划、评价

焦虑：与心悸导致患者紧张不安有关。

1）护理目标：患者的紧张不安感减轻。

2）护理措施：①减少刺激：患者应注意休息，保持情绪稳定，防止活动和激动而引起心悸加重。饮食应清淡，限制烟、酒、咖啡、浓茶等刺激性食物的摄入。②患者的上衣应宽松，且应避免左侧卧位，因为紧束胸壁或左侧卧位可使心搏感更加明显。③向患者讲明心悸产生的原因、治疗方法及预后，使患者对心悸有正确的认识。④药物护理：嘱患者遵医嘱定时、定量服用抗心律失常药，当原有症状加重或出现其他不适表现时，及时报告医护人员。

3）评价：患者主诉紧张不安感减轻。

第二节　心力衰竭

◎ 案例 3-1

某患者，女性，71 岁。确诊风湿性心脏病近 30 年。1 周前患者受凉后出现活动后胸闷、气喘，伴双下肢凹陷性水肿。近 3 d 夜间入睡后常常憋醒，不能平卧，睡眠差，自诉食欲下降，尿量减少，门诊以“心力衰竭”收入院。

体格检查：T 36.7℃，P 81 次 / 分，R 24 次 / 分，BP 120/85 mmHg。端坐位，神志清楚，口唇发绀，可见颈静脉怒张，双肺呼吸音粗，可闻及湿啰音，心率 128 次 / 分，心律不齐，心尖部可闻及舒张期杂音，双下肢膝以下凹陷性水肿。

请回答：

1. 为明确诊断，患者需接受哪些实验室及其他检查？
2. 患者目前主要护理诊断 / 问题是什么？
3. 护士进行健康教育的主要内容是什么？

心力衰竭是各种心脏结构或功能性疾病导致心室充盈和（或）射血功能受损，心排血量不能满足机体组织代谢需要，以肺循环和（或）体循环淤血、器官组织血液灌注不足为临床表现的一组综合征，主要表现为呼吸困难、体力活动受限和体液潴留。按心力衰竭发生的时间、速度、严重程度，可将其分为急性心力衰竭和慢性心力衰竭，以慢性心力衰竭更为常见。按心力衰竭发生的部位，可将其分为左心衰竭、右心衰竭和全心衰竭。

一、慢性心力衰竭

【病因】

（一）基本病因

慢性心力衰竭病因有以下两个方面。

1. 原发性心肌损害　冠心病心肌缺血和（或）心肌梗死所引发的缺血性心肌损害是引起心力衰竭的最常见原因。各种类型的心肌炎和心肌病也可因损害心肌而导致心力衰竭发生。心肌代谢障碍以糖尿病心肌病最为常见。

2. 心室负荷过重　心室负荷分为前负荷和后负荷。前负荷即心室舒张末期所承受的容量负荷，心瓣膜关闭不全、先天性心脏病所致的左、右心室及左、右心房间的分流，以及甲亢、贫血导致的全身血容量增加等情况，均可造成心室前负荷过重。后负荷也称为压力负荷，心室后负荷过重可见于原发性高血压、主动脉瓣狭窄、肺动脉高压、肺动脉瓣狭窄等。

（二）诱因

有基础心脏病的患者，其心力衰竭症状常由一些增加心脏负荷的因素所诱发。

1. 感染　各种感染可通过增加机体代谢而加重心脏负荷，呼吸道感染是最常见、最重要的诱因。

2. 心律失常　快速性心律失常（如房颤）、严重的缓慢性心律失常（如高度房室传导阻滞）均可诱发心力衰竭。

3. 过度劳累和情绪激动　可诱发心力衰竭。

4. 妊娠后期和分娩过程　由于心脏负担加重，可使原本患心脏病的女性发生心力衰竭。

5. 原有心脏病变加重或并发其他疾病　如合并甲亢、中重度贫血等疾病。

6. 血容量增加　如输液过多、过快，钠盐摄入过多。

【发病机制】

慢性心力衰竭的发病机制可以归纳为 3 个方面。

1. 血流动力学异常　各种病因及诱因损害心脏功能，使心排血量降低，在心肌收缩性能正常时，通过代偿作用，使回心血量增加，心室舒张末期容积、压力增高，导致心肌纤维长度增加，心排血量相应地增加。当心室舒张末期压力超过代偿能力时，心排血量下降，可以出现相应心房压、静脉压升高，当达到一定高度时，可出现肺循环、体循环淤血。

2. 神经内分泌的激活　当心力衰竭时，体内交感神经系统（SNS）、肾素 - 血管紧张素系统（RAS）的活性增高，一方面可增加心肌收缩力及心排血量，起到代偿作用；另一方面长期神经内分泌的活性增高不仅加重心脏负荷，还可直接损害心肌（如儿茶酚胺对心肌有直接毒性作用），加剧心力衰竭的恶化。

此外，还有多种体液因子参与心血管系统的调节，例如利钠肽类，尤其是心房利尿钠肽（ANP）及脑利尿钠肽（BNP），在心力衰竭时随心室壁张力的增加，分泌量明显增加，其生理作用是扩张血管和利尿排钠，对抗水、钠潴留。BNP 及 ANP 的增高与心力衰竭的严重程度成正相关，可作为评定心力衰竭进程和判断预后的指标。

3. 心肌损害和心室重塑　原发性心肌损害和心脏负荷过重使心脏功能受损，导致心室扩大和肥厚，在此过程中，心肌细胞、胞外基质、胶原纤维网等均发生相应变化，即产生心室重塑。目前研究表明，心力衰竭发生、发展的基本机制是心室重塑。心肌肥厚初期可对心功能起有益的代偿作用，但肥厚的心肌在长期负荷过重的条件下处于能量饥饿状态，心肌缺血，心肌细胞死亡，继而纤维化，使存活心肌负荷进一步加重，如此形成恶性循环，最后发展至不可逆性心肌损害阶段。

【临床表现】

绝大多数慢性心力衰竭均以左心衰竭开始，逐渐发展而出现右心衰竭。既有左心衰竭又有右心衰竭则称为全心衰竭，在临床上很常见。

（一）左心衰竭

左心衰竭患者的临床表现主要由肺循环淤血、左心排血功能减低所致。

1. 症状

（1）呼吸困难：不同程度的呼吸困难是左心衰竭的典型表现，可表现为劳力性呼吸困难、夜间阵发性呼吸困难或端坐呼吸。

（2）咳嗽、咳痰及咯血：由于肺泡壁及支气管黏膜淤血而产生浆液性漏出液，引起咳嗽，咳白色泡沫样痰。心力衰竭严重时也可出现痰中带血丝或咳粉红色泡沫样痰。

（3）其他症状：由于左心排血功能减低，患者常因心排血量降低出现疲乏、无力、头晕、心悸等表现。左心衰竭致肾血流量减少，可出现少尿。长期慢性的肾血流量减少导致血尿素氮、肌酐升高，并可有肾功能不全的症状。

2. 体征　心脏检查可有左心室增大、心率增快、心尖部第一心音减弱，并可闻及舒张期奔马律。肺部体征主要是在两肺底闻及湿啰音，啰音可随体位而移动，有些患者可伴有哮鸣音。

（二）右心衰竭

右心衰竭患者临床表现主要由体循环静脉淤血所致。

1. 症状　由于胃肠道淤血，患者出现食欲缺乏、恶心、呕吐、腹痛等表现，肝淤血、肿大可产生腹部胀满感。

2. 体征

（1）水肿：特征为对称性、身体下垂部位的凹陷性水肿，能下床活动者以足、踝及胫前明显，长期卧床者以腰、骶尾部明显。严重右心衰竭患者可出现全身水肿，并伴有胸腔积液、腹水。

（2）颈静脉怒张及肝颈静脉回流征阳性：均为体循环静脉压增高引起。右心衰竭时，右心房压力增高而致颈静脉充盈明显，称为颈静脉怒张。若压迫患者上腹部或肿大的肝而使颈静脉充盈更加明显，称为肝颈静脉回流征阳性。

（3）肝大和压痛：是右心衰竭的重要表现之一。若肝长期持续淤血，最终可发展为心源性肝硬化。

（4）发绀：是指血液中还原血红蛋白增多所致皮肤、黏膜呈现青紫色的现象，以口唇、甲床、鼻尖、耳郭等末梢组织为明显。由于体循环静脉淤血，血流缓慢，致使血红蛋白中的氧被组织大量摄取而出现发绀。左心衰竭时，因血红蛋白在肺中不能得到充分氧合，也可出现发绀。

（5）右心增大：剑突下可见明显的心脏搏动。

（三）全心衰竭

全心衰竭患者同时具有左心衰竭、右心衰竭的临床表现，或以某一侧心力衰竭表现为主。当左心衰竭逐渐发展而导致右心也发生衰竭时，右心衰竭的出现常使左心衰竭的肺淤血表现得以减轻。

【有关检查】

1. 血液检查 BNP和氨基末端脑钠肽前体（NT-pro BNP）是心力衰竭诊断、患者管理、临床事件风险评估的重要指标。但很多疾病可导致BNP升高，其特异性不强。

2. 胸部X线检查 心力衰竭患者可出现左心、右心增大或心脏向两侧增大，左心衰竭患者有肺门阴影增大、肺纹理增粗的表现。

3. 超声心动图检查 可用于估计心脏的收缩、舒张情况，也能够比X线更准确地提供各心腔大小变化及心脏瓣膜结构及功能情况。

4. 放射性核素检查 有助于判断心室腔大小、心脏收缩及舒张功能。

5. 有创血流动力学监测 即将漂浮导管经皮静脉穿刺送至右心房、右心室、肺动脉，测量肺毛细血管楔压、心排血量和心脏指数。其中肺毛细血管楔压（PCWP）的高低与肺淤血成正相关，故可用其反映左心功能情况。

【诊断要点及心功能分级】

慢性心力衰竭的诊断主要依据肺淤血的症状和体征、体循环静脉淤血的症状和体征、实验室以及其他检查指标而做出。做出诊断的同时要对心功能进行分级。

目前通用纽约心功能分级（NYHA）标准（1928年纽约心脏病协会分级，美国心脏病协会标准委员会1994年修订）。

Ⅰ级：体力活动不受限制，日常活动不引起乏力、心悸、呼吸困难或心绞痛等症状。

Ⅱ级：体力活动轻度受限，休息时无症状，日常活动即可引起上述症状。

Ⅲ级：体力活动明显受限，休息时无症状，轻于日常活动的体力活动即可引起上述症状。

Ⅳ级：不能从事任何体力活动，休息时也有症状，稍有体力活动后症状即加重。如无需静脉给药，可在室内或床边活动者为Ⅳa级，不能下床并需静脉给药支持者为Ⅳb级。

【治疗要点】

（一）一般治疗

一般治疗主要目的是减轻心脏负荷。

1. 休息 为心力衰竭的基本治疗方法，包括体力休息和精神放松。

2. 低盐饮食 限制钠盐及含钠食物的摄入，以减少水、钠潴留，降低心脏前负荷。由于心力衰竭患者常同时使用具有强大排钠作用的利尿药，故限钠可不必过严，以免发生低钠血症，但每日钠盐的摄入量仍以< 5 g为宜。

3. 吸氧 给予2 ~ 4 L/min低流量持续吸氧，增加血氧饱和度。

（二）药物治疗

1. 利尿药 可以排出体内过多的液体，减轻心脏前负荷，改善心功能。临床常用利尿药如下。

（1）排钾利尿药：通过阻碍钠、氯化物、钾的重吸收而起利尿作用。

1）噻嗪类：如氢氯噻嗪25 ~ 50 mg，每日1 ~ 2次，口服。

2）袢利尿药：利尿作用较噻嗪类强而起效迅速，其中最常用者为呋塞米（速尿），20 ~ 40 mg，每日1 ~ 2次，口服，也可经静脉注射20 ~ 40 mg，每日1 ~ 2次。

排钾利尿药最主要的不良反应是引起低钾、低钠、低氯血症碱中毒，使用时应注意血电解质情况，同时补充氯化钾或与保钾利尿药合用。

（2）保钾利尿药：有排钠和氯化物的作用，对钾有潴留作用。保钾利尿药本身利尿作用较弱，常与噻嗪类排钾利尿药合用，以防低血钾。常用药物有螺内酯、阿米洛利等。

2. 肾素 - 血管紧张素 - 醛固酮系统（RAAS）抑制剂

（1）血管紧张素转换酶抑制药（ACEI）：通过抑制肾素 - 血管紧张素系统（RAS），发挥扩张血管作用，特别是对心脏组织中 RAS 的抑制，对改善和延缓心室重塑起重要作用，从而延缓心力衰竭进展，降低远期死亡率。常用药物：卡托普利 12.5 ~ 25 mg，每日 3 次；贝那普利 5 ~ 10 mg，每日 1 次。该类药物的副作用有低血压、肾功能受损、高血钾及干咳等。

（2）血管紧张素Ⅱ受体拮抗药（ARB）：为 ACEI 的替代治疗药物，常用药物如氯沙坦、缬沙坦、厄贝沙坦。心力衰竭患者治疗首选 ACEI，当 ACEI 引起干咳、血管性水肿而不能耐受时，可改用 ARB。

（3）血管紧张素受体脑啡肽酶抑制剂（ARIN）：可抑制血管收缩，改善心室重构，显著减低心力衰竭住院和心血管死亡风险，常用于射血分数降低的心力衰竭患者，常用药物有沙库巴曲缬沙坦。

（4）醛固酮受体拮抗药：以螺内酯应用最为广泛，对抑制心血管重塑、改善远期预后具有较好作用。

3. β 受体拮抗药　可抑制交感神经激活对心力衰竭代偿的不利作用，抑制心室重塑，长期应用可减轻症状，改善预后，降低死亡率和住院率。一般在心力衰竭患者病情稳定后从小剂量开始，如美托洛尔每日 12.5 mg、比索洛尔每日 1.25 mg 等，然后缓慢递增剂量，适量长期维持。静息心率是评估 β 受体有效阻滞的指标之一，通常心率降至 60 次 / 分的剂量为 β 受体拮抗药应用的目标剂量或最大可耐受量。症状改善常在用药后 2 ~ 3 个月出现。

4. 正性肌力药　此类药物可通过增加心脏收缩力，提高心排血量而纠正心力衰竭。

（1）洋地黄类药物：具有正性肌力作用和使心率减慢的负性频率作用的特点，并且在增加心肌收缩力的同时并不增加心肌耗氧量，因而成为临床最为常用的强心药物。

1）适应证：适用于各种类型心脏病所致的充血性心力衰竭，对伴有房颤和心室率增快的心力衰竭效果尤为显著。洋地黄过量或中毒及过敏者应禁用。在预激综合征伴房颤或房扑、严重房室传导阻滞、肥厚性梗阻型心肌病等情况下不宜使用。

2）常用药物：口服制剂常用地高辛，属中速洋地黄制剂，适用于中度心力衰竭或维持治疗，每日一次 0.25 mg。毛花苷 C（西地兰）、毒毛花苷 K 为快速起效的静脉注射制剂，用于急性心力衰竭或慢性心力衰竭加重时，特别适用于心力衰竭伴快速心室率的房颤者。

当患者体内洋地黄药物浓度达到一定量时才能取得最好疗效，此时称为治疗浓度。随后每日要给予一定量药物补充代谢排出的药量，以维持治疗浓度，此量称为维持量。洋地黄类药物治疗量和维持量个体差异较大，必须随时调整。

3）毒性反应及其处理：洋地黄的治疗剂量与中毒量很接近，特别是在心肌缺血、缺氧情况下，如急性心肌梗死、急性心肌炎时，容易发生洋地黄中毒。此外，低血钾、严重缺氧（如肺源性心脏病）、肝肾功能减退等也是引发洋地黄中毒的常见因素。

洋地黄中毒的表现如下。①心脏毒性：洋地黄中毒最严重的毒性反应是各种类型的心律失常，其中以室性期前收缩形成二联律最为常见，其他如室上性心动过速伴房室传导阻滞、窦性心动过缓、房室传导阻滞。②胃肠道反应：如食欲下降、恶心、呕吐等。③神经系统反应：如头痛、头晕、视物模糊、黄绿视。

洋地黄中毒的处理：①立即停用洋地黄类药物，并停用排钾利尿药。②补充钾盐，可口服或静脉滴注氯化钾。③纠正心律失常：可给予苯妥英钠或利多卡因静脉注入。对于出现缓慢性心律失常者，可给予阿托品 0.5 ~ 1.0 mg 皮下或静脉注射。

（2）非洋地黄类正性肌力药物：主要是β受体兴奋药，如静脉滴注小剂量多巴胺 2 ~ 5 μg/（kg・min），或多巴酚丁胺 2.5 ~ 7.5 μg/（kg・min）。其他还有磷酸二酯酶抑制药，常用的有氨力农、米力农。

5. 扩血管药物　慢性心力衰竭治疗不推荐应用扩血管药物，仅在伴有心绞痛或高血压的患者可考虑应用，存在心脏流出道或瓣膜狭窄的患者禁用。

（三）非药物治疗

对于慢性心力衰竭伴心室失同步化收缩的患者，可采取心脏再同步化治疗，即植入三心腔起搏装置，改善房室、室间和（或）室内收缩的同步性，增加心排血量。心脏移植是治疗晚期心力衰竭的最终治疗方法。

（四）防治诱发因素

防治各种诱发心力衰竭的因素，以防心力衰竭加重或复发。

（五）治疗原有心脏病

治疗原有心脏病，如活动性风湿病、原发性高血压、冠心病、肺源性心脏病等。

【护理要点】

（一）护理评估

1. 病史及心理社会资料　心力衰竭可见于各种原发性心血管病和全身性疾病。护士应了解患者既往是否存在冠心病、原发性高血压、心肌病、先天性心脏病、风湿性心脏瓣膜病、甲亢、贫血等可导致心力衰竭发生的疾病，以及导致心力衰竭出现或加重的诱因。对于主要症状，如呼吸困难、咳嗽、咳痰、乏力、恶心、腹胀，应注意其具体表现及对日常生活的影响。随着慢性心力衰竭程度的加重，患者体力活动越发受限，加之疾病的反复发作，迁延不愈，易使患者产生烦躁不安、悲观、内疚等心理反应，应注意评估患者家属给予其的精神及物质支持情况。

2. 身体评估　应重点评估有无心脏向左侧扩大、心率增快、肺底湿啰音等左心衰竭的主要体征，以及发绀、颈静脉怒张、肝大、水肿等右心衰竭的体征。

3. 有关检查　胸部 X 线片、超声心动图等检查结果有助于判断患者有无心力衰竭及其程度。对于使用利尿药的患者，还应定期评估电解质情况，特别是血钾的高低。

（二）主要护理诊断 / 问题

1. 气体交换受损：与左心衰竭致肺循环淤血有关。

2. 活动耐力下降：与心排血量下降有关。

3. 体液过多：与右心衰竭致体循环淤血有关。

4. 潜在并发症：洋地黄中毒。

（三）护理计划及评价

活动耐力下降：与心排血量下降有关。

1. 护理目标　患者在日常活动时心率、呼吸频率无异常变化，无不适感。主诉活动耐力有所增加。

2. 护理措施

（1）休息：是减轻心脏负荷的重要方法。休息的方式和时间需根据患者心功能情况安排，心功能Ⅰ级者应避免重体力活动；心功能Ⅱ级者适当限制体力活动，增加午睡时间及夜间睡眠时间，鼓励运动康复；心功能Ⅲ级者应严格限制一般体力活动，鼓励日常生活自理，每日下床行走；心功能Ⅳa级者可下床站立或在室内缓步行走，在协助下生活自理，以不引起症状加重为度；心功能Ⅳb级患者则需卧床休息，日常生活由他人协助。对于长期卧床休息的患者，应鼓励其经常变换体位，在床上做深呼吸运动和下肢被动性或主动性活动，以避免出现压疮、肺部感染、下肢深静脉血栓形成及肌肉萎缩等并发症。卧床期间患者应保持舒适体位，大多数患者愿意采取坐位或半坐位以缓解呼吸困难。

（2）心力衰竭好转后逐渐增加活动量：长期卧床者，可遵循从卧床到坐起，床边静坐、病室内活动、病室外活动的顺序，逐步锻炼活动耐力。护士应根据患者的病情和患者活动时的反应确定活动的持续时间和频度。

（3）活动中出现不适的处理：告诉患者在活动中当出现心悸、心前区不适、呼吸困难、头晕、视物模糊、大汗、极度疲乏等现象时，应立即停止活动，安静休息，并将这一情况报告医护人员以调整活动计划。

（4）药物护理：强调遵医嘱用药，以改善心功能，增加对活动的耐受力。服用地高辛时，嘱患者如果一次漏服，则下一次不要补服，以免药物过量而引起中毒；护士给药前先数心率，若＜60次/分，不能给药，注意询问患者有无不适，注意观察患者心电图变化及血清地高辛浓度。持续性房颤患者使用洋地黄后心室率转为规整，要警惕洋地黄中毒的可能。发现洋地黄中毒的表现，应及时通知医生，共同处理。对于使用利尿药的患者，应注意记录24 h出入量，每日测量体重，一般控制出入量为负平衡，直至达到水、钠潴留纠正后的目标体重。同时监测血清电解质变化情况，如低钾、低钠。

3. 评价　患者日常活动时自诉无不适，心率、呼吸频率维持在正常范围，主诉活动耐力有所增加。

【健康教育】

（1）患者应坚持治疗、控制原发病，防止心力衰竭反复发作。

（2）避免引起心力衰竭的诱发因素，如过度劳累、过度激动、感染（尤其是呼吸道感染）、钠盐摄入过多等。

（3）应根据心功能情况合理安排工作、活动与休息。

（4）对于需长期服药的患者，护士应在患者出院前列出所服药物的注意事项，并嘱患者严格按医嘱坚持服药，当出现呼吸困难进行性加重、尿少、体重短期内迅速增加、水肿等表现时，应及时就诊。

二、急性心力衰竭

急性心力衰竭是指心力衰竭的症状和体征急性发作或急性加重的一种临床综合征，包括心脏急性病变导致的新发心力衰竭、慢性心力衰竭急性失代偿。临床上以急性左心衰竭较常见，多表现为急性肺水肿或心源性休克。

【病因和发病机制】

（一）病因

常见病因包括：慢性心力衰竭急性加重；急性心肌坏死和（或）损伤，如广泛心肌梗死；急性血流动力学障碍，如急性瓣膜反流、严重二尖瓣狭窄。

常见诱发因素包括：①严重心动过缓（心率＜35 次 / 分）或快速性心律失常（心率＞180 次 / 分）；②输液过多、过快；③高血压危象；④感染等。

（二）发病机制

由于心脏收缩力突然严重减弱，或左心室瓣膜急性反流，心排血量急剧减少，左心室舒张末压迅速升高，肺静脉回流不畅，导致肺静脉压力快速升高，形成急性肺水肿。肺水肿早期可因交感神经激活，血压升高，但随病情进展，血压逐步下降，甚至发生心源性休克。

【临床表现】

急性肺水肿发生后，患者突然出现严重的呼吸困难，有窒息感，常取端坐位，极度烦躁不安，大汗淋漓，面色青灰，皮肤湿冷，同时有咳嗽，咳大量粉红色泡沫样痰。听诊心率加快，心尖部可闻及舒张期奔马律，两肺满布湿啰音及哮鸣音，严重者可出现心源性休克。

【诊断要点】

根据基础心血管疾病、诱因、典型症状、体征及各种检查（心电图、胸部 X 线片、超声心动图、BNP），可做出诊断。但应注意，急性左心衰竭时发生的心源性哮喘需与支气管哮喘相鉴别。咳大量粉红色泡沫样痰和心尖部舒张期奔马律有助于诊断肺水肿。

【治疗要点】

急性心力衰竭是危重急症，需积极、迅速采取抢救措施。

1. 体位　患者取坐位，两腿下垂，减少回心血量。

2. 镇静　吗啡 3 ~ 5 mg 静脉注射，3 min 内推完，必要时可重复。吗啡的镇静作用可减轻患者的烦躁不安，而且吗啡还具有扩张静脉和小动脉的作用。

3. 氧疗　用于出现低氧血症者，首先确保气道通畅，立即给予鼻导管高流量（6 ~ 8 L/min）吸氧。伴呼吸性碱中毒以及未合并二氧化碳潴留、需高流量给氧者可采取面罩给氧。病情严重者应采用无创持续气道正压通气（CPAP）或双水平气道正压通气（BiPAP）给氧。

4. 减轻心脏负荷　快速利尿，常用呋塞米 20 ~ 40 mg 静脉注射，2 min 内推完。血管扩张药可选用硝普钠或硝酸甘油静脉滴注。应用期间应遵医嘱定时监测血压，用输液泵控制滴速，根据血压调整剂量，维持收缩压在 90 ~ 100 mmHg。

5. 洋地黄类药物　使用快速洋地黄制剂如毛花苷 C 静脉注射，对于近 1 ~ 2 周曾使用过洋地黄类药物的患者，应小心洋地黄中毒。

6. 氨茶碱　0.25 g 稀释后缓慢静脉注射，氨茶碱除有扩张支气管的作用外，还可直接兴奋心肌，并有扩张外周静脉和利尿的作用。

【护理要点】

1. 病情监测　严密观察患者生命体征变化、呼吸困难程度、咳嗽、咳痰及肺内啰音变化情况。监测 24 h 出入量和体重。了解 NT-proBNP、动脉血气分析、电解质、肝功能、肾功能及心脏超声结果等。

2. 体位　嘱患者取坐位，两腿下垂，并提供倚靠物（如高枕、高被、小桌）以节省患者体力，并注意保护患者，防止坠床。

3. 氧疗护理　给予高流量吸氧时，注意保持鼻导管通畅，做好鼻腔护理。

4. 药物护理　应用吗啡镇静治疗期间观察有无呼吸抑制、血压下降等不良反应。使用利尿药时，应严格记录 24 h 出入量。急性心力衰竭时常使用快速利尿药，如呋塞米，尤应注意电解质代谢紊乱问题。使用血管扩张药时，要控制输液速度并监测血压，防止低血压发生。硝普钠应现用现配并避光使用，因其见光易分解而降低药效，且药物保存和连续使用不宜超过 24 h。硝普钠的代谢产物含氰化物，不宜长期应用，通常疗程不超过 72 h。

5. 心理护理　急性心力衰竭发生时，严重的呼吸困难常使患者烦躁不安，感到焦虑、恐惧，这样的情绪反应会加重心脏负荷。护士除遵医嘱给予镇静药外，还应多陪伴患者，告诉患者医护人员正积极采取措施，不适症状会逐渐控制。

第三节　休　克

休克是由多种不同致病因素导致有效循环血量急剧减少，组织细胞灌注严重不足，以各重要生命器官和细胞功能代谢障碍及结构损害为主的综合征。休克是临床紧急情况，早期发现和处理是极为重要的，否则可因发生不可逆的改变而危及患者生命。

【按病因分类】

1. 失血性休克　由大量失血（内出血或外出血）、失水（严重呕吐、腹泻）、丢失血浆（如烧伤）引起，造成有效循环血量绝对不足。

2. 感染中毒性休克　由严重感染引起，其中以革兰氏阴性杆菌（如大肠埃希菌）、铜绿假单胞菌（绿脓杆菌）产生的内毒素和革兰氏阳性球菌（如肺炎链球菌、金黄色葡萄球菌）产生的外毒素造成的休克最为常见。

3. 心源性休克　由于心脏排血功能急剧减退所致，常见于急性心肌梗死、严重心律失常等。

4. 过敏性休克　由于人体对某些变应原（如药物或生物制品）产生严重过敏反应，导致周围血管扩张，血浆渗出，循环血量相对不足。

5. 神经源性休克　外伤、剧痛、脊髓损伤或麻醉意外等可使周围血管扩张，循环血量相对不足。

【发病机制】

引起休克的原因虽各有不同，但都具有同样的病理生理基础。当人体受到各种休克病因侵袭时，大多数引起心排血量减少或周围血管扩张，使有效循环血量不足，全身平均动脉压降低，机体反射性刺激交感神经及肾上腺髓质，释放去甲肾上腺素和肾上腺素，同时还动员肾素 - 血管紧张素 - 醛固酮系统及其他体液因子共同代偿，导致腹部脏器及皮肤小动脉收缩，心率增快，血流重新分布，保证重要器官（心脏、脑）的血液供应。

若病因仍继续作用于机体，超出机体代偿能力，将使组织微循环灌注明显不足。休克早期，许多微血管处于收缩状态，此时，微动脉、微静脉、毛细血管前括约肌持续收缩和短路开放，使组织灌流明显减少。休克中、晚期，组织缺血、缺氧，无氧代谢产物增多及细胞释放血管活性物质，使微动脉、毛细血管前括约肌扩张和毛细血管网同时开放，导致大量血液淤滞在毛细血管床内。由于毛细血管后括约肌、微静脉仍处于收缩状态，故毛细血管内静水压增高，加之缺氧使毛细血管壁通透性增加，导致血浆外渗，毛细血管内血液黏滞度增加，不利于血液灌注。随着缺氧及酸中毒加重，最后微静脉也扩张，有效循环血量明显减少，心排血量、动脉压均进一步降低。缺血、缺氧又易造成血管内皮细胞损伤，使血小板黏附在其表面，并激活凝血因子，血液呈高凝状态，导致弥散性血管内凝血，在毛细血管内可形成大量微血栓，进一步阻碍血液灌流，甚至停止灌注，造成细胞严重损伤或死亡。又因大量微血栓形成消耗了血小板及凝血因子而出现严重出血倾向。

上述改变可造成重要器官严重损害甚至功能衰竭，主要表现如下。

1. 心脏　冠状动脉灌注不良，使心肌缺血，心肌收缩力减弱，甚至发生心力衰竭。

2. 脑　脑缺血引起脑功能障碍而出现烦躁、谵妄、昏迷。

3. 肾　肾缺血，肾小管上皮细胞发生变性、坏死，可出现少尿、无尿，最后发生急性肾衰竭。

4. 肝　肝缺血、缺氧可致肝细胞变性、坏死，发生肝功能损害、肝性昏迷。

5. 肺　肺细胞缺氧致通透性增加，可引起肺间质和肺泡水肿、出血和肺不张，从而导致休克肺。患者表现为严重呼吸困难、咳嗽、发绀，最终发生呼吸衰竭。

【临床表现】

1. 早期　患者神志清楚，但可有因缺氧导致的烦躁不安。因外周血管收缩，可有面色苍白、四肢湿冷、出冷汗、心率增快、脉搏细速，此时血压下降可不明显。

2. 中、晚期　由于有效循环血量、各脏器及组织灌注明显减少，患者出现口干、血压下降或测不到，脉搏细弱摸不清，脉压明显缩小。患者精神萎靡，表情淡漠，逐渐神志模糊，甚至昏迷。面色青灰，肢端发凉，渐向上扩展，发绀明显。尿量明显减少或无尿，毛细血管再充盈时间延长。晚期可发生弥散性血管内凝血（DIC）和广泛的内脏损害，成为休克致死的主要原因。

【有关检查】

1. 中心静脉压测定　中心静脉压是指接近右心房的腔静脉内压力，正常值为 5 ~ 12 cmH_2O。它可反映血容量、右心室功能及周围血管张力的变化。中心静脉压测定适用于严重休克或休克伴有心力衰竭而需要大量补血或补液以扩张血容量者。其临床意义是：①血压低，中心静脉压低（$< 5\ cmH_2O$），表示血容量不足，应大量补液。②血压低，中心静脉压正常，可能只有轻度血容量不足，需少量补液。③血压低，中心静脉压高（$> 15\ cmH_2O$），如果除外血管收缩药的影响，说明已有心力衰竭。

2. 测尿量、尿比重　休克时肾血流量减少，尿量随之减少，故尿量可反映肾血液灌注情况。应给予休克患者留置导尿，测量每小时尿量。尿量是判断休克轻重程度的重要指标，若每小时尿量达 30 ml 以上，是休克好转的一个重要指标。尿比重固定在 1.010 或低于 1.010，可能为肾小管功能不良。

3. 动脉血气分析　可借此了解患者的呼吸功能及酸碱平衡状况。

【诊断要点】

休克是指危及生命的急性循环衰竭，其诊断应根据临床表现、血流动力学及生化指标进行综合评估。心源性休克的临床诊断标准如下。

1. 病因　存在引起心源性休克的病因。

2. 全身低灌注表现　有肢体湿冷，尿量＜ 20 ml/h 和（或）神志改变等。

3. 血流动力学表现　包括：①持续性低血压，血容量充足时收缩压＜ 90 mmHg，或平均动脉压＜ 65 mmHg，或收缩压较基线水平下降＞ 30 mmHg，持续 30 min 以上。②心排血量显著下降，心指数（CI）＜ 2.2 L/（min · m^2）。③肺动脉楔压＞ 18 mmHg。肺动脉漂浮导管和（或）多普勒超声心动图检查有助于明确心源性休克的诊断。

【治疗要点】

休克的诊疗应针对病因和发病环节，在去除病因的前提下采取综合治疗措施，以恢复重要器官血液灌流和防止细胞损伤为目的。各类休克共同的治疗原则如下。

1. 一般治疗　患者取平卧位，去枕，注意保暖、吸氧。

2. 病因治疗　在纠正休克的同时要及时治疗引起休克的病因，以促进病情好转，防止病情反复。

3. 补充有效循环血量　是治疗休克的根本措施，补液要早期、及时、充足。

（1）补液种类：目前有 3 种主要的补充液体类型。①晶体溶液：包括盐溶液、缓冲液，最常用的是生理盐水。②含胶体溶液：包括白蛋白溶液、羟乙基淀粉溶液、右旋糖苷溶液。如低分子右旋糖酐可提高血浆渗透压而扩张血容量，同时还能降低血液黏滞度，改善微循环，每日用量不宜超过 1000 ml。有时右旋糖酐可引起出血倾向、过敏反应等不良反应。羟乙基淀粉 40 氯化钠注射液（706 代血浆）为较好的血容量扩张剂，不良反应少，一般每日用量 500 ml。生理盐水、葡萄糖氯化钠注射液与右旋糖酐合用效果更好。③血液制品或血液替代品：如浓缩红细胞，重症者可加用血浆或输血。

（2）补液速度：原则上应快速输入，但也要根据患者的心功能情况、病情、血压、心率决定。

（3）补液量：一般应根据血压和中心静脉压水平确定，若血压低，中心静脉压＜ 5 cmH_2O，应迅速补液。除观察中心静脉压外，还应注意尿量、尿比重，若尿比重＞ 1.018 及尿量＜ 30 ml/h，说明补液不足。

4. 纠正酸中毒　酸中毒是由于组织缺氧所致，常用 5% 碳酸氢钠静脉滴注。纠正酸中毒可使心肌收缩力得以改善，并可增强血管对升压药物的反应。

5. 血管活性药物的应用　经积极液体复苏，平均动脉压（MAP）仍≤ 65 mmHg，或者存在威胁生命的低血压时，在积极液体复苏的同时，应早期应用血管活性药物，维持重要脏器的灌注。常用的血管活性药物有两类。

（1）血管收缩药物：使用此类药物的目的在于维持一定的动脉压，增加心排血量，并使血液重新分布至重要脏器。

1）多巴胺：可使肾及肠系膜血管扩张，脑动脉及冠状动脉轻度扩张，使血液从四肢引向重要脏器，并有加强心肌收缩力的作用，是休克治疗中应用最广泛的药物。

2）多巴酚丁胺：因具有较强的增加心肌收缩力的作用而多用于治疗心源性休克。

3）间羟胺：可使外周血管收缩而升高血压。同时，该药有加强心肌收缩力、扩张冠状动脉的作用。

（2）血管舒张药物：当患者表现为过度血管痉挛现象，如脉压小、四肢湿冷、眼底血管痉挛，或经积极补液中心静脉压已升高而血压仍低时，或已用大量血管收缩药物而血压仍不升者，可采用血管扩张药。一般从小剂量开始，用药前一定要充分补液，否则会使血压突然下降。常用药物如下。

1）酚妥拉明：是 α 受体拮抗药，可使小血管扩张，改善微循环，作用速度较快，可用 20 ~ 80 μg/min 静脉滴注。必要时可与去甲肾上腺素合用。

2）硝普钠：扩张血管的作用迅速而短暂，剂量为 0.5 ~ 10 μg/（kg・min）。

3）阿托品类生物碱：如阿托品、山莨菪碱、东莨菪碱，具有扩张微小动脉、改善微循环的作用。

6. 糖皮质激素的应用　此类药物具有稳定溶酶体膜、抗炎、抗过敏的作用，一般主张短期、大量使用。

7. 强心药的应用　重症休克、休克时间较长患者及老年人易发生心力衰竭，可使用快速强心药，如毛花苷 C 0.2 mg，每日 2 次。

【护理要点】

一旦发现患者出现休克的临床表现，护士除及时通知医生外，应做好以下抢救工作。

1. 体位　将患者置于去枕平卧位，以利于脑部供血。给予氧气吸入，注意保暖，尽量不搬动患者，若必须搬动，动作宜轻柔。

2. 立即建立静脉通道　至少建立 2 条静脉通道，以利输液和给药。若周围静脉萎陷穿刺困难，可考虑行锁骨下或锁骨上静脉穿刺，必要时做静脉切开。

3. 病情监测　严密观察患者的脉搏、血压、呼吸等生命体征，以及神志、面色、四肢温度变化情况。留置导尿者监测每小时尿量、尿比重，协助医生迅速建立中心静脉压监测，做好血气分析。上述观察结果有助于判断病情，若经治疗后患者肢端逐渐温暖，冷汗减少，皮肤颜色逐渐转红，尿量增加（超过 30 ml/h），脉率由快变慢，血压回升，说明组织灌注改善，病情好转；相反，若肢端发冷向上扩大，面色变为青灰，尿量减少，甚至无尿，脉率加速、细弱，血压下降，则表明休克加重。协助医生查明引起休克的病因，并做好相应护理，防止休克的恶性循环。

4. 按医嘱迅速补液及应用血管活性药物　护士应准确记录补液的种类和补液量、输入速度，使用低分子右旋糖酐扩容时，因其提高血浆渗透压的作用只维持 1.5 h，故应尽快输入体内。在补充血容量的过程中，也应注意防止因输液过多、过快发生急性左心衰竭。血管活性药物往往用量较少，且要求较为准确的输入速度，如有条件，可使用输液泵，用药期间需密切监测血压，尤其是对于血管舒张药，应严防血压突然下降。

5. 昏迷护理　严重休克患者发生昏迷时，应将患者头偏向一侧，定时翻身，保持口腔卫生。对长期留置导尿者，应做好预防泌尿系感染的工作，气管切开者需定时吸痰，更换套管。

第四节　心律失常

心律失常指心脏冲动的频率、节律、起源部位、传导速度或激动次序的异常。心律失常的类型多样，其中多数是由病理情况导致的，但也可见于正常心脏及生理情况。心律失常的临床重要性取决于其对循环系统血流动力学的影响。若由于心律失常使心搏出量减少，影响心脏、脑、肾等重要脏器的血液供应，临床上可出现心绞痛、心肌梗死、晕厥、抽搐、休克等症状，甚至导致患者死亡。

按照心律失常的发生机制，可将其分为冲动形成异常和冲动传导异常两大类。按照心律失常发生时心率的快慢，可将其分为快速性心律失常和缓慢性心律失常两大类。

1. 冲动形成异常

（1）窦性心律失常：包括窦性心动过速、窦性心动过缓、窦性心律不齐、窦性停搏。

（2）异位心律失常

1）被动性异位心律：如逸搏（房性、房室交界性、室性）、逸搏心律（房性、房室交界性、室性）。

2）主动性异位心律：包括期前收缩（房性、房室交界性、室性）、阵发性心动过速（房性、房室交界性、室性）、房扑、房颤、室扑、室颤。

2. 冲动传导异常　常见包括房室传导阻滞、室内传导阻滞（左、右束支及左束支分支传导阻滞）、房室间传导途径异常，如预激综合征。

一、窦性心律失常

心脏的正常起搏点位于窦房结，由窦房结冲动引起的心律称为窦性心律，其频率为60 ~ 100次/分。

（一）窦性心动过速

当窦性心律的频率超过100次/分时，称为窦性心动过速。常见原因包括吸烟、饮浓茶及咖啡、剧烈运动、情绪激动等生理状态，以及发热、甲亢、贫血、心力衰竭等病理状态。心电图特点为：①窦性心律；②心率＞100次/分。窦性心动过速的治疗应针对原发疾病本身，必要时可使用β受体拮抗药如普萘洛尔（心得安）以减慢心率。

（二）窦性心动过缓

当窦性心律的频率低于60次/分时，称为窦性心动过缓，可见于健康的青年人、运动员、老年人，也可见于器质性心脏病、甲状腺功能减退、颅内病变、服用β受体拮抗药及洋地黄等药物的患者。心电图特点为：①窦性心律；②心率＜60次/分。

窦性心动过缓若患者无自觉症状，一般无须治疗。若心率过慢，使心排血量不足，出现胸闷、心悸、晕厥等症状，可使用阿托品、异丙肾上腺素等药物治疗，或考虑植入人工心脏起搏器治疗。

（三）窦性停搏

窦性停搏是指在规律的窦性心律中，窦房结在一段时间内停止发放冲动。迷走神经张力过高、急性心肌梗死、窦房结本身病变、应用洋地黄药物等均可引起窦性停搏。长时间的窦性停搏可使患者产生眩晕、黑矇或晕厥症状。心电图特点：窦性心律中有较长一段停顿，停顿的 P-P 间期与基础的 P-P 间期无公倍数关系，停顿之后常出现异位节律点逸搏。窦性停搏的治疗同窦性心动过缓。

（四）病态窦房结综合征

病态窦房结综合征简称病窦综合征，是由于窦房结及其周围组织的器质性病变导致窦房结功能障碍而产生多种心律失常的综合表现。冠状动脉供血不足、心肌炎、心肌病是导致病态窦房结综合征的常见原因。患者常出现因心动过缓致心排血量下降而引起的心脏、脑供血不足的症状。心电图特点：①持续心动过缓，心率＜ 50 次 / 分；②出现窦房阻滞与窦性停搏；③心动过缓 - 心动过速综合征，即心动过缓与房性快速性心律失常（如房扑、房颤、房性心动过速）交替出现。

病态窦房结综合征患者若出现症状，可采用永久人工心脏起搏器治疗，效果理想。

二、期前收缩

期前收缩又称早搏，是由于异位节律点兴奋性增高，过早发出冲动或形成折返现象而引起心脏激动。期前收缩是最常见的心律失常。根据异位节律点的不同，可将期前收缩分为房性、房室交界性和室性期前收缩，其中以室性期前收缩最多见。

【病因】

过度劳累、情绪激动、过量吸烟、饮酒、饮茶等生理情况，以及各种器质性心脏病、电解质代谢紊乱、药物作用等均可引起期前收缩。

【临床表现】

偶发期前收缩一般不引起症状，患者仅可产生漏跳感。频发的期前收缩可使患者有心悸、乏力感。听诊时可闻及心律不齐，期前收缩的第一心音常明显增强，而第二心音大多减弱或消失。若每隔一个正常心脏搏动后出现一个期前收缩，称为二联律。每隔两个正常心脏搏动后出现一个期前收缩或每个正常心脏搏动后连续出现两个期前收缩，称为三联律。

【心电图特点】

1. 房性期前收缩 ①提前出现一个变异的 P 波，其后的 QRS 波群一般不变形；② P-R 间期≥ 0.12 s；③期前收缩后常有一个不完全代偿间歇。

2. 房室交界性期前收缩 ①提前出现的 QRS 波群，其形态与正常窦性者基本相同；②在 QRS 波群之前、之中或之后可出现逆行 P 波；③期前收缩后往往有一个完全性代偿间歇。

3. 室性期前收缩 ①提前出现一个宽大畸形的 QRS-T 波群，前无 P 波；② QRS 波群时限＞ 0.12 s；③ T 波方向多与主波方向相反；④期前收缩后有一个完全性代偿间歇（图 3-1）。

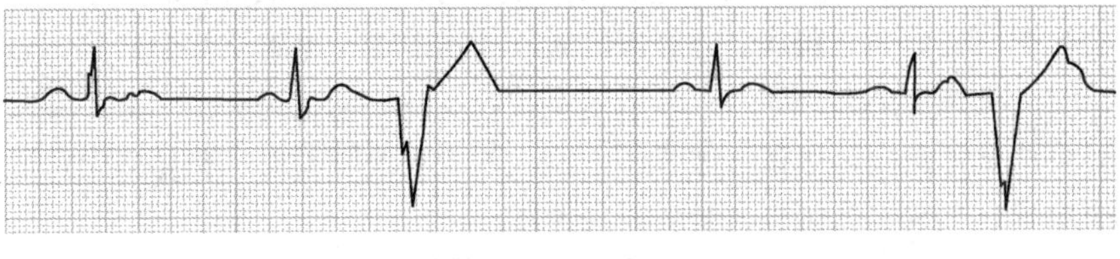

图 3-1 室性期前收缩

【治疗】

房性期前收缩、房室交界性期前收缩一般无须治疗。当患者出现明显症状或引发室上性心动过速时，可给予β受体拮抗药、非二氢吡啶类钙通道阻滞药，如维拉帕米（异搏定）、普罗帕酮（心律平）、胺碘酮等药物治疗。无器质性心脏病的室性期前收缩患者，若症状明显，可选用β受体拮抗药、非二氢吡啶类钙通道阻滞药和普罗帕酮等药物。器质性心脏病合并心力衰竭患者，若症状明显，可选用β受体拮抗药、非二氢吡啶类钙通道阻滞药和胺碘酮等。急性心肌缺血或梗死伴发室性期前收缩，首选再灌注治疗，不主张预防性应用抗心律失常药。如实施再灌注治疗前已发生频发性室性期前收缩、多源性室性期前收缩，可应用β受体拮抗药，并纠正诱因。避免使用奎尼丁和普鲁卡因胺等ⅠA类抗心律失常药，因药物本身具有致心律失常作用，可增加总死亡率及猝死风险。

三、阵发性心动过速

阵发性心动过速是一种阵发性快速而规律的异位心律，由3个或3个以上连续发生的期前收缩形成，具有突然发生、突然停止的特点。根据异位起搏点的部位，可分为房性、房室交界性和室性阵发性心动过速。但由于房性与房室交界性阵发性心动过速不易区分，故将二者统称为室上性阵发性心动过速。

（一）室上性阵发性心动过速

室上性阵发性心动过速常见于无明显器质性心脏病的人，也可见于冠心病、高血压心脏病、风心病、甲亢等患者及洋地黄中毒患者。室上性阵发性心动过速常突然发作，可持续数秒或数日，心率可突然增至150 ~ 250次/分，患者感觉心悸，也可同时出现乏力、头晕、胸闷、心绞痛、晕厥等。听诊心律绝对规则，第一心音强度一致。

心电图特征：①3个或3个以上连续而迅速的室上性期前收缩，频率为150 ~ 250次/分，节律绝对匀齐；②P波不易分辨；③绝大多数患者QRS波群形态与时限正常。

室上性阵发性心动过速发作时，可采取如下方法终止：

1. 刺激迷走神经　可起到减慢心率、终止发作的作用。方法：①刺激悬雍垂诱发恶心、呕吐；②深吸气后屏气，再用力做呼气动作［瓦尔萨尔瓦动作（Valsalva）动作］；③按摩颈动脉窦等。上述方法可重复多次使用。

2. 药物终止发作　当刺激迷走神经无效时，可采用维拉帕米5 ~ 10 mg静脉注射或三磷酸腺苷（ATP）5 ~ 20 mg静脉注射。

3. 其他　对于出现严重症状的室上性心动过速患者，可采用同步直流电复律方法。不适宜电复律的患者，可用心房或心室起搏来恢复窦性心律，或尝试食管调搏方法。

（二）室性阵发性心动过速

室性阵发性心动过速大多数见于有器质性心脏病的患者，最常见的为冠心病，尤其是急性心肌梗死时，其他如心肌病、心脏瓣膜病、药物中毒、电解质代谢紊乱、心脏侵入性检查或治疗时的机械性刺激等原因也可引起室性阵发性心动过速。由于室性阵发性心动过速在发作时可严重影响心排血量，使心脏、脑、肾等重要脏器血供明显减少，造成血流动力学障碍而出现心绞痛、低血压、晕厥甚至猝死。

心电图特征：①3个或3个以上连续而迅速的室性期前收缩，心室率为140 ~ 220次/分，节律较规则或稍有不齐；② QRS 波群形态畸形，时限＞0.12 s，有继发 ST-T 改变；③如有 P 波，则 P 波与 QRS 波群无关，且其频率比 QRS 频率缓慢（图 3-2）。

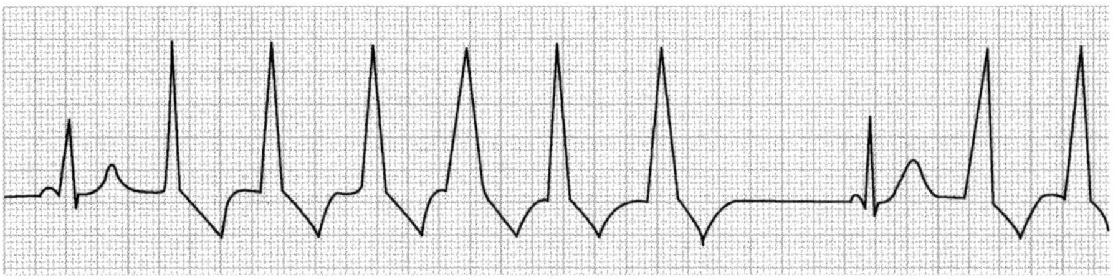

图 3-2 室性阵发性心动过速

室性阵发性心动过速容易发展为室颤，因此必须紧急处理。目前除 β 受体拮抗药和胺碘酮外，尚未能证实其他抗心律失常药能降低心脏性猝死的发生率。室速治疗的原则是：无器质性心脏病患者发生非持续性室速，如无症状或血流动力学影响，处理原则与室性期前收缩相同；有器质性心脏病或有明确诱因者，应首先针对性治疗；持续性室速发作，无论有无器质性心脏病，均应给予治疗。终止室速发作可选用利多卡因、β 受体拮抗药或胺碘酮静脉注射，有效后可给予静脉滴注维持。其他药物（如普罗帕酮、胺碘酮）也有疗效。如使用上述药物无法终止发作，且患者已出现低血压、休克、脑血流灌注不足等危重表现，应立即给予同步直流电复律。复律成功后，可静脉应用胺碘酮、利多卡因等，以防止室速短时间内复发。洋地黄中毒引起的室速不宜应用电复律，应予药物治疗。

四、扑动与颤动

当自发性异位搏动的频率超过了阵发性心动过速的范围时，即形成扑动或颤动。根据异位搏动起源的部位，可分为心房扑动（简称房扑）、心房颤动（简称房颤）、心室扑动（简称室扑）、心室颤动（简称室颤）。

（一）房扑 / 房颤

房扑时，心房内产生 250 ~ 350 次 / 分的快而规律的冲动；而房颤时，心房内产生 350 ~ 600 次 / 分的不规则冲动，心房内各部分肌纤维极不协调地乱颤，心房丧失了有效的机械收缩。房颤是仅次于期前收缩的常见心律失常。

【病因】

房扑、房颤的病因基本相同，绝大多数的持续性房扑、房颤见于有器质性心脏病的患者，如风湿性心脏病（简称风心病）、冠心病、高血压心脏病、甲亢及心肌病。

【临床表现】

在临床上，房颤的发生率远较房扑高，房颤症状的轻重及对血流动力学的影响取决于房颤心室率的快慢。心室率越接近正常，症状越轻。心室率过快，患者可出现心悸、胸闷、心绞痛等症状，心脏病患者发生房颤时，极有可能诱发心力衰竭。房扑与房颤的发生使心房无法有效排血，血流淤滞，因而易引起心房内血栓形成，部分血栓脱落可引起体循环动脉栓塞。

房颤时的心脏听诊特点包括：①心律完全不规则；②第一心音强弱不等；③脉率少于心率，即脉搏短绌。

【心电图特点】

1. 房扑　① P 波消失，代之以 F 波，波幅一致，间隔规则，频率为 250 ~ 350 次 / 分；② F 波常与 QRS 波群形成某种固定比例，如 2∶1 或 4∶1。

2. 房颤　① P 波消失，代之以 f 波，大小不等，形态各异，频率为 350 ~ 600 次 / 分；② QRS 波群间距绝对不规则（图 3-3）。

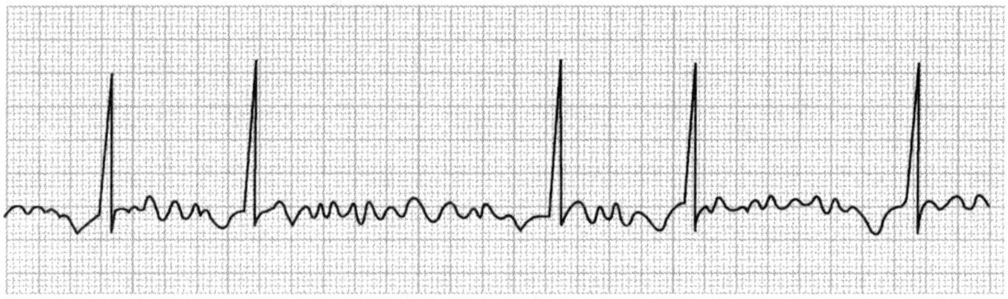

图 3-3　房颤

【治疗】

房扑的治疗应针对原发病治疗。最有效终止房扑的方法是同步直流电复律术。房颤的治疗原则是：在治疗原发疾病和诱发因素的基础上，积极预防血栓栓塞发生，转复并维持窦性心律及控制心室率。房颤患者栓塞风险较高，对于合并有瓣膜病的患者，需要口服华法林（维生素 K 拮抗药）或新型口服抗凝血药（非维生素 K 拮抗药）治疗，服用华法林需使凝血酶原时间国际标准化比值（INR）维持在 2.0 ~ 3.0。对于经合理药物治疗，仍有明显症状的房颤患者，射频消融术可以作为一线治疗。

（二）室扑 / 室颤

室扑是心室呈现快而微弱无效的收缩。室颤是心室各部分肌纤维发生更快而不协调的乱颤。室扑与室颤是最严重的心律失常，其对血流动力学的影响均相当于心室停搏。

【病因】

室扑与室颤常见于缺血性心脏病，如急性心肌梗死。此外，严重缺氧、严重低血钾、奎尼丁及洋地黄等药物中毒、心脏手术、电击伤等也可引起，室扑和室颤是猝死时的常见表现之一。

【临床表现】

室扑、室颤一旦发生，很快便引起晕厥，随之出现意识丧失、抽搐、呼吸停止甚至死亡。体格检查血压、脉搏无法测出，听诊心音消失。

【心电图特点】

室扑时，无正常 QRS-T 波群，代之以连续快速而相对规律的大振幅波动，频率达 150 ~ 300 次 / 分。室颤时，QRS-T 波群完全消失，出现波形、振幅、频率均极不规则的颤动波（图 3-4）。

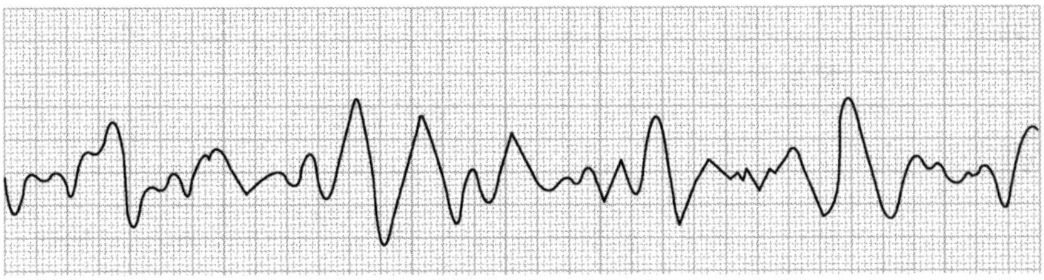

图 3-4　室颤

【治疗】

室扑、室颤发生后，如果不迅速采取抢救措施，患者一般在 3 ~ 5 min 内死亡，因此必须争分夺秒，尽快恢复有效心律。一旦心电监测确定为室扑或室颤，应立即采用除颤器进行非同步直流电除颤，同时配合胸部按压及人工呼吸等心肺复苏技术，并经静脉注射胺碘酮 150 mg（首次）以及其他复苏药物如肾上腺素。

五、房室传导阻滞

房室传导阻滞是房室交界区脱离了生理不应期后，心房冲动传导延迟或不能传导至心室。房室传导阻滞可以发生在房室结、希氏束以及束支等不同部位。房室传导阻滞分为三度：一度、二度称为不完全性房室传导阻滞，其中二度又分为Ⅰ型、Ⅱ型；三度房室传导阻滞发生时，因全部冲动均不能被下传，故称为完全性房室传导阻滞。

【病因】

房室传导阻滞多见于病理情况下，如冠心病、心肌炎、心肌病、急性风湿热、原发性高血压、电解质代谢紊乱及药物中毒。此外，少数正常人或运动员可出现一度或二度Ⅰ型房室传导阻滞，与迷走神经张力过高有关，常发生在夜间。

【临床表现】

一度房室传导阻滞患者常无症状。二度Ⅰ型房室传导阻滞患者常有心悸及心搏脱落感，二度Ⅱ型房室传导阻滞患者可出现乏力、心悸、胸闷、头晕等症状。三度房室传导阻滞患者若心室率缓慢，可出现心力衰竭及脑缺血症状，若心室率不足 20 次 / 分，可出现阿 - 斯综合征。

【心电图特点】

1. 一度房室传导阻滞　P-R 间期＞ 0.20 s，无 QRS 波群脱落。

2. 二度房室传导阻滞

Ⅰ型：① P-R 间期逐渐延长，直至一个 P 波后漏脱一个 QRS 波群；②漏脱后 P-R 间期又趋缩短，之后又渐延长，周而复始。

Ⅱ型：P-R 间期恒定（正常或延长），部分 P 波后无 QRS 波群。

3. 三度房室传导阻滞　①心房与心室活动各自独立，互不相关；②心房率快于心室率。

【治疗】

一度及二度Ⅰ型房室传导阻滞患者如无症状，一般无须治疗。二度Ⅱ型或三度房室传导阻滞患者心室率缓慢，伴有血流动力学障碍，甚至出现阿 - 斯综合征，应给予治疗。常用药物如阿托品，0.5 ~ 2.0 mg，静脉注射；或异丙肾上腺素 1 ~ 4 μg/min，静脉注射。由于上述药物长时间使用易发生严重不良反应，故对于具有较严重症状的房室传导阻滞患者，宜尽早使用人工心脏起搏器治疗。

六、预激综合征

预激综合征又称 WPW 综合征，是指心电图呈预激表现，即冲动提前激动心室的一部分或全部，临床上有心动过速表现。发生预激的解剖学基础是在房室间存在一些由异常心肌纤维组成的肌束。连接心房与心室之间者称房室旁道或肯特（Kent）束。

【临床表现】

预激综合征可发生于任何年龄，以男性居多，患者常无器质性心脏病的征象。预激综合征本身不引起症状，但可并发室上性心动过速、房扑或颤动，若房颤时心室率过快，可导致充血性心力衰竭甚至死亡。

【治疗】

预激综合征患者不伴心动过速发作无须治疗，可根据伴发的心动过速类型选择药物。需注意，伴发房颤时禁用洋地黄。采用导管射频消融术破坏旁道作为根治预激综合征患者室上性心动过速发作应列为首选，已逐渐代替药物治疗，达到治愈的效果。

七、心律失常患者的护理与健康教育

【护理要点】

1. 病情观察

（1）评估心律失常可能引起的临床症状，如心悸、乏力、胸闷、头晕、晕厥，注意观察和询问这些症状的程度、持续时间以及给患者日常生活带来的影响。

（2）定期测量心率和心律，判断有无心动过速、心动过缓、期前收缩、房颤等心律失常发生。对于房颤患者，两名护士应同时测量患者的心率和脉率，以观察脉搏短绌的变化情况。

（3）心电图检查是判断心律失常类型及监测心律失常病情变化的最重要手段，护士应在患者心律失常突然发作时及时描记心电图。对行 24 h 动态心电图检查者，应嘱其保持平素的生活和活动，并记录症状出现的时间及当时所从事的活动，以便发现病情及查找病因。

（4）对持续心电监测的患者，应注意观察是否出现心律失常及心律失常的类型、发作次数、持续时间、治疗效果等情况。当患者出现频发、多源室性期前收缩、R 在 T 上现象、阵发性室性心动过速、二度Ⅱ型及三度房室传导阻滞等恶性心律失常时，应及时通知医生。

2. 较严重心律失常的护理措施

（1）嘱患者卧床休息，保持情绪稳定，以减少心肌耗氧量和对交感神经的刺激。

（2）给予鼻导管吸氧，改善因心律失常引起的机体缺氧。

（3）立即建立静脉通道，为用药、抢救做好准备。

（4）准备好纠正心律失常的药物、其他抢救药品及除颤器、临时起搏器等。对突然发生室扑或室颤的患者，应立即施行非同步直流电除颤。

（5）遵医嘱给予抗心律失常药，注意药物的给药途径、剂量、给药速度，观察药物的作用效果和副作用，用药期间严密监测心电图、血压，及时发现因用药而引起的新的心律失常。

【健康教育】

心律失常患者应注意劳逸结合，生活规律，保持情绪稳定。快速性心律失常患者应戒烟，避免摄入刺激性食物，如咖啡、浓茶、可乐、烈性酒；缓慢性心律失常患者应避免屏气用力动作，如用力排便等，以免因兴奋迷走神经而加重心动过缓。患者应遵医嘱服用抗心律失常药，严禁随意增加剂量，以防加剧药物的不良反应和毒性作用。教给患者及其家属测量脉搏的方法以利于自我监测病情。此外，还应教给家属心肺复苏技术，以备紧急情况下使用。

第五节 心脏停搏

心脏停搏（cardiac arrest）是在原来全身或心脏较好的情况下，意外地突然发生心脏射血功能的突然停止。心脏停搏后，应争分夺秒地连续进行抢救，一般认为脑组织对缺氧的耐受时限是 4 min，超过则预后不良。尽快恢复有效的血液循环和气体交换，使整个机体生命活动和功能得以恢复，这种急救称为心肺脑复苏或复苏术。

【病因】

（一）心脏病变

75% ~ 80%的心脏停搏是由冠心病所致，其他还有风湿性心脏瓣膜病、病态窦房结综合征、梗阻性肥厚型心肌病、急性心肌炎、先天性心脏病、急性肺源性心脏病、心房黏液瘤和 Q-T 间期延长综合征等。

（二）非心脏病变

常见的导致心脏停搏的非心脏病变有急性缺氧、触电、溺水和急性颅脑损伤等。另外，洋地黄类、奎尼丁等药物中毒；麻醉、心脏手术、某些特殊检查及治疗，如气管插管、心包穿刺和心导管检查，以及严重酸碱平衡失调及电解质代谢紊乱也可引起。

导致心脏停搏的直接原因以室颤最常见。

【病理生理】

各种病因引起的心脏停搏发生后，均导致机体出现组织缺氧和二氧化碳潴留，对机体及其重要脏器的影响如下。

1. 对代谢的影响　当动脉血氧分压下降至 20 ~ 30 mmHg 时，体内代谢由有氧代谢变为无氧代谢，ATP 的产生明显减少，乳酸及其他酸性代谢产物堆积，造成代谢性酸中毒。同时由于 ATP 减少，致钠泵失灵，钠转入细胞内，钾滞留在细胞外，产生细胞内水肿和高血钾。

2. 对脑的影响　心脏停搏后，在脑动脉中的氧仅够使用几分钟。当动脉血氧分压 $<$ 15 mmHg 时，脑组织无法从血液中摄取氧，一般认为，脑组织对缺氧的耐受时限是 4 min，因此心脏停搏发生后必须争分夺秒地抢救，否则耽误的时间越长，复苏越困难，即使心搏、呼吸恢复了，也易留下严重的中枢神经系统后遗症，甚至成为植物人状态。

3. 对心脏的影响　严重缺氧时，心脏节律和传导受到抑制，高血钾及代谢性酸中毒的发生可使心肌收缩力减低，这些可造成心脏复跳后的心律失常及低血压。

4. 对肾的影响　心脏停搏后，肾缺血，当肾血流量下降 50%或血压降至 60 mmHg 以下时，肾停止泌尿。长时间可导致肾小管坏死，继而发生急性肾功能不全。

【临床表现及诊断要点】

发作前患者可无任何先兆，部分患者发作前数日或数分钟可有胸闷、心前区疼痛等症状，发作时患者突然意识丧失，颈动脉、股动脉搏动消失，呼吸断续或停止，瞳孔散大，对光反射消失。判断心脏停搏最可靠的临床表现是意识突然丧失，伴大动脉搏动消失。对以上表现的观察和检查应迅速完成，以便立即开始抢救。心脏停搏发生时，在心电图上常见室颤、心脏停搏及心电机械分离等表现。

【抢救要点】

心脏停搏一旦发生，应尽早进行心肺复苏（cardiopulmonary resuscitation，CPR）和复律治疗，保证心脏、肺、脑复苏成功。复苏成功与否与心脏停搏至抢救复苏开始的时间密切相关。

（一）初级心肺复苏

初级心肺复苏，即基础生命支持（basic life support，BLS），主要措施包括胸外心脏按压、开放气道、人工呼吸、除颤，前三者简称为“C-A-B 三部曲”，目的是维持主要脏器所需要的最低血供。让患者仰卧在硬板床上或地上，提倡同步分工合作的复苏方法。

1. 胸外心脏按压（compressions，C） 是建立人工循环的主要方法，通过增加胸膜腔内压和直接按压心脏产生一定的血流。胸外心脏按压的正确位置是胸骨中下 1/3 交界处，按压应使胸骨下陷至少 5 ～ 6 cm，按压频率 100 ～ 120 次 / 分。心脏按压与人工呼吸配合可为心脏和脑等重要器官提供一定的含氧血流，为进一步的复苏创造条件。按压过程中应尽量减少中断，直至自主循环恢复或复苏终止，中断时间尽量不超过 10 s，除非特殊操作，如建立人工气道、除颤时。

2. 开放气道（airway，A） 迅速清除口腔黏液、呕吐物或其他异物，如发现义齿，应立即取下。检查气道内有无阻塞物，如有，应及时取出。采用仰头抬颏法或推举下颌法开放气道，防止舌下坠而阻塞呼吸道，保持气道通畅。

3. 人工呼吸（breath，B） 在保持气道通畅的同时，进行人工呼吸，可口对口呼吸或放置气管插管后行简易呼吸器人工呼吸，缓慢给气，每次吹气应持续 1 s 以上，频率 10 ～ 12 次 / 分。如患者牙关紧闭，可改为口对鼻呼吸。每 30 次胸外心脏按压，连续给予 2 次通气。

4. 除颤 心脏停搏时最常见的心律失常是室颤，因此迅速恢复有效的心律是复苏成功至关重要的一步。一旦发现室颤或室扑，应立即除颤。双向波除颤成人推荐电击能量选择 200 J，单向波除颤推荐电击能量选择 360 J。

（二）高级心肺复苏

高级心肺复苏，即加强生命支持（advanced cardiovascular life support，ACLS），是在 BLS 以外应用更加有效的复苏措施，尽快促使心脏搏动、呼吸和脑功能恢复，BLS 和 ACLS 不能分开，有条件时应同时进行。

（1）气管内插管，经简易呼吸器或呼吸机供氧。

（2）人工心脏起搏。

（3）药物治疗：尽早开通静脉通道，以便迅速补充血容量和给予急救药物。常用药物有如下几种。

1）血管升压药：肾上腺素是心肺复苏的首选药物，应尽早给药。常规给予 1.0 mg 静脉注射，可增强心肌收缩力，增加心肌和脑组织的血流量。严重低血压时可用去甲肾上腺素、多巴胺、多巴酚丁胺。

2）抗心律失常药：①胺碘酮：使用肾上腺素 2 ～ 3 次后仍存在无脉性室速或室颤，在继续 CPR 的过程中可静脉给予胺碘酮 150 mg（首次），缓慢推注（10 min），可重复给药，总量达到 500 mg 改为静脉滴注，每日总量可达 2 g。②阿托品：0.5 ～ 2.0 mg 静脉注射，用于因缓慢性心律失常和心搏停止引起的心脏停搏患者。③利多卡因：在有胺碘酮禁忌时考虑使用，可以增加心电的稳定性，按 1 ～ 1.5 mg/kg，3 ～ 5 min 内静脉注射，若无效，可每 5 ～ 10 min 0.5 ～ 0.75 mg/kg 重复 1 次，总剂量达 3 mg/kg。④硫酸镁：用于低镁血症、电击无效的室颤，低镁血症所致的室速、尖端扭转型室速、地高辛中毒。硫酸镁 1 ～ 2 g，以 5% 葡萄糖溶液 10 ml 稀释后静脉注射，10 ～ 15 min 后可重复。

3）纠正代谢性酸中毒药物：碳酸氢钠静脉输入，用于纠正代谢性酸中毒。

（三）复苏后处理

心肺复苏成功后，机体仍处于缺氧和酸中毒状态，循环功能尚不稳定，主要脏器功能低下，特别是脑灌注不足，需进一步处理。

1. 脑复苏　是心肺复苏最后成功的关键。为防止脑组织永久性损害，需采取以下措施。①降温：可降低颅内压和脑代谢。应密切监测体温变化，积极采取降温退热措施。自主循环恢复后几分钟到几小时将体温降至 32 ～ 34℃，持续 12 ～ 24 h。②使用脱水药：对神志恢复缓慢、有颅压增高表现者，可应用 20% 甘露醇或 25% 山梨醇等快速静脉滴注以减轻脑水肿，也可联用呋塞米、白蛋白或地塞米松，有助于避免或减轻渗透性利尿导致的“反跳现象”。③高压氧治疗：如有条件，应尽早使用高压氧治疗，可提高脑组织氧分压，改善脑缺氧，降低颅内压。④促进早期脑血流灌注：如给予抗凝血药疏通微循环，钙通道阻滞药可改善脑血管痉挛。

2. 维持循环功能　心脏复跳后的患者血压较低，有些处于休克状态，其原因与心脏收缩无力、缺氧、酸中毒、心律失常、电解质代谢紊乱等因素有关。且心脏仍处于电不稳定阶段，应严格做好心电监测，连续密切监测至少 48 ～ 72 h。

3. 维持肾功能　心脏停搏时间较长或复苏后持续低血压，易使患者发生急性肾衰竭，故应做好尿量、尿比重等指标的监测。复苏后，若血压能维持在 80 ～ 90/50 ～ 60 mmHg，而尿量少于 30 ml/h，可试用呋塞米 40 ～ 100 mg 静脉注射。若注射后仍无尿或少尿，则提示急性肾衰竭，此时应严格限制入水量，防治高血钾，必要时可透析治疗。

4. 维持呼吸功能　进行呼吸功能监测，保持呼吸道通畅，做好气管插管或呼吸机的护理。

5. 加强基础护理　严密观察意识状态、生命体征，注意记录液体出入量，定期监测电解质水平及血气分析，保证患者摄入足够的热量，预防压疮、呼吸道感染和泌尿系感染。

第六节　心脏瓣膜病

心脏瓣膜病是由于炎症、黏液样变性、退行性改变、先天畸形、缺血性坏死及创伤等原因引起单个或多个瓣膜的功能或结构异常，导致瓣膜狭窄和（或）关闭不全。心脏瓣膜病中最常见的是风湿性心脏瓣膜病，简称风心病，是风湿性心瓣膜炎反复发作导致的瓣膜损害，主要累及40岁以下人群。当发生心脏瓣膜病变时，各个瓣膜均有可能受累，以二尖瓣的病变最为多见。临床上常见到两个或两个以上瓣膜病变同时存在，称为联合瓣膜病，如二尖瓣狭窄伴主动脉瓣关闭不全。

一、二尖瓣狭窄

二尖瓣狭窄是一种二尖瓣无法正常开放导致的心脏瓣膜病。

【病因和病理生理】

风湿性损害是二尖瓣狭窄最常见的原因，几乎全部的风心病患者均有二尖瓣狭窄，其中大多数为女性。

早期病变是瓣膜交界处相互粘连、融合，形成狭窄，瓣膜增厚不明显。随病变发展，瓣膜增厚，腱索和乳头肌融合、缩短，使瓣膜活动受限，瓣口面积减少。二尖瓣口狭窄及面积减小，使舒张期血流自左心房进入左心室受到障碍，导致左心房压力升高，左心房代偿而发生扩张。当瓣口进一步狭窄，左心房扩张超过代偿极限时，则造成肺静脉压及肺毛细血管压力升高，血流受阻，肺循环淤血，甚至发生急性肺水肿。由于长期肺循环压力增高，使右心室负荷过重，最终导致右心衰竭。

【临床表现】

1. 症状　呼吸困难是最常见的早期症状，最先为劳力性呼吸困难，随着狭窄加重，出现休息时呼吸困难，夜间阵发性呼吸困难和端坐呼吸，严重狭窄的患者可反复发生急性肺水肿。此外，二尖瓣狭窄患者还常出现咳嗽，咳血丝痰或咯较大量鲜血。当发生右心衰竭时，可出现食欲缺乏、腹胀、水肿等症状。

2. 体征　有些患者可呈现颧赤唇绀的“二尖瓣面容”，心尖部听诊可闻及舒张期隆隆样杂音，常伴有舒张期震颤。当右心衰竭发生时，可出现体循环淤血的体征。

3. 并发症

（1）慢性心力衰竭：是导致二尖瓣狭窄患者死亡的主要原因，常因呼吸道感染而诱发。

（2）房颤：是由于左心房扩大，心房肌束排列紊乱引起的。开始常为阵发性，以后逐渐发展为慢性房颤，患者常因此而诱发心力衰竭。

（3）栓塞：大多发生在有房颤的患者，栓子多产生于左心房或左心耳，脱落后引起动脉栓塞，其中以脑动脉栓塞最多见。

（4）急性肺水肿：是重度二尖瓣狭窄的严重并发症，致死率较高。

【有关检查】

1. X线检查　中度以上二尖瓣狭窄患者可出现左心房增大，肺动脉段突出，并可有右心室增大等表现。

2. 心电图检查　明显左心房扩大后心电图上可出现增宽且伴切迹的二尖瓣P波。

3. 超声心动图检查　是确诊二尖瓣狭窄的可靠方法。M型超声心动图可显示二尖瓣前叶活动曲线双峰消失，呈城墙样改变。二维超声心动图可显示瓣膜的形态、活动度、瓣口面积。多普勒超声有助于测定血流速度及方向。

【诊断要点】

心尖部出现舒张期隆隆样杂音伴左心房增大，一般可诊断为二尖瓣狭窄，超声心动图检查可进一步明确诊断。

二、二尖瓣关闭不全

二尖瓣关闭不全是由于二尖瓣的自身结构组织受损，导致在左心室收缩过程中无法完全闭合，最终血液反向流入左心房，使左心房负荷和左心室舒张期负荷增加，引起一系列血流动力学变化。

【病因和病理生理】

风心病是引起二尖瓣关闭不全的最常见原因。此外，二尖瓣脱垂、冠心病导致乳头肌功能失常、左心室显著扩大等原因也可引起二尖瓣关闭不全。

风湿性炎症可造成瓣叶缩短、僵硬，腱索和乳头肌缩短、融合，导致二尖瓣关闭不全。当心脏收缩时，左心室部分血液可通过关闭不全的二尖瓣逆流入左心房，使其容量负荷加大，引起左心房扩大。在心室舒张期，左心房又将过多的血流入左心室，使左心室也因负荷过大而逐渐扩大，最终导致心力衰竭的发生。

【临床表现】

1. 症状　轻者常无症状，较重患者可诉疲乏无力，有活动后呼吸困难等肺淤血的表现。

2. 体征　心尖冲动有力，可向左下移位。在心尖部闻及全收缩期高调吹风样杂音，并可向左腋下传导。

3. 并发症　与二尖瓣狭窄相似。

【有关检查】

1. X线检查　可见左心房和左心室增大。

2. 心电图检查　部分患者可出现左心室肥厚表现。

3. 超声心动图检查　多普勒超声心动图检查可通过探及收缩期左心房内的高速反流而诊断二尖瓣关闭不全。

三、主动脉瓣狭窄

主动脉瓣狭窄是指主动脉瓣病变引起主动脉瓣开放受限、狭窄，左心室到主动脉内的血流受阻。

【病因和病理生理】

风湿性炎症侵犯主动脉瓣，使瓣叶交界处发生粘连、融合，导致瓣口狭窄。有些主动脉瓣狭窄患者则属于先天性主动脉瓣畸形。

主动脉瓣狭窄导致左心室射血受阻，使左心室产生明显肥厚，最终导致左心室功能衰竭。严重主动脉瓣狭窄还可引起冠状动脉血流量减少，造成心肌缺血。

【临床表现】

1. 症状　轻者无明显症状，较重患者可出现呼吸困难、心绞痛和晕厥等主动脉瓣狭窄的典型症状。

2. 体征　在主动脉瓣区可触及收缩期震颤，并可闻及粗糙的收缩期喷射性杂音，向颈部传导。收缩压和脉压可降低。

3. 并发症　可发生心律失常、左心衰竭和猝死。

【有关检查】

1. X 线检查　主动脉根部可见狭窄后扩张。

2. 心电图检查　呈左心室肥厚及劳损表现。

3. 超声心动图检查　是确定主动脉瓣狭窄的重要方法。

四、主动脉瓣关闭不全

主动脉瓣关闭不全是由于主动脉瓣本身病变和（或）主动脉根部疾病所致。

【病因和病理生理】

约 2/3 的主动脉瓣关闭不全为风心病所致。风湿性主动脉瓣炎后，瓣膜缩短、变形，产生关闭不全，另外如感染性心内膜炎、先天性瓣膜畸形也可引起主动脉瓣关闭不全。

主动脉瓣关闭不全可导致主动脉内血流在舒张期反流入左心室，使左心室扩大、肥厚，最终发生左心衰竭。

【临床表现】

1. 症状　患者最初可因每搏输出量增加而主诉心悸、头部搏动感强烈，随病变进展而出现左心衰竭表现。

2. 体征　心尖冲动向左下移位，且常在胸骨左缘第三、四肋间闻及舒张早期高调叹气样杂音。血管检查发现脉压增大，并因此产生周围血管征，如颈动脉搏动明显、毛细血管搏动征、水冲脉。

3. 并发症　感染性心内膜炎、室性心律失常较常见，晚期患者可出现心力衰竭。

【有关检查】

1. X 线检查　可见左心室增大，升主动脉扩张。

2. 心电图检查　可有左心室肥厚及劳损。

3. 超声心动图检查　多普勒超声心动图可探及主动脉瓣心室侧出现舒张期高速反流，这是最敏感的确定主动脉瓣关闭不全的方法。

五、心脏瓣膜病的治疗与护理

【治疗】

1. 内科治疗　主要是对并发症进行预防和治疗。对于发生心力衰竭者，应给予相应的治疗。对肺部感染、感染性心内膜炎患者，应注意预防和控制。房颤患者的治疗原则是控制心室率，争取恢复窦性心律，同时可使用华法林或新型口服抗凝血药预防血栓栓塞。由于风湿热的反复发作可加重瓣膜损害，故风心病患者应积极预防风湿热。

2. 经皮球囊瓣膜成形术　通过充气扩张的球囊分离瓣膜交界处的融合、粘连而扩大瓣口，适用于有瓣膜狭窄的患者，尤其对二尖瓣狭窄者，是首选的治疗方法。

3. 外科治疗　常用方法为瓣膜分离术、人工瓣膜置换术等。

【护理要点】

（1）给予患者高热量、高蛋白质、维生素丰富、易消化的饮食，加强患者的抵抗力。为减轻心脏负担，应注意限制钠盐摄入，少量多餐。

（2）根据心功能情况合理安排活动与休息，预防便秘，避免屏气用力动作，以免加重心脏负担。

（3）嘱患者保持情绪稳定、乐观。

（4）定期测量生命体征，注意心脏大小、杂音情况以及风心病房颤患者脉搏短绌的变化情况。风湿性心脏瓣膜病可因风湿热的反复发作而加重，故应注意观察患者是否出现发热、关节疼痛、皮肤环形红斑、皮下结节等风湿活动的表现。

（5）加强对心脏瓣膜病并发症的观察，及时发现，协助医生处理。风心病患者最易出现的并发症是心力衰竭，护士应评估患者是否出现呼吸困难、乏力、食欲减退、腹部不适、肢端肿胀、尿少等心力衰竭症状，检查有无肺部湿啰音、颈静脉怒张、肝大、下肢水肿等体征。对于心脏瓣膜病合并房颤的患者，应注意有无体循环动脉栓塞的表现。此外，心脏瓣膜病患者还可并发感染性心内膜炎、心律失常、感染甚至猝死等，如出现上述并发症，需采取相应的治疗及护理措施。

【预后及健康教育】

心脏瓣膜病患者的预后主要取决于：①瓣膜病变的程度。②并发症，如房颤、肺动脉高压、感染性心内膜炎、栓塞等，可加速病情恶化。③对于风湿性心脏瓣膜病患者，风湿热的反复发作可使瓣膜病变进展，影响预后。因此应教育患者做到如下几点。

1. 避免增加心脏负荷　患者应防止过度劳累、情绪激动、摄钠过多、便秘等可能增加心脏负荷的因素。心脏瓣膜病患者易并发感染，尤其是肺部感染，而感染又会诱发心力衰竭，患者应注意通过饮食、营养、锻炼等增加抵抗力，预防感冒。

2. 协调休息、活动与工作　瓣膜损害影响心功能，使患者活动耐力下降，日常活动受到限制。患者应接受现实病情，结合心功能情况量力而行。因心脏瓣膜病是慢性疾病，护士还需教育患者家属，使他们理解患者的病情并给予支持。

3. 坚持服药，积极控制并发症　心脏瓣膜病患者服用的药物（如地高辛）主要用于控制心力衰竭。心力衰竭是心脏瓣膜病患者的主要死因，应告诉患者坚持服药的重要性及服药的注意事项。

4. 预防风湿热反复发作　①患者应尽可能改善居住环境中潮湿、寒冷等不利条件，以免诱发风湿热发作。②风湿热的发生与链球菌感染密切相关，尽量避免与上呼吸道感染、咽炎患者接触。③如发现龋齿或牙周炎，应积极治疗。④一旦发生上呼吸道感染、扁桃体炎、咽炎，应立即就诊并遵医嘱用药治疗。

5. 妊娠指导　风心病患者中约 2/3 为女性患者，其中部分处于育龄期。若心功能尚处于Ⅰ级或Ⅱ级，可以妊娠，但需做好妊娠期监护。心功能Ⅲ级、Ⅳ级的妇女不宜妊娠，以免孕产期心脏负担进一步增加，造成生命危险。

第七节　冠状动脉粥样硬化性心脏病

◎ 案例 3-2

某患者，男性，61 岁，3 h 前午餐后突感心前区紧缩样痛，伴左肩臂酸胀，自含硝酸甘油 1 片，未见好转，伴憋气、乏力、出汗。1 h 前于急救车上查心电图大致正常，急诊复查心电图示 V_2 ~ V_5 导联 ST 段抬高。

体格检查：T 37℃，P 100 次 / 分，R 22 次 / 分，BP 110/60 mmHg，口唇稍发绀，未见颈静脉怒张，心界叩诊不大，心率 100 次 / 分，心律齐，心尖部可闻及收缩期吹风样杂音，两肺底可闻及细小湿啰音，腹（–），双下肢不肿。

辅助检查：尿蛋白微量，尿糖（+），尿酮体（–）。患者既往有原发性高血压史 10 年，最高血压 170/100 mmHg，未规律治疗。糖尿病病史 7 年，口服二甲双胍治疗。吸烟 40 余年，每日 30 支左右，喜饮白酒，每日 2 两。

急诊初步诊断为“急性心肌梗死，急性左心衰竭”。

请回答：

1. 诊断“急性心肌梗死”的依据及确诊所需的实验室检查是什么？
2. 患者目前主要的两个护理诊断 / 问题及依据是什么？
3. 患者出院后需如何调整生活方式？

冠状动脉粥样硬化性心脏病（coronary atherosclerotic heart disease），简称冠心病（coronary heart disease，CHD），也称为缺血性心脏病（ischemic heart disease），指冠状动脉粥样硬化使血管腔狭窄或阻塞，导致心肌缺血缺氧或坏死而引起的心脏病。本病多发生在 40 岁以后，男性多于女性，脑力劳动者较多。冠心病在欧美国家很常见，随着我国社会经济的发展，冠心病患者的绝对数量逐年增加，发病年龄有明显年轻化趋势。

冠状动脉粥样硬化是多种因素作用的结果，这些因素称为易患因素或危险因素，包括如下因素。

1. 年龄　本病多见于 40 岁以上人群。

2. 性别　男性发病率高于女性，女性在绝经期之后的发生率与男性接近，提示发病可能与男性、女性激素的平衡状态有关。

3. 血脂异常　脂代谢异常是动脉粥样硬化最重要的危险因素。目前认为，与冠状动脉粥样硬化形成关系最密切的血脂异常为高胆固醇、高甘油三酯、高低密度脂蛋白或极低密度脂蛋白及高密度脂蛋白减低。

4. 高血压　血压持续增高，动脉粥样硬化发生率增高。

5. 吸烟　可促进动脉粥样硬化的形成，导致冠心病发生。

6. 糖尿病和糖耐量异常　糖尿病患者心血管疾病风险较无糖尿病者增加 2 ~ 5 倍，且动脉粥样硬化进展迅速。糖耐量减低也常见于冠心病患者。胰岛素抵抗与动脉粥样硬化的发生有密切关系。

7. 肥胖 体重超过标准体重20%者，尤其在短期内体重迅速增加者，动脉粥样硬化急剧加重。

8. 缺乏体力活动 脑力活动紧张，缺乏体力活动，可使动脉粥样硬化发生增加。

9. 遗传 有家族性高脂血症的家庭可因血脂异常而好发本病。

在以上动脉粥样硬化易患因素中，年龄、性别、血脂异常、高血压、糖尿病及糖耐量异常、吸烟被认为是冠心病主要的危险因素。

根据病理解剖和病理生理变化，本病有不同的临床分型。1979 年 WHO 曾将其分为无症状性心肌缺血、心绞痛、心肌梗死、缺血性心肌病、猝死 5 种临床类型。近年趋于根据发病特点和治疗原则将冠心病分为慢性冠状动脉病（chronic coronary artery disease，CAD）[或称慢性缺血综合征（chronic ischemic syndrome，CIS）] 和急性冠脉综合征（acute coronary syndrome，ACS）两大类。前者包括稳定型心绞痛、隐匿型冠心病和缺血性心肌病。ACS 是由于冠状动脉粥样硬化斑块破裂、血栓形成或血管持续痉挛而引起急性或亚急性心肌缺血和（或）坏死的临床综合征，是内科系列临床急症之一，主要包括不稳定型心绞痛、非 ST 段抬高心肌梗死（non-ST segment elevation myocardial infarction，NSTEMI）、ST 段抬高心肌梗死（ST-segment elevation myocardial infarction，STEMI）和冠心病猝死。本节重点介绍稳定型心绞痛、不稳定型心绞痛和急性心肌梗死。

一、稳定型心绞痛

心绞痛是指冠状动脉供血不足导致心肌一过性、暂时的缺血及缺氧所引起的以发作性胸痛或胸部不适为主要表现的临床综合征。

稳定型心绞痛也称劳力性心绞痛，是在冠状动脉狭窄的基础上，由于心肌负荷的增加而引起心肌急剧的、暂时的缺血与缺氧的临床综合征。本病的临床重要特征是在数周至数月内，疼痛发作的程度、频率、性质和诱因无明显变化，诱发因素多与劳力有关，发作时疼痛性质、部位、程度、持续时间及缓解方式基本相同。

【病因】

引起心绞痛的最基本原因是冠状动脉粥样硬化所致的冠状动脉管腔狭窄和痉挛。此外，重度主动脉瓣狭窄或关闭不全、肥厚型心肌病等也可引起心绞痛。

【发病机制】

正常情况下，冠状动脉循环有很大的储备能力，在剧烈体力活动等情况下，冠状动脉可适当扩张，血流量增加，满足心肌需求。当冠状动脉出现狭窄时，其扩张性减弱，一旦劳累、激动等因素使心肌耗氧量增加，冠状动脉无法相应增加对心肌的血供，或当冠状动脉发生痉挛时，使血流量进一步减少，导致心肌血液供给不足，产生缺血、缺氧，而发生心绞痛。

【临床表现】

典型的稳定型心绞痛常由体力劳动、情绪激动、饱食、寒冷、吸烟、心动过速所诱发。疼痛常发生于劳动或激动当时，部位主要在胸骨后或心前区，并常放射至左肩、左臂内侧，或至颈、咽、背部及上腹部。疼痛可表现为压迫、发闷、紧缩性或烧灼感。发作时疼痛常逐渐加重，持续 3 ~ 5 min 逐渐消失，患者往往不自觉地停止原来的活动，一般经休息或含服硝酸甘油后 1 ～ 5 min 缓解。

心绞痛发作时，患者可有表情焦虑、出汗、心率增快、血压升高等体征，有时可出现第四心音或一过性心尖部收缩期杂音。

【有关检查】

1. 心电图检查　是发现心肌缺血、诊断心绞痛最常用的方法。

（1）心绞痛发作时心电图：可出现暂时性心肌缺血引起的 ST 段压低＞ 0.1 mV。T 波降低或倒置，发作缓解后可恢复。

（2）静息时心电图：大多数患者在正常范围，有些患者可出现非特异性 ST 段和 T 波异常。

（3）心电图运动负荷试验：通过踏板或蹬车等运动增加心脏负担以激发心肌缺血，以便协助对可疑心绞痛患者的诊断。阳性标准为心电图出现 ST 段水平型或下斜型压低≥ 0.1 mV，持续 0.08 s。

（4）心电图连续监测：可记录 24 h 动态心电图，从中发现心电图 ST-T 改变和各种心律失常。

2. 冠状动脉造影　是用特制的心导管经股动脉、肱动脉或桡动脉送到主动脉根部，分别插入左、右冠状动脉口，注入少量造影剂使左、右冠状动脉及其主要分支得到清楚的显影。冠状动脉造影可显示冠状动脉狭窄性病变的部位、范围及程度。本检查具有确诊价值。

【诊断要点】

有典型心绞痛发作病史者诊断较易确定。发作不典型者可依靠发作时心电图或心电图负荷试验、心电图连续监测等明确诊断。必要时可行冠状动脉造影。

【治疗要点】

1. 一般治疗　注意避免可引起心绞痛的诱因，治疗和预防冠心病的危险因素。

2. 药物治疗

（1）终止发作：硝酸酯类是最有效的终止心绞痛发作的药物，作用迅速，可通过扩张冠状动脉，增加冠状动脉血流量，以及扩张外周血管，减轻心脏负荷而缓解心绞痛。常用药物如下。①硝酸甘油：0.3 ～ 0.6 mg，舌下含化，1 ～ 2 min 开始起作用，作用持续时间 30 min 左右。②硝酸异山梨酯（消心痛）：5 ～ 10 mg，舌下含化，2 ～ 5 min 见效，作用维持 2 ～ 3 h。

（2）预防发作及改善预后

1）改善心肌缺血及减轻症状的药物

硝酸酯类：可使用硝酸异山梨酯，口服，每日 3 次，每次 5 ～ 20 mg，服药后半小时起效，持续 3 ～ 5 h；单硝酸异山梨酯（长效心痛治），每日 2 次，每次 20 ～ 40 mg。

β 受体拮抗药：可通过减慢心率、降低心肌收缩力和耗氧量而预防心绞痛发作。长期应用还能降低心绞痛患者死亡和心肌梗死的风险。推荐使用无内在拟交感活性的 β 受体拮抗药，如美托洛尔、比索洛尔，应作为稳定型心绞痛的初始治疗药物。支气管哮喘、心力衰竭、严重心动过缓和高度房室传导阻滞、窦房结功能紊乱患者不宜使用此类药物。

钙通道阻滞药：能抑制钙离子进入细胞内，从而起到抑制心肌收缩、扩张冠状动脉、扩张周围血管的作用；并通过扩张冠状动脉，解除冠状动脉痉挛，改善心内膜下心肌供血；扩张周围血管、减轻心脏负荷，从而缓解心绞痛；还可以降低血液黏滞度，抗血小板聚集，改善心肌微循环。常用的有硝苯地平（心痛定），30 ~ 60 mg，每日 3 次口服；地尔硫䓬（合心爽、恬尔心）60 ~ 90 mg，每日 3 次。

2）预防心肌梗死和改善预后的药物：包括抗血小板药物、降低 LDL-C 药物及减少心血管不良事件发生的药物。

环氧化酶（COX）抑制剂：通过抑制 COX 活性而阻断血栓素 A_2（TXA_2）的合成，抗血小板聚集，包括不可逆 COX 抑制剂（阿司匹林）和可逆 COX 抑制剂（吲哚布芬）。阿司匹林是抗血小板治疗的基石，只要无禁忌，都应该使用，最佳剂量范围是 75 ~ 150 mg/d，其主要不良反应为胃肠道出血、过敏。吲哚布芬胃肠反应小，出血风险少，可考虑用于有胃肠道出血或消化道溃疡病史等阿司匹林不耐受患者的替代治疗。

P_2Y_{12} 受体拮抗药：常用氯吡格雷和替格瑞洛，通过选择性抑制二磷酸腺苷（ADP）与其血小板 P_2Y_{12} 受体的结合及继发的 ADP 介导的糖蛋白 GP IIb/ Ⅲ a 复合物的活化，来抑制血小板聚集，主要用于支架植入后及对阿司匹林有禁忌证的患者。

调血脂药：常选用他汀类药物，如洛伐他汀、辛伐他汀。他汀类药物能有效地降低总胆固醇和低密度脂蛋白胆固醇（LDL-C），延缓斑块进展，使斑块稳定。所有的冠心病患者，无论其血脂水平如何，都应该服用他汀类药物，并根据目标 LDL-C 水平调整剂量。

血管紧张素转换酶抑制药（ACEI）或血管紧张素受体拮抗药（ARB）：在稳定型心绞痛患者中，合并糖尿病、心力衰竭或左心室收缩功能不全的高危患者应该使用 ACEI，常用药物有卡托普利、依那普利、福辛普利等。若患者发生刺激性干咳等情况不能耐受 ACEI，可服用 ARB，常用药物有氯沙坦、缬沙坦等。

3. 血管重建治疗　稳定型心绞痛患者可择期进行血管重建治疗。常用方法包括如下。

（1）经皮冠状动脉介入治疗（percutaneous coronary intervention，PCI）：是用心导管技术疏通狭窄甚至闭塞的冠状动脉管腔，从而改善心肌血流灌注的方法，包括经皮腔内冠状动脉成形术（PTCA）、经皮冠状动脉内支架植入术、冠状动脉内旋切术、旋磨术和激光成形术。

（2）冠状动脉旁路移植术（CABG）：通过选取患者自身的大隐静脉作为旁路移植材料，一端吻合在主动脉，另一端吻合在有病变的冠状动脉段的远端；或游离内乳动脉与病变冠状动脉远端吻合，引主动脉的血流以改善病变冠状动脉所供血心肌的血流供应。

PCI 或 CABG 的选择需要根据冠状动脉病变的情况、患者对开胸手术的耐受程度和患者的意愿等综合因素而定。对全身情况可耐受开胸手术的患者，左主干合并 2 支以上冠状动脉病变，或多支血管病变合并糖尿病的患者，首选 CABG。

【护理要点】

1. 病情观察　了解患者发生心绞痛的部位、性质、有无放射、疼痛程度、持续时间、缓解方式，询问发生前有无诱因存在。同时立即描记心电图，明确冠状动脉供血情况。

2. 休息　疼痛发作时，立即协助患者安静卧床休息，安慰患者，减轻其紧张不安感。

3. 硝酸甘油使用指导　给予患者舌下含服硝酸甘油，或嘱患者轻轻嚼碎后继续含服，如服药 3 ~ 5 min 后疼痛仍不缓解，可再服一片。对于心绞痛发作频繁或服用硝酸甘油效果差的不稳定型心绞痛患者，可遵医嘱静脉滴注硝酸甘油。但应注意静脉滴注速度宜慢，以免造成低血压。并嘱患者及其家属不可擅自调节滴速。硝酸甘油在使用后出现颜面潮红、头痛、头胀、心悸等症状，是其常见的不良反应，由药物造成头面部血管扩张引起。少数患者对硝酸甘油过度敏感而出现直立性低血压，故初次使用时应避免站立体位，且剂量不宜过大。

4. 避免诱因　告诉患者过度体力劳动、屏气用力动作（如推、拉、抬、举、用力排便）、情绪激动、饱餐、寒冷是引起心绞痛发作的常见诱因，应注意避免。对于有些可能会诱发心绞痛但又不得不去做的事情，进行之前可先服一片硝酸甘油。

【健康教育】

大多数心绞痛患者发病之后仍能从事多年一般性体力工作，且能存活 15 ~ 20 年。但有近 1/4 的患者在疾病进程中并发心肌梗死，少数发生猝死，特别是对于初发型、恶化型、自发型心绞痛患者。

（1）防治冠状动脉粥样硬化的危险因素是控制冠心病进展的重要方面，患者应摄入低热量、低脂、低盐饮食，戒烟，积极治疗原发性高血压、糖尿病、高脂血症，定期进行心电图、血糖、血脂、血压检查。

（2）合理安排运动锻炼，保持经常的、适度的体力劳动，或进行步行、轻便体操等锻炼，可提高耐力，促进侧支循环建立，减少心绞痛发作。

（3）在日常生活中注意避免引发心绞痛的因素，学会识别急性心肌梗死的先兆症状，如心绞痛发作频繁、程度加重、持续时间延长、服用硝酸甘油后疼痛持续 15 min 不缓解，应立即就诊。有些患者的心绞痛可能不典型，表现为上腹部不适、胸闷、颈背疼痛、牙痛等，使患者及其家属误以为是其他疾病，故应告诉他们这种情况下应先按心绞痛处理，以免延误病情。

（4）为预防心绞痛发作，平时应坚持服用抗心绞痛药物，外出时需随身携带硝酸甘油以应急。硝酸甘油见光易分解，应避光保存，最好每 6 个月更换 1 次。

二、不稳定型心绞痛

不稳定型心绞痛是除稳定型心绞痛以外的缺血性胸痛的统称，是急性冠脉综合征的一个主要类型。临床表现为静息状态下发生心绞痛或原有稳定型心绞痛恶化、加重。

【不稳定型心绞痛重要类型】

1. 恶化型心绞痛　原为稳定型心绞痛患者，在 3 个月内疼痛的频率、程度、时限、诱发因素经常变动并进行性恶化。

2. 初发型心绞痛　指初次发生劳累性心绞痛，时间未满 1 个月。

3. 休息状态下发作的心绞痛　特点为疼痛常在休息或熟睡时发生，历时较长，达 30 min 或以上，不易为硝酸甘油所缓解。发作时心电图显示 ST 段抬高的变异型心绞痛也属于此类。

【病因和发病机制】

不稳定型心绞痛属于 ACS 中的一个重要类型，发病均是由于不稳定的粥样硬化斑块发生继发性病理改变，如斑块内破裂出血、血栓形成，导致部分或完全管腔堵塞并伴血管痉挛，使病变远端冠状动脉血流减少或中断，相应部位的心肌发生缺血。

【临床表现】

典型胸痛的表现与稳定型心绞痛的发作相似，但疼痛程度严重，持续时间长，可达30 min 及以上，用硝酸甘油仅能暂时或部分缓解症状。

【有关检查】

1. 心电图检查　不发作时心电图可正常。胸痛发作时可出现一过性 ST 下移或抬高，T 波高尖或倒置。心电图连续监护对诊断有重要价值。

2. 冠状动脉造影　能提供详细的血管相关信息，帮助指导治疗并评价预后。在造影正常或无阻塞性病变的不稳定型心绞痛患者中，有可能是误诊，或胸痛为冠状动脉痉挛、冠状动脉内血栓自发性溶解、微循环灌注障碍所致。

3. 心肌损伤标志物检查　心肌坏死标志物肌钙蛋白 T（cTnT）、肌钙蛋白 I（cTnI）和肌酸激酶同工酶（CK-MB）测定对疾病诊断很重要。不稳定型心绞痛上述检查均在正常范围，如升高，则应诊断为心肌梗死。

4. 超声心动图检查、放射性核素检查　对诊断有价值。

【诊断要点】

具有典型的临床症状及心电图表现，且心肌损伤标志物测定正常，不稳定型心绞痛诊断可以确立。临床上应注意与急性心肌梗死、非 ST 段抬高心肌梗死进行鉴别，心肌坏死标志物测定很重要。

【治疗要点】

1. 一般处理　一旦不稳定型心绞痛诊断确立，患者应立即卧床休息，实施 24 h 心电监护，严密观察血压、脉搏、呼吸、心率、心律变化，有呼吸困难、发绀者应给氧，维持血氧饱和度达到 95% 以上。要定期复查心电图及测定心肌损伤标志物。

2. 缓解疼痛　一般建议每隔 5 min 含服硝酸甘油 1 次，共用 3 次，再用硝酸甘油持续静脉滴注，以 10 μg/min 开始，每 3 ～ 5 min 增加 10 μg/min，直至症状缓解或出现血压下降。

无低血压等禁忌证者，应及早开始使用 β 受体拮抗药。少数情况下，如伴血压明显升高，心率增快，可静脉滴注艾司洛尔 250 μg/（kg · min），停药后 20 min 内作用消失。也可用非二氢吡啶类钙通道阻滞药，如地尔硫䓬 1 ～ 5 μg/（kg · min）持续静脉滴注，常可控制发作。必要时可给予镇静药吗啡。

3. 抗凝（栓）　应用阿司匹林、氯吡格雷和肝素或低分子量肝素，以治疗及预防冠状动脉内血栓，阻止病情进展为心肌梗死。

4. 冠状动脉血管重建治疗　参考稳定型心绞痛血管重建治疗的 PCI 和 CABG。对于个别病情极严重者，保守治疗效果不佳，心绞痛发作时 ST 段压低＞ 0.1 mV，持续时间＞ 20 min，或血肌钙蛋白升高者，在有条件的医院可行急诊 PCI。

5. 其他　不稳定型心绞痛经治疗病情稳定，出院后应继续强调抗凝和调脂治疗，特别是应用他汀类药物，以促使斑块稳定。缓解期的随访及长期治疗方案与稳定型心绞痛相同。

【护理要点及健康教育】

参见稳定型心绞痛患者的护理要点及健康教育。

三、急性心肌梗死

急性心肌梗死（acute myocardial infarction，AMI）是指急性心肌缺血性坏死，为在冠状动脉病变的基础上，发生冠状动脉血供急剧减少或中断，使相应心肌严重而持久地急性缺血导致心肌细胞死亡。临床表现为持久的胸骨后剧烈疼痛、发热、白细胞计数和血清心肌坏死标志物增高以及心电图进行性改变，可发生心律失常、休克或心力衰竭，属急性冠脉综合征（ACS）的严重类型。

【病因和发病机制】

心肌梗死的基本病因是冠状动脉粥样硬化造成管腔严重狭窄，而侧支循环未充分建立，在此基础上，一旦血供进一步减少或中断，使心肌严重而持久地急性缺血达 20 ~ 30 min 或以上，即可发生急性心肌梗死。

促使粥样斑块破溃出血及血栓形成的诱因有：①晨起 6 时至 12 时交感神经活性增加，机体应激反应增强，心肌收缩力、心率、血压升高，冠状动脉张力增高。②饱餐，特别是进食多量高脂饮食后，血脂增高，血液黏滞度增加。③重体力活动、情绪过分激动、寒冷刺激、血压剧升或用力排便时，左心室负荷明显加重，心肌需氧量猛增。④休克、脱水、出血、外科手术或严重心律失常，使心排血量骤降，冠状动脉灌流量锐减。

【临床表现】

临床表现的轻重与梗死面积的大小、部位、侧支循环情况有密切关系。

1. 先兆表现　约半数以上患者在发生明显的心肌梗死症状之前，可有数日至数周的先兆症状，其中最常见而明显的是既往无心绞痛者新近出现心绞痛，或原有的心绞痛加重，表现为发作频繁、疼痛程度加重、持续时间延长、硝酸甘油疗效差、诱发因素不明显等。发现先兆若能及时处理，可使部分患者避免发生心肌梗死。

2. 主要症状

（1）疼痛：常是最早出现和最突出的症状，其部位和性质与心绞痛相似，但多无明显诱因，常发生于休息时。疼痛程度更重，患者难以忍受，而出现烦躁不安、大汗、有濒死感。持续时间可长达数小时或数日，休息或含服硝酸甘油无法缓解。部分患者可因疼痛位于上腹部或放射至下颌、颈部、背部而误诊。

（2）全身症状：有发热、心动过速、白细胞计数增高和红细胞沉降率加快等。体温一般在 38℃左右，持续约 1 周，发热因吸收坏死物质所引起。

（3）胃肠道症状：当疼痛剧烈时，常发生恶心、呕吐，与迷走神经受坏死心肌刺激和心排血量降低致组织灌注不足有关。

（4）心律失常：极常见，多发生在起病 1 ~ 2 周内，尤以 24 h 内最多见。在各种心律失常中，以室性心律失常最多见，尤其是室性期前收缩。频发的（每分钟 5 次以上）、成对的或呈 R 在 T 上现象的室性期前收缩以及短阵室速，常是室颤的先兆。前壁心肌梗死易发生室性心律失常，下壁心肌梗死易发生房室传导阻滞。

（5）心力衰竭：主要是急性左心衰竭，可在起病最初几日内发生，或在疼痛、休克好转阶段出现，是由于梗死后心脏收缩力明显下降或不协调所致。

（6）低血压和休克：疼痛发作期间血压下降常见，如疼痛缓解而收缩压仍低于 80 mmHg，且患者表现为烦躁不安、面色苍白、皮肤湿冷、脉细而快、大汗淋漓、少尿、神志迟钝，甚至晕厥者则为休克表现。多在起病后数小时至 1 周内发生，主要是心源性休克，由心肌广泛坏死、心排血量急剧下降所致。

3. 体征　除急性心肌梗死极早期可有血压升高外，几乎所有患者都有血压降低。心脏体征主要包括心率大多增快，心尖部第一心音减弱，可出现第四心音奔马律，二尖瓣乳头肌功能失调或断裂者，可在心尖部闻及收缩期杂音或喀喇音。患者可有心律失常、休克或心力衰竭的有关体征。

4. 并发症

（1）乳头肌功能失调或断裂：二尖瓣乳头肌因缺血、坏死等使收缩功能发生障碍，造成二尖瓣脱垂或关闭不全，可导致心力衰竭。重症者可因迅速发性急性肺水肿而死亡。

（2）心脏破裂：是严重的、常可致命的并发症，多为心室游离壁破裂，造成心包积血而引起急性心脏压塞而猝死。

（3）心室壁瘤：心肌梗死愈合过程中，心肌由结缔组织取代而形成室壁瘤。心脏收缩时丧失活动能力，病变区薄层的心室壁向外膨出，或呈现反常运动。室壁瘤可导致心力衰竭，还可因室壁瘤内易形成附壁血栓而造成体循环动脉栓塞。

（4）栓塞：见于起病后 1 ~ 2 周，如为左心室附壁血栓脱落所致，则引起脑、肾、脾或四肢等动脉栓塞。若由下肢静脉血栓脱落所致，则产生肺动脉栓塞。

（5）心肌梗死后综合征：于 AMI 后数周至数月内出现，可反复发生，表现为心包炎、胸膜炎或肺炎，患者有发热、胸痛等症状，可能为机体对坏死组织的自身免疫反应。

【有关检查】

1. 心电图检查　ST 段抬高心肌梗死患者心电图的特征性改变是宽而深的 Q 波（病理性 Q 波）、ST 段明显抬高、弓背向上，T 波倒置。其心电图的动态改变过程为 ST 段抬高持续数日至 2 周左右，逐渐回到基线水平。T 波倒置加深呈冠状 T，此后可逐渐恢复。Q 波大多持续存在。

2. 心肌损伤标志物检查　急性心肌梗死患者发病后 cTnT 或 cTnI 和血清心肌酶含量增高。cTnT 或 cTnI 的特异性和敏感性最高，起病后 2 ~ 4 h 开始升高。血清心肌酶检查测定肌酸激酶同工酶（CK-MB）；CK-MB 对诊断的特异性亦较高，连续测定 CK-MB 还可判定溶栓治疗后效果。肌红蛋白有助于早期诊断，但特异性较差，于起病后 2 h 内即升高，12 h 内达峰。目前，临床以 cTnT 和 CK-MB 为最主要指标。

3. 放射性核素检查　通过静脉注射放射性核素锝或铊，利用其特性，可显示心肌梗死的部位和范围。

4. 超声心动图检查　有助于了解心室壁活动和左心室功能，诊断室壁瘤和乳头肌功能失调等。

【诊断要点】

本病的诊断主要根据典型临床表现、特征性心电图改变及心肌损伤标志物检查而做出。部分患者心肌梗死发作时疼痛表现可能并不典型，故凡年龄＞ 40 岁，发生原因不明的胸闷，伴恶心、呕吐、出汗；或出现心力衰竭和严重心律失常；或原有高血压但血压突然显著下降者，应考虑有急性心肌梗死的可能。

【治疗要点】

（一）一般治疗和监护

1. 休息　急性期患者未行再灌注治疗前，应绝对卧床休息，保持环境安静，防止不良刺激，解除恐惧心理。

2. 吸氧　若血氧饱和度低于 90%，给予患者鼻导管吸氧。有过度通气者予面罩吸氧，以改善血氧含量，有助于减轻疼痛。

3. 监护　患者应收入冠心病监护病房（CCU），连续 2 ~ 3 d 监测心电图、血压、呼吸，必要时还应进行床旁血流动力学监测。

（二）解除疼痛

剧烈疼痛常使患者极度不安、烦躁，从而加重心肌负担，并易发生休克、严重心律失常，甚至心脏破裂，故应尽快消除。常用药物包括：①吗啡 3 mg 皮下注射或哌替啶（杜冷丁）50 ~ 100 mg 肌内注射，必要时 1 ~ 2 h 后可再使用 1 次，以后可每 4 ~ 6 h 重复给药。②疼痛较轻者可用可待因或罂粟碱 0.03 ~ 0.06 g 肌内注射或口服。③可同时使用硝酸甘油 0.6 mg 或硝酸异山梨酯 5 ~ 10 mg 舌下含服或硝酸甘油持续静脉滴注。

（三）再灌注心肌

血管开通时间越早，挽救的心肌越多。积极的治疗措施是起病 3 ~ 6 h（最多 12 h）内使闭塞的冠状动脉再通，心肌得到再灌注，濒临坏死的心肌可能得以存活或使坏死范围缩小，对梗死后心肌重塑有利，改善预后。

1. 急诊冠状动脉介入治疗　有条件的医院对具备适应证的患者应尽快实施直接 PCI，多可获得较好的治疗效果。

2. 溶解血栓疗法　即使用纤溶酶激活剂溶解冠状动脉内血栓，以达到使闭塞的冠状动脉再通，心肌得到再灌注的目的，使濒死心肌得以存活或使坏死范围缩小。无条件施行介入治疗或延误再灌注时机者，若无禁忌证，应立即（接诊后 30 min 内）予以溶栓治疗。发病 3 h 内，心肌梗死溶栓治疗血流完全灌注率高，获益最大，即使对于发病后 6 ~ 12 h 之内的患者，进行溶栓治疗仍可获益。临床常用尿激酶 100 万 ~ 150 万 U 静脉滴注，30 ~ 60 min 滴完。若通过心导管直接冠状动脉内给药，则疗效更好。也可使用链激酶，但需皮试阴性者方可使用。新的溶解血栓制剂如组织型纤溶酶原激活剂（阿替普酶）对血栓溶解有高度选择性，起效较快。溶栓疗法禁用于有出血、出血倾向或出血史、严重肝肾功能不全、活动性溃疡、血压过高、新近手术或创口未愈者。年龄 ≥ 75 岁者应首选 PCI，选择溶栓治疗时应慎重，并酌情减少溶栓药物剂量。

（四）消除心律失常

心律失常必须及时消除，否则可演变为严重心律失常甚至猝死。一旦发生室性期前收缩或室速，立即用利多卡因 50 ~ 100 mg 静脉注射，每 5 ~ 10 min 重复 1 次，直至心律失常消失或用药总量已达 300 mg。之后以 1 ~ 4 mg/min 静脉滴注维持，情况稳定后可改用口服抗心律失常药。如室性心律失常反复发作，首选胺碘酮静脉注射，及 β 受体拮抗药减慢心率。当患者突然发生室颤时，应尽快采用非同步直流电除颤。缓慢心律失常患者可用阿托品 0.5 ~ 1 mg 肌内注射或静脉注射。发生二度或三度房室传导阻滞时，可安装临时心脏起搏器治疗。

（五）治疗心力衰竭

主要是治疗急性左心衰竭。以应用吗啡和利尿药为主，也可选用血管扩张药，如口服硝酸异山梨酯、静脉滴注硝酸甘油或硝普钠等减轻前、后负荷。多巴酚丁胺静脉滴注对治疗心力衰竭有较好疗效。在急性心肌梗死发生后 24 h 内应尽量避免使用洋地黄制剂，因其可能引起室性心律失常。有右心室梗死的患者应慎用利尿药。

（六）控制休克

急性心肌梗死时，患者可能发生心源性休克，且伴有周围血管舒缩障碍或血容量不足，可给予补充血容量，应用升压药及血管扩张药，纠正酸中毒等相应措施。为降低心源性休克的病死率，可考虑行主动脉内球囊反搏术辅助循环，然后做选择性冠状动脉造影，立即行 PCI 或主动脉冠状动脉旁路移植术（CABG）。

【护理要点】

1. 护理评估

（1）病史及心理社会资料：当急性心肌梗死发生时，患者极度不适，护士应重点收集有关患者疼痛的情况，包括疼痛的部位、性质、剧烈程度、持续时间，以及是否出现恶心、呕吐、心力衰竭、休克等表现。同时要注意评估患者的心理状况。急性心肌梗死疼痛剧烈，患者难以忍受，往往产生濒死感，使患者处于恐惧之中。此外，看到医护人员紧张的抢救工作以及身处陌生的、充满仪器设备的冠心病监护病房，也易使患者产生不安、担心、焦虑等情绪反应。

（2）身体评估：患者的神志、面色、脉搏、血压、呼吸、心率及心律。

（3）有关检查：心电图和心肌损伤标志物是最重要的两项检查，要了解其结果。

2. 主要护理诊断 / 问题

（1）疼痛（胸痛）：与心肌缺血、坏死有关。

（2）活动耐力下降：与心肌坏死致心脏功能下降有关。

（3）有便秘的危险：与急性心肌梗死后绝对卧床有关；与不习惯床上排便有关。

（4）潜在并发症：心律失常；心源性休克；猝死。

（5）焦虑：与对自身疾病不了解有关；与担心梗死再次发生有关。

3. 护理计划及评价

疼痛（胸痛）：与心肌缺血、坏死有关。

（1）护理目标：患者主诉疼痛减轻，生命体征稳定。

（2）护理措施

1）休息：发病 12 h 内应绝对卧床休息，保持环境安静，限制探视，并告知患者及其家属卧床休息及有效睡眠可以降低心肌耗氧量和交感神经兴奋性，有利于缓解疼痛，防止病情加重。绝对卧床期后，可根据患者的病情、耐力情况逐渐增加活动量。若无并发症，24 h 内鼓励患者床上肢体活动，若无低血压，第 3 天可在病室内走动，第 4~5 天逐步增加活动量，直至每天 3 次步行 100~150 m。

2）止痛：遵医嘱定时给予硝酸甘油或硝酸异山梨酯以及吗啡止痛，注意及时询问患者疼痛的变化情况，给予硝酸酯类药物时应随时监测血压的变化，维持收缩压在 100 mmHg 以上。给予 2 ～ 4 L/min 持续氧气吸入。

3）保持情绪稳定：当患者胸痛剧烈时，应尽量保证有一名护士陪伴在患者身边。应向患者简要解释其病情，及对其实施抢救措施的目的。

4）饮食护理：起病后 4 ～ 12 h 内给予流质饮食，以减轻胃扩张。随后过渡到低脂、低胆固醇清淡饮食，提倡少量多餐。

5）心电监护：在冠心病监护病房连续监测心电图、血压、呼吸 3 ～ 5 d，若发现每分钟频发室性期前收缩＞ 5 个、多源室性期前收缩、R 在 T 上现象或严重房室传导阻滞，应警惕室颤或心脏停搏发生，需立即通知医生。

6）排便护理：嘱患者排便时严禁用力，以免增加心脏负担。由于卧床期间活动量减少、不习惯床上排便、进食减少等原因，患者容易发生便秘，故心肌梗死急性期常规给予患者轻泻药。

7）溶栓治疗的配合与护理：对于心肌梗死发生不足 6 h 的患者，可遵医嘱给予溶栓治疗。护士应做好以下工作：①询问患者有无活动性出血、近期大手术或外伤史、消化性溃疡、严重肝肾功能不全等溶栓禁忌证。②准确、迅速配制并输注溶栓药物。③注意观察用药后患者有无寒战、发热、皮疹等过敏反应，用药期间注意观察患者是否发生皮肤、黏膜、内脏出血。④使用溶栓药物后，定期描记心电图，抽血查心肌酶，并询问患者胸痛情况以便为溶栓是否成功提供资料。

存在下列指标则可间接判断溶栓成功：①胸痛 2 h 内基本消失；②心电图 ST 段于 2 h 内回降＞ 50%；③ 2 h 内出现再灌注性心律失常，如窦性心动过缓、加速性室性自主心律、房室传导阻滞或束支传导阻滞突然改变或消失；④ cTnI 或 cTnT 峰值提前至发病后 12 h 内，血清 CK-MB 峰值提前出现（14 h 以内）。另外，也可通过冠状动脉造影直接判断溶栓是否成功。

（3）评价：患者主诉胸痛减轻，血压、呼吸、心率、体温正常。

【预后及健康教育】

随着监护水平的提高和治疗手段的改进，心肌梗死患者的急性期病死率已大大下降，目前已低于 10%。度过了危险期的患者面临着如何延长远期存活时间的问题。远期存活除与年龄、性别、急性期病情、心肌梗死部位及面积等因素有关外，还与患者患病后的生活方式有关。急性心肌梗死患者重点的健康教育内容包括：低盐、低脂饮食，限制热量摄入，减少应激，戒烟，经常适度的体力活动，避免饱餐，防止便秘，坚持服药，定期复查等。

四、心血管病介入性诊治及护理

心血管病介入性诊治（interventional diagnostic and therapy for cardiovascular disease）是指通过导管术，将诊断或治疗用的各种器材送入心脏或血管内进行疾病诊断及治疗的方法。所有介入性诊治方法都是在心导管术的基础上发展起来的。介入性诊断包括右心导管术、外周动脉或静脉造影、冠状动脉造影、心室造影、漂浮导管术及心内电生理检查等。介入性治疗包括经皮腔内冠状动脉成形术、冠状动脉内支架植入术、冠状动脉内斑块消除术、经皮穿刺球囊二尖瓣交界分离术、心导管射频消融术、心内起搏术及先天性心脏病介入治疗等。

【冠心病介入治疗】

经皮冠状动脉介入治疗（percutaneous coronary intervention，PCI）既往称为经皮腔内冠状动脉成形术（percutaneous transluminal coronary angioplasty，PTCA），是指经导管通过各种方法扩张狭窄的冠状动脉，从而达到解除狭窄、改善心肌血供的治疗方法。PTCA 由 Gruentzig 于 1977 年首先施行。该技术开始时仅为单纯使用球囊导管扩张冠状动脉狭窄病变，随着技术的发展，逐渐出现了冠状动脉内支架植入术、高频旋磨术、定向旋切术、药物球囊扩张及激光成形术等。临床上常需采用多种综合技术达到治疗冠状动脉狭窄的目的。因此，目前更多采用 PCI 这一术语，包括各种冠状动脉介入治疗技术。在此，仅介绍冠状动脉造影术、经皮腔内冠状动脉成形术及冠状动脉内支架植入术。

（一）冠状动脉造影术

冠状动脉造影术是将冠状动脉造影导管经动脉送至左、右冠状动脉开口部位进行造影的技术操作。常选用桡动脉或股动脉。

1. 目的　了解冠状动脉血管病变情况，确定冠心病诊断，选择最佳的治疗方案。

2. 适应证　凡疑有冠状动脉病变者。

3. 禁忌证　躯体有感染性疾病、出血倾向、严重肝肾损害、严重心力衰竭、外周动脉及静脉血栓性脉管炎、造影剂过敏等。

4. 并发症　最常见的并发症有心律失常，一般呈一过性，无须处理，严重者可出现室速或室颤、猝死。其他并发症可有急性心肌梗死、感染、外周穿刺动脉出血、栓塞、造影剂过敏等。必须指出，冠状动脉造影术的并发症发生率与操作者的技术熟练程度有直接关系。

5. 术前准备　完成一般常规临床检查，包括详细的体格检查，血、尿常规，出、凝血时间，电解质，肝、肾功能，心电图或运动心电图检查。有条件者应做超声心动图检查及胸部 X 线片。术前还需了解外周动脉搏动情况（股动脉、足背动脉搏动），必要时腹股沟部备皮。对于情绪紧张者，可给予镇静药。

6. 术后处理及护理　股动脉穿刺部位加压包扎，压沙袋 6 ~ 8 h，患者平卧 24 h，避免手术侧下肢弯曲，注意切口出血情况及保持足背动脉搏动良好。桡动脉穿刺者，2 h 切口加压后放松一次，6 h 去除加压包扎换药。继续服用常规药物。

（二）经皮腔内冠状动脉成形术

经皮腔内冠状动脉成形术（PTCA）是冠状动脉介入治疗的基本手段，其他方法都是在此基础上发展起来的。

1. 目的　采用特制的球囊导管扩张狭窄的冠状动脉，解除其狭窄，使相应的心肌供血增加，缓解症状，改善心功能。

2. 适应证

（1）冠状动脉不完全狭窄，狭窄程度＞ 75%。

（2）冠状动脉单支或多支近端、孤立、向心性、局限、长度＜ 15 mm 的无钙化病变。

（3）有临床症状的 PTCA 术后再狭窄病变。

（4）新近发生的单支冠状动脉完全阻塞病变。

（5）冠状动脉旁路移植血管再狭窄病变。

（6）临床有心绞痛症状，药物治疗效果不佳，且心功能较好。

3. 并发症　有急性期并发症及后期并发症。

（1）急性期并发症：冠状动脉急性闭塞，发生在术后即刻至 24 ~ 72 h 内，可导致急性心肌梗死。发生原因多为血管内夹层形成、血栓形成等，目前广泛采用支架植入及加强抗血小板治疗，发生率已大大下降。

（2）后期并发症：术后 6 个月内有 30% ~ 40% 发生再狭窄，主要由于血管内膜平滑肌增生所致。目前采用 PTCA 后植入支架，尤其是药物涂层支架，可使术后再狭窄率降低至 10% 左右。

4. 术前准备　基本与冠状动脉造影相同，还应注意：① PTCA 前必须口服抗血小板聚集药物，如阿司匹林、氯吡格雷或替格瑞洛。②术前指导患者进行呼吸、屏气、咳嗽训练以便于术中顺利配合手术。③拟行桡动脉穿刺者，术前行艾伦（Allen）试验：即同时按压桡、尺动脉，嘱患者连续伸屈五指至掌面苍白时松开尺侧，如 10 s 内掌面颜色恢复正常，提示尺动脉功能好，可行桡动脉介入治疗。④避免在术侧上肢留置静脉套管针。⑤标记双侧足背动脉以备穿刺股动脉时监测。

5. 术后处理　应坚持抗凝治疗，常用肝素静脉滴注，使患者凝血时间延长至正常的 1.5 ~ 2 倍，持续 3 ~ 5 d，也可口服华法林。继续服用硝酸酯类、钙拮抗药、ACEI 类药物。

（三）冠状动脉内支架植入术

1. 目的　防止和减少 PTCA 后急性冠状动脉闭塞和后期再狭窄，在血管病变部位植入一金属支架以保持血管通畅。近年来，较多患者植入药物涂层支架。

2. 适应证

（1）冠状动脉支起始部或近端病变（为了预防和减少再狭窄）。

（2）凡做 PTCA 后夹层形成或弹性回缩病变。

（3）血管直径≥ 2.5 mm。

3. 术前准备及术后处理　与 PTCA 相同。为防止急性或亚急性支架内血栓形成，支架植入术后需强调抗凝治疗，并要彻底。一般用肝素或低分子量肝素，持续 3 ~ 7 d，然后继续服用抗血小板聚集药，如阿司匹林、氯吡格雷，植入药物涂层支架的患者应用替格瑞洛或氯吡格雷 + 阿司匹林不应少于 6 个月。

（四）PTCA 及冠状动脉支架植入术后护理和健康教育

1. 术后护理要点

（1）介绍有关 PTCA 及支架植入术后的注意事项，鼓励患者与具有同种经历的病友进行交流。

（2）观察患者的神志、视力、心率、心律、体温、血压变化，以及切口有无出血、渗血，足背动脉搏动，尿、便的颜色（有无出血问题）。有无心悸、大汗、头晕等不适。有无胸痛及疼痛的性质、部位、程度、持续时间及有无放射痛等。

（3）穿刺部位的观察与护理

1）经桡动脉穿刺：术后可立即拔除鞘管，拔管后，穿刺点加压包扎 4 ~ 6 h，每 2 h 观察穿刺侧肢体血运情况，放松加压一次。

2）经股动脉穿刺：① PCI 治疗的患者因在术中追加肝素，需在拔除鞘管之前常规监测活化部分凝血活酶时间（APTT），APTT 降低到正常值的 1.5 ～ 2.0 倍范围内，可拔除鞘管。②拔管后，常规压迫穿刺点 15 ～ 20 min，若穿刺点无活动性出血，可进行制动并加压包扎，1 kg 沙袋压迫 6 ～ 8 h。③穿刺侧肢体限制屈曲活动 24 h 后拆除弹性绷带，自由活动。④注意观察双侧下肢皮肤温度、颜色、动脉搏动情况。

3）限制患者活动期间，应协助患者做好生活护理，将常用物品及呼叫器置于易取处，以满足患者的基本需要。

4）绷带拆除后，嘱患者逐渐增加活动量，起床下蹲时动作应缓慢，不要突然用力咳嗽、排便，防止切口裂开。

（4）术后保证患者液体入量，防止血液过于黏稠，并嘱患者饮水 500 ml 左右，以利于造影剂尽快自尿中排出。饮食以低盐、低脂、易消化、不产气食物为主。

（5）由于术中及术后应用大量抗凝血药，故在每次静脉穿刺时，穿刺部位应延长按压时间 3 ～ 5 min，防止皮下淤血。各种操作要轻柔，嘱患者不用硬及尖的物品剔牙、挖鼻孔及耳道。

（6）及时了解患者有无焦虑，让患者倾诉。护理人员应认真倾听，然后耐心地做好解释工作，解除患者的思想负担，以配合治疗和护理。

2. 健康教育

（1）在患者能适应的范围内逐渐增大活动量，术后无并发症者 1 周内避免抬重物，2 周后可恢复日常生活。不可作剧烈的运动，保持情绪稳定，保证充足的睡眠。

（2）注意保暖，预防感冒，积极预防并控制感染。

（3）规律进餐，低盐、低脂饮食，每餐不宜过饱，可适当增加粗纤维食物和黑木耳。保持排便通畅。

（4）戒烟，可少量饮酒，不饮浓茶、浓咖啡。

（5）严格遵医嘱服药，随身携带保健卡、保健盒。

（6）定期门诊复查，支架植入术后半年做冠状动脉 CT 复查，便于了解血管再通情况。

第八节 原发性高血压

高血压（hypertension）是一种常见的以体循环动脉压增高同时伴有不同程度的心排血量和血容量增加为主要表现的临床综合征。长期血压升高可引起严重心脏、脑、肾等器官损害，并最终导致功能衰竭。目前在世界范围内，高血压仍是一种高患病率、高致残率、高死亡率，以及低知晓率、低服药率、低控制率的疾病，是导致人类致残及死亡的重要疾病。

高血压可分为原发性及继发性两类。原发性高血压约占总高血压患者的 95% 以上。继发性高血压是某些疾病的临床表现之一，此类患者仅占高血压总数的 5% 左右。本节主要介绍原发性高血压。

【高血压标准及分类】

高血压被定义为在未使用抗高血压药的情况下，非同日 3 次测量，收缩压≥ 140 mmHg 和（或）舒张压≥ 90 mmHg。依据血压升高水平，将高血压分为 1、2、3 级（表 3-1）。

表 3-1　高血压水平分级

分类	收缩压（mmHg）	舒张压（mmHg）
理想血压	＜ 120 和	＜ 80
正常高值	120 ~ 139 和（或）	80 ~ 89
高血压 1 级（轻度）	140 ~ 159 和（或）	90 ~ 99
高血压 2 级（中度）	160 ~ 179 和（或）	100 ~ 109
高血压 3 级（重度）	≥ 180 和（或）	≥ 110
单纯性收缩期高血压	≥ 140 和	＜ 90

注：当收缩压和舒张压分属不同分级时，以较高的级别作为标准。

【病因和发病机制】

高血压的病因及发病机制尚未明确。研究显示，高血压与遗传、肥胖、摄盐过多、精神紧张、情绪激动、创伤等因素有关。关于高血压的发病机制，目前认为高血压是在各种因素的影响下通过以下环节致使血压的调节功能失调而产生的。

1. 激素机制　肾素 - 血管紧张素系统活性增强，致使血管平滑肌细胞增殖，管壁增厚，血管阻力增加，血压上升。

2. 神经机制　各种原因使高级神经中枢功能失调。反复的过度紧张与精神刺激使大脑皮质兴奋与抑制过程失调，皮质下血管运动中枢失去平衡，导致外周血管阻力增高和血压上升。

3. 血管机制　血管内皮功能异常，造成正常情况下内皮细胞生成的血管舒张因子和血管收缩因子所达成的平衡被破坏，同时血管平滑肌细胞对舒张因子的反应减弱，而对收缩因子的反应增强，引起血压升高。

4. 肾脏机制　各种原因引起肾性水钠潴留，机体为避免心排血量增高使组织过度灌注，全身阻力小动脉收缩增强，导致外周血管阻力升高。

此外，我国高血压患者存在高同型半胱氨酸（Hcy）低叶酸现象，不仅促进血压升高，还会增加脑卒中发生的风险。总之，原发性高血压的发病机制较为复杂，可能是在遗传、神经类型、内分泌特点的基础上，加上一定外因（如精神因素、环境因素）综合作用的结果。

【临床表现】

根据起病和病情进展的缓急及病程的长短，原发性高血压可分为缓进型和急进型两型。前者又称为良性高血压，绝大部分患者属此型；后者又称为恶性高血压，仅占本病患者的 1% ~ 5%。

（一）缓进型高血压

缓进型高血压多为青中年起病，起病缓慢，初期多无症状，病情发展慢，病程长。有家族史者发病年龄可较轻。早期患者血压波动，血压时高时正常，在劳累、精神紧张、情绪波动时易有血压升高，休息、去除上述因素后，血压常可降至正常。随着病情的发展，血压可趋向持续性升高或波动幅度变小。患者的主观症状和血压升高的程度可不一致，约半数患者无明显症状，只是在体格检查或因其他疾病就医时才发现有高血压，少数患者则在发生心脏、脑、肾等器官的并发症时才明确原发性高血压的诊断。

（二）急进型高血压

急进型高血压典型表现为血压显著升高，舒张压多持续在 130 ～ 140 mmHg 或更高，可能与早期发现轻、中度高血压并未及时有效治疗有关。临床表现基本上与缓进型原发性高血压相似，但症状（如头痛）明显，病情严重、发展迅速，出现视网膜病变和肾功能很快衰竭。常于数月至 1 ～ 2 年内出现严重的脑、心脏、肾损害，发生脑血管意外、心力衰竭和尿毒症。并常有视物模糊或失明，视网膜可发生出血、渗出物及视神经乳头水肿。由于肾损害最为显著，常有持续蛋白尿，24 h 尿蛋白可达 3 g，并可有血尿和管型尿，如不及时治疗，患者最后多因尿毒症而死亡。

（三）高血压危象

高血压危象是指在原发性高血压或继发性高血压的病程中，某些诱因导致患者血压突然和显著升高的临床表现，包括高血压急症和高血压亚急症。

1. 高血压急症　指原发性或继发性高血压患者在某些诱因的作用下，血压突然和显著升高（一般超过 180/120 mmHg），同时伴有进行性心脏、脑、肾等重要靶器官功能不全的表现。按临床表现可分为高血压脑病、颅内出血（脑出血和蛛网膜下腔出血）、脑梗死、急性心力衰竭、急性冠脉综合征、主动脉夹层动脉瘤、子痫、急性肾小球肾炎等。应注意，血压水平的高低与急性靶器官损害的程度并非成正比，但如血压不能及时控制在合理范围内，会对脏器功能产生严重影响，甚至危及生命。

高血压脑病是指在血压突然或短期内明显升高的同时，出现中枢神经系统功能障碍，表现为严重头痛、呕吐、神志改变，严重者可发生抽搐、昏迷。其原因主要为血压过高引起脑血管调节异常，脑灌注过多，造成脑水肿。

2. 高血压亚急症（hypertensive urgencies）　指血压显著升高，但不伴靶器官损害。患者可以有血压明显升高造成的症状，如头痛、胸闷、鼻出血和烦躁不安。高血压亚急症与高血压急症的唯一区别标准是有无新近发生的急性进行性严重靶器官损害。

（四）并发症

1. 脑血管病　血压急剧升高可发生脑血管痉挛，导致短暂性脑缺血，表现为头痛、失语、肢体瘫痪，历时数分钟至数日恢复。在长期高血压致脑血管病变的基础上，可引起脑出血、脑血栓形成。脑小动脉闭塞性病变可引起腔隙性脑梗死。

2. 心力衰竭和冠心病　持续血压升高使左心室后负荷增加，心肌肥厚，心脏扩大，最终可因失代偿而发生左心衰竭。体检可见心脏向左扩大，主动脉瓣第二心音亢进，心电图呈左心室肥厚及劳损表现。这种因长期高血压引起的心脏形态及功能的改变称高血压性心脏病。高血压病患者还可因冠状动脉粥样硬化而发生心绞痛或心肌梗死。

3. 慢性肾衰竭　长期高血压导致肾小动脉硬化，出现蛋白尿、肾损害，晚期可发生肾衰竭。

4. 主动脉夹层　是血液渗入主动脉壁中层形成的夹层血肿，是造成猝死的病因之一。

【高血压危险度分层】

高血压的严重程度并不单纯与血压的高低成正比，必须结合患者所具有的心血管疾病危险因素（吸烟、高脂血症、糖尿病、年龄大于 60 岁、男性或绝经后女性等）及合并的心脏、脑、肾、眼底等靶器官的损害做全面的评价。高血压患者的诊断和治疗不能只根据血压水平，必须对患者进行心血管风险评估并分级（表 3-2）。

表 3-2　高血压危险分级

其他危险因素和病史	高血压分级		
	1 级高血压	2 级高血压	3 级高血压
无其他危险因素	低危	中危	高危
1 ~ 2 个危险因素	中危	中危	极高危
≥ 3 个危险因素或靶器官损害	高危	高危	极高危
并存临床合并症或糖尿病	极高危	极高危	极高危

【诊断要点】

不同时间测量 3 次血压，均达到高血压的诊断标准，且原因不明的患者可诊断为高血压。在做出诊断的同时，也需对靶器官受损程度做出判断。

【治疗要点】

1. 治疗目的　降低血压，防止和减少并发症所致的病死率和病残率。

2. 治疗目标　一般人群降压目标为血压＜ 140/90 mmHg，老年（＞ 65 岁）高血压患者，血压应降至＜ 150/90 mmHg，如果能耐受，可进一步降至＜ 140/90 mmHg；对有糖尿病或肾病的高危患者，血压目标为＜ 130/80 mmHg。

3. 治疗原则　一般需长期甚至终身治疗。

（一）非药物治疗

非药物治疗适合于各型原发性高血压患者，尤其对轻症者，单纯非药物治疗也可使血压有一定程度的下降。

非药物治疗包括：①饮食，限制钠摄入，每日摄入食盐 6 g 左右为宜；补充钾盐，每日吃新鲜蔬菜和水果，减少脂肪摄入；②减轻体重，尤其对肥胖患者，方法主要为限制每日热量摄入，辅以适当的体育活动；③运动，适量的运动有利于调整神经中枢功能失调；④戒烟限酒；⑤减轻精神压力，保持心理平衡。

（二）药物治疗

1. 利尿药　通过抑制肾小管对钠和水的重吸收，使血容量减少、心排血量下降而降压。常用药物如氢氯噻嗪 12.5 mg，每日 1 ~ 2 次；呋塞米 20 mg，每日 1 ~ 2 次。使用上述药物时应注意低钾问题。保钾利尿药有氨苯蝶啶，抗醛固酮利尿药有螺内酯等。

2. β 受体拮抗药　可减慢心率，降低心排血量，同时还有抑制肾素释放的作用。可用阿替洛尔 12.5 ~ 50 mg，每日 1 ~ 2 次，或美托洛尔 25 ~ 50 mg，每日 2 次，两者因对支气管的收缩作用不明显而适合长期使用。

3. 钙通道阻滞药　通过阻滞钙离子进入平滑肌细胞，使心肌收缩力降低、外周血管扩张而降压，分为二氢吡啶类和非二氢吡啶类。前者以硝苯地平为代表，后者有维拉帕米和地尔硫䓬。常用药如缓释硝苯地平每次 10 mg，每日 2 次；缓释维拉帕米（异搏定）每次 240 mg，每日 1 次；氨氯地平（络活喜）每次 5 mg，每日 1 次。

4. 血管紧张素转换酶抑制药（ACEI）　血管紧张素转换酶可将血管紧张素 Ⅰ 转化为血管紧张素 Ⅱ，后者具有直接收缩小动脉、增加外周阻力的作用。ACEI 可减少血管紧张素 Ⅱ

的生成，使血压下降。常用药物如卡托普利（开搏通）12.5 mg，每日 2 ～ 3 次；依那普利（悦宁定）2.5 mg，每日 2 次；贝那普利（洛汀新）10 mg，每日 1 次。此类药物的不良反应是咳嗽，严重肾功能不全、肾动脉狭窄、高钾血症患者禁用。

5. 血管紧张素Ⅱ受体拮抗药（ARB） 作用与 ACEI 相似，但不产生咳嗽等不良反应。常用药物如氯沙坦。

（三）抗高血压药应用原则

应用抗高血压药治疗应遵循以下原则。①从小剂量开始：初始治疗时通常应采用较小的有效治疗剂量，逐步增加剂量。②优先选择长效制剂：可有效地控制夜间血压与晨峰血压，有效地预防心脑血管并发症发生。③联合用药：对于 2 级以上高血压，为达到目标血压，常需联合治疗。对血压≥ 160/100 mmHg 或危险分级为中危及以上的患者，起始即可采用小剂量两种抗高血压药联合治疗。④个体化：根据患者具体情况和耐受性及个人意愿或长期承受能力，选择适合的抗高血压药。

联合用药方案：目前临床推荐的联合用药方案是：①二氢吡啶类钙通道阻滞药和 ACEI；②二氢吡啶类钙通道阻滞药和 ARB；③ ACEI 和小剂量噻嗪类利尿药；④ ARB 和小剂量噻嗪类利尿药；⑤二氢吡啶类钙通道阻滞药和小剂量噻嗪类利尿药；⑥二氢吡啶类钙通道阻滞药和小剂量 β 受体拮抗药。

（四）高血压急症的治疗

1. 处理原则 ①及时降压，选择有效的抗高血压药，静脉给药，持续监测血压。②控制性降压：初始阶段（一般起病数分钟至 1 小时内）降压的目标为平均动脉压的降低幅度不超过治疗前水平的 25%；在其后 2 ～ 6 h 内应将血压降至安全水平，一般为 160/100 mmHg 左右。临床情况稳定后，在之后的 24 ～ 48 h 逐步将血压降至正常水平。③合理选择抗高血压药：要求药物起效迅速，短时间内达到最大作用。作用持续时间短，停药后作用消失速度较快。不良反应较小。④避免使用的药物：如利血平，治疗开始时也不宜使用强力的利尿药。

2. 抗高血压药的选择 ①硝普钠：为首选药物，能同时直接扩张动脉和静脉，降低心脏前、后负荷，降压迅速。②硝酸甘油：扩张静脉和选择性扩张冠状动脉与大动脉，降低动脉压作用不及硝普钠。③尼卡地平：为二氢吡啶类钙通道阻滞药，降压的同时还能改善脑血流量。

3. 有高血压脑病时给予脱水药 如甘露醇快速静脉滴注，以减轻脑水肿。

4. 应用镇静药 当患者发生躁动不安、抽搐时，可给予镇静药，如地西泮（安定）、水合氯醛。

【护理要点】

（一）护理评估

1. 病史及心理社会资料 了解患者血压升高时主要出现哪些不适症状，如头痛、头晕、心悸、失眠、恶心、呕吐，这些症状的出现是否存在诱发因素，如情绪激动、过度劳累、紧张，症状持续多长时间，如何缓解，发病过程中是否出现一过性失语、偏瘫、心前区疼痛、胸闷、视物模糊及晕厥等表现。

询问患者何时被确诊为高血压，血压一直控制在何种水平，是否服用抗高血压药，了解药物的种类和剂量，以及是否坚持服药。

因血压的增高受多种因素的影响，故还应了解患者的热量、食盐、脂类的摄入量，是否有吸烟、饮酒史，体重控制情况和运动情况。

原发性高血压属于慢性疾病，在血压升高、症状明显时，患者易产生烦躁、易怒、焦虑等心理反应，而当病情控制，症状缓解后，患者又容易忽略疾病，不遵循治疗方案。

2. 身体评估　护士在测量血压时应注意：①嘱患者在测血压前 30 min 不要吸烟，避免饮用刺激性饮料，如浓茶、可乐、咖啡。②患者应在安静状态下休息 5 min 后再测血压。③应连续测两次血压，取平均值。患者靶器官的受损情况也需评估，包括心脏有无向左侧扩大，心率、心律情况，肺部呼吸音是否正常，双下肢有无水肿等。

3. 有关检查　了解患者血糖、血脂、血清电解质、肌酐、尿素氮、心电图、超声心动图、胸部 X 线检查结果，这些资料有助于判断靶器官受损情况。

（二）主要护理诊断

1. 疼痛（头痛） 与血压升高有关。

2. 活动耐力下降　与长期血压高致心功能减退有关。

3. 有受伤的危险　与血压升高致头晕有关；与血压升高致视物模糊有关。

4. 潜在并发症：高血压急症；脑血管意外；心力衰竭；肾衰竭。

5. 不依从治疗方案　与患者不了解高血压的危害有关；与治疗方案复杂有关。

（三）护理计划及评价

疼痛（头痛）：与血压升高有关。

1. 护理目标　患者主诉头痛减轻，能复述引起血压增高的诱发因素。

2. 护理措施

（1）评估患者头痛的程度、持续时间以及是否伴有头晕、耳鸣、恶心、呕吐等其他症状。

（2）监测血压并做好记录，测量血压时应固定使用同一血压计，嘱患者在测量时采用同一体位，以保证得到准确的血压值。

（3）患者应卧床休息，保证充分的睡眠时间。病室应安静，应减少环境中的声、光刺激，限制探视。护士的操作应集中进行，以免过多打扰患者。

（4）遵医嘱给予抗高血压药，注意用药后的血压变化情况，以判断药物效果，并注意观察药物的不良反应，特别是有无低血压的发生。

（5）待患者头痛缓解后，与其一起讨论引起头痛的诱发因素，以便在以后的生活中加以避免。

3. 护理评价　患者主诉头痛程度减轻，能说出引起血压升高的诱因。

【健康教育】

原发性高血压病程很长，发展也不平衡，大部分是良性缓慢过程，但高血压本身对心脏、脑、肾是一个很重要的致病因素。积极控制血压可制止或逆转高血压所造成的靶器官损害，推迟动脉粥样硬化的发生。

为使血压控制在适当水平，应教育患者严格遵循自我保健计划，内容包括如下方面。

1. 休息　劳逸结合，保证充分的睡眠。

2. 情绪　情绪激动（尤其是生气和愤怒）可诱发血压升高，故应保持情绪轻松、稳定。

3. 饮食 每日摄盐量应低于6 g，注意补充含钾丰富的蔬菜和水果，肥胖者还需限制热量和脂类摄入。

4. 戒烟限酒 指导患者戒烟，限制饮酒。

5. 运动 指导患者选择适宜的运动方式，合理安排运动量。建议每周进行3 ~ 5次、每次30 min的有氧运动，如步行、慢跑、骑车、游泳和跳舞。运动强度建议中等，更有效、更安全。可选用以下方法评价中等运动强度。①主观感觉：运动中心搏加快、微微出汗、自我感觉有点累。②客观表现：运动中呼吸频率加快、微喘，可以与人交谈，但是不能唱歌。③步行速度：每分钟120步左右。④运动中的心率=170－年龄。⑤在休息后约10分钟内，锻炼所引起的呼吸频率增加应明显缓解，心率也恢复到正常或接近正常，否则应考虑运动强度过大。

6. 药物 为预防靶器官损害，应坚持服药，即使血压降至正常，也不能擅自停药。服药的剂量应遵医嘱，不可随意增加，以防因血压降得过低而致重要脏器供血不足。

7. 病情监测及随访 教会患者及其家属正确的家庭血压监测方法。①推荐使用合格的上臂式自动血压计自测血压。②血压未达标者，建议每日早、晚各测量血压1次，每次测量2 ~ 3遍，连续7 d，以后6 d血压平均值作为医生治疗的参考。③血压达标者，建议每周测量1次。④指导患者掌握血压测量技术，规范操作，如实记录血压测量结果，随访时提供给医护人员作为治疗参考。此外，患者还需门诊随访，检查靶器官受损情况。经治疗后血压达标者，可每3个月随访1次。血压未达标者，建议每2 ~ 4周随访1次。当出现血压异常波动或有症状时，随时就诊。

第九节 病毒性心肌炎

病毒性心肌炎是指由各种病毒引起的心肌局限性或弥漫性的急性、亚急性或慢性炎症。本病可见于各个年龄阶段，是儿童及健康青年猝死的主要原因。

【病因和发病机制】

许多病毒可引起心肌炎，如A组或B组柯萨奇病毒、埃可病毒、脊髓灰质炎病毒、流感病毒和疱疹病毒等，其中以B组柯萨奇病毒引起的心肌炎最常见。

病毒性心肌炎的发病机制包括：①病毒直接作用，造成心肌损害。②病毒介导的免疫损伤（主要是T淋巴细胞介导）。此外，还有多种细胞因子和NO等介导的心肌损害和微血管损伤。这些变化均可损害心脏组织结构和功能。

【临床表现】

病毒性心肌炎患者的病情轻重相差较大，轻者可无症状，重者可因心肌病变弥漫而发生心力衰竭、严重心律失常，甚至猝死。患者一般表现为症状出现前1 ~ 4周有病毒感染史，随后发生心悸、气短、心前区不适或心绞痛。体格检查可发现心界扩大，与体温不相称的心动过速、心律失常，可闻及第三心音等体征。

【有关检查】

患者可出现白细胞计数增高，红细胞沉降率加快，C反应蛋白阳性，以及CPK、谷草转氨酶（GOT）、LDH 增高。心电图检查可见低电压、ST-T 改变及各种类型心律失常。心内膜心肌活检有助于诊断和判断预后。

【治疗要点】

本病尚无特异性治疗措施，最核心的治疗原则是处理好心律失常和心力衰竭。

（1）急性期卧床休息，保证营养。

（2）应用大剂量维生素 C、三磷酸腺苷、辅酶 A、肌苷、细胞色素 C 等药物，以改善心肌的营养和代谢。

（3）采取免疫调节治疗，如疱疹病毒感染者可使用阿昔洛韦、更昔洛韦等；干扰素治疗可清除左心室功能障碍者的肠道病毒和腺病毒染色体。一般不主张使用糖皮质激素，只有在患者出现全身毒血症症状、心源性休克、严重心力衰竭和心律失常经常规治疗无效后可短期试用。

（4）对于发生心力衰竭、出现各种心律失常的患者给予相应的治疗，出现快速性心律失常者，可选用抗心律失常药；高度房室传导阻滞或窦房结功能损害时，可考虑使用临时心脏起搏治疗。

【护理要点】

1. 病情观察　监测患者脉搏、心律的变化情况，及时发现患者是否发生心力衰竭、严重心律失常等危重情况。

2. 充分休息　对病毒性心肌炎患者来说，休息是减轻心脏负荷的最好方法。急性期应限制体力活动直至完全恢复，一般为起病后至少 6 个月，心脏增大者最好卧床半年至 1 年，待症状、体征、心脏大小、心电图恢复正常后，逐渐增加活动量。

3. 饮食　给予高热量、高蛋白质、富含维生素及矿物质的饮食，增加营养，满足机体消耗，并促进心肌细胞恢复。

4. 心理支持　病毒性心肌炎患者中青壮年占一定比例，且在疾病急性期心悸等症状明显，影响患者的日常生活和工作，使患者产生焦急、烦躁等情绪。故应向患者讲明本病的演变过程及预后，使患者安心休养。

【预后及健康教育】

大部分急性心肌炎患者可完全恢复，少数患者病变可继续进展而发展为心肌病，甚至猝死。当患者静息时心动过速消失，心律失常控制及心脏体积缩小，并经适当休息后，可逐渐增加活动量，体力活动以不引起症状为度。一般经休息 3 ~ 6 个月可逐渐恢复轻体力工作，但应避免妊娠、较剧烈活动、饮酒及其他对心脏有害的因素，并注意预防感冒等病毒感染。

第十节　心 肌 病

心肌病是一组异质性心肌疾病，包括心脏机械和电活动的异常，通常表现为心室不适当的肥厚或扩张，由多种病因导致。心肌病可局限于心脏，也可作为系统性疾病的一部分，常导致心血管性死亡或进展性心力衰竭。

2007 年欧洲心脏病学会为了方便临床诊断和治疗，依据心室形态和功能将心肌病分为扩张型心肌病、肥厚型心肌病、致心律失常型右心室心肌病、限制型心肌病和未定型心肌病五大类，每一类心肌病又分为家族性 / 遗传性和非家族性 / 非遗传性两种。

一、扩张型心肌病

扩张型心肌病（dilated cardiomyopathy，DCM）是心肌病中最常见的类型，以双侧心室扩张、收缩功能受损为主要特征。男性发病人数多于女性。

【病因】

迄今本病病因仍未明确，有人认为与病毒性心肌炎有关，部分心肌炎患者在急性炎症后心脏病理变化继续发展，心脏逐渐增大。此外，本病也可能与遗传、代谢异常、中毒等因素有关。

【病理】

双侧心室扩张，尤以左心室为著，室壁变薄，可有附壁血栓。组织学上表现为心肌细胞水肿、变性和不同程度的纤维化。

【临床表现】

本病起病缓慢，早期患者可有心脏扩大，但多无明显症状。此后出现的临床表现以心室收缩功能不全为特征，表现为活动后心悸、气短、胸闷、乏力、夜间阵发性呼吸困难、水肿、肝大及脾大等。体征可见心脏浊音界向两侧扩大，多数患者出现奔马律及各种类型心律失常。部分患者可发生脑、心脏、肾等脏器的栓塞或猝死。

【有关检查】

1. X 线检查　心脏阴影明显增大，常伴有肺淤血征象。

2. 心电图检查　可出现房颤、房室传导阻滞等各种类型心律失常以及 ST-T 异常、低电压、病理性 Q 波等表现。

3. 超声心动图检查　是诊断和评估 DCM 最常用的检查手段。早期可仅表现为左心室轻度扩大，后期各心腔均增大，以左心室扩大为著，室壁运动减弱，LVEF 明显降低，提示心肌收缩功能下降。

【诊断要点】

临床上表现出心脏增大、心律失常和心力衰竭而无其他病因可解释时应考虑本病。X 线、超声心动图检查可协助诊断。

【治疗要点】

本病的治疗主要是对症治疗，针对患者易出现的心力衰竭和心律失常，采取相应的治疗措施。但需注意，本病患者容易发生洋地黄中毒，故洋地黄类药物的剂量宜偏小。由于扩张型心肌病病因未明，彻底治疗的方法是施行心脏移植术。

1. 防治心力衰竭　疾病早期虽已出现心脏扩大，但尚未出现心力衰竭症状的阶段即开始积极的药物干预治疗，包括 β 受体拮抗药、ACEI 或 ARB，可减缓心室重构及心肌进一步损伤，延缓病变发展。随病程进展，患者出现心力衰竭的临床表现，应按慢性心力衰竭进行治疗。

2. 抗凝治疗　血栓栓塞是 DCM 常见的并发症。已有房颤、附壁血栓形成或血栓栓塞病史的患者须长期口服华法林抗凝治疗。

二、肥厚型心肌病

肥厚型心肌病是一种遗传性心肌病，以心室壁非对称性肥厚为解剖特征。根据左室流出道有无梗阻，又分为梗阻性肥厚型心肌病和非梗阻性肥厚型心肌病。

【病因】

本病病因不明，大多认为本病是常染色体显性遗传性疾病，造成体内分泌儿茶酚胺增多或心脏对儿茶酚胺过分敏感，引起心脏形态和功能改变。

【病理】

本病病理表现主要是心肌肥厚，以左室流出道处尤为明显，室间隔呈不对称肥厚，心室腔变小。组织学上表现为心肌细胞肥大，形态异常，排列紊乱。

【临床表现】

肥厚型心肌病最常见的症状是劳力性呼吸困难和乏力。梗阻性肥厚型心肌病患者由于存在左室流出道狭窄，影响心脏排血。梗阻轻者可无症状，重者可有劳累后心悸、气短、头晕、胸痛表现，或出现晕厥或猝死。非梗阻性肥厚型心肌病患者，其临床表现可类似扩张型心肌病。

体格检查可发现患者心脏轻度增大，心尖部可出现收缩期杂音。梗阻性者可在胸骨左缘第三至四肋间闻及收缩期杂音。

【有关检查】

1. X线检查　心影左缘明显突出，但有些患者心影呈正常表现。

2. 心电图检查　最常见的表现是左心室肥大，ST-T改变，部分导联可出现病理性Q波。此外，还可出现各种类型心律失常，如室内传导阻滞、期前收缩。

3. 超声心动图检查　对本病的诊断具有重要意义，可显示左心室壁及室间隔肥厚。

4. 心导管检查和心血管造影　可发现患者左心室舒张末期压力增高，心室造影显示左心室腔狭窄，心壁增厚。

【诊断要点】

依据病史及体格检查，超声心动图示舒张期室间隔厚度达15 mm。如有阳性家族史，更有助于诊断。

【治疗要点】

本病治疗措施主要在于减轻左室流出道狭窄程度，维持正常心率，缓解症状。常用β受体拮抗药，可减慢心率，减轻流出道肥厚心肌的收缩，缓解梗阻，增加每搏输出量。如普萘洛尔，可从小剂量开始，逐渐增量。重度梗阻性肥厚型心肌病患者可试行起搏器植入治疗。外科方法可行左室流出道心肌切开术或室间隔肥厚心肌切除术。

三、心肌病患者的护理及健康教育

【护理要点】

（1）评估肥厚型心肌病患者有无左心室排血减少引起的心绞痛、头晕、晕厥，注意患者心脏节律的变化情况。扩张型心肌病患者有无心力衰竭的症状、体征。

（2）随着心肌病的进展，患者主要出现心力衰竭的表现，护士应按心力衰竭患者进行护理。

（3）因扩张型心肌病患者易发生洋地黄中毒，故用药期间需密切观察有无洋地黄中毒的表现，以便及时处理。

【健康教育】

1. 扩张型心肌病　患者预后不良，死亡原因主要是顽固性心力衰竭。

（1）尚未发生心力衰竭的患者应该避免劳累，注意预防呼吸道感染，戒烟、酒，女性患者不宜妊娠。

（2）一旦发生心力衰竭，应注意充分休息，补充充足的营养，坚持服药，延缓病情进展。

2. 肥厚型心肌病　病情进展缓慢，但如病情进展迅速或心室舒张末期压过高，则预后不良。

（1）患者应严格、持续合理安排活动量，坚持治疗。

（2）平日应注意避免剧烈运动、持重、屏气动作，以减少猝死的发生。直系亲属进行超声心动图检查可及早发现病情。

第十一节　心脏电复律与人工心脏起搏

一、心脏电复律

【定义】

心脏电复律是在短时间内向心脏通以高压强电流，使全部或大部分心肌瞬间同时除极，然后心脏自律性最高的起搏点重新主导心脏节律。心脏电复律是除药物和射频消融外的治疗异位快速性心律失常的一种方法，具有作用速度快、疗效好、简便和比较安全的特点，已成为救治室颤和其他快速性心律失常患者的首选或重要的措施。

【作用原理】

在快速异位心律失常中，异位起搏点的自律性增强，造成部分心肌电活动的位相不一致。短时间内经胸壁或直接向心脏通以高压强电流，人为地使所有心肌纤维瞬间同时除极，异位心律也被消除，此时心脏起搏系统中自律性最高的窦房结能恢复其心脏起搏点的作用而控制心搏，即转复为窦性心律。

【适应证】

心脏电复律适用于各类快速异位心律失常的转复，室颤、无脉室速、室扑是心脏电复律的绝对指征；房颤和房扑伴血流动力学障碍者可选择电复律；其他类型快速异位心律失常（如阵发性室上性心动过速、室速）在药物治疗无效、严重影响血流动力学时均可选用。

【禁忌证】

伴有二度Ⅱ型或三度房室传导阻滞的房颤或房扑；洋地黄中毒所致快速异位心律失常

或心律失常伴有洋地黄中毒或低血钾；病态窦房结综合征的异位性快速性心律失常等，禁用电复律。

【种类】

根据电复律时是否识别 R 波，心脏电复律分为同步电复律和非同步电除颤。

1. 同步电复律　电复律器的同步触发装置能利用患者心电图中 R 波来触发放电，使电流仅在心动周期的绝对不应期中发放，避免诱发心室颤动，可用于转复室颤、室扑以外的各类快速异位心律失常，如房颤、房扑、室上性或室性心动过速。

2. 非同步电除颤　电复律器不用同步触发装置，可在任何时间放电，临床用于转复室颤或室扑。非同步电除颤是心室颤动唯一的有效治疗方法，必须尽快实施。

【操作方法及护理】

1. 术前准备

（1）物品准备

1）检查除颤器、心电图机、示波器及连接线路是否完备。

2）检查除颤器同步性能，并充电备用。

3）其他抢救物品：抢救车、各种抢救药物（如抗心律失常药）、气管插管、呼吸器、氧气管及临时起搏器等。

（2）患者准备

1）做好患者的思想准备，消除其恐惧心理，以取得患者的合作。

2）术前查血钾、血 pH，纠正低血钾和酸中毒。

3）清洁电击处皮肤。

4）术前禁食，排空大、小便。

2. 电复律操作

（1）患者仰卧于硬板床上，取下义齿，松解衣扣与裤带，开放静脉。

（2）连接心电导联。

（3）选用 R 波向上导联，按几次“放电”，在荧光屏上观察放电是否落在 R 波下降处，即下降处出现亮点。

（4）对于清醒患者，给予静脉注射地西泮 0.3 ~ 0.5 mg/kg，达到患者睫毛反射开始消失的深度。

（5）在两电极板上涂满导电糊，或包以生理盐水浸湿的纱布，分别置于胸骨右缘第二、三肋间和心尖部。

（6）用于同步电复律时，如房颤转复大多充电 100 ~ 200 J；用于室颤时，可充电 300 ~ 360 J。

（7）同步电复律时，按下同步电钮放电，室颤时按非同步电钮。当患者躯干和四肢抽动一下后立刻移去电极。

（8）观察心电示波，如仍未恢复窦性心律，间隔 3 ~ 5 min 后可酌情重复上述过程。室颤者在除颤后应立即予胸外心脏按压，2 min 后再观察心电示波。

3. 术后护理

（1）卧床休息 24 h，清醒后 2 h 内避免进食，以免恶心、呕吐。

（2）每半小时记录心电监测仪上的心率、心律，并测血压，共重复上述过程6次。监护时间至少24 h。

（3）按医嘱给予抗心律失常药并观察用药反应。

（4）观察电击局部皮肤有无损伤，并给予处理。

（5）注意是否有动脉栓塞、肺水肿等并发症发生。

（6）患者清醒后给予安慰与帮助。

（7）处理用物：擦净电极板，整理电源线、地线等，并放回原处备用。除颤器保持充电备用状态。

二、人工心脏起搏

【定义】

人工心脏起搏是通过人工心脏起搏器发放一定频率的脉冲电流，刺激心脏，以带动心脏搏动的治疗方法。人工心脏起搏主要用于治疗缓慢性心律失常，已成为临床心脏电生理检查中不可缺少的手段。

【作用原理】

有起搏或传导系统功能障碍的心脏，心脏电活动极为缓慢，甚至停搏。此时以人工心脏起搏器发出一定形式微弱的脉冲电流，通过导线和电极的传导，刺激电极所接触的心肌而使之兴奋，继而兴奋沿心肌向四周传导扩散，即可使心房或心室兴奋和收缩，从而替代了正常心脏起搏点，控制心脏按一定的节律收缩。

【人工心脏起搏器组成及其类型】

人工心脏起搏器由脉冲发生器、电极及其导线、电源三部分组成。

1. 脉冲发生器　是起搏系统的主体，属精密的电子仪器。使用时，埋置在患者体内的称埋藏式起搏器，放在体外的称体外式起搏器，后者只供临时起搏用。

2. 电极及其导线　有缝在心外膜的心外膜电极，植入心肌的心内膜电极和置于胸壁的胸壁电极，目前临床主要用心内膜电极。

3. 电源　用锂电池供电，一般可用6 ~ 8年。

【适应证】

（1）严重心脏传导阻滞。

（2）病态窦房结综合征。

（3）反复发作的颈动脉窦性昏厥和心室停搏。

（4）外科手术前后的“保护性”应用，以预防心率过慢发生。

（5）心脏病的诊断，协助进行心肌电生理检查。

【起搏方式】

起搏的方式有经皮起搏、经食管起搏、经胸壁穿刺起搏、开胸心外膜起搏和经静脉心内膜起搏5种方法，最常用的是经静脉心内膜起搏。

人工心脏起搏分为临时和植入/埋藏式两种，后者经常被临床医生俗称为“永久性”起搏器。它们分别有不同的适应证。

1. 临时心脏起搏　是一种非永久性植入起搏电极导线的临时性或暂时性人工心脏起

搏。起搏器置于体外，待达到诊断、治疗和预防目的后，随即撤出起搏电极导线。临时心脏起搏用于急需起搏、房室传导阻滞有可能恢复或需“保护性”应用的患者，起搏电极导线在体内的放置时间一般不超过 2 周，以免局部发生感染。如仍需继续起搏治疗，则应考虑植入埋藏式心脏起搏器。任何症状性或引起血流动力学变化的心动过缓患者都是临时心脏起搏的适应证人群。通常，临时心脏起搏的目的为治疗、预防和诊断。

2. 永久心脏起搏　将电极导线从头静脉（在锁骨外侧段下沿三角肌胸大肌沟切开寻找）、锁骨下静脉或颈外静脉送至右心室及右心房等部位，并将电极接触心内膜，起搏器埋在前壁胸大肌前皮下组织中。植入型心脏起搏适应证为心动过缓起搏和非心动过缓起搏两大类。不可逆性、症状性心动过缓是心脏起搏最主要的适应证。症状性心动过缓是指直接由于心率过缓导致的心排血量下降、重要脏器和组织（尤其是大脑）供血不足而产生的一系列症状，如一过性晕厥、近似晕厥、头晕和黑矇。长期的心动过缓也可引起全身性症状，如疲乏、运动耐量下降及加重充血性心力衰竭。

与其他心律失常的治疗相比，心动过缓的起搏治疗不需要在试用药物治疗后再采用，因此起搏治疗为首选疗法。以往起搏器是“救命”措施，但随着起搏器功能的升级和植入技术的提高，改善生命质量是植入起搏器的重要目的之一。

【术前准备】

（1）向患者介绍起搏治疗的意义、手术过程及如何配合，以解除患者的顾虑。训练患者平卧位床上排尿，以免术后由于卧床体位而出现排尿困难。

（2）皮肤准备：通常经股静脉临时起搏，备皮范围是会阴部及双侧腹股沟；植入型起搏备皮范围是左上胸部，包括颈部和腋下，备皮后注意局部皮肤清洁。

（3）常规检查血常规、凝血时间、血小板计数等。

（4）抗生素皮试。

（5）术前应用抗凝血药者，需停用至凝血酶原时间恢复到正常范围。如不能停用药物，术前应准备止血药，以备术中使用。

（6）术前建立静脉通道，术前 30 min 至 2 h 预防性应用抗生素 1 次。

【术后护理】

1. 监测　①术后描记 12 导联心电图，进行心电监护，监测脉搏、心率、心律、心电变化及患者的自觉症状；②及时发现有无电极导线移位或起搏器起搏、感知障碍；③术后监测体温，观察有无腹壁肌肉抽动、心肌穿孔等表现，及时报告医生并协助处理；④出院前常规行胸部 X 线检查和起搏器功能测试。

2. 休息与活动　①植入型起搏者需保持平卧位或略向左侧卧位 8 ~ 12 h。②术侧肢体不宜过度活动，勿用力咳嗽，以防电极脱位，如出现咳嗽症状，尽早应用镇咳药。③经股静脉安置临时起搏器的患者需绝对卧床休息，取平卧位或左侧卧位，术侧肢体避免屈曲或活动过度。④卧床期间做好生活护理。⑤术后第一次下床活动动作应缓慢，防止跌倒。

3. 预防感染　安装临时起搏器一般无须应用抗生素，依据病情，如患者以股静脉入路，并且留置时间长，可预防性应用抗生素。植入式心脏起搏安装术后无须常规应用抗生素预防感染。

4. 切口护理与观察　①植入型起搏者切口局部以沙袋压迫 6 h，且应每间隔 2 h 解除压迫 5 min。②每日观察切口有无渗血、炎症征象。③保持切口处皮肤清洁、干燥，严格无菌换药，术后每 24 h 换药一次，如切口无异常，可每 2 ~ 3 d 换药一次。④观察起搏器囊袋有无肿胀，观察切口有无渗血、红、肿，患者有无局部疼痛，皮肤变暗、发紫、波动感等，及时发现出血、感染等并发症。如切口愈合良好，一般术后第 7 日拆线。⑤临时起搏者每日换药，防止感染。

5. 指导术后活动　术后 1 个月内，患者的头、颈、右上肢应少活动。术后 6 周内，避免抬举过重的物品，以防电极移位。术后 6 周，可恢复正常活动。

【健康教育】

1. 起搏器知识指导　①告知患者起搏器的设置频率及使用年限。②指导其妥善保管起搏器卡，外出时随身携带，便于出现意外时为诊治提供信息。③告知患者应避免前往强磁场和高电压的场所。④嘱患者一旦接触某种环境或电器后出现胸闷、头晕等不适，应立即离开现场或不再使用该种电器。⑤移动电话对起搏器的干扰作用很小，推荐平时将移动电话放置在远离起搏器至少 15 cm 的口袋内，拨打或接听电话时采用对侧。定期复查、自查，检查起搏器系统工作是否正常，如有异常，及时通知医师。

2. 病情监测指导　教会患者每日自测脉搏 2 次，如出现脉率比设置频率低 10% 或再次出现安装起搏器前的症状，应及时就医。

3. 活动指导　早期，靠近心脏起搏器的手臂只能进行轻微活动，避免剧烈运动，装有起搏器的一侧上肢应避免做用力过度或幅度过大的动作（如打网球、举重物），以免影响起搏器功能或使电极脱落。

4. 定期随访　植入起搏器后 1 个月、3 个月、6 个月各随访 1 次，之后每 3 个月至半年随访 1 次。当接近起搏器使用年限时，应缩短随访间隔时间，改为每个月 1 次或更短一些，在电池耗尽之前及时更换起搏器。

（李湘萍）

习题

一、单项选择题

1. 某患者，女性，86 岁。1 周前受凉后患者出现活动后胸闷、气喘，伴双下肢凹陷性水肿，门诊以“慢性心力衰竭急性加重”收入院。关于该患者水肿特点的描述，错误的是

A. 属于心源性水肿　　B. 是左心衰竭的主要表现

C. 首先出现在身体下垂部位　　D. 严重者可有胸腔积液、腹水

2. 长期半卧位的心源性水肿患者，皮肤最易发生压力性损伤的部位是

A. 背部　　B. 骶尾部

C. 踝部　　D. 膝部

3. 导致心源性呼吸困难最常见的病因是

A. 原发性高血压　　B. 右心衰竭

C. 左心衰竭　　D. 心脏瓣膜病

4. 某患者，男性，81 岁。因慢性心力衰竭长期服用洋地黄类药物治疗，近日患者出现疲乏、食欲减退、头痛、黄视等症状，应首先考虑其发生了

A. 心力衰竭急性加重　　B. 洋地黄类药物中毒

C. 电解质代谢紊乱　　D. 急性胃肠炎

5. 某患者，男性，45 岁，车祸致左大腿撕裂伤，腹痛急诊入院。入院检查：面色苍白，精神淡漠，意识尚清楚。B 超示脾破裂，腹腔积血约 600 ml。紧急行血管修补术和脾摘除术。术中输血 400 ml。术后 2 h BP 80/50 mmHg，中心静脉压 4 cmH_2O，据此可判断

A. 血容量正常，无须补液　　B. 血容量不足，应大量补液

C. 轻度血容量不足，需少量补液　　D. 并发心脏破裂

6. 某患者，男性，58 岁，参加单位体检，心电图检查发现房性期前收缩，患者既往体检无明显不适。据此应建议其

A. 定期体检，无须治疗　　B. 服用 β 受体拮抗药

C. 服用钙通道阻滞药　　D. 服用胺碘酮

7. 某患者，男性，20 岁，在参加马拉松比赛中突然倒地，失去意识，呼之不应，无呼吸，且未触及大动脉搏动，判定为心脏骤停。第一位目击者在呼叫急救支持后应立即

A. 开放气道　　B. 给予口对口人工呼吸

C. 给予同步直流电复律　　D. 开始胸外心脏按压

8. 某患者，女性，77 岁，因风湿性心脏瓣膜病二尖瓣狭窄合并关闭不全、房颤入院治疗。住院期间给予患者口服华法林治疗的主要目的是

A. 预防发生严重心律失常　　B. 预防发生血栓栓塞

C. 治疗房颤　　D. 预防继发感染

9. 二尖瓣关闭不全患者最有意义的体征是

A. 心尖部舒张期隆隆样杂音　　B. 心尖部收缩期吹风样杂音

C. 第一心音减弱　　D. 心尖部舒张期叹气样杂音

10. 某患者，男性，71 岁，午餐后休息时突感心前区紧缩样痛，波及左肩臂，伴大汗及濒死感，持续 1 h 不缓解。急诊查：BP 120/80 mmHg，ECG 示 V_1~V_3 导联 ST 段明显抬高，该患者最可能发生了

A. 不稳定型心绞痛　　B. 急性心肌梗死

C. 慢性心力衰竭　　D. 急性肺水肿

11. 使用心电图鉴别心肌梗死与心绞痛时，下列改变最有意义的是

A. ST 段抬高　　B. ST 段降低

C. 病理性 Q 波　　D. T 波高尖

12. 某患者，女性，49 岁。体检发现 BP 145/85 mmHg，既往发现 2 型糖尿病 3 年，据此可判断该患者的高血压危险分级属于

A. 低危　　B. 中危

C. 高危　　D. 极高危

13. 对高血压合并糖尿病者，降压治疗的目标是血压应低于

A. 120/80 mmHg　　B. 130/80 mmHg

C. 135/85 mmHg　　D. 140/90 mmHg

14. 某患者，男性，30 岁，3 周前感冒后出现心悸、气短，伴盗汗。于当地医院检查，诊断为“病毒性心肌炎”，至少需限制其体力活动直至起病后

A. 1 个月　　B. 3 个月

C. 6 个月　　D. 1 年

15. 某患者，女性，17 岁，于 4 年前剧烈运动后出现心悸、胸闷，休息后缓解。3 d 前运动中突然发生昏厥，送医院抢救。入院期间经查心电图、心电向量、超声心动图、胸部 X 线片，诊为“肥厚性心肌病”，为减少猝死的发生，对该患者的教育内容，错误的是

A. 避免剧烈运动　　B. 以卧床休息为主

C. 避免持重　　D. 避免屏气动作

16. 某患者，男性，48 岁。为转复房颤，行电复律术。术后护士应嘱其不能进食的时间是

A. 清醒后 1 h 内　　B. 清醒后 2 h 内

C. 术后 1 h 内　　D. 术后 2 h 内

二、简答题

1. 简述心力衰竭的常见诱发因素。

2. 简述心脏瓣膜病患者预防风湿热反复发作的健康教育内容。

三、论述题

某患者，男性，73 岁，于 2 h 前无诱因出现胸痛，为剑突后隐痛，向左肩胛区放射，急诊就诊。T 36.5 ℃，P 78 次 / 分，R 19 次 / 分，BP 140/80 mmHg。急性面容，表情痛苦，双肺呼吸音清，未闻及干、湿啰音，HR 78 次 / 分，心律齐，各瓣膜听诊区未闻及杂音，余（–）。

急诊辅助检查示：心肌酶、cTnI、D- 二聚体、CRP 等未见明显异常；ECG 示Ⅱ、Ⅲ、aVF 导联 ST 段弓背向上抬高。急诊以“急性下壁心肌梗死”收入院。

患者既往身体健康，发现高血压半年，血压最高达 160/90 mmHg，未诊治，诊断 2 型糖尿病 5 年，口服“二甲双胍”治疗，吸烟 40 余年，每日 1 包左右，无饮酒史。入院后给予抗凝血药、抗血小板药物治疗，阿替普酶（纤溶酶原激活剂）溶栓，溶栓后行 PCI 治疗，冠状动脉造影提示：冠心病，冠状动脉三支病变，术后患者背痛及胸痛明显缓解，生命体征稳定，转入心内科。

请回答：

1. 该患者诊断为“急性下壁心肌梗死”的诊断依据是什么?

2. 给予患者行溶栓治疗的前提条件是什么?

3. 护士在溶栓治疗过程中的配合与护理要点是什么?

在线答题

第四章数字资源

第四章　消化系统疾病

第一节　总　论

消化系统是人体拥有最多脏器的一个系统，消化系统疾病种类多，多为常见病、多发病，且急重症、恶性肿瘤多见。消化系统疾病与其他脏器及全身性疾病密切相关，护理人员应树立以患者为中心的整体观，为患者提供全面、有效的整体护理，满足其身心各方面的需要。

一、消化系统解剖和生理

消化系统由消化管、消化腺、腹膜、肠系膜、网膜等脏器组成。消化管包括口腔、咽、食管、胃、小肠和大肠等部分，消化腺包括唾液腺、肝、胰、胃腺、肠腺等。消化系统的主要生理功能是摄取和消化食物、吸收营养和排泄废物。胃肠道的运动、分泌功能受神经内分泌调节。此外，消化系统还具有免疫功能。

（一）食管

1. 解剖结构　食管是连接咽和胃的通道，全长约 25 cm。其两端有括约肌，即食管上括约肌和食管下括约肌（lower esophageal sphincter，LES）。食管有 3 个生理性狭窄，是食管癌的好发部位。食管中、下段的静脉血经冠状静脉回流到门脉系统，门静脉高压症时食管下段静脉曲张，破裂时可引起大出血。

2. 生理功能　食管的主要功能是接受来自口腔的食团，将其运送到胃，食管括约肌有助于保持吞咽过程中的食管排空，也可防止胃内容物反流至食管、喉和口腔，LES 功能失调可引起反流性食管炎和贲门失弛缓症。

（二）胃

1. 解剖结构　胃是消化道中最膨大的部分，由贲门、胃底、胃体和幽门四部分组成。胃壁分四层，即黏膜、黏膜下层、肌层和浆膜层。其中黏膜层含有丰富的腺体，内含壁细胞、主细胞和黏液细胞，此外，在幽门部的腺体中还有一种内分泌细胞，称为 G 细胞（促胃液素细胞）。

2. 生理功能　胃的主要功能为暂时贮存食物，通过胃蠕动和胃液分泌对食物进行机械性和化学性消化，并能控制胃内容物排空至十二指肠。成人胃可容纳 1 ~ 2 L 食物，一餐含有糖类、蛋白质和脂肪的混合性食物从胃排空需 4 ～ 6 h。壁细胞分泌盐酸和内因子，前者能激活胃蛋白酶原转变为胃蛋白酶，使蛋白质变性，并可杀灭部分细菌；后者可协助维生素 B_{12} 的吸收。主细胞分泌胃蛋白酶原，在酸性环境下转化为有活性的胃蛋白酶，可将蛋白质消化分解为多肽。黏液细胞分泌碱性黏液，中和胃酸，以保护胃黏膜。G 细胞主要分泌促胃液素，它能促进壁细胞和主细胞分泌胃酸及胃蛋白酶原。

（三）小肠

1. 解剖结构　小肠由十二指肠、空肠和回肠组成，全长约 6 m，是消化道中最长的一段。十二指肠又分为球部、降部、水平部和上升部四段，其中球部是消化性溃疡的好发部位，降部的内后侧壁黏膜上有一乳头状突起，称为十二指肠乳头，胆总管和胰管汇合或分别开口于此，胆汁和胰液由此处流入十二指肠。十二指肠与空肠连接处被十二指肠悬韧带［又称屈氏韧带（ligament of Treitz）］所固定，十二指肠悬韧带是上、下消化道的分界线。

2. 生理功能　小肠是食物消化和吸收的主要场所，食物中的蛋白质、脂肪、糖类经各种消化酶作用后分解为较简单的物质（如氨基酸、脂肪酸、葡萄糖）后被肠壁吸收。

（四）大肠

1. 解剖结构　大肠全长约 1.5 m，由盲肠（包括阑尾）、结肠（包括升结肠、横结肠、降结肠和乙状结肠）、直肠等部分组成。

2. 生理功能　回肠末端与盲肠交界处的回盲瓣可使回肠中的食物残渣间歇地进入结肠，并阻止结肠内容物向回肠反流。大肠的主要功能是吸收水分和电解质，并能吸收结肠内细菌产生的维生素，最后使食物残渣浓缩成粪便排出体外。各种因素导致的水分吸收不完全可产生腹泻，而肠内容物停留时间过长、水分吸收过多、胃肠道病变或外来压迫导致动力减弱或肠道梗阻，则出现便秘。

（五）肝

1. 解剖结构　肝是人体最大的消化腺，是维持生命的重要器官。肝由镰状韧带分为左、右两叶。肝有双重血液供应，1/4 来自肝动脉，3/4 来自门静脉。

2. 生理功能

（1）参与物质代谢：肝是机体糖、蛋白质、脂肪、维生素合成代谢最主要的场所，肝功能减退时可出现低蛋白血症和凝血酶原时间延长。

（2）解毒保护作用：肝是人体内主要的解毒器官，由肠道吸收或体内代谢产生的有毒物质在肝内经氧化、还原、水解、结合等过程可转变为无毒物质或毒性减低，最后随胆汁或尿排出体外，许多激素（如雌激素、醛固酮和抗利尿激素）在肝灭活。

（3）生成胆汁：肝细胞分泌胆汁，消化期胆汁直接进入十二指肠，非消化期胆汁则流入胆囊贮存。胆汁可促进脂肪在小肠内的消化和吸收。当各种原因引起胆汁酸合成、转运、分泌、排泄障碍时，可引起淤胆性肝病和脂溶性维生素缺乏。

（六）胆道

1. 解剖结构　胆道包括胆囊和连接胆囊的胆管。胆道系统开始于肝细胞间的毛细胆管，毛细胆管集合成小叶间胆管，然后汇合成左、右肝管自肝门出肝。左、右肝管出肝后汇合成肝总管，并与胆囊管汇合成胆总管，开口于十二指肠降部。

2. 生理功能　胆囊的主要功能是贮存及浓缩胆汁，胆管的作用为运输和排泄胆汁。

（七）胰腺

1. 解剖结构　胰腺为腹膜后器官，分头、体、尾三部分。胰的输出管为胰管，主胰管和胆总管合并或分别开口于十二指肠乳头，开口处有奥迪（Oddi）括约肌控制胆汁和胰液流入肠道，此处若发生梗阻，胆汁可反流入胰管而发生急性胰腺炎。

2. 生理功能　胰腺既是外分泌腺，也是内分泌腺。外分泌功能主要是分泌胰液，胰液含有胰淀粉酶、胰蛋白酶、胰脂肪酶等重要成分，能对三大营养物质进行消化分解。内分泌功能主要是散在胰岛组织中的 A 细胞和 B 细胞分别分泌胰高血糖素和胰岛素，参与糖代谢。

二、消化系统疾病常见症状及其护理

（一）常见症状

1. 腹痛　是腹腔内脏器病变或功能紊乱的主要症状，表现为不同性质的疼痛和不适感。按起病急缓，腹痛可分为急性腹痛和慢性腹痛。急性腹痛多由腹腔器官急性炎症、空腔脏器阻塞或扩张、脏器扭转或破裂、腹膜炎症等引起；慢性腹痛多由腹腔器官慢性炎症、胃及十二指肠溃疡、胃肠神经功能紊乱等引起。腹腔内实质性脏器病变时腹痛多呈持续性疼痛，进行性加重；空腔脏器病变多呈阵发性绞痛。腹痛部位多与病变部位有关，急性腹膜炎可表现为全腹疼痛，并伴有压痛、反跳痛、肌紧张等腹部体征。

2. 恶心与呕吐　恶心为上腹部不适、紧迫欲吐的感觉。呕吐是胃或部分小肠内容物通过食管逆流经口腔排出体外的现象。引起恶心与呕吐的常见消化系统疾病包括胃肠疾病、肝胆胰疾病、腹膜及肠系膜疾病。恶心常为呕吐的前驱表现，常伴面色苍白、出汗、流涎、血压降低及心动过缓等迷走神经兴奋症状，但也可仅有恶心而无呕吐，或仅有呕吐而无恶心。根据呕吐的量和性质，可确定有无消化道梗阻，并估计液体丢失量。低位肠梗阻患者呕吐物常有粪臭味；幽门梗阻患者呕吐物常为宿食；呕吐物含大量酸性液体者多有十二指肠溃疡。长期频繁呕吐可致脱水、代谢性碱中毒、低血氯、低血钾等水电解质及酸碱平衡紊乱。儿童、老人和意识障碍者易误吸而致肺部感染、窒息。

3. 腹泻　指排便次数增多，粪质稀薄、水分增加，或带有未消化的食物、黏液、脓血。根据病程，腹泻可分为急性腹泻和慢性腹泻。急性腹泻起病急骤，病程短于 4 周，多为感染或食物中毒所致。慢性腹泻起病缓慢，病程超过 4 周或长期反复发作，多见于慢性感染、非特异性炎症、吸收不良、肠道肿瘤或神经功能紊乱等。急性腹泻常有腹痛，小肠疾病的腹泻疼痛常在脐周，便后腹痛缓解不明显。结肠疾病疼痛多在下腹部，且便后疼痛常可缓解。腹泻伴发热者可见于肠结核、溃疡性结肠炎急性发作期；伴里急后重者见于结直肠病变；伴明显消瘦者多见于小肠病变；伴腹部包块者见于胃肠道恶性肿瘤、肠结核等。

4. 便秘　指排便频率减少，1 周内排便次数少于 3 次，排便困难，粪便干结、量少，便后仍有便意。功能性便秘的发生原因有进食量少或食物缺乏纤维素，环境改变、精神因素等，导致排便习惯经常受干扰或抑制；结肠运动功能障碍；腹肌及盆肌张力不足，排便动力缺乏；结肠冗长及某些药物影响。器质性便秘多见于直肠或肛门病变引起肛门括约肌痉挛，排便疼痛惧怕排便，结肠良性或恶性肿瘤、各种原因的肠梗阻及肠粘连；腹腔或盆腔内肿瘤压迫及全身性疾病所致肠肌松弛，排便无力。粪块长时间停留在肠道内可引起腹胀及下腹部疼痛，在直肠停留过久，可有下坠感和排便不尽感；粪便过于坚硬，排便时可引起肛门疼痛及肛裂；便秘还可造成直肠、肛门过度充血，久之易导致痔。

5. 黄疸　是由于血清中胆红素浓度升高，致使皮肤、黏膜和巩膜发黄的症状和体征。正常胆红素浓度最高为 17.1 μmol/L，胆红素浓度在 34.2 μmol/L 以下时，黄疸不易觉察，称为隐性黄疸；超过 34.2 μmol/L 时，临床出现黄疸。凡能引起溶血的疾病均可产生溶血性黄疸。各种使肝细胞广泛损害的疾病可引起肝细胞性黄疸。肝内、外胆汁淤积可引起胆汁淤积性黄疸。肝细胞对胆红素的摄取、结合和排泄有缺陷也可导致黄疸。肝细胞性黄疸患者皮肤、黏膜呈浅黄色至深金黄色，常伴有乏力、食欲减退、肝区不适或疼痛等症状，重者可有出血倾向。胆汁淤积性黄疸多较严重，皮肤呈暗黄色，完全梗阻者皮肤可呈黄绿色或绿褐色。尿色深如浓茶，粪便颜色变浅，典型者呈白陶土色，因血中胆盐潴留，有皮肤瘙痒与心动过缓。因脂溶性维生素 K 吸收障碍，患者常有出血倾向。

6. 呕血与黑便　呕血是指十二指肠悬韧带以上的消化器官出血，血液经口腔呕出。部分血液经肠道排出，因血红蛋白在肠道内与硫化物结合形成黑色的硫化亚铁，形成黑便。呕血与黑便是上消化道出血的特征性表现，其颜色、性质与出血量和出血速度有关。呕血呈鲜红色或血块，提示出血量大且出血速度快，血液在胃内停留时间短，未经胃酸充分混合即呕出。如呕血呈棕褐色咖啡渣样，则表明血液在胃内停留时间长，因经胃酸作用形成酸性血红蛋白所致。柏油样黑便，黏稠而发亮，是因血红蛋白中铁与肠内硫化物作用形成硫化铁所致。当出血量大且出血速度快时，血液在肠内推进速度快，粪便可呈暗红色甚至鲜红色，需与下消化道出血鉴别。急性失血可致失血性周围循环衰竭，其程度的轻重与出血量有关（详见本章第十一节上消化道大出血）。

（二）护理

1. 腹痛

（1）护理评估

1）病史及心理社会资料：评估腹痛发生的原因或诱因；起病急骤或缓慢，持续时间；腹痛的部位、性质和程度；腹痛有无节律性，与进食、活动、体位等因素的关系；腹痛发生时的伴随症状，如有无恶心、呕吐、腹泻、呕血、便血、血尿、发热；有无缓解疼痛的方法；有无精神紧张、焦虑不安等心理反应。若疼痛以通常方法处理仍不缓解，反而疼痛程度加重，需观察有无并发症发生的可能，如穿孔、腹膜炎、麻痹性肠梗阻。

2）身体评估：注意观察患者的神志、生命体征是否稳定；面部表情和体位可反映患者疼痛的程度及对机体的影响；腹部望诊注意腹部的轮廓，触诊评估腹肌紧张度、有无包块、有无肝大及脾大，有无压痛、反跳痛，叩诊检查有无移动性浊音，听诊时注意有无肠鸣音亢进或减弱。

3）有关检查：根据不同病种进行相应的检查，如血常规、尿常规、粪便常规和粪便隐血试验、血生化、肿瘤标志物，必要时进行 X 线、CT、MRI、消化道内镜等检查。检查前评估患者及其家属对所做检查的认识程度，是否配合检查。检查中评估患者的配合情况，协助医生共同完成检查。检查结束后评估患者有无任何不适或并发症的发生，同时评估检查结果的意义并向患者进行解释。

（2）主要护理诊断 / 问题及其计划、评价疼痛（腹痛）：与腹腔脏器或腹外脏器的炎症、缺血、梗阻、溃疡、肿瘤或功能性疾病等有关。

1）护理目标：患者主诉疼痛减轻，能采取预防疼痛或缓解疼痛的方法。

2）护理措施

休息与安全：急性剧烈腹痛患者应卧床休息，评估患者的自理能力，给予相应的生活照顾。协助患者采取有利于减轻疼痛的体位，烦躁不安者采取拉床栏等防护措施以防止坠床。

饮食护理：对急性腹痛诊断未明者，予以禁食，必要时进行胃肠减压。

病情观察：严密观察并记录腹痛的部位、性质、程度、发作时间、腹痛变化情况；观察患者生命体征、神志、腹部体征等变化以判断病情的转归，及时向医生汇报。

用药护理：遵医嘱合理应用药物镇痛，注意观察药物的作用及不良反应。严禁在未确诊前随意使用强效镇痛药或激素，以免掩盖症状，延误病情。

非药物镇痛：可根据情况选择局部热敷、针灸、行为疗法（如指导式想象、深呼吸、冥想、音乐疗法、生物反馈）等缓解疼痛，但急腹症时不能热敷。

健康指导：针对导致腹痛的原因进行有关知识宣教，教给患者缓解或预防疼痛的方法。

3）评价：患者疼痛减轻或消失，能说出预防疼痛或缓解疼痛的方法。

2. 腹泻

（1）护理评估

1）病史及心理社会资料：评估腹泻发生的时间、次数、病程长短；粪便的量、颜色、性状、气味；有无进食不洁食物、旅行、聚餐等诱发因素；有无腹痛、恶心、呕吐、发热、里急后重等伴随症状；有无口渴、疲乏无力等提示失水的表现。评估患者平时的饮食及排便习惯，以及腹泻对患者休息、睡眠、学习和工作的影响，由此带来的心理状态的改变等。

2）身体评估：急性严重腹泻时，应注意观察患者的生命体征、神志、尿量、皮肤弹性等。慢性腹泻时，应注意观察患者的营养状况。腹部望诊注意腹部的轮廓，触诊评估腹肌紧张度，有无包块、肝大、脾大、压痛、反跳痛，叩诊检查有无移动性浊音，听诊时注意有无肠鸣音亢进或减弱。还需评估有无因排便频繁及粪便刺激所致肛周皮肤糜烂及破损。

3）有关检查：粪便常规及培养有助于了解腹泻的原因，必要时行内镜检查。急性腹泻者应注意水、电解质代谢及酸碱平衡状况。

（2）主要护理诊断/问题及其计划、评价

腹泻：与肠道感染有关。

1）护理目标：患者排便次数减少，粪便性状恢复正常。生命体征、尿量、血生化指标在正常范围。

2）护理措施

休息：患者需卧床休息，创造安静、舒适的环境，避免紧张不安和恐惧，注意腹部保暖。

饮食：以清淡、少渣、无刺激性饮食为宜，如面条、稀饭。避免摄入乳制品、脂肪、纤维丰富的食物（全麸制品、新鲜水果和蔬菜）及产气过多的食物，逐渐增加半固体或固体食物（饼干、酸乳酪、大米饭、香蕉等）。少量多餐，保持足够的饮水量，鼓励摄入含钾、钠的液体（如淡盐水、苹果汁），注意防止饮用过热或过冷的液体。

病情观察：指导并协助患者正确留取粪便，及时送检。观察并记录排便的次数，粪便的性状、颜色、量、气味及排便伴随症状（如腹胀、腹痛），监测生命体征、皮肤及黏膜湿润程度，注意有无脱水、酸中毒等表现。

皮肤护理：协助患者便后温水坐浴或肛门热敷，保持肛门清洁、干燥及床单的清洁、整齐，保证患者舒适。

用药护理：遵医嘱予以抗感染、止泻及补液支持治疗，纠正水、电解质代谢紊乱及酸碱平衡失调，注意观察药物的作用与副作用。

3）评价：患者排便次数减少，粪便性状恢复正常。生命体征正常，无失水、电解质代谢紊乱的表现。

（林　征）

第二节　胃　炎

胃炎（gastritis）是指多种病因所致的胃黏膜炎症，常伴有上皮损伤、黏膜炎症和细胞再生，是消化系统的常见病。大多数胃炎患者并无症状，诊断主要靠内镜检查和组织病理学检查。根据病理生理和临床表现，胃炎可分为急性胃炎、慢性胃炎和特殊类型胃炎。特殊类型胃炎种类很多，由不同病因所致，临床上较少见，如感染性胃炎、化学性胃炎、肥厚性胃炎［又称梅内特里耶病（Menetrier disease）］。急性胃炎与慢性胃炎临床最常见，本节予以重点阐述。

一、急性胃炎

急性胃炎（acute gastritis）是多种病因引起的急性胃黏膜炎症。临床常急性发病，可有明显上腹部症状，内镜检查可见胃黏膜充血、水肿、出血、糜烂等一过性病变。急性糜烂出血性胃炎（acute erosive-hemorrhagic gastritis）是临床最常见的急性胃炎，是以胃黏膜多发性糜烂为特征的急性胃黏膜病变，常伴有胃黏膜出血，可伴有一过性浅表溃疡形成。

【病因和发病机制】

1. 应激　严重创伤、大面积烧伤、大手术、颅内病变、败血症及其他严重脏器病变或多器官功能衰竭等可使机体处于应激状态而引起急性胃黏膜损害，临床表现为出血和糜烂。

2. 药物　包括阿司匹林、吲哚美辛等非甾体抗炎药（nonsteroidal anti-inflammatory drug，NSAID），某些抗肿瘤药、口服氯化钾或铁剂等，这些药物直接损伤胃黏膜上皮层而引起黏膜炎症。非甾体抗炎药还可抑制环氧化酶活性，干扰前列腺素合成，削弱对胃黏膜的保护作用，引起胃黏膜的损伤而发生出血及糜烂。

3. 乙醇　具有亲脂性和溶脂能力，大量饮酒能破坏胃黏膜屏障，与胃酸协同作用引起黏膜炎症。

4. 创伤和物理因素　大剂量放射线照射等可导致胃黏膜糜烂、出血甚至溃疡。

【临床表现】

患者常有上腹痛、腹胀、恶心、呕吐和食欲缺乏等。严重者可有呕血、黑便、脱水、酸中毒或休克。NSAID 所致者多数无症状或仅在胃镜检查时发现，少数有症状者主要表现为上腹部不适或隐痛。

【有关检查】

1. 胃镜检查　急诊胃镜检查对本病具有确诊价值，一般在出血后 24 ～ 48 h 内进行，可见以多发性糜烂、出血灶和黏膜水肿为特征的急性胃黏膜病损。

2. 粪便检查　粪便隐血试验可为阳性。

【诊断要点】

近期服用 NSAID 等药物、严重疾病状态或大量饮酒者，如出现呕血和（或）黑便，应考虑本病，确诊有赖于胃镜检查。

【治疗要点】

治疗宜针对病因，积极治疗原发病，并去除各种诱发因素。处于急性应激状态者在积极治疗原发病的同时，应使用抑制胃酸分泌或具有胃黏膜保护作用的药物，以预防急性胃黏膜损害的发生。药物引起者应立即停用药物。常用 H_2 受体拮抗药或质子泵抑制药抑制胃酸分泌，或硫糖铝和米索前列醇等保护胃黏膜。如有大出血，按上消化道出血原则处理（详见本章第十一节上消化道大出血）。

【护理要点】

1. 休息　嘱患者注意休息和保暖，减少活动，由应激造成急性胃炎者应卧床休息。

2. 饮食　以无渣、温凉半流质或软饭为宜，提倡少量多餐。有剧烈呕吐、呕血者应禁食。当少量出血或出血停止后，宜进食清淡流质饮食，避免辛辣、生冷食物。

3. 心理护理　由于严重疾病引起出血者，尤其当出血量大、持续时间较长时，患者往往精神十分紧张，甚至表现出恐惧。护士应予心理疏导，耐心解释，以缓解紧张情绪，解除恐惧心理。

4. 病情观察　除原发病外，应密切观察患者的生命体征及有关症状、体征的变化情况，如观察腹痛的程度、性质及腹部体征的变化，呕吐物及排便次数、粪便量及性质，有无水、电解质代谢紊乱及酸碱失衡的表现。有上消化道出血者更要注意观察出血量和性状、尿量等。上消化道出血的护理见本章第十一节上消化道大出血。

5. 用药护理　详见本章第三节消化性溃疡。

【健康教育】

介绍有关急性胃炎的病因，避免使症状加重的因素，如进食规律，注意饮食卫生，避免过冷、过热及不洁食物。嗜酒者劝告其戒酒。避免使用对胃黏膜有刺激性的药物，必须使用时应同时服用抑制胃酸分泌的药物。

二、慢性胃炎

慢性胃炎（chronic gastritis）是由多种病因引起的胃黏膜慢性炎症或萎缩性病变。基于病因，可将慢性胃炎分为幽门螺杆菌胃炎和非幽门螺杆菌胃炎两大类；基于内镜和病理诊断，可将慢性胃炎分为萎缩性胃炎和非萎缩性胃炎两大类；基于胃炎分布，可将慢性胃炎分为胃窦为主胃炎、胃体为主胃炎和全胃炎三大类。

【病因和发病机制】

1. 幽门螺杆菌感染　是慢性胃炎最主要的病因。幽门螺杆菌是一端有鞭毛的螺旋状菌，幽门腺黏膜表面的环境最适宜该细菌的定居。幽门螺杆菌含尿素酶，可分解尿素产生 NH_3，不仅能保持细菌周围的中性环境，而且能损伤上皮细胞膜并能分泌多种毒素渗透入黏膜而致中性粒细胞浸润，引起炎症。

2. 十二指肠胃反流　与各种原因引起的胃肠道动力异常、肝及胆道疾病、远端消化道梗阻有关。长期反流可导致胃黏膜慢性炎症。

3. 药物和毒物　服用 NSAID 可破坏胃黏膜屏障。许多毒素也可损伤胃，其中乙醇最为常见。乙醇和 NSAID 两者联合作用对胃黏膜会产生更强的损伤。

4. 自身免疫　自身免疫性胃炎是自身免疫机制所致的慢性萎缩性胃炎。患者血液中存在抗壁细胞抗体和抗内因子抗体，使壁细胞总数减少，致胃酸分泌减少或丧失；内因子分泌减少或丧失，影响维生素 B_{12} 的吸收而发生恶性贫血。北欧多见，我国少有报道。

5. 年龄、饮食和环境　老年人黏膜可出现退行性改变，使胃黏膜修复再生功能降低，上皮增殖异常及胃腺体萎缩。饮食结构中高盐和缺乏新鲜蔬菜和水果、水土中含有过多硝酸盐和亚硝酸盐、微量元素比例失调也与胃黏膜萎缩和肠化生有关。

【临床表现】

慢性胃炎缺乏特异性症状。70% ~ 80%的患者无明显症状，部分患者有上腹痛或不适、食欲缺乏、饱胀、嗳气、反酸、恶心和呕吐等非特异性消化不良的表现，症状常与进食或食物种类有关。少数患者可有少量上消化道出血。自身免疫性胃炎患者可出现明显畏食、贫血和体重减轻。体征多不明显，有时可有上腹轻压痛。

【有关检查】

1. 胃镜及活组织检查　是最可靠的确诊方法，可通过活检确定胃炎的类型。

2. 幽门螺杆菌检测　可通过侵入性（如快速尿素酶测定、组织学检查）和非侵入性（如 ^{13}C 或 ^{14}C 尿素呼气试验）方法检测幽门螺杆菌。

3. 血清学检查　自身免疫性胃炎血清促胃液素水平常明显升高，血清中可测得抗壁细胞抗体和抗内因子抗体。

4. 胃液分析　自身免疫性胃炎时胃酸缺乏。多灶萎缩性胃炎时胃酸分泌量正常或偏低。

【诊断要点】

有引起慢性胃炎的病因存在，结合有关症状和体征可诊断。确诊有赖于胃镜及胃黏膜组织病理学检查，幽门螺杆菌检测有助于病因诊断。

【治疗要点】

1. 抗幽门螺杆菌治疗　对幽门螺杆菌感染引起的慢性胃炎，尤其有活动性者，应给予灭菌治疗，具体根除方案详见本章第三节消化性溃疡。

2. 对症治疗　有胆汁反流者，可用考来烯胺（消胆胺）或铝碳酸镁吸附。因非甾体抗炎药引起者，应立即停服并使用质子泵抑制药（PPI）、H_2受体拮抗药或硫糖铝等胃黏膜保护药。此外，胃肠促动力药可加速胃排空，可用多潘立酮（吗丁啉）。

3. 自身免疫性胃炎的治疗　目前无特殊治疗手段，有恶性贫血者可注射维生素 B_{12} 加以纠正。

【护理要点】

1. 休息　急性发作或症状明显时应卧床休息。平时生活要有规律，注意劳逸结合，避免过度劳累，保持心情愉快。

2. 饮食　选择营养丰富、易于消化的食物，少量多餐，不暴饮暴食。避免刺激性和粗糙食物，勿食过冷、过热、易产气的食物和饮料等。养成细嚼慢咽的习惯，使食物和唾液充分混合，以帮助消化。胃酸浓度高时，忌食浓汤、酸味或烟熏味较重的食物，胃酸缺乏者可酌情食用酸性食物，如山楂。

3. 疼痛护理　有上腹疼痛时，可给予局部热敷、按摩，或针灸合谷、足三里等穴位，以缓解症状。

4. 用药护理　详见本章第三节消化性溃疡。

【健康教育】

向患者介绍胃炎的病因及诱发因素，帮助患者确认易导致胃炎产生的食物和饮料，指导避免诱发因素。嗜烟、酒者，应帮助其认清烟、酒的危害，与患者及其家属一起制订戒烟、酒的计划并督促执行。慢性胃炎中经胃镜检查肠上皮化生和不典型增生者，应嘱其定期门诊随访，告知定期胃镜检查的必要性。

（林　征）

第三节　消化性溃疡

消化性溃疡（peptic ulcer，PU）是指胃肠道黏膜发生的炎性缺损，通常与胃酸和胃蛋白酶的消化作用有关，病变穿透黏膜肌层或达更深层次，可发生于食管、胃、十二指肠、胃空肠吻合口附近以及含有胃黏膜的梅克尔（Meckel）憩室。胃溃疡（gastric ulcer，GU）和十二指肠溃疡（duodenal ulcer，DU）最为常见。消化性溃疡是全球性常见病，全世界约有 10%的人一生中患过此病。临床上 DU 较 GU 多见，两者之比约为 3∶1。本病可发生于任何年龄，但 DU 好发于青壮年，GU 多见于中老年人。男性患病较女性多。秋冬和冬春之交是本病的好发季节。

【病因和发病机制】

胃、十二指肠黏膜具有一系列防御和修复机制，包括黏液 - 碳酸氢盐屏障、黏膜屏障、丰富的血流、上皮细胞更新、前列腺素和表皮生长因子等。正常情况下，胃、十二指肠黏膜在接触有强侵蚀力的高浓度胃酸和能水解蛋白质的胃蛋白酶，并受到微生物、胆盐、乙醇、药物与其他有害物质侵袭后依然能够维持黏膜的完整性。消化性溃疡的发生是由于对胃、十二指肠黏膜有损害作用的侵袭因素与黏膜自身防御或修复因素之间失去平衡，致胃酸和胃蛋白酶对黏膜产生自我消化。其中，幽门螺杆菌感染、NSAID 和阿司匹林的广泛应用是引起消化性溃疡最常见的损伤因素，胃酸和（或）胃蛋白酶引起黏膜自身消化也是导致溃疡形成的损伤因素。GU 主要是防御或修复因素减弱，DU 则主要是侵袭因素增强。

1. 幽门螺杆菌感染　是导致消化性溃疡的主要病因之一，主要证据为：①消化性溃疡患者幽门螺杆菌检出率显著高于对照组的普通人群；②对消化性溃疡患者应用根除幽门螺杆菌治疗后，其溃疡复发率明显下降，证明幽门螺杆菌感染与溃疡形成密切相关。但在感染幽门螺杆菌的人群中，仅 15%左右的人发生消化性溃疡，一般认为这是幽门螺杆菌（不同毒力菌株）、宿主（遗传及机体状态）和环境因素三者相互作用结果不同所致。

2. 非甾体抗炎药　使用 NSAID 是消化性溃疡的主要病因之一，同时在上消化道出血中起重要作用。NSAID 可直接作用于胃、十二指肠黏膜，透过细胞膜弥散入黏膜上皮细胞内，细胞内高浓度 NSAID 产生细胞毒而损害胃黏膜屏障。此外，NSAID 还可通过抑制胃黏膜生理性前列腺素 E 合成，削弱后者对黏膜的保护作用。其他药物，如糖皮质激素、部分抗肿瘤药物和抗凝血药的广泛使用也可诱发消化性溃疡，也是上消化道出血不可忽视的原因之一。尤其应重视目前已广泛使用的抗血小板药物，如噻吩吡啶类药物氯吡格雷。

3. 胃酸和胃蛋白酶　胃酸对消化道黏膜的损伤作用一般只有在正常黏膜防御和修复功能遭受破坏时才发生。许多 DU 患者存在基础酸排量、夜间酸分泌、最大酸排量、十二指肠酸负荷等增高的情况。GU 患者除幽门前区溃疡外，其胃酸分泌量大多正常，甚至低于正常。胃蛋白酶是 PU 发病的另一个重要因素，其活性取决于胃液 pH，当胃液 pH ＞ 4 时，胃蛋白酶便失去活性，因此胃酸在其中起决定性作用，是溃疡形成的直接原因。

4. 其他　吸烟、饮食因素、遗传、应激与心理因素、胃及十二指肠运动异常等在消化性溃疡的发生中也起一定的作用。

总之，消化性溃疡是一种多因素作用的疾病，其中幽门螺杆菌感染和服用 NSAID 是已知的主要病因。溃疡的发生是黏膜侵袭因素和防御因素失去平衡的结果，胃酸在溃疡形成中起关键作用。

【临床表现】

消化性溃疡在临床上以慢性病程、周期性发作、节律性上腹痛为特点。GU 多发于胃角和胃窦小弯，DU 多发于十二指肠球部。溃疡一般为单个发生，少数为多个并存，称为多发性溃疡。其中胃、十二指肠两部位同时发生的溃疡称为复合性溃疡。本病的临床表现多种多样，典型的上腹部疼痛是主要症状。部分患者可无任何临床表现，而以出血、穿孔等并发症作为首发症状，称为无症状性溃疡。

（一）症状

1. 上腹痛　是消化性溃疡的主要症状。GU 疼痛多位于剑突下正中或偏左，DU 疼痛多位于上腹正中或稍偏右。性质多为钝痛、灼痛、胀痛、剧痛或饥饿样不适感，进食或服用抗酸药可缓解。疼痛具有节律性：GU 疼痛多发生于餐后 0.5 ～ 1 h，其典型节律为进食—疼痛—缓解；而 DU 疼痛常发生于空腹（饥饿痛），其疼痛节律为疼痛—进食—缓解，疼痛也可于睡前或午夜出现，称为夜间痛。

2. 其他　部分病例无上述典型疼痛症状，而仅表现为上腹隐痛不适、反酸、嗳气、恶心、呕吐等胃肠道症状。

（二）体征

活动期可有上腹部轻压痛，缓解期无明显体征。

（三）并发症

1. 出血　是消化性溃疡最常见的并发症，DU 比 GU 更易发生，为溃疡侵蚀周围血管所致。

2. 穿孔　溃疡病灶向深部发展穿透浆膜层时可并发穿孔。急性穿孔通常是外科急症，表现为腹部剧痛和急性腹膜炎的体征，腹部检查可见腹肌紧张，呈板状腹，有压痛、反跳痛，肠鸣音减弱或消失，X 线平片可见膈下游离气体。

3. 幽门梗阻　主要由 DU 或幽门管溃疡周围组织充血、水肿所致。临床表现为餐后上腹部饱胀，频繁呕吐宿食，严重时可引起水和电解质代谢紊乱，常发生营养不良和体重下降。上腹部空腹振水音、胃蠕动波以及空腹抽出胃液量＞ 200 ml 是幽门梗阻的特征性表现。

4. 癌变　少数 GU 可发生癌变，DU 癌变则极少见。对有长期 GU 病史，年龄在 45 岁以上，经严格内科治疗 4 ～ 6 周症状无好转，粪便隐血试验持续阳性者，应怀疑癌变，需进一步检查和定期随访。

【有关检查】

1. 胃镜及胃黏膜活组织检查　是确诊消化性溃疡首选的检查方法，可直接观察溃疡部位、病变大小、性质，并可在直视下取活组织做病理学检查和幽门螺杆菌检测。

2. X 线钡餐检查　适用于对胃镜检查有禁忌或不愿接受胃镜检查者。溃疡的 X 线直接征象为龛影，是诊断溃疡的重要依据。

3. 幽门螺杆菌检测　是消化性溃疡诊断的常规检查项目。检测方法可分为侵入性（如快速尿素酶试验、组织学检查和幽门螺杆菌培养）和非侵入性（如 ^{13}C 或 ^{14}C 尿素呼气试验、粪便幽门螺杆菌抗原检测）两大类。其中，快速尿素酶试验是侵入性检查的首选方法；非侵入性检查中 ^{13}C 或 ^{14}C 尿素呼气试验常作为根除幽门螺杆菌治疗后复查的首选方法。

4. 粪便隐血试验　粪便隐血试验阳性提示溃疡有活动，如 GU 患者粪便隐血试验持续阳性，应怀疑有癌变的可能。

【诊断要点】

根据慢性病程、周期性发作及节律性疼痛，结合上腹部局限压痛点，一般可做出初步诊断。确诊有赖于胃镜检查（包括胃活检），X 线钡餐检查发现龛影也有确诊价值。

【治疗要点】

治疗目的是消除病因，缓解症状，促进愈合，防止复发，防治并发症。

（一）抑制胃酸分泌

抑酸治疗是缓解消化性溃疡症状、愈合溃疡的最主要措施。常用药物有质子泵抑制药

（PPI）和 H_2 受体拮抗药（H_2RA）两大类，PPI 是首选药物。

1. 质子泵抑制药（PPI） 可使壁细胞分泌胃酸的关键酶即 H^+-K^+-ATP 酶失去活性，从而阻滞壁细胞内的 H^+ 转移至胃腔而抑制胃酸分泌，其抑制胃酸分泌作用较 H_2RA 更强，作用更持久。常用药物有奥美拉唑 20 mg/d，兰索拉唑 30 mg/d，泮托拉唑 40 mg/d，每日 1 次，口服。PPI 与抗生素的协同作用较 H_2RA 好，因此可作为根除幽门螺杆菌治疗方案中的基础药物。

2. H_2 受体拮抗药（H_2RA） 主要通过选择性竞争结合 H_2 受体，使壁细胞分泌胃酸减少，其抑酸效果逊于 PPI。常用药物有法莫替丁 40 mg/d，尼扎替丁 300 mg/d，雷尼替丁 300 mg/d，三者的一日量可分 2 次口服或睡前顿服，服药后基础胃酸分泌（特别是夜间胃酸分泌）明显减少。

（二）根除幽门螺杆菌

根除幽门螺杆菌是溃疡愈合和预防复发的有效防治措施。因此，凡有幽门螺杆菌感染的消化性溃疡，不论初发或复发，不论活动或静止，不论有无并发症史，均应予以根除幽门螺杆菌治疗。目前推荐 1 种铋剂 +1 种 PPI+2 种抗菌药物组成的四联疗法，疗程一般为 10 ~ 14 d。铋剂有辅助杀菌作用，常用的药物包括果胶铋、碱式碳酸铋（次碳酸铋）、铝碳酸镁、枸橼酸铋钾。PPI 可以抑制胃酸分泌，为抗生素杀菌创造适宜的环境，常用的包括埃索美拉唑、奥美拉唑、泮托拉唑等。抗生素可以杀灭幽门螺杆菌，依据患者是否对青霉素过敏和是否存在大环内酯类抗生素耐药情况，选择不同的抗生素，常用的有克拉霉素、阿莫西林、甲硝唑、左氧氟沙星。

（三）保护胃黏膜

保护胃黏膜常用药物包括铋剂、弱碱性抗酸剂和前列腺素类药物。铋剂可覆盖于溃疡表面，阻断胃酸、胃蛋白酶对黏膜的自身消化，同时可以包裹幽门螺杆菌菌体，干扰幽门螺杆菌代谢，发挥杀菌作用，常用药物为枸橼酸铋钾、果胶铋。弱碱性抗酸剂可以中和胃酸，降低胃蛋白酶活性，因此可以解除胃酸和胃蛋白酶对胃黏膜和十二指肠黏膜的侵蚀作用，缓解疼痛。前列腺素类药物米索前列醇具有增加胃、十二指肠黏膜的黏液 / 碳酸氢盐分泌、增加黏膜血流和一定的抑制胃酸分泌作用，主要用于 NSAID 相关性溃疡的预防，但其可引起子宫收缩，妊娠期妇女忌服。

（四）手术治疗

对于大量出血经内科治疗无效、急性穿孔、瘢痕性幽门梗阻、GU 疑有癌变及正规治疗无效的顽固性溃疡，可选择手术治疗。

【护理要点】

（一）护理评估

1. 病史及心理社会资料

（1）健康状况方面：评估患者何时出现疼痛，疼痛的部位、性质、持续时间；疼痛有无明显节律性；有无诱发因素，如发病是否与天气变化、饮食不当或情绪激动等有关；何种方法能缓解；有无其他伴随症状，有无呕血、黑便；有无经常服用 NSAID 药物史；既往有无类似发病情况，有无长期服用某些非甾体抗炎药；治疗及用药情况等。

（2）日常的生活规律方面：评估患者平时生活是否规律，饮食是否规律。有无暴饮暴食、食欲变化。有无咖啡、浓茶、烟、酒或刺激性食物食用过多等情况。

（3）心理社会因素方面：评估患者的工作性质是否常处于精神紧张状态，生活中有无承受压力情况，有无不协调的人际关系或工作、生活中的挫折而造成的焦虑、抑郁等不良情绪存在。住院有无经济、家庭、工作等方面的顾虑。患者及其家属对疾病知识的了解程度如何。

2. 身体评估　评估患者的生命体征、一般情况、体重及营养状况；上腹有无压痛、反跳痛；有无贫血，有无因出血所致的周围循环衰竭等并发症的表现。

3. 有关检查　评估患者做过哪些检查，各项检查结果是否在正常范围。粪便隐血试验有无阳性，幽门螺杆菌检测是否为阳性。是否做过上消化道钡餐或胃镜检查。患者对有关检查的了解程度，是否能配合必要的检查。

（二）主要护理诊断 / 问题

1. 疼痛（腹痛）：与胃酸刺激溃疡面引起的炎症反应有关。

2. 营养失调：低于机体需要量　与疼痛、恶心、呕吐引起摄入量减少及消化吸收障碍有关。

3. 焦虑　与疼痛反复发作、病程迁延有关。

4. 知识缺乏　缺乏溃疡病防治方面的知识。

5. 潜在并发症：上消化道大出血、穿孔、幽门梗阻。

（三）护理计划及评价

疼痛（腹痛）：与胃酸刺激溃疡面引起的炎症反应有关。

1. 护理目标

（1）患者疼痛减轻或消失。

（2）患者能说出疼痛的原因及防治措施。

2. 护理措施

（1）休息与活动：溃疡活动期且症状较重的患者应卧床休息，病情较轻者可边工作边治疗，注意生活规律和劳逸结合。保持环境安静、舒适，保证患者充足的睡眠。

（2）饮食护理：①定时进食，以维持正常消化活动的节律；溃疡病活动期可少量多餐，以中和胃酸，减少胃酸对溃疡面的刺激，一旦症状得到控制，尽快恢复正常饮食规律。②饮食不宜过饱，进餐时宜细嚼慢咽，以助消化。③选择营养丰富、易消化的食物，除并发出血或症状较重外，一般无须规定特殊食谱。症状较重时以稀饭、面条、馄饨等为主，面食柔软、易消化，且其含碱，能有效地中和胃酸。④蛋白质类食物具有中和胃酸的作用，两餐之间可适量饮用脱脂牛奶，但牛奶中的钙质吸收有刺激胃酸分泌的作用，故不宜多饮。⑤虽然脂肪可能通过抑制促胰液素间接抑制胃液分泌，但是脂肪在进入十二指肠后，会通过肠 - 胃反射及刺激小肠释放促胰液素、缩胆囊素等多种胃肠激素，共同抑制胃排空，从而增加胃酸在胃内的停留时间，不利于溃疡面愈合，故应当适量摄入脂肪。⑥避免摄入粗糙、过冷、过热和刺激性食物及饮料，如浓茶、咖啡、香辣调料。

（3）病情观察：观察患者上腹痛的规律、性质、程度及部位，并按其疼痛特点指导缓解疼痛的方法，如 DU 表现为空腹痛或夜间痛，可在疼痛前或疼痛时进食碱性食物（如苏打饼干），或服用抗酸药，也可采用局部热敷或针灸止痛。观察粪便的性状。观察有无并发症的发生。

（4）用药护理：根据医嘱给予药物治疗，并注意观察药物的疗效及不良反应。

1）PPI：这类药物多为肠溶制剂，最佳服用时间为早餐前 30 min 以内。奥美拉唑可引起头晕，嘱患者用药期间避免开车或做其他必须高度集中注意力的工作。兰索拉唑的主要不良反应包括皮疹、瘙痒、头痛、口苦、肝功能异常等，轻度不良反应不影响继续用药，不良反应较为严重时应及时停药。泮托拉唑的不良反应较少，偶可引起头痛和腹泻。

2）H_2RA：应在餐中或餐后即刻服用，也可把一日的剂量在睡前服用。若需同时服用抗酸药，则两药应间隔 1 h 以上。若静脉给药，应注意控制给药速度，如给药速度过快，可引起低血压和心律失常。西咪替丁对雄激素受体有亲和力，可导致男性乳腺发育、阳痿以及性功能紊乱，且其主要通过肾排泄，用药期间应监测肾功能。因药物可随母乳排出，哺乳期应停止用药。

3）弱碱性抗酸药：如氢氧化铝凝胶，应在饭后 1 h 和睡前服用，以延长中和胃酸作用的时间及中和夜间胃酸的分泌。服用片剂时应嚼服，乳剂给药前应充分摇匀。抗酸药应避免与奶制品同时服用，因两者相互作用可形成络合物。酸性的食物及饮料不宜与抗酸药同服。由于铝盐有加重便秘的可能性、镁盐有导致轻度腹泻的可能性，因此此类药物不宜久服。

（5）帮助患者认识和去除病因：向患者解释疼痛的原因和机制，指导其减少或去除加重和诱发疼痛的因素。①服用 NSAID 者，若病情允许，应停药；若必须用药，可遵医嘱换用对胃黏膜损伤少的 NSAID，如塞来昔布或罗非昔布。②避免暴饮暴食和进食刺激性饮食，以免加重对胃黏膜的损伤。③对嗜烟、酒者，与其共同制订切实可行的戒烟及戒酒计划，并督促其执行。

3. 评价　患者主诉腹痛减轻或消失，并能说出腹痛的诱因、临床表现及防治措施。

【健康教育】

1. 活动与休息指导　指导患者生活要有规律，注意劳逸结合，保证充足的睡眠，避免精神过度紧张和长时间脑力劳动，适当活动。

2. 饮食指导　指导患者定时进餐、细嚼慢咽、不宜过饱。宜进食营养价值高、质软、易消化的食物，避免咖啡、浓茶、油煎食物，以及过冷、过热、辛辣等机械性和化学性刺激。向患者进行戒烟、酒的健康教育，与患者共同制订戒烟、酒计划，并争取家庭的重视和支持。

3. 用药指导　嘱患者遵医嘱服用全疗程药物，以促进溃疡愈合，避免复发，并告知药物的不良反应，教会患者观察方法。指导患者慎用或勿用对胃和十二指肠黏膜有损害的药物，如阿司匹林、泼尼松、利血平。

4. 心理指导　帮助患者认识压力与溃疡疼痛发作的关系，教给患者放松技巧，嘱其保持良好的心态。

5. 定期门诊复查　教给患者识别溃疡复发及出血、穿孔、幽门梗阻等并发症出现时的症状和体征，包括疼痛、头晕、呕血、黑便、苍白、虚弱等，以便及时就诊。若上腹部疼痛节律发生变化或疼痛加剧，或出现呕血、黑便，应立即就医。

（林　征）

第四节 胃 癌

胃癌（gastric cancer）是指源于胃黏膜上皮细胞的恶性肿瘤，绝大多数为腺癌。我国是胃癌高发国家，55 ~ 70 岁是高发年龄段。男、女发病率居全部恶性肿瘤的第 2 位和第 5 位，病死率分别为第 3 位和第 2 位。

【病因和发病机制】

胃癌的发生是一个多因素、多步骤进行性发展的过程。

1. 幽门螺杆菌感染　胃癌高发地区人群的幽门螺杆菌感染率较高，幽门螺杆菌抗体阳性群体胃癌风险显著高于阴性群体。1994 年 WHO 宣布幽门螺杆菌是人类胃癌的Ⅰ类（即肯定的）致癌原。

2. 环境和饮食因素　不同国家与地区胃癌的发病率有明显差异，提示环境因素在胃癌发生中起重要作用。流行病学资料显示，多吃新鲜蔬菜、水果可降低胃癌的发生风险。经常食用腌制、烟熏食物以及过多摄入食盐能促进亚硝胺的合成，诱发胃癌。各种原因所致胃酸分泌减少，如慢性萎缩性胃炎、胃部分切除术、老年人腺体萎缩，会造成胃内细菌生长，促进亚硝酸盐类致癌物质的产生。

3. 遗传因素　胃癌有明显的家族聚集现象，提示遗传因素可能与胃癌的发病有关。致癌物质对有遗传易感性者可能更易致癌。

4. 癌前变化　或称胃癌前情况，分为癌前疾病和癌前病变。前者是指与胃癌相关的胃良性疾病，有发生胃癌的危险性，包括慢性萎缩性胃炎、胃息肉、胃溃疡和残胃炎等。后者是指较易转变为癌组织的病理学变化，主要是异型增生。

【临床表现】

根据进程，胃癌可分为早期胃癌和进展期胃癌。病灶局限且深度不超过黏膜下层的胃癌，不论其有无局部淋巴结转移，均称为早期胃癌。进展期胃癌病灶深度超过黏膜下层。

（一）症状

1. 早期胃癌　多无症状，或仅有轻微上腹不适、食欲下降等非特异性消化道症状。

2. 进展期胃癌　①上腹痛：是进展期胃癌最常见的症状，进行性加重，疼痛一般与饮食关系不大。②食欲减退和消瘦：常见，进行性加重，晚期呈恶病质。③呕血和黑便：约 30% 的胃癌患者会有少量消化道出血，可伴有贫血。④近贲门的胃癌可表现为咽下困难，位于幽门附近的胃癌可致幽门梗阻。⑤肿瘤转移可引起腹水、黄疸，转移至肝、肺、骨等时可出现相应的症状。

（二）体征

早期胃癌可无任何体征。进展期胃癌患者的主要体征为上腹部肿块，有压痛。如癌肿转移，可出现相应脏器受累的体征。淋巴结转移一般先局部转移，再远处转移，常见转移到左锁骨上淋巴结，被称为菲尔绍（Virchow）淋巴结。

（三）并发症

大出血、幽门或贲门梗阻以及胃穿孔等是胃癌的主要并发症。

【有关检查】

1. 血常规检查　多数患者有缺铁性贫血。

2. 粪便隐血试验　多呈持续阳性。

3. 胃镜检查　胃镜直视下可观察病变部位、性质，结合黏膜活检，是目前诊断胃癌最重要、最可靠的方法。

4. X 线钡餐检查　上消化道气钡双重对比造影对胃癌的诊断很有帮助。

【诊断要点】

早期诊断是根治胃癌的前提。凡中年或中年以上患者，既往身体健康，短期内出现上腹不适、疼痛、食欲缺乏、消瘦等征象，应及时进行有关检查。胃癌的诊断主要依赖胃镜加胃黏膜活检。

【治疗要点】

1. 手术治疗　是目前唯一有可能根除胃癌的手段。手术治疗效果取决于胃癌的分期、癌肿侵袭深度及扩散范围。

2. 内镜治疗　早期胃癌可行内镜下黏膜切除术或内镜下黏膜剥离术，切除的癌变组织应进行病理学检查，如切缘发现癌变或表浅型癌肿侵入黏膜下层，则需追加手术治疗。

3. 化疗　常用于辅助手术治疗。在术前、术中及术后使用抗癌药物，可抑制癌细胞的扩散与杀死残存的癌细胞，从而提高手术效果。化疗也可用于不能施行手术治疗的患者。常用的药物有 5- 氟尿嘧啶（5-FU）、丝裂霉素、阿霉素、顺铂等，多主张联合 2 ～ 3 种药物化疗，以免增加药物的毒性反应及副作用。

4. 其他治疗　胃癌对放疗的敏感性较低，仅用于缓解肿瘤引起的局部疼痛。靶向治疗对晚期胃癌有一定的效果，常用药物有曲妥珠单抗、贝伐珠单抗、西妥昔单抗等。高能量静脉营养疗法常用于辅助治疗，术前及术后应用可增强患者的体质，使之能耐受手术和化疗。

【护理要点】

1. 休息　早期胃癌患者经过治疗后可从事一些轻体力工作和锻炼，应注意劳逸结合。进展期胃癌患者需卧床休息，以减少体力消耗。恶病质患者应做好皮肤护理，定时翻身，并按摩受压部位。加强生活护理和基础护理。

2. 饮食　应以合乎患者口味，又能达到身体基本热量的需求为主要目标。给予高热量、高蛋白质、维生素丰富与易消化的食物，少量多餐。化疗时，患者往往食欲减退，应选择患者喜欢的烹调方式来增加其食欲，鼓励多进食。

3. 病情观察　①生命体征和意识状态。②胃癌所致腹痛、呕血、黑便和体征情况，化疗前后症状及体征变化情况。③血常规、粪便隐血、内镜等检查情况。④局部和全身并发症的观察和预防，晚期胃癌患者抵抗力下降，身体各部位易发生感染，应加强护理与观察，保持口腔、皮肤清洁。对于长期卧床患者，要定期翻身、按摩，指导并协助患者进行肢体活动，以预防压疮及血栓性静脉炎的发生。

4. 疼痛护理　评估疼痛的部位、性质、程度，遵医嘱予以药物止痛，遵循 WHO 推荐的三阶梯疗法，观察药物作用及不良反应。采用转移注意力或利用松弛疗法等非药物治疗手段，减轻患者对疼痛的敏感性，增强其对疼痛的耐受力。疼痛是晚期胃癌患者的主要症状，护理人员应在精神上给予支持，减轻患者的心理压力。

5. 化疗护理　严密观察化疗药物引起的局部及全身反应，如恶心、呕吐、白细胞计数降低及肝、肾功能异常，并及时向医生汇报，及早采取处理措施。化疗期间，还应保护好血管，避免药液外漏引起的血管及局部皮肤损害。一旦发生静脉炎，立即予以 2% 利多卡因局部封闭或 50% 硫酸镁湿敷，局部还可行热敷、理疗等。如有脱发，可让患者戴帽子或使用假发，以满足其对自我形象的要求。

6. 心理护理　当患者及其家属得知疾病诊断后，往往无法很坦然地面对，情绪上常表现出否认、悲伤、退缩和愤怒，甚至拒绝接受治疗。护理人员应给予心理支持，根据患者的性格、人生观及心理承受能力来决定是否告知患者事实真相。耐心做好解释工作，调动患者的主观能动性，使之能积极配合治疗。对晚期患者，应予以临终关怀，使患者能愉快地度过最后的生命时光。

【健康教育】

1. 疾病预防知识　多进食富含维生素 C 的新鲜蔬菜、水果，少食腌制、熏制、油煎及含盐高的食物，不食霉变食物。胃癌高风险人群，根除幽门螺杆菌有助于预防胃癌的发生。

2. 早发现、早治疗　患有与胃癌相关的疾病者（如胃息肉、萎缩性胃炎、胃溃疡）应积极治疗原发病，定期随访，进行胃镜及 X 线检查，以及时发现癌变。

【预后】

胃癌的预后与确诊时的分期相关，大部分胃癌在确诊时已经处于中、晚期，5 年生存率为 7% ~ 34%。

（陆　悦）

第五节　炎性肠病

炎性肠病（inflammatory bowel disease，IBD）是一组病因尚未阐明的慢性非特异性肠道炎症性疾病，包括溃疡性结肠炎（ulcerative colitis，UC）和克罗恩病（Crohn disease，CD）。其病因及发病机制未明，目前认为与环境、遗传及肠道微生态等多因素相互作用导致肠道免疫失衡有关。

1. 环境因素　近几十年，炎性肠病的发病率持续增加，并有明显的地域差异，以社会经济高度发达的北美、北欧最早增长。目前，新兴工业化国家的炎性肠病患者增长速度明显增加。在我国，炎性肠病现已成为常见疾病，这一变化提示环境因素发挥了重要作用。饮食、吸烟、卫生条件、生活方式或暴露于某些不明因素都是可能的环境因素。

2. 遗传因素　炎性肠病的发病具有遗传倾向，患者一级亲属发病率显著高于普通人群，克罗恩病发病率单卵双胎显著高于双卵双胎。目前认为，炎性肠病不仅是多基因遗传病，而且也是遗传异质性疾病，即不同人由不同疾病基因引起，患者在一定的环境因素作用下由于遗传易感而发病。

3. 肠道微生态 炎性肠病患者的肠道微生态与正常人不同，用转基因或敲除基因方法造成免疫缺陷的炎性肠病动物模型在肠道微生物存在的前提下才发生炎症反应，抗生素治疗对某些炎性肠病患者有效，说明肠道微生物在炎性肠病发生、发展中起重要作用。

4. 免疫失衡 各种原因引起 Th1、Th2 及 Th17 炎症通路激活，炎症因子（如 IL-1、IL-6、IL-8、TNF-α、IL-2、IL-4、IFN-γ）分泌增多，炎症因子/抗炎因子失衡，导致肠黏膜持续炎症、屏障功能损伤。

总之，炎性肠病是环境因素作用于遗传易感者，在肠道微生物的参与下引起肠道免疫失衡，损伤肠黏膜屏障，导致肠黏膜持续炎症损伤。一般认为，溃疡性结肠炎和克罗恩病是同一种疾病的不同亚类，组织损伤的基本病理过程相似，但由于致病因素不同，发病的具体环节不同，最终导致组织损害的表现不同。以下分别阐述。

一、溃疡性结肠炎

溃疡性结肠炎病变主要局限于大肠的黏膜与黏膜下层。临床表现为腹泻、黏液脓血便和腹痛，病情轻重不一，呈反复发作的慢性病程。本病可发生于任何年龄，多见于 20 ~ 40 岁，也可见于儿童或老年人，男、女发病率无明显差别。

【临床表现】

反复发作的腹泻、黏液脓血便及腹痛是溃疡性结肠炎的主要症状。多为亚急性起病，少数急性起病。病程呈慢性经过，发作与缓解交替，少数症状持续并逐渐加重。病情轻重与病变范围、临床分型及病期等有关。

（一）消化系统表现

1. 腹泻和黏液脓血便 黏液脓血便是本病活动期最重要的表现。排便次数及便血程度可反映病情轻重。轻者每日排便 2 ~ 4 次，便血轻或无；重者每日排便 10 次以上，粪便呈脓血便，甚至大量血便，常有里急后重的感觉。粪质多数为糊状，重者可为稀水样。

2. 腹痛 活动期有轻度至中度腹痛，为左下腹或下腹的阵痛，也可涉及全腹。轻者或缓解期可无腹痛或仅有腹部不适。有疼痛—便意—便后缓解的规律，多伴里急后重，为直肠炎症刺激所致。若并发中毒性巨结肠或炎症波及腹膜，可有持续性剧烈腹痛。

3. 其他症状 可有腹胀、食欲缺乏、恶心、呕吐等。

4. 体征 轻、中型患者仅有左下腹轻压痛，有时可触及痉挛的降结肠或乙状结肠。重型患者常有明显压痛。若有腹肌紧张、反跳痛、肠鸣音减弱，应注意中毒性巨结肠、肠穿孔等并发症。

（二）全身表现

中、重型患者活动期有低热或中度发热，高热多提示病情进展、严重感染或有并发症存在。重症患者可出现衰弱、消瘦、贫血、低蛋白血症、水和电解质代谢紊乱等表现。

（三）肠外表现

本病可伴有一系列肠外表现，包括口腔黏膜溃疡、结节性红斑、外周关节炎、坏疽性脓皮病及虹膜睫状体炎等。

（四）并发症

1. 中毒性巨结肠　多见于重症患者，结肠病变广泛、严重，肠壁张力减退，结肠蠕动消失，肠内容物与气体大量集聚，引起急性结肠扩张。表现为病情急剧恶化，毒血症明显，脱水和电解质代谢紊乱，出现肠型、腹部压痛、肠鸣音消失。白细胞计数显著升高，腹部 X 线平片可见结肠扩大，易引起急性肠穿孔，预后差。

2. 癌变　病变广泛且病程长的重症患者易发生直肠及结肠癌变。

3. 其他　直肠及结肠大量出血、肠穿孔、肠梗阻等较少见。

（五）临床分型

临床上根据本病的病程、病期、程度、范围进行综合分型。

1. 临床类型　①初发型，无既往史的首次发作。②慢性复发型，最多见，指缓解后再次出现症状，常表现为发作期与缓解期交替。

2. 疾病分期　分为活动期与缓解期。活动期按严重程度分为轻、中、重度。①轻度：每日排便＜ 4 次，便血轻或无，脉搏正常，无发热及贫血，红细胞沉降率＜ 20 mm/h。②重度：每日腹泻≥ 6 次，明显黏液脓血便，T ＞ 37.8℃、P ＞ 90 次 / 分，Hb ＜ 100 g/L，红细胞沉降率＞ 30 mm/h。③中度：介于轻度与重度之间。

3. 病变范围　分为直肠炎、左半结肠炎及广泛结肠炎。

【有关检查】

1. 血液检查　可有红细胞计数和血红蛋白减少。活动期白细胞计数增高。红细胞沉降率增快和 C 反应蛋白增高是活动期的标志。

2. 粪便检查　肉眼观常有黏液脓血。显微镜检查见红细胞和脓细胞，急性发作期可见巨噬细胞。粪便病原学检查有助于排除感染性结肠炎，粪钙卫蛋白增高提示肠黏膜炎症处于活动期。

3. 结肠镜检查　是本病诊断的最重要手段之一。检查时，应尽可能地观察全结肠及末段回肠，确定病变范围，必要时取活检。溃疡性结肠炎病变呈连续性、弥漫性分布，从直肠开始逆行向近端扩展。

4. X 线钡剂灌肠　不作为首选检查手段，可作为结肠镜检查有禁忌证或不能完成全结肠检查时的补充。重度患者一般不宜做此检查，以免加重病情或诱发中毒性巨结肠。

【诊断要点】

溃疡性结肠炎缺乏诊断的金标准，主要结合临床表现、实验室检查、影像学检查、内镜检查和组织病理学表现进行综合分析，在排除感染性和其他非感染性结肠炎的基础上进行诊断。结肠镜及黏膜活组织检查是溃疡性结肠炎诊断的主要依据，若诊断存疑，应在一定时间（一般是 6 个月）后进行内镜及组织病理学复查。

【治疗要点】

本病治疗目标是诱导并维持症状缓解以及黏膜愈合，防治并发症，改善患者的生命质量，加强对患者的长期管理。

（一）活动期治疗

1. 轻度溃疡性结肠炎　首选氨基水杨酸制剂，包括 5- 氨基水杨酸（5-ASA，如美沙拉嗪，2 ～ 4 g/d，分次口服或顿服）和柳氮磺吡啶（SASP，3 ～ 4 g/d，分次口服），SASP

疗效与5-ASA相似，但不良反应较多。如氨基水杨酸制剂无效，可改为口服激素。

2. 中度溃疡性结肠炎　①氨基水杨酸制剂仍是主要药物，用法同轻度。②足量氨基水杨酸制剂治疗后（一般为2～4周）症状仍控制不佳，尤其病变较广泛者，改为激素治疗，按泼尼松0.75～1 mg/（kg·d）给药，达到症状缓解后开始逐渐缓慢减量至停药。③硫嘌呤类药物（包括硫唑嘌呤或巯基嘌呤）适用于激素无效或依赖的患者。④当激素及上述免疫抑制药治疗无效，或发生激素依赖，或不能耐受上述药物治疗时，可考虑应用生物制剂治疗（如英夫利昔单抗）。

3. 重度溃疡性结肠炎　首选静脉用糖皮质激素。推荐剂量为甲泼尼龙40～60 mg/d，或氢化可的松300～400 mg/d，如剂量不足，会降低疗效，但加大剂量并不会增加疗效。静脉足量激素治疗3～7 d无效时，应及时转换成生物制剂、环孢素等治疗，必要时采取手术治疗。

（二）缓解期维持治疗

激素不能作为维持治疗药物，可用氨基水杨酸制剂、硫唑嘌呤类药物和生物制剂。氨基水杨酸制剂维持治疗的时间为3～5年或长期，硫唑嘌呤类药物和生物制剂维持治疗的疗程尚无定论，需根据患者的具体情况而定。

（三）外科手术治疗

大出血、穿孔、癌变以及高度疑为癌变是外科手术治疗的绝对指征。相对指征包括：①经积极内科治疗无效的重度溃疡性结肠炎，合并中毒性巨结肠内科治疗无效者宜更早行外科干预；②内科治疗疗效不佳和（或）药物不良反应已严重影响生命质量者。

【护理要点】

1. 休息　活动期应保证充分的身心休息，减少精神负担，减轻体力消耗。给患者提供安静、舒适的休息环境。

2. 饮食护理　观察患者的进食情况，定期测量体重，监测血红蛋白、血清电解质和清蛋白的变化。嘱患者食用质软、易消化、纤维素少、富含营养及热量的食物，以利于吸收，减轻对肠黏膜的刺激并供给足够的热量，以维持机体代谢的需要。避免食用生冷食物及含纤维素丰富的蔬菜，忌食牛乳和乳制品。急性发作期宜进无渣流质或半流质饮食，病情严重者应禁食并给予胃肠外营养，使肠道得以休息，减轻炎症。

3. 肛周皮肤护理　腹泻次数较多者做好肛周皮肤护理，便后用肥皂与温水清洗肛门及周围皮肤，选择柔软的卫生纸轻柔擦拭，必要时给予鞣酸软膏涂擦。

4. 心理护理　由于本病病程较长，病情易反复，患者易产生抑郁或焦虑情绪，丧失治疗的信心。护理人员应耐心向患者介绍疾病保健知识，使患者能积极配合治疗，注意自我调节饮食、心态，使疾病得以长期缓解，从而帮助患者树立战胜疾病的信心。

5. 药物护理　护理人员应向患者及其家属说明药物的用法、作用、不良反应等，柳氮磺吡啶宜在饭后服用，可减少恶心、呕吐、食欲缺乏等不良反应，服药期间定期复查血常规。应用糖皮质激素者要注意激素的不良反应，不可随意停药，防止反跳现象。应用硫唑嘌呤或巯嘌呤时，患者可出现骨髓抑制的表现，应注意监测白细胞计数。

6. 严密监测病情　监测患者的体温、脉搏、心率、血压的变化以及全身表现，观察排便次数、粪便的量及性状，并做记录。如出现鼓肠、肠鸣音消失、腹痛加剧等，要考虑中毒性巨结肠的发生，应及时报告医生，使患者得到及时抢救。

【健康教育】

1. 疾病知识指导　指导患者合理休息与活动。在急性发作期或病情严重时卧床休息，缓解期适当休息，注意劳逸结合，保持心情舒畅。急性活动期可给予流质或半流质饮食，病情好转后改为营养丰富、易消化的少渣饮食。注重饮食卫生，避免肠道感染性疾病。不宜长期饮酒。

2. 用药指导　嘱患者坚持治疗，不要随意更换药物或停药。教会患者识别药物的不良反应。如出现腹泻、腹痛加剧、便血等异常情况，应及时到医院就诊，以免耽误治疗。

二、克罗恩病

克罗恩病是一种慢性炎性肉芽肿性疾病，病变多见于末段回肠和邻近结肠，从口腔至肛门各段消化道均可受累，呈节段性分布。以腹痛、腹泻、体重下降为主要临床表现，常伴发热、疲乏等全身表现，肛周脓肿或瘘管等局部表现，以及关节、皮肤、眼、口腔黏膜、肝等肠外损害。克罗恩病最常发生于青年期，发病高峰年龄为 18 ~ 35 岁，男性略多于女性。

【临床表现】

本病多数起病隐匿、缓慢。病程呈慢性、长短不等的活动期与缓解期交替，迁延不愈。少数急性起病，可表现为急腹症。腹痛、腹泻和体重下降是克罗恩病的主要症状，但本病临床表现复杂多变，与临床类型、病变部位、病期及并发症有关。

（一）消化系统表现

1. 腹痛　为最常见的症状，多位于右下腹或脐周，呈间歇性发作，多为痉挛性阵痛伴肠鸣音增强，常于进餐后加重，排便或肛门排气后缓解。若为持续性腹痛伴明显压痛，提示炎症波及腹膜或腹腔内脓肿形成。

2. 腹泻　也常见，主要由病变肠段炎症渗出、蠕动增加及继发性吸收不良引起。早期腹泻为间歇性，后期可转为持续性。粪便多为糊状，可有血便和（或）黏液，但较溃疡性结肠炎少见。病变累及下段结肠或直肠者，可有黏液血便和里急后重。

3. 腹部包块　10% ~ 20% 的克罗恩病患者由于肠粘连、肠壁增厚、肠系膜淋巴结肿大、内瘘形成或局部脓肿等，出现腹部包块，以右下腹和脐周多见。

4. 瘘管形成　是克罗恩病较为常见且特异的临床表现，因透壁性炎性病变穿透肠壁全层至肠外组织或器官而成。瘘管分为内瘘和外瘘，前者可通向其他肠段、肠系膜、膀胱、输尿管、阴道、腹膜后等处，后者通向腹壁或肛周皮肤。

5. 肛周病变　可能是部分患者的首诊症状，包括肛周瘘管、脓肿及肛裂等病变。

（二）全身表现

1. 发热　与肠道炎症活动及继发感染有关，呈间歇性低热或中热，少数呈弛张高热，多提示有毒血症，少数患者以发热为首发和主要症状。

2. 营养障碍　与慢性腹泻、食欲减退及慢性消耗有关，表现为体重下降，可有贫血、低蛋白血症和维生素缺乏等表现。青春期发病者常有生长发育迟滞。

（三）肠外表现

本病的肠外表现与溃疡性结肠炎的肠外表现相似，但发生率较高，以口腔黏膜溃疡、皮肤结节性红斑、关节炎及眼病常见。

（四）并发症

肠梗阻最常见，其次是腹腔内脓肿，偶可并发急性穿孔或大量便血。炎症迁延不愈者癌变风险增加。

（五）临床分型

临床分型有助于全面估计病情和预后，制定治疗方案。

1. 临床类型 依疾病行为（B）可分为非狭窄非穿透型（B_1）、狭窄型（B_2）和穿透型（B_3）以及伴有肛周病变（P），各型可有交叉或互相转化。

2. 病变部位（L） 可为回肠末端（L_1）、结肠（L_2）、回结肠（L_3）和上消化道（L_4）。

3. 严重程度 根据主要临床表现的程度及并发症计算克罗恩病活动指数（CDAI），用于区分疾病活动期与缓解期、估计病情严重程度（轻、中、重）和评定疗效。

【有关检查】

1. 血液检查 贫血常见且常与疾病严重程度平行。活动期白细胞计数增高，红细胞沉降率增快，血清清蛋白下降。

2. 粪便检查 粪便隐血试验常为阳性，有吸收不良综合征者粪脂排出量增加，并可有相应的吸收功能改变。

3. 结肠镜检查 结肠镜检查和黏膜组织活检应列为克罗恩病的常规首选检查，镜检应达末段回肠。病变呈节段性分布，见纵行溃疡、鹅卵石样改变、肠腔狭窄、炎性息肉等。病变处活检有时可在黏膜固有层发现非干酪样坏死性肉芽肿或大量淋巴细胞。

4. 影像学检查 CT 或 MRI 肠道检查可更清晰地显示小肠病变，主要可见内、外瘘道形成，肠腔狭窄，肠壁增厚、强化，形成“木梳征”和肠周脂肪液化等征象。胃肠钡餐造影及钡剂灌肠可见肠黏膜皱襞粗乱、纵行溃疡或裂沟、鹅卵石征、假息肉、多发性狭窄或肠壁僵硬、瘘管形成等征象。由于肠壁增厚，可见填充钡剂的肠袢分离，提示病变呈节段性分布特性。腹部超声检查可显示肠壁增厚、腹腔或盆腔脓肿、包块等。

【诊断要点】

本病慢性起病，反复发作性右下腹或脐周痛，腹泻、体重下降，特别是伴有肠梗阻、腹部压痛、腹部包块、肠瘘、肛周病变、发热等表现者，结合 X 线、结肠镜检查及活组织检查的特征性改变，即可诊断本病。但需排除各种肠道感染性或非感染性炎症疾病及肠道肿瘤。当病变单纯累及结肠时，注意与溃疡性结肠炎鉴别。

【治疗要点】

本病的治疗目标是诱导并维持缓解，预防并发症，改善生命质量。治疗的关键环节是黏膜愈合，通常需要药物维持治疗，以预防复发。

（一）活动期治疗

1. 一般治疗 戒烟和营养支持治疗。营养支持首选肠内营养，不足时辅以肠外营养。

2. 轻度克罗恩病的治疗 首选氨基水杨酸制剂，若无效，按中度活动期克罗恩病处理。

3. 中度克罗恩病的治疗　首选激素，激素治疗无效时推荐加用免疫抑制药（硫唑嘌呤或甲氨蝶呤），也可使用生物制剂治疗。

4. 重度克罗恩病的治疗　静脉应用激素为重度克罗恩病的首选治疗方案。激素治疗无效时，可应用生物制剂，也可在一开始就使用生物制剂。

（二）缓解期维持治疗

长期应用药物维持临床缓解，氨基水杨酸制剂诱导缓解后继续使用氨基水杨酸制剂维持缓解，激素诱导缓解后常用硫唑嘌呤维持缓解，生物制剂诱导缓解者继续以生物制剂维持治疗。

（三）肛瘘的处理

有肛周病变者，药物首选生物制剂，如英夫利昔单抗（IFX）。肛瘘无症状者无须处理，有症状者积极抗感染，首选环丙沙星和（或）甲硝唑。

（四）手术治疗

克罗恩病患者术后复发率高。克罗恩病以内科治疗为主，当内科治疗无效或出现肠梗阻、腹腔脓肿、瘘管形成、急性穿孔、大出血等并发症时，考虑外科手术治疗。术后复发率高，如何预防术后复发，目前仍无共识可以借鉴，仍需内科规律用药。

【护理要点】

1. 休息　活动期减少活动，以休息为主。缓解期循序渐进、适当地增加运动量，注意运动个体化，避免过度运动增加胃肠蠕动，继而导致腹泻、受伤等不良事件的发生。

2. 饮食护理　观察患者的进食情况，定期测量患者的体重，监测血红蛋白、血清电解质和清蛋白的变化，了解营养状况的变化。活动期暂禁食，全肠内营养治疗，然后逐渐进食流质、半流质饮食，口服补充营养。缓解期饮食宜个体化，忌海鲜及生、冷、硬、刺激性强的食物，根据饮食日记及食物过敏原测定结果选择最适合的食物，烹饪方式尽量选择蒸、煮，避免油炸。避免食用饮料、水果、纤维素丰富的蔬菜及其他刺激性食物，忌食牛乳和乳制品。给患者提供良好的进餐环境，避免不良刺激，以增进患者食欲。控制烟、酒摄入，尽快戒烟。

3. 用药护理　遵医嘱给予氨基水杨酸制剂、糖皮质激素、免疫抑制药和生物制剂治疗，观察药物的疗效及不良反应。①氨基水杨酸制剂（美沙拉嗪、奥沙拉嗪等）：可能引起轻微的胃部不适，偶有恶心、头痛、头晕、皮疹，严重者可引起粒细胞减少及再生障碍性贫血。②糖皮质激素：长期使用可引起骨质疏松、电解质代谢紊乱、消化道出血、痤疮等副作用，需告知患者不可随意停药，防止反跳现象。③免疫抑制药（如硫唑嘌呤）：副作用有肝损害、白细胞计数减少、致畸、致突变等，应注意监测患者的白细胞计数。④生物制剂：目前国内批准用于炎性肠病治疗的生物制剂有抗 TNF-α 抑制剂单克隆抗体英夫利昔单抗、抗整合素单克隆抗体维得利珠单抗、抗白介素单克隆抗体乌司奴单抗等，均需要 2 ~ 8℃冷藏、避光保存，在拿取、配置及使用过程中，轻拿轻放、禁止摇晃，使用时粉剂用灭菌注射用水溶解，选择 9 号针头 10 ml 注射器抽吸药液，现配现用。在生物制剂输注过程中，常见的不良反应是急性输液反应，如皮疹、瘙痒、恶心、腹痛、头痛、高血压或低血压，严重时可引起喉头水肿、过敏性休克等。

4. 病情观察　严密观察患者腹痛的性质、部位以及伴随症状。观察腹泻的次数、性状，有无肉眼脓血和黏液，是否伴里急后重等，协助医生积极给予药物治疗。如出现腹绞痛、腹部压痛及肠鸣音亢进或消失，应考虑是否并发肠梗阻，及时通知医生进行处理。

【健康教育】

详见本节一、溃疡性结肠炎的健康指导。

（林 征）

第六节 肝 硬 化

◎ 案例 4-1

某患者，男性，45岁，10年前曾患“乙型肝炎”，经保肝、支持、对症治疗好转出院。近5年，患者常感乏力、食欲缺乏、腹胀，伴牙龈出血和鼻出血，经休息可缓解，未介意。近3 d患者因出差劳累，乏力、腹胀明显来院就诊，门诊收入院。

体格检查：T 36.5℃，P 90次/分，R 20次/分，BP 100/70 mmHg，神志清楚，巩膜轻度黄染，面部及颈部各见一蜘蛛痣。腹平软，肝肋下未及，脾肋下3 cm，移动性浊音阳性。

初步诊断为“肝硬化腹水”。

请回答：

1. 患者有哪些肝硬化失代偿期的临床表现？
2. 针对腹水，目前的治疗原则是什么？
3. 患者目前最主要的护理诊断/问题是什么？

肝硬化（liver cirrhosis）是一种由不同病因引起的慢性进行性弥漫性肝病。病理特点为广泛的肝细胞变性及坏死、再生结节形成、纤维组织增生，正常肝小叶结构破坏和假小叶形成。临床代偿期症状不明显，失代偿期主要表现为肝功能损害和门静脉高压，可有多系统受累，晚期常出现消化道出血、感染、肝性脑病等严重并发症。

【病因和发病机制】

1. 病毒性肝炎 在我国最常见，占60%～80%，主要为乙型肝炎病毒感染，经过慢性肝炎阶段发展为肝硬化，或是急性或亚急性肝炎有大量肝细胞坏死和肝纤维化时直接演变为肝硬化。乙型、丙型或丁型肝炎病毒的重叠感染可加速病情进展。甲型和戊型病毒性肝炎不发展为肝硬化。

2. 乙醇 慢性酒精中毒引起的肝硬化在我国约占15%。长期大量酗酒，乙醇、乙醛（异常中间代谢产物）的毒性作用引起酒精性肝炎，可逐渐发展为酒精性肝硬化。酗酒所致的长期营养失调也对肝有一定的损害作用。

3. 营养障碍 长期食物中营养摄入不足或不均衡、慢性疾病导致消化及吸收不良、肥胖或糖尿病等致非酒精性脂肪性肝炎，均可发展为肝硬化。

4. 药物或化学毒物　长期服用双醋酚丁、甲基多巴、异烟肼等药物，或长期接触四氯化碳、磷、砷等化学毒物，可引起中毒性肝炎，最终演变为肝硬化。

5. 胆汁淤积　持续存在肝外胆管阻塞或肝内胆汁淤积时，高浓度的胆酸和胆红素的毒性作用可损伤肝细胞，导致胆汁性肝硬化。

6. 遗传和代谢性疾病　由于遗传性或代谢性疾病，导致某些物质或其代谢产物沉积于肝，造成肝损害，并逐渐发展为肝硬化，如肝豆状核变性、血色病、半乳糖血症和α1-抗胰蛋白酶缺乏症等。

7. 循环障碍　慢性充血性心力衰竭、缩窄性心包炎、肝静脉阻塞综合征或肝小静脉闭塞病等致肝长期淤血，肝细胞缺氧、坏死和纤维组织增生，最后发展为肝硬化。

8. 免疫疾病　自身免疫性慢性肝炎及累及肝的免疫性疾病可进展为肝硬化。

9. 寄生虫感染　反复或长期感染血吸虫病者，虫卵及其毒性产物在肝汇管区沉积，刺激纤维组织增生，导致肝纤维化和门静脉高压，称为血吸虫病性肝纤维化。华支睾吸虫寄生于肝内、外胆管内，引起胆道梗阻及炎症（肝吸虫病），可进展为肝硬化。

10. 隐源性肝硬化　发病原因暂时不能确定的肝硬化占5%～10%。

上述各种病因最后均可导致广泛肝细胞变性、坏死，残存肝细胞再生，形成不规则结节状肝细胞团，汇管区及肝包膜大量纤维组织增生包绕再生结节或重新分割残留肝小叶，假小叶形成。这些病理改变引起肝内血液循环紊乱，血管床缩小、闭塞或扭曲，血管受到再生结节挤压，肝门静脉、肝静脉和肝动脉小支间失去正常关系，出现交通支。不但形成门静脉高压症的病理基础，而且进一步加重肝细胞营养障碍。门静脉阻力增高到一定程度，可形成门体侧支循环开放，以食管-胃底静脉曲张和腹壁静脉曲张最为重要。脾由于长期慢性充血，脾髓增殖及大量结缔组织形成而肿大。

【临床表现】

本病一般起病隐匿，病程发展缓慢，潜伏期可达3～5年或更长。临床上根据是否出现腹水、上消化道出血或肝性脑病等并发症，将肝硬化分为肝功能代偿期和失代偿期，但两期界限常不清。

（一）代偿期肝硬化

代偿期肝硬化症状轻且无特异性，常以疲乏无力、食欲减退为主要表现，可伴腹胀、恶心、轻微腹泻等。多因劳累或发生其他疾病时症状明显，休息或治疗后可缓解。肝轻度肿大，质变硬，脾轻度肿大。肝功能多在正常范围或轻度异常。

（二）失代偿期肝硬化

失代偿期肝硬化的临床表现主要是肝功能减退和门静脉高压所致的全身多系统症状和体征。

1. 肝功能减退的表现

（1）全身症状和体征：营养状况较差，消瘦、乏力，可有低热，皮肤干枯，面色灰暗、无光泽（肝病面容）。

（2）消化道症状：食欲减退为最常见的症状，进食后常感上腹饱胀，有时伴恶心、呕吐，稍进油腻肉食易引起腹泻。上述症状的产生与门静脉高压时胃肠道淤血、水肿、消化及吸收障碍、腹水形成等有关。肝细胞有进行性或广泛性坏死时可出现黄疸，是肝功能严重减退的表现。

（3）出血倾向和贫血：常有皮肤紫癜、鼻出血、牙龈出血或胃肠出血等倾向，这与肝合成凝血因子减少、脾功能亢进和毛细血管脆性增加等有关。患者常有贫血，与营养不良、肠道吸收障碍、脾功能亢进以及胃肠道失血等因素有关。

（4）内分泌失调：由于肝功能减退，肝对雌激素的灭活能力减退，雌激素在体内蓄积，抑制垂体的分泌功能，使雄激素分泌减少。雌激素增多、雄激素减少时，男性患者可有性欲减退、睾丸萎缩、乳房发育等；女性患者有月经失调、闭经等。患者面部、颈部、上胸部、上肢部位可见蜘蛛痣；在手掌大、小鱼际及指端腹侧有红斑，称为肝掌，这些均与雌激素增多有关。肾上腺皮质功能减退，表现为面部和其他暴露部位皮肤色素沉着。由于肝功能减退，醛固酮和抗利尿激素灭活作用减弱，可致继发性醛固酮和抗利尿激素增多，使水、钠潴留，对腹水形成起重要的促进作用。

2. 门静脉高压症的表现　脾大、侧支循环的建立和开放、腹水是门静脉高压的三大表现，其中侧支循环开放对诊断门静脉高压具有重要意义。

（1）脾大：多为轻、中度肿大，由于脾淤血所致。晚期脾大常伴白细胞、血小板和红细胞计数减少，称为脾功能亢进。

（2）侧支循环的建立和开放：在正常情况下，门静脉收集腹腔脏器的静脉血，入肝后经肝静脉出肝，注入下腔静脉回右心房。肝硬化时，由于肝内循环紊乱，门静脉压力增高，当超过 200 mmH_2O 时，腹腔脏器回心血流受阻，导致门静脉系统与腔静脉之间建立侧支循环（图 4-1）。临床上有 3 支重要的侧支开放。①食管下段和胃底静脉曲张：是由于门静脉系的胃冠状静脉和腔静脉系的食管静脉、奇静脉等沟通开放，曲张的静脉破裂出血时出现呕血、黑便及休克等表现。②腹壁静脉曲张：是由于门静脉高压时脐静脉重新开放，与附脐静脉、腹壁静脉等连接，在脐周和腹壁可见迂曲静脉以脐为中心向上腹壁及下

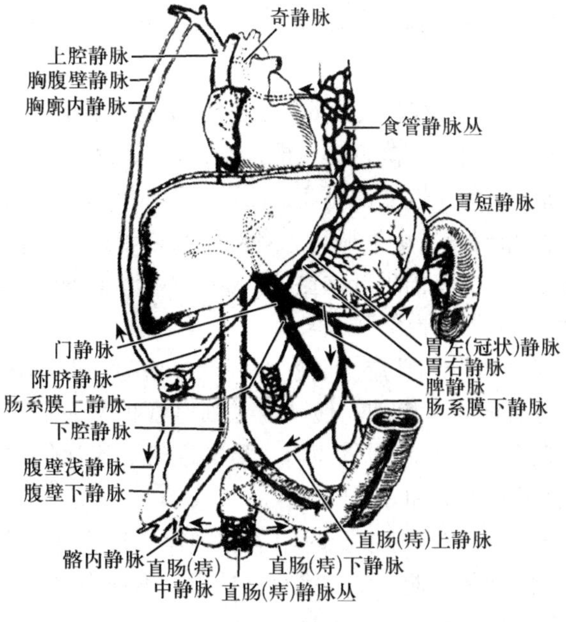

图 4-1　门静脉回流受阻时，侧支循环血流方向示意图

腹壁延伸。③痔静脉曲张：是门静脉系的直肠上静脉与下腔静脉的直肠中、下静脉吻合扩张形成，破裂时引起便血。

（3）腹水：是肝硬化肝功能失代偿期最突出的临床表现。腹水形成后，患者常有明显的腹胀感，大量腹水时可出现呼吸困难、脐疝及双下肢水肿，腹部膨隆呈蛙腹状，腹壁皮肤绷紧、发亮，叩诊有移动性浊音，部分患者还可出现胸腔积液。腹水形成与下列因素有关。①门静脉压力增高：腹腔脏器血管内静水压增高，当超过 300 mmH_2O 时，致组织液漏入腹腔。②低蛋白血症：当血浆清蛋白低于 30 g/L 时，血浆胶体渗透压降低，致血浆外渗。③其他：当肝静脉回流受阻时，肝淋巴液生成过多，可渗出至腹腔。继发性醛固酮增多和抗利尿激素增多致水、钠潴留等都与腹水形成有关。

3. 肝触诊　早期肝增大，表面尚光滑，质中等硬。晚期肝缩小，表面可呈结节状，质地坚硬。一般无压痛，但在肝细胞进行性坏死或并发肝炎和肝周围炎时可有压痛与叩击痛。

（三）并发症

1. 上消化道出血　为最常见的并发症，常突然发生大量呕血或黑便，可造成出血性休克或诱发肝性脑病。出血原因多为食管下段或胃底静脉曲张破裂。

2. 感染　由于肝硬化患者抵抗力降低，常易并发细菌感染，如肺炎、大肠埃希菌败血症、胆道感染及自发性腹膜炎等。自发性细菌性腹膜炎是腹腔内无脏器穿孔的腹膜急性细菌性感染，致病菌多为革兰氏阴性杆菌。患者可出现发热、腹痛、腹胀、腹膜刺激征、腹水迅速增长或持续不减，少数病例发生低血压或中毒性休克、难治性腹水或进行性肝衰竭。

3. 肝性脑病　为晚期肝硬化最严重的并发症，也是肝硬化患者最常见的死亡原因，详见本章第八节肝性脑病。

4. 原发性肝癌　肝硬化患者短期内出现病情迅速恶化、肝进行性增大、原因不明的持续性肝区疼痛或发热、腹水增多且为血性等，应考虑并发原发性肝癌，详见本章第七节原发性肝癌。

5. 肝肾综合征　当肝硬化出现大量腹水时，由于有效循环血量不足、肾血管收缩，导致肾皮质血流量、肾小球滤过率降低，可能发生肝肾综合征，又称功能性肾衰竭。表现为少尿或无尿，氮质血症、稀释性低钠血症，而肾却无重要病理改变。

6. 电解质代谢紊乱和酸碱平衡失调　患者由于长期钠摄入不足、长期使用利尿药或大量放腹水，导致钠丢失等，易出现低钠血症。摄入不足、呕吐、腹泻、长期应用利尿药或高渗葡萄糖液，易造成血钾、血氯降低。

7. 肝肺综合征　指严重肝病伴肺血管扩张和低氧血症。肝硬化时，内源性扩血管物质（如一氧化氮、胰高血糖素）增加，使肺内毛细血管扩张，肺间质水肿，肺动静脉分流，以及胸腔积液、腹水压迫引起通气障碍，造成通气血流比例失调和气体弥散功能下降。临床表现为顽固性低氧血症和呼吸困难。

8. 门静脉血栓形成　与门静脉梗阻时门静脉内血流缓慢等因素有关，如血栓局限，可无临床症状。如发生门静脉血栓、急性完全性梗阻，表现为腹胀、剧烈腹痛、呕血、便血、休克，脾迅速增大、腹水加速形成，且常诱发肝性脑病。

【有关检查】

1. 血常规检查 代偿期多正常，失代偿期可有贫血，脾功能亢进时白细胞计数和血小板减少。

2. 尿常规检查 黄疸时尿胆红素阳性，有时可有管型尿、血尿、尿蛋白阳性。

3. 肝功能检查 代偿期各项指标可正常或轻度异常。失代偿期丙氨酸氨基转移酶（ALT）增高、清蛋白降低、球蛋白增高，凝血酶原时间延长。重症者血清结合胆红素、总胆红素增高，胆固醇低于正常。反映肝纤维化的血清学指标Ⅲ型前胶原肽、Ⅳ型胶原、透明质酸等浓度常增高。

4. 免疫学检查 血清 IgG 增高最为显著，半数以上患者 T 淋巴细胞低于正常，部分患者体内出现自身抗体，如抗核抗体。病因为病毒性肝炎者肝炎病毒标志物（乙型、丙型、丁型）可呈阳性。

5. 腹水检查 腹水呈漏出液，若合并原发性腹膜炎，可呈渗出液。

6. 其他检查 食管吞钡 X 线检查可见食管或胃底静脉曲张。肝穿刺活组织检查可确诊为肝硬化，腹腔镜检查可见肝表面呈结节状改变，取活组织可协助确诊。内镜检查可见静脉曲张部位及其程度，并可进行止血和预防止血治疗。超声检查可示肝、脾大小及外形，门静脉有无高压等。

【诊断要点】

根据病毒性肝炎、长期酗酒、寄生虫感染或家族遗传性疾病等病史，肝功能减退、门静脉高压症的症状和体征，结合有关检查，可诊断。

【治疗要点】

肝硬化诊断明确后，应尽早开始综合治疗。重视病因治疗，必要时抗炎、抗肝纤维化，积极防治并发症，随访中应动态评估病情。若药物治疗欠佳，可考虑胃镜、血液净化（人工肝）、介入治疗，如符合指征，进行肝移植前准备。

（一）抗炎、抗肝纤维化治疗

常用的抗炎保肝药物有甘草酸制剂、双环醇、多烯磷脂酰胆碱、水飞蓟素类、腺苷蛋氨酸、还原型谷胱甘肽等。这些药物可通过抑制炎症反应、解毒、免疫调节、清除活性氧和自由基、调节能量代谢、改善肝细胞膜稳定性、完整性及流动性等途径，达到减轻肝组织损害、促进肝细胞修复和再生、减轻肝内胆汁淤积、改善肝功能的目的。

（二）腹水的治疗

1. 限制钠和水的摄入 合理限盐（4 ~ 6 g/d），限钠可加速腹水消退，部分患者通过限钠可发生自发性利尿。水的摄入一般不需过于严格，如血钠＜ 125 mmol/L，需限制水的摄入。

2. 利尿药 是目前临床应用最广泛的治疗腹水的方法。常用的保钾利尿药有螺内酯，排钾利尿药有呋塞米。单独应用排钾利尿药需注意补钾。螺内酯和呋塞米联合应用有协同作用，并可减少电解质代谢紊乱。

3. 提高血浆胶体渗透压 每周定期输注新鲜血或白蛋白、血浆，对恢复肝功能和消退腹水有帮助。

4. 难治性腹水的治疗 难治性腹水是经限钠、利尿药治疗达最大剂量、排除其他因素对利尿药疗效的影响或已予纠正，仍难以消退或很快复发的腹水。

（1）大量放腹水加输注白蛋白：一般每放腹水 1000 ml，输注白蛋白 8 ~ 10 g，该方法缓解症状时间短，但易诱发肝肾综合征、肝性脑病。

（2）经颈静脉肝内门体分流术（transjugular intrahepatic portosystemic shunt，TIPS）：是通过介入手段经颈静脉放置导管，建立肝静脉与肝内门静脉分支间的分流通道，以降低门静脉系统压力，减少腹水生成。

（三）手术治疗

治疗门静脉高压症的方法有各种分流、断流术和脾切除术等，目的是降低门脉系统压力和消除脾功能亢进，主要用于食管 - 胃底静脉曲张破裂大出血各种治疗方法无效时，或者是曲张静脉破裂出血后预防再次出血。脾切除术是治疗脾功能亢进的有效方式，但只能短期降低门静脉压力。肝移植是各种原因引起的晚期肝硬化的最佳治疗方法。

（四）并发症治疗

肝性脑病、上消化道大出血治疗详见本章第八节、第十一节相关内容。自发性细菌性腹膜炎常加重肝损害，故强调早期、足量和联合应用抗菌药物，用药时间不低于 2 周。肝肾综合征目前无有效的治疗手段，多严格控制输液量；输注右旋糖酐、白蛋白等以提高血容量；使用多巴胺等血管活性药可改善肾血流量，增加肾小球滤过率。肝肺综合征目前无有效的内科治疗方案，可考虑肝移植。

【护理要点】

（一）护理评估

1. 病史及心理社会资料

（1）健康状况方面：询问患者此次入院的主要原因，进一步追问病因及诱因，既往有无肝炎史，肝炎病情进展过程，有无家族遗传性疾病史，有无长期接触化学毒物、使用损害肝的药物、嗜酒，其用量和持续时间。近期是否有过度劳累、饮食不调等。

（2）日常的生活规律方面：评估患者饮食及消化情况，如食欲、进食量及食物种类、饮食习惯及爱好，有无食欲减退、恶心、呕吐、腹胀、腹痛，呕吐物和粪便的性状及颜色。日常休息及活动量、活动耐力。有无尿量减少，尿色有无异常等。

（3）心理社会因素方面：观察并询问患者的情绪和心理状况。肝硬化病程长，病情常随着身心过度劳累、饮食不当而加重，预后较差，患者易产生抑郁、焦虑及悲观心态。评估患者的应对能力、对本病的认识，以及家庭成员对患者的态度和家庭经济状况。

2. 身体评估　测量生命体征，观察意识状态、营养状态，对人物、时间、地点的定向力。若有表情淡漠、性格改变或行为异常，有可能是肝性脑病的先兆。全身皮肤有无黄染、蜘蛛痣、肝掌，肝、脾的大小及软硬度，有无移动性浊音，双下肢有无水肿等。

3. 有关检查　了解血红蛋白、白细胞及血小板计数及粪便隐血情况。肝功能检查、血氨水平，胃肠钡餐造影有无食管胃底静脉曲张，超声检查肝、脾大小及有无门静脉高压。

（二）主要护理诊断 / 问题

1. 体液过多：腹水　与肝功能减退、门静脉高压引起钠水潴留有关。

2. 营养失调：低于机体需要量　与肝功能减退、门静脉高压引起食欲减退、消化和吸收障碍有关。

3. 有感染的危险 与肝硬化所致机体抵抗力低下有关。

4. 潜在并发症 上消化道出血；肝性脑病；肝肾综合征。

5. 焦虑 与担心疾病预后、经济负担过重有关。

（三）护理计划及评价

体液过多：与肝功能减退、门静脉高压引起钠水潴留有关。

1. 护理目标

（1）患者腹胀减轻、腹水减少。

（2）患者了解腹水形成原因并主动配合治疗。

2. 护理措施

（1）体位：轻度腹水者可采取平卧位，以增加肝、肾的血流量，有利于肝细胞修复。大量腹水者可取半卧位，以使横膈下降，减轻呼吸困难。可抬高下肢，以减轻水肿。阴囊水肿者可用托带托起阴囊，以利水肿消退。保持皮肤清洁，每日可用温水轻轻擦浴，衣着宜宽大、柔软，经常更换体位，骨隆凸处防止发生压力性损伤。

（2）避免腹内压骤增：大量腹水时，应避免使腹内压突然剧增的因素，如剧烈咳嗽、打喷嚏，保持排便通畅，避免用力排便。

（3）饮食护理：①原则上给予高热量、高蛋白质、富含维生素、易消化的食物，依据患者的饮食习惯及喜好制订个体化饮食计划，营养不良患者每日能量摄入126 ~ 147 kJ/kg（30 ~ 35 kcal/kg），用醋、糖、蒜、色、香、味增进患者的食欲，少量多餐。②蛋白质摄入量1.2 ~ 1.5 g/（kg · d），来源以豆制品、鸡蛋、牛奶、鱼、鸡肉、瘦猪肉为主。血氨升高时，应限制或禁食蛋白质，待病情好转后再逐渐增加摄入量，并应选择植物蛋白。③严禁饮酒，适当摄入脂肪，动物脂肪不宜过多摄入，日常食用新鲜蔬菜和水果以保证维生素的摄取。④限制钠和水的摄入：有腹水者应限制摄入钠80 ~ 120 mmol/d（食盐4 ~ 6 g/d）；进水量1000 ml/d以内，如有低钠血症，应限制在500 ml/d左右。⑤避免损伤曲张静脉：有静脉曲张者应进食菜泥、肉末、软食，进餐时细嚼慢咽，避免进食粗糙或刺激性食物。

（4）病情观察：①观察腹水和下肢水肿的消长情况，准确记录液体出入量，测量腹围、体重，并教会患者正确的测量和记录方法。②进食量不足、呕吐、腹泻者，遵医嘱应用利尿药、放腹水后更应密切观察，监测血清电解质和酸碱度的变化。③观察有无呕血及黑便，性格及行为有无异常，若出现异常，应及时报告医生，以便及时处理。

（5）腹腔穿刺放腹水的护理：术前向患者解释治疗目的、操作过程及配合方法，测量体重、腹围、生命体征，排空膀胱，以免误伤。术中及术后监测血压、脉搏、呼吸，了解患者有无不适。术后用无菌敷料覆盖穿刺部位，缚紧腹带，以防止腹腔穿刺后腹内压骤降。记录抽出腹水的量、颜色、混浊或清亮，将标本及时送化验室检查。

3. 评价

（1）患者腹水减少，腹胀减轻。

（2）患者已了解腹水形成与肝硬化有关，并主动参与治疗。

【健康教育】

1. 疾病知识指导 向患者及其家属讲解疾病的知识、自我护理方法、并发症的预防及早期发现相关知识。指导家属理解和关心患者，给予精神支持和生活照顾。细心观察、及早识别病情变化，若患者出现性格和行为改变，及时就医以预防肝性脑病、消化道出血等并发症。

2. 活动与休息指导　①保持居住环境安静、舒适，生活规律，保证充足的睡眠，注意保暖和个人卫生。②代偿期如无明显的精神、体力减退，可参加轻体力工作，避免过度劳累。③失代偿期以卧床休息为主，可以适当活动，但以不感到疲劳、不加重症状为度。

3. 饮食指导　①宜进食高热量、高蛋白质（鱼、瘦肉、牛奶、豆浆等优质蛋白）、维生素丰富（菜泥、果汁）、适量脂肪、清淡、易消化饮食。②禁食粗糙（如坚果、煎炸食物、粗纤维蔬菜）、不易消化的食物及烟、酒、咖啡等刺激性饮料和食物。③如出现肝性脑病，血氨偏高，应禁蛋白质饮食。④腹水者应进食低盐或无盐饮食（每日进食食盐量为一啤酒瓶盖），进水量应限制在 1000 ml。

4. 皮肤护理指导　沐浴时避免水温过高，或使用有刺激性的皂类和沐浴液，沐浴后可使用性质温和的润肤品。皮肤瘙痒者给予止痒处理，勿用手搔抓皮肤，以免皮肤破损。

5. 心理指导　鼓励患者倾诉，并耐心解答患者所提出的问题，向患者及其家属说明治疗、护理有可能使病情趋于稳定，保证身心休息，有利于治疗，教会其配合治疗的方法，保持乐观、豁达开朗的心态，树立治病信心。

6. 用药指导与病情监测　严格按医嘱服药，不私自服用药物及随意增减药品，服用利尿药需记录每日尿量，每日体重减轻不超过 0.5 kg，若出现软弱无力、心悸，提示出现低钠、低钾血症，应及时就医。学会自我监测腹围和体重，每日做好记录。

（林　征）

第七节　原发性肝癌

原发性肝癌（primary carcinoma of the liver）简称肝癌，是指起源于肝细胞或肝内胆管上皮细胞的恶性肿瘤，包括肝细胞癌、肝内胆管癌和前两者的混合型，以肝细胞癌最常见。本病是我国常见恶性肿瘤之一，在消化道恶性肿瘤中，死亡率仅次于胃癌、食管癌，居第三位。男性多见，男、女发病比例约为 3∶1。

【病因和发病机制】

原发性肝癌的病因和发病机制尚不明确，可能与多种因素综合作用有关。

1. 病毒性肝炎　目前认为，乙型肝炎病毒（HBV）、丙型肝炎病毒（HCV）肯定是促癌因素之一。在我国，HBV 感染是肝癌的主要病因。原发性肝癌患者中约 80% 有乙型肝炎感染背景。在欧美以及日本，HCV 感染是肝癌的主要病因。

2. 肝硬化　病毒性肝炎后肝硬化、酒精性和非酒精性脂肪肝性肝纤维化都是肝癌发生的重要危险因素。

3. 黄曲霉毒素　流行病学研究发现，粮油、食品受黄曲霉毒素污染严重地区，肝癌发病率较高。因为黄曲霉毒素的代谢产物之一黄曲霉毒素 B_1 有较强的致癌作用。

4. 其他　包括长期接触氯乙烯、亚硝胺类、苯酚等化学物质。长期接触被污染的水、藻类异常繁殖的河水。血吸虫和华支睾吸虫感染以及烟草中的多环芳烃、尼古丁等。

【临床表现】

原发性肝癌起病隐匿，早期缺乏典型表现，经甲胎蛋白普查检出的早期患者可无任何症状和体征，称为亚临床肝癌。患者来院就诊时多属中、晚期，主要表现如下。

（一）症状

1. 肝区疼痛　最常见，多为右上腹肝区的间歇性、持续性钝痛或胀痛，与肿瘤增长迅速使肝包膜被牵拉有关。当肝癌结节破裂，坏死的癌组织及血液进入腹腔，可突然引起全腹剧痛，出现急性腹膜炎的表现。若出血量大，可出现休克。

2. 消化道症状　食欲减退、消化不良、恶心、呕吐等。

3. 全身症状　消瘦、乏力，晚期部分患者可呈恶病质。发热多为低热。

4. 转移灶症状　有时可为肝癌的首发症状。肝癌转移至肺可引起咳嗽、咯血。癌栓堵塞下肢静脉可出现下肢严重水肿。肝癌骨转移可出现局部疼痛、病理性骨折等。

（二）体征

1. 肝大　进行性肝大是常见体征之一。触诊肝质地坚硬，表面凹凸不平，呈结节状，边缘不规则，可有触痛。

2. 肝硬化　肝癌伴有肝硬化门静脉高压者，常有脾大、腹水、上消化道出血、贫血等症状，腹水迅速增加，一般为漏出液。有些患者伴蜘蛛痣及肝掌。

3. 转移灶体征　如淋巴结肿大、胸腔积液、骨转移，可致局部压痛等。

（三）并发症

1. 肝性脑病　常为肝癌的终末期并发症，死亡率极高。

2. 上消化道出血　肝癌患者可因伴有肝硬化或门静脉、肝静脉癌栓导致门静脉高压，引起食管 - 胃底静脉曲张，一旦血管破裂，则发生呕血和黑便。

3. 癌结节破裂出血　癌结节破裂仅限于肝包膜下，可有局部疼痛，如出血量大，可形成压痛性肿块。若破裂入腹腔，则引起腹膜刺激征。

4. 继发感染　患者因长期消耗及放疗和化疗而致白细胞计数减少、抵抗力低下，易发生继发感染，如肺炎、败血症、肠道感染。

【有关检查】

（一）肝癌标志物

1. 甲胎蛋白（AFP）测定　AFP 是诊断肝细胞癌特异性标志物，主要用于肝癌的诊断、疗效判断和复发预测。AFP $>$ 400 ng/ml，除外妊娠和生殖腺胚胎瘤，可作为诊断肝癌的条件之一。若 AFP $>$ 200 ng/ml 或进行性升高大于 8 周，需结合影像学和肝功能指标综合判断。

2. 其他肝癌标志物　γ- 谷氨酰转移酶同工酶Ⅱ（γ-GT_2）、血清岩藻糖苷酶（AFu）等可用于 AFP 阴性肝癌的诊断和鉴别诊断。

（二）影像学检查

1. 超声检查　是目前肝癌筛查的首选方法，可检出直径 $>$ 1 cm 的肿瘤，对早期定位诊断具有较大价值。超声检查与 AFP 结合已广泛应用于肝癌的普查，有利于早期诊断。

2. 增强 CT　对直径 1 cm 左右的肿瘤检出率可达 80% 以上，是目前诊断小肝癌和微小肝癌的最佳方法。

3. 磁共振成像（MRI） 可见癌内部结构，对判断子瘤、瘤栓有价值。

4. 数字减影血管造影（DSA） 当增强CT或MRI怀疑为小灶性肝癌时，可进一步进行选择性肝动脉DSA检查，其对直径1 ~ 2 cm的小肝癌可精确地做出诊断，准确率> 90%。

（三）肝穿刺活检

当上述非侵入性方式不能确诊时，可在超声或CT引导下穿刺癌结节，癌细胞阳性者即可确诊。

【诊断要点】

满足下列三项中的一项即可诊断为肝癌。

（1）超声、增强CT或选择性肝动脉造影中有2项典型肝癌表现，病灶直径> 2 cm。

（2）一项典型肝癌影像学表现，病灶直径> 2 cm，AFP > 400 ng/ml。

（3）肝活检阳性。

慢性肝炎、肝硬化、HBV或HCV感染者且年龄> 35岁者，应每半年至1年检查一次AFP和进行超声检查。

【治疗要点】

肝癌的治疗取决于病变的范围、有无肝硬化以及肝功能失代偿的程度。及早发现小肝癌并及早手术治疗是提高肝癌患者生存率的关键。

1. 手术治疗　手术切除仍是目前根治本病的首选方法。适合手术切除者应及早手术切除。肝移植适用于早期肝癌合并严重肝硬化者，治疗小肝癌可获得较好的效果，但应当严格掌握适应证。

2. 肝动脉栓塞化疗（TACE） 用于不可切除的肝癌或作为肝癌切除术后的辅助治疗。常用药物有氟尿嘧啶、卡铂、表柔比星等，常用的栓塞剂有碘化油。

3. 局部射频消融　适用于不宜手术的原发性肝细胞癌或术后复发转移性肝癌，一般在超声引导下经皮穿刺行微波、射频或冷冻等消融治疗。

4. 分子靶向药物治疗　目前唯一获批治疗晚期肝癌的分子靶向药物是索拉非尼。

5. 并发症治疗　当肝癌结节破裂时，应手术结扎肝动脉、紧急肝动脉栓塞等治疗，合并感染者应及时给予抗生素，肝性脑病、上消化道大出血治疗可参见本章第八节、第十一节相关内容。

【护理要点】

1. 肝动脉栓塞术患者的护理

（1）术前护理：①完善术前检查，如血常规、凝血功能、肝功能、肾功能、心电图。②术前准备：碘过敏试验、备皮等。③术前1 d进食易消化食物，术前4 ~ 6 h禁食、禁水。

（2）术后护理：因肝动脉栓塞后血供骤然减少，可能出现腹痛、发热、恶心呕吐、肝功能异常以及血清蛋白降低等栓塞后综合征表现，需加强术后护理。

1）病情观察：①监测生命体征，由于坏死物质吸收，术后4 ~ 8 h患者会出现发热，持续1周左右。②观察腹痛、恶心、呕吐等病情变化情况。③观察肝功能、血清清蛋白的动态变化。由于栓塞造成肝缺血，术后1周左右会出现清蛋白降低和肝糖原储备不足的情况，应及时与医生沟通，遵医嘱输注白蛋白和葡萄糖。④准确记录液体出入量。⑤观察术后常见的并发症，如肝性脑病。

2）穿刺部位压迫止血：术后立即于穿刺部位压迫止血 15 min，沙袋加压包扎 6 ~ 8 h，术侧肢体伸直 24 h，注意穿刺部位有无出血和血肿。

3）营养支持：术后初期宜给予清淡、易消化饮食，少食多餐，以减轻消化及吸收负担，必要时给予静脉补液治疗。

2. 心理支持　本病早期不易发现，一旦发现，已属晚期，患者心理上常承受不了沉重的打击，会产生悲观、绝望的情绪。了解患者的心态及所处的情绪阶段，帮助患者迅速进入接受期，即接受已患肝癌这一事实，并乐观地对待疾病。实践证明，情绪乐观者疗效显著好于情绪悲观者。同时向患者家属说明给予患者精神、物质支持极其重要。

3. 疼痛护理　肝癌晚期患者一般疼痛较剧烈，护理人员除给予患者心理支持外，应按医嘱给予镇痛药，并观察药物疗效，可鼓励患者采用其他非药物止痛方法进行止痛，如听音乐或回想一些以往的美好事物以转移注意力。

【健康教育】

1. 疾病预防知识　积极防治病毒性肝炎及肝硬化。注意饮食卫生，做好粮食保管，防霉去毒。保护水源，防止污染，对肝癌高发区定期进行普查及应用病毒性肝炎疫苗（乙型和丙型）预防肝炎等。

2. 肝癌居家自我管理指导　生活规律、劳逸结合、避免情绪波动。鼓励患者参加社会性抗癌组织活动，与病友和专业人员交流。饮食应注意保证热量、高蛋白质，补充多种维生素，避免刺激性食物，戒烟、戒酒。有肝性脑病倾向者应当注意控制蛋白质摄入。遵医嘱用药，定期随访。

【预后】

肝癌直径小于 5 cm 可早期手术者，肿瘤包膜完整、无癌栓形成者，机体免疫状态良好者，预后相对较好。反之，如合并肝硬化、肝外转移、肝癌破裂或出现消化道出血等并发症者，预后较差。

（陆　悦）

第八节　肝性脑病

肝性脑病（hepatic encephalopathy，HE）是指严重肝病或门静脉 - 体循环分流引起的、以代谢紊乱为基础的中枢神经系统功能失调的综合征。其中无明显临床症状，只有通过神经心理测试才能发现的称为轻微型肝性脑病（minimal hepatic encephalopathy，MHE）。

【病因和发病机制】

（一）病因

各型肝硬化，特别是肝炎肝硬化是引起肝性脑病最常见的原因，重症肝炎、暴发性肝衰竭、原发性肝癌及妊娠期急性脂肪肝等肝病也可导致肝性脑病。

（二）诱因

肝性脑病最常见的诱发因素是感染，其次是上消化道出血、电解质代谢紊乱和酸碱平衡失调、大量放腹水、高蛋白质饮食、低血容量、利尿、腹泻、呕吐、便秘、TIPS 后，以及使用镇静催眠药和麻醉药等。

（三）发病机制

肝性脑病的发病机制迄今尚未完全明确，目前仍以氨中毒学说为核心。

1. 氨中毒学说　氨代谢紊乱引起的氨中毒是肝性脑病（特别是门体分流性肝性脑病）的重要发病机制。

（1）氨的形成和代谢：血氨主要来自肠道、肾和骨骼肌产生的氨。氨主要在结肠部位以非离子型（NH_3）弥散入肠黏膜内而被吸收，其吸收率比离子型胺（NH_4^+）高得多。游离的 NH_3 有毒性，且能透过血脑屏障。NH_4^+ 以盐类形式存在，相对无毒，不能透过血脑屏障。NH_3 与 NH_4^+ 的互相转化受肠腔 pH 的影响，当结肠中 $pH > 6$ 时，NH_3 大量弥散入血；$pH < 6$ 时，则 NH_3 从血液中转至肠腔，随粪便排出。此外，肾以及骨骼肌活动时也能产氨。机体清除血氨的途径有：①在肝内将有毒的氨合成为无毒的尿素；②体内脑、肾、肝等组织利用和消耗氨；③肾小管排出氨；④血氨过高时少量氨自肺排出。

（2）血氨增高与氨对中枢神经系统的毒性作用：肝性脑病时，血氨增加的原因是血氨生成过多和代谢清除过少。肝功能衰竭时，肝利用氨合成尿素的能力减退，而门体分流存在时，肠道的氨未经肝解毒而直接进入体循环，使血氨增高。一般认为，氨的毒性作用是干扰脑细胞的三羧酸循环，使大脑细胞的能量供应不足，以致不能维持正常功能。

2. 假性神经递质学说　肝功能衰竭时，食物中的芳香族氨基酸，如酪氨酸、苯丙氨酸，在肝内清除发生障碍而进入脑组织，形成异常的β羟酪胺和苯乙醇胺。后两者的化学结构与正常神经递质去甲肾上腺素相似，但几乎不能传递神经冲动，故称为假性神经递质。它们取代了突触中的正常递质，使神经传导发生障碍而出现意识障碍和昏迷。

3. γ 氨基丁酸 / 苯二氮䓬（GABA/BZ）复合体学说　GABA 是大脑主要的抑制性神经递质，由肠道细菌产生，在门体分流和肝衰竭时，可绕过肝进入体循环，使血中 GABA 浓度增高，并易通过血脑屏障与大脑突触后神经细胞膜上的 GABA 受体结合而激活该受体。GABA 受体和其他两个受体蛋白（即 BZ 受体和巴比妥受体）紧密相连，组成 GABA/BZ 复合体，三者中的任一种和受体结合后起抑制作用，引起神经传导抑制。

4. 锰中毒学说　锰离子具有神经毒性，正常时由肝分泌入胆道，然后至肠道排出。肝病时，锰离子不能经胆道排出，经血液循环进入脑部。锰离子进入神经细胞后，低价锰离子被氧化成高价锰离子，蓄积在线粒体内，同时锰离子在价态转变过程中产生大量的自由基，进一步导致脑黑质和纹状体中脑细胞线粒体呼吸链关键酶的活性降低，导致肝性脑病。

5. 其他　炎症介质学说、脑干网状系统功能紊乱学说等。

【临床表现】

肝性脑病患者的临床表现因原有肝病的性质、肝细胞损害轻重缓急以及诱因不同而很不一致。一般可根据意识障碍程度、神经系统表现和脑电图改变，将肝性脑病分为 5 期（表 4-1）。

表 4-1 肝性脑病分期及临床表现

分期	临床表现
0 期（潜伏期）	又称轻微型肝性脑病，无行为、性格异常，无神经系统病理征，脑电图正常，只在心理测试或智力测试时有轻微异常
1 期（前驱期）	轻度性格改变和精神异常，如焦虑、欣快、激动、淡漠、睡眠倒错、健忘，可有扑翼样震颤，脑电图多数正常。此期临床表现不明显，易被忽视
2 期（昏迷前期）	嗜睡、行为异常（如衣冠不整或随地大小便）、言语不清、书写障碍及定向力障碍，有腱反射亢进、肌张力增高、踝阵挛及巴宾斯基征阳性等神经体征，有扑翼样震颤，脑电图有特征性异常
3 期（昏睡期）	昏睡，但可以唤醒，醒时尚可应答，但常有神志不清和幻觉。各种神经体征持续或加重，肌张力增高，腱反射亢进，锥体束征常阳性。扑翼样震颤仍可引出，脑电图有异常波形
4 期（昏迷期）	昏迷，不能唤醒。浅昏迷时，对疼痛等强刺激尚有反应，腱反射和肌张力亢进；深昏迷时，各种反射消失，肌张力降低。患者不能合作而无法引出扑翼样震颤，脑电图明显异常

以上各期的分界不很清楚，前后期临床可有重叠。肝功能损害严重的肝性脑病常有明显黄疸、出血倾向和肝臭，易并发各种感染、肝肾综合征和脑水肿等。

【有关检查】

（一）血氨

血氨升高对肝性脑病的诊断具有较高的价值。门体分流性肝性脑病患者血氨多数增高，但血氨的升高水平与病情的严重程度不完全一致。急性肝性脑病患者血氨可正常。应在室温下采集静脉血后立即低温送检，30 min 内完成测定，或离心后置于 4℃冷藏，2 h 内完成检测。止血带压迫时间过长、采血后较长时间才送检、高温下运送，均可能引起血氨假性升高。

（二）神经心理学测试

神经心理学测试是临床筛查及早期诊断轻微型肝性脑病及 1 期肝性脑病最简便的方法。一般将木块图试验、数字连接试验及数字符号试验联合应用。

（三）电生理检查

1. 脑电图　可以反映大脑皮质功能，但只有在严重肝性脑病患者中才能检查出典型的脑电图改变，故临床上基本不用于肝性脑病的早期诊断。脑电图的异常主要表现为节律变慢，而该变化并非肝性脑病的特异性改变。

2. 诱发电位　是大脑皮质或皮质下层接收到由各种感觉器官受刺激的信息后产生的电位，用于诊断轻微型肝性脑病。

（四）影像学检查

头部 CT 或 MRI 检查可发现脑水肿，并排除脑血管意外及颅内肿瘤等。

【诊断要点】

病史中有严重肝病和（或）广泛门体侧支循环，或近期存在诱发因素，患者出现精神错乱、昏睡或昏迷，伴有典型的扑翼样震颤和脑电图变化，同时有明显的肝功能损害和（或）血氨增高时，即可诊断为肝性脑病。

【治疗要点】

肝性脑病是终末期肝病患者主要死因之一，早期识别、及时治疗是改善肝性脑病患者预后的关键。治疗要点包括：去除肝性脑病发作的诱因、保护肝功能免受进一步损伤、治疗氨中毒及调节神经递质。

（一）积极寻找及去除肝性脑病的诱因

积极寻找感染源，预防和控制感染。出血者尽快止血，并清除胃肠道内积血。避免快速和大量的排钾利尿和放腹水。注意纠正水、电解质代谢紊乱和酸碱平衡失调。防治便秘。慎用镇静药及损伤肝功能的药物等。

（二）减少肠内氮源性毒物的生成与吸收

1. 灌肠或导泻　可用生理盐水、弱酸性溶液（如稀醋酸液）或等比例稀释的乳果糖溶液灌肠，也可口服或鼻饲25%硫酸镁溶液 30 ~ 60 ml 导泻。

2. 乳果糖或拉克替醇　均为肠道不吸收的双糖，糖尿病患者可以应用，在结肠中被消化道菌群转化成低分子量有机酸，可以降低肠道 pH，抑制肠道有害细菌生长，减少氨的产生与吸收，促进血液中的氨从肠道排出。乳果糖的剂量为每次 15 ~ 30 ml，口服，每日 2 ~ 3 次，以每日排 2 ~ 3 次软便为宜。拉克替醇的疗效与乳果糖相当，初始剂量为 0.6 g/kg，分 3 次于餐时服用，以每日排软便 2 次为标准来增减服用剂量。

3. 抗菌药物　可抑制肠道产尿素酶的细菌，减少氨的生成。常用的有利福昔明、新霉素、甲硝唑等。利福昔明具有广谱、强效的抑制肠道细菌生长的作用，口服不吸收，只在胃肠道局部起作用，剂量为 0.8 ~ 1.2 g/d，分 2 ~ 3 次口服。

4. 益生菌制剂　起到维护肠道正常菌群、抑制有害菌群、减少毒素吸收的作用。

（三）促进体内氨的代谢

目前有效的最常用的降氨药物为 L- 鸟氨酸 -L- 门冬氨酸，其能促进体内的尿素循环（鸟氨酸循环）及谷氨酰胺合成而降低血氨，剂量为 10 ~ 40 g/d，静脉滴注。

（四）调节神经递质 GABA/BZ 受体拮抗药

氟吗西尼是 BZ 受体拮抗药，通过抑制 GABA/BZ 受体发挥作用，对部分 3 期、4 期患者具有催醒作用。剂量为 0.5 ~ 1 mg 静脉注射或 1 mg/h 持续静脉滴注，可在数分钟内起效，但维持时间短。

（五）营养支持治疗

正确评估患者的营养状态，早期进行营养干预，可改善患者的生命质量，降低并发症的发生率，延长患者的生存时间。

1. 维持正氮平衡　在经口和肠内营养摄入蛋白质不足时，需静脉补充白蛋白和氨基酸。肝功能损害严重时，优选支链氨基酸，它是一种以亮氨酸、异亮氨酸为主的复合氨基酸。

2. 补充维生素及微量营养素　肝性脑病所致的精神症状可能与缺乏微量元素、维生素（特别是维生素 B_1）有关，低锌可导致血氨水平升高，应补充各种维生素和锌剂。

（六）人工肝

常用于改善肝性脑病的人工肝模式有血液灌流、血液滤过、血浆滤过透析、分子吸附再循环系统（molecular absorbent recycling system，MARS）、双重血浆分子吸附系统或血浆置换联合血液灌流等，能在一定程度上清除部分炎症因子、内毒素、血氨、胆红素等。

（七）肝移植

由肝功能衰竭所导致的严重和顽固性的肝性脑病是肝移植的指征。肝移植是治疗各种终末期肝病的一种有效手段。

【护理要点】

（一）去除和避免诱发因素

协助医生迅速去除本次发病的诱发因素，并注意减少或避免其他诱发因素。

1. 预防感染　注意保暖，定时翻身，加强皮肤、口腔护理。当发生感染时，遵医嘱及时、准确地应用抗菌药物。

2. 有出血倾向者　要注意观察血压和粪便颜色，及时发现出血情况。对上消化道出血者，协助医生及时处理，可用生理盐水或弱酸性溶液灌肠清除胃肠道内积血，减少氨的吸收，忌用肥皂水。输血要用新鲜血。

3. 观察利尿药的作用与副作用　避免快速利尿和放腹水，防止大量进液或输液。记录 24 h 液体出入量，注意水、电解质代谢和酸碱平衡。

4. 慎用镇静催眠药、麻醉药等　当患者狂躁不安或有抽搐时，禁用阿片类、巴比妥类药物，可遵医嘱试用丙泊酚、纳洛酮、氟吗西尼、异丙嗪及氯苯那敏等药物。

5. 保持排便通畅　防止便秘。

（二）病情观察

密切注意肝性脑病患者的性格和行为、意识和神志、神经精神症状和体征改变。观察患者饮食结构，尤其是每日蛋白质摄入量并认真记录出入量，观察大小便颜色、性状、次数。观察生命体征、昏迷患者瞳孔大小变化及对光反射情况、痰液情况。遵医嘱定期按需测定血氨、肝功能、肾功能、电解质等。加强巡视，及早发现异常情况，并及时报告医生。根据患者情况做到“三防三护”，即防走失、防伤人、防自残。必要时加床档、约束带、乒乓球手套。

（三）合理饮食

1. 给予高热量饮食　保证每日热量供应，当维持正氮平衡的热量不够时，蛋白分解代谢增强，导致氨基酸生成及产氨过多。每日理想的能量摄入量为 35 ~ 40 kcal/kg，应鼓励患者少量多餐，每日均匀分配，睡前加餐（至少包含复合糖类 50 g）。进食早餐可提高轻微型肝性脑病患者的注意力及操作能力。

2. 蛋白质的摄入原则　①轻微型肝性脑病、1 ~ 2 期肝性脑病患者开始数日应限制蛋白质，控制在 20 g/d，随着症状改善，每 2 ~ 3 d 可增加 10 ~ 20 g 蛋白质。② 3 ~ 4 期肝性脑病患者禁止从肠道补充蛋白质。③植物蛋白优于动物蛋白。④慢性肝性脑病患者，鼓励少食多餐，摄入蛋白质宜个体化，逐步增加蛋白质总量。

（四）用药护理

注意观察药物的疗效与副作用。

1. 乳果糖和拉克替醇　因在肠道内产气较多，可引起腹胀、腹绞痛、恶心、呕吐及电解质代谢紊乱等，应从小剂量开始长期服用。

2. 新霉素　使用新霉素的少数患者可出现听力或肾损害，故服用新霉素不宜超过 1 个月，用药期间应监测听力和肾功能。

3. 益生菌　是活的微生物，需注意储存要求，以免影响其活性。抗菌药物与含有双歧杆菌的益生菌制剂不宜同时使用，以免影响益生菌的药效，最好间隔 2 ~ 3 h。

4. 氨基酸制剂　输注氨基酸制剂时速度不宜过快，根据患者的耐受情况调节滴速，以免引起恶心、呕吐等消化道症状。

（五）昏迷患者的护理

患者取仰卧位，头偏向一侧，防止舌后坠阻塞呼吸道。保持呼吸道通畅，保证氧气供给。做好基础护理，保持床褥干燥、平整，定时协助翻身，防止压力性损伤发生。对眼睑闭合不全、角膜外露的患者，可用生理盐水纱布覆盖眼部。尿潴留者给予留置导尿。给患者做肢体的被动运动，防止静脉血栓形成和肌肉萎缩。必要时用冰帽降低颅内温度，以减少脑细胞消耗，保护脑细胞功能。

（六）心理护理与照顾者支持

尊重患者的人格，给予耐心的解释和劝导，解除其顾虑及不安情绪。与照顾者建立良好的关系，了解照顾者存在的困难，帮助其提高应对能力。对患者的不文明、不正常行为，采取体谅、宽容的态度，以同情、理解的态度与患者家属进行沟通，得到家属的积极配合，共同参与护理。

【健康教育】

1. 疾病知识指导　向患者及其家属介绍导致肝性脑病的各种诱发因素及避免的方法，告知其肝性脑病（特别是轻微型肝性脑病）的潜在危害。

2. 饮食和生活指导　引导患者做好自我健康管理，养成良好的生活习惯，保持排便通畅。平时注意保暖，防止感冒。在医生指导下根据肝功能损害情况合理调整饮食结构，避免一次性摄入大量高蛋白质饮食。

3. 用药指导　指导患者严格遵医嘱服药，了解药物的不良反应。

4. 照顾者指导　指导患者家属学会观察患者的思维过程、性格行为、睡眠等方面的改变，一旦有诱发因素存在，及时就诊。

（林　征）

第九节　急性胰腺炎

◎ 案例 4-2

某患者，男性，55 岁，2 h 前进食大量油腻食物后突发上腹痛，向腰背部呈带状放射，伴恶心，呕吐胃内容物，发热，于急诊就诊。

体格检查：T 38.3℃，P 94 次 / 分，R 20 次 / 分，BP 120/80 mmHg，痛苦面容，侧卧屈曲抱膝体位，板状腹，全腹压痛、反跳痛，余（－）。

辅助检查：血白细胞计数 9×10^9/L，血淀粉酶 1200 U/L。

初步诊断为“急性胰腺炎”。

请回答：

1. 为进一步明确诊断，应做哪项检查？

2. 请拟定治疗原则。

3. 该患者目前最重要的一项护理诊断 / 问题是什么？

急性胰腺炎（acute pancreatitis）是多种病因导致胰腺组织自身消化所致的胰腺水肿、出血及坏死等炎症性损伤。临床以急性上腹痛及血、尿淀粉酶增高为特点，是常见的消化系统急症之一。按组织病理学表现，可分为急性水肿型胰腺炎和急性坏死型胰腺炎两种类型。前者多见，临床经过一般较轻，预后较好，但也可发展为急性出血坏死型胰腺炎；后者虽少见，但病情危重，易并发休克、腹膜炎、继发感染等，死亡率高。本病多见于青壮年。

【病因和发病机制】

正常情况下，胰腺分泌的胰液中含有多种酶原，如胰淀粉酶原、胰蛋白酶原、胰脂肪酶原。胰液分泌进入十二指肠后，在肠液的作用下被激活为有活性的酶，参与消化。进食、饮酒、胃液等均可刺激胰液的分泌。在下列病变情况下，胰液中的酶原被原位激活成具有活性的酶，使胰腺发生自身消化。

1. 胆道疾病　是引发急性胰腺炎的主要病因，常见的有胆石症、胆道感染或胆道蛔虫等。在解剖上，胰管与胆总管共同开口于十二指肠壶腹部。当胆石或蛔虫嵌顿在壶腹部时，或胆道内的炎症或胆石移行损伤壶腹部的奥迪括约肌时，将造成胰液引流不畅，加之胆汁或十二指肠液反流入胰管，则胰酶在胰管内被激活，引发胰腺的自身消化。

2. 大量饮酒　乙醇一方面刺激胰液的过多分泌，导致胰液引流不畅，胰管内高压损伤腺泡细胞；另一方面，酒的代谢产生大量活性氧，加剧了胰腺的炎症反应。

3. 高甘油三酯血症　随着我国居民生活水平的提高和饮食结构的改变，高甘油三酯血症性急性胰腺炎逐渐增多。其发生可能与甘油三酯分解产生的游离脂肪酸对胰腺的毒性作用有关。当血甘油三酯≥ 11.3 mmol/L 时，发生急性胰腺炎的风险极高。

4. 手术与创伤　腹腔手术（特别是胰、胆或胃手术）、腹部钝挫伤等可直接或间接损伤胰腺组织与胰腺的血液供应引起胰腺炎。经内镜逆行胰胆管造影术（ERCP）可因插管导致十二指肠乳头水肿等引发本病。

5. 其他　某些药物（如硫唑嘌呤、噻嗪类利尿药）、高钙血症、自身免疫性疾病等也可引发本病。一般情况下，单纯过度进食很少作为病因引发急性胰腺炎，常为本病发生的诱因。

【临床表现】

不同病理类型急性胰腺炎的临床表现显著不同。水肿型胰腺炎患者症状较轻，呈自限性经过。坏死型胰腺炎患者病情重、进展速度快、病死率高。

（一）症状

1. 急性腹痛　为本病的首发症状。患者常于饱食或酗酒后突发中上腹疼痛，呈带状向腰背部放射，程度剧烈，呈持续性钝痛或刀割样痛、阵发加重，弯腰抱膝位可稍缓解。

2. 其他　①发热：多为中度发热，持续 3 ~ 5 d，与胰腺炎症、坏死物质吸收有关。若体温持续升高，应警惕胰腺脓肿。②恶心、呕吐：多与腹痛伴随出现，呕吐后腹痛无缓解。

（二）体征

1. 黄疸　轻症者多无黄疸。黄疸多与胆道系统疾病、合并胰腺脓肿或合并肝损害等有关。

2. 腹部体征　轻症仅有上腹部或全腹轻压痛。以下表现提示病情较重。①视诊：腹部可见脐周和两肋皮下出血，分别称为卡伦（Cullen）征和格雷·特纳（Grey Turner）征，提示胰腺出血坏死。②触诊腹肌紧张，全腹压痛、反跳痛。③叩诊移动性浊音阳性。④听诊肠鸣音减弱甚至消失，这与严重炎症导致肠麻痹、弥漫性腹膜炎等有关。

3. 其他　手足搐搦，与低钙有关。

（三）并发症

1. 局部并发症　包括急性液体积聚、急性坏死物积聚、胰腺假性囊肿、包裹性坏死和感染性胰腺坏死。

2. 全身并发症

（1）全身炎症反应综合征：是急性胰腺炎最常见的全身并发症，多见于重症和中度重症急性胰腺炎。临床表现为心率快、低体温或高体温、呼吸频数，血白细胞计数降低或显著升高等，与严重炎症反应导致大量炎性渗出等有关。该综合征的持续存在会增加发生脏器功能衰竭的风险。

（2）多脏器功能衰竭：是急性胰腺炎最严重的全身并发症，也是患者主要的死因。包括：①呼吸衰竭，表现为急性呼吸窘迫综合征；②循环衰竭，表现为低血压甚至休克，严重心律失常甚至猝死；③肾功能衰竭，表现为少尿甚至无尿，血肌酐、尿素氮等肾功能指标持续升高。

（3）腹腔内高压和腹腔间室综合征：表现为腹水，与炎症反应导致严重肠道屏障功能障碍有关。

（4）胰性脑病：表现为神经精神异常、精神错乱，可伴有幻觉等。

【有关检查】

（一）与急性胰腺炎诊断相关的血清标志物

1. 血、尿淀粉酶测定　起病后 6 h 血淀粉酶 > 500 U/L 或尿淀粉酶 > 1000 U/L，有一定的诊断意义。但病情的严重性与血淀粉酶水平的程度并不一致。

2. 血清脂肪酶测定　常在起病后 24 ~ 72 h 开始上升，持续时间较血淀粉酶长，对患病后就诊较晚的急性胰腺炎患者有诊断价值。

（二）其他实验室指标

1. 血常规　多数病例有白细胞计数增多及中性粒细胞核左移。

2. C 反应蛋白（CRP）　起病后 72 h 后仍大于 150 mg/L 提示胰腺组织坏死。

3. 血生化　①血糖持续升高提示胰腺坏死，胰岛素释放减少。②血钙低于 2 mmol/L 提示胰腺坏死。③清蛋白降低提示肝受损。④血尿素氮、肌酐升高提示肾功能不全。⑤血甘油三酯可升高，电解质代谢紊乱。

4. 血气分析　$PaCO_2$ 降低提示可能存在急性呼吸窘迫综合征。

（三）影像学检查

腹部B超检查作为常规初筛检查。CT扫描对急性胰腺炎的诊断和鉴别诊断、评估胰腺炎的严重程度具有重要价值。

【诊断要点】

具备下列3条中任意2条即可诊断为急性胰腺炎：①急性、持续中上腹痛；②血淀粉酶或脂肪酶大于正常值3倍以上；③腹部影像学检查可见典型急性胰腺炎改变。一旦出现低血压或休克，急性腹膜炎的症状和体征以及脐周和两肋部皮下出血等，低血钙，高血糖，血清CRP升高及多脏器功能衰竭时，应考虑重症胰腺炎的可能。

【治疗要点】

急性胰腺炎治疗的两大任务是寻找并去除病因以及控制炎症反应。无论轻症还是重症，均应尽可能采用内科及微创治疗。治疗措施包括如下内容。

（一）监护

急性胰腺炎病情多变，须从症状、体征、实验室检查以及影像学变化等方面及时了解病情进展情况。

（二）器官支持

1. 液体复苏　可迅速纠正缺氧，维持血容量以及水、电解质平衡。起病后的24 h内是液体复苏的黄金时期。轻、中度患者在没有大量失血的情况下，补液量宜控制在3500 ~ 4000 ml/d，重症患者应控制补液量，量出为入。

2. 呼吸功能　轻症患者可予以鼻导管、面罩吸氧，保证动脉氧饱和度在95%以上。对于合并呼吸衰竭的重症患者，可给予机械通气辅助呼吸治疗。

3. 维护肠道功能　①导泻，使用芒硝导泻，促进肠蠕动，减少肠内细菌生长。②口服抗生素减少肠内细菌和毒素。③必要时可给予胃肠减压减轻腹胀。

4. 连续性血液净化　适用于急性肾衰竭和重症患者的早期，用于快速清除体内代谢毒物和部分炎症介质，避免病情进一步恶化。

（三）抑制或减少胰液分泌

1. 禁食　可减少胃酸与食物刺激胰液分泌，减轻呕吐与腹胀。

2. 生长抑素及其类似物　该类药物具有抑制胰液及胰酶分泌、抑制胰酶合成的作用，并能减轻腹痛，减少局部并发症，缩短住院时间，是治疗出血坏死型胰腺炎的有效药物。常用药物有奥曲肽、生长抑素（施他宁）等，该类药物半衰期短，需持续静脉维持。

3. 抑酸治疗　H_2受体拮抗药或质子泵抑制药可抑制胃酸分泌、保护胃黏膜，同时减少胰腺分泌。

（四）抑制胰酶活性

如使用抑肽酶、加贝酯、乌司他丁静脉滴注，多用于坏死型胰腺炎早期。

（五）镇痛

多数患者在静脉滴注生长抑素类药物后腹痛可明显缓解。对于腹痛剧烈者，可给予哌替啶肌内注射。禁用吗啡，因吗啡可引起奥迪括约肌痉挛，加重疼痛。

（六）预防和控制感染

虽然急性胰腺炎是化学性炎症，但是病程中极易感染，是发展为重症甚至死亡的原因之一。当怀疑或确定存在胰腺感染时，选用针对革兰氏阴性菌和厌氧菌的抗生素，如碳青霉烯类、第三代头孢菌素 + 抗厌氧菌等，疗程 7 ～ 14 d。

（七）早期肠内营养

早期肠内营养目的是减轻炎症反应，改善胃肠黏膜屏障，防治细菌移位和胰腺感染。轻、中度患者可在起病后 48 ～ 72 h 开始经口肠内营养。

（八）抗休克及纠正水、电解质平衡失调

根据病情积极补充液体及电解质（钾、钠、钙、镁等离子），维持有效血容量。伴休克者可给予白蛋白、新鲜血或血浆代用品。

（九）内镜下奥迪括约肌切开术（EST）

对胆源性胰腺炎，内镜下奥迪括约肌切开术可用于胆道紧急减压、引流和去除胆石梗阻，作为一种非手术疗法，起到治疗和预防胰腺炎发展的作用。

（十）外科治疗

胰腺局部并发症继发感染或发生消化道梗阻、胆道梗阻或胰瘘等时，需采取手术治疗。

【护理要点】

1. 休息与体位　①嘱患者卧床休息，指导患者采取侧卧膝胸卧位或躯干屈曲的坐姿，可减轻疼痛。②吸氧。③开放静脉通道，注意输液的速度。④剧痛或辗转不安者要防止坠床。⑤卧床期间做好生活护理，满足其生理需要。

2. 饮食护理　①初期禁食、禁饮，口渴者可以温开水含漱或湿润口唇，做好口腔护理。②明显腹胀者予以胃肠减压，注意保持胃管在位、通畅。③轻度患者在可耐受的情况下尽早开放饮食，以流质、低脂肪的软食（水、米汤、藕粉）或普食为宜，期间需监测病情，腹痛、呕吐、肠梗阻等情况需暂缓进食。④中度和重症患者尽早实施肠内营养，以鼻空肠管途径为主，营养剂型可先使用短肽类制剂，再逐渐过渡到整蛋白类制剂。

3. 病情观察　①监测生命体征及意识状态。②观察腹痛的性质、部位、程度等，以及腹部体征的变化情况。③监测血及尿淀粉酶、脂肪酶，血白细胞、CRP、血糖、血钙、电解质以及血氧分压等的动态变化，腹部影像学的动态变化。④记录 24 h 液体出入量。⑤局部和全身并发症的观察，配合医生予以积极处理。重症者转入重症监护病房监护，准备好抢救用品。

4. 用药护理　遵医嘱给予镇痛药，注意观察止痛效果及药物的不良反应。当止痛效果不佳时，及时报告医生，以便进一步处理。

【健康教育】

1. 疾病的病因和诱因指导　积极治疗胆道系统疾病，控制高血脂，避免大量饮酒，部分患者需戒酒，适量进食。

2. 饮食指导　指导患者从少量低脂、低糖流质饮食开始，逐渐恢复正常饮食，避免刺激性强、产气多、高脂肪、高蛋白质和调味食物，防止复发。

【预后】

轻症患者 1 周左右可康复。重症患者的死亡率约为 15%，幸存者会遗留不同程度的胰腺功能不全。

（陆　悦）

第十节　结核性腹膜炎

结核性腹膜炎（tuberculous peritonitis）是由结核分枝杆菌引起的慢性、弥漫性腹膜感染。本病可见于任何年龄，以 20 ~ 40 岁最多见，女性多于男性。

【病因和病理】

本病由结核分枝杆菌引起，多继发于体内其他部位的结核病。感染途径：①腹腔内结核病灶直接蔓延到腹膜，为最主要的感染途径。②血行或淋巴播散引起粟粒型结核性腹膜炎，较少见。

本病病理改变可分为渗出型、粘连型和干酪型 3 种。以前两型为多见，干酪型多由前两型演变而来，并发症常见，是本病的重型。如上述两种或三种类型病变并存，称为混合型。

【临床表现】

本病的临床表现因病理类型、感染途径及机体反应性不同而异。一般起病缓慢，早期症状较轻，少数起病急剧，以高热、急性腹痛为主要表现。

（一）症状

1. 全身症状　主要为发热及盗汗，热型以低热或中热为最多，也可见弛张热、稽留热。高热伴有明显毒血症者，多见于渗出型、干酪型。后期易有消瘦、水肿、苍白等营养不良表现。

2. 腹痛　多位于脐周、下腹或全腹部，为持续性隐痛或钝痛，腹痛与腹膜炎、不完全肠梗阻以及腹腔内其他脏器的活动性结核病灶有关。

3. 腹胀和腹泻　腹胀多由腹膜炎伴有肠功能紊乱引起，与腹水增加也有关。腹泻常见，每日不超过 3 ~ 4 次，粪便多呈糊状，与肠功能紊乱等有关。有时表现为腹泻与便秘交替。

（二）体征

1. 腹壁柔韧感　是腹膜增厚、腹壁肌张力增高、腹壁与腹腔内脏器或肠管粘连所致，触诊似揉面团，故又称揉面感，粘连型常见。

2. 腹部包块、腹水　①腹部包块多位于脐周，呈结节状，大小不一，活动度小，可有压痛，由增厚的大网膜、肿大的肠系膜淋巴结等构成。②移动性浊音阳性，提示腹水，一般为少量至中等量，多见于渗出型。

【有关检查】

1. 血液检查　可有轻度至中度贫血，为正细胞正色素性贫血。红细胞沉降率和 CRP 升高，提示病情活动，也可作为随访时疗效观察的指标。

2. 结核菌素试验　呈强阳性者对诊断有一定的帮助。

3. 腹水检查　腹水为草黄色渗出液，腹水细菌培养阳性率低。

4. 影像学检查　腹部 B 超、CT 等检查可发现增厚的腹膜、腹水以及包块等。腹部 X 线平片可发现肠系膜淋巴结钙化。

5. 腹腔镜检查　适用于腹水较多、诊断困难者。镜下可见腹膜、网膜、内脏表面散在或分散的灰白色结节，并可做活组织病理学检查，具有确诊价值。

【治疗要点】

1. 一般治疗　发热期间应卧床休息，加强营养，增强抗病能力。

2. 抗结核化学药物治疗　坚持早期、联合、规范、适量及全程的抗结核化疗原则，药物选择、疗程等参照结核病的治疗。对粘连型或干酪型病例，宜联合用药，并适当增加疗程，以保证疗效。

3. 放腹水　如有大量腹水，可适当放腹水以减轻症状。

4. 手术治疗　用于严重合并症者，如肠梗阻、肠穿孔。

【护理要点】

1. 心身休息　嘱患者卧床休息。有发热、盗汗者应勤换内衣及内裤，及时更换床单。本病抗结核治疗效果显现缓慢，病程较长，应鼓励患者倾诉内心的顾虑，并认真解释治疗和疾病预后知识，使患者保持平静心态。

2. 饮食护理　保证营养摄入，给予高蛋白质、高热量、富含维生素、易消化的饮食，如新鲜蔬菜、水果、鲜奶及蛋黄。

3. 病情观察　定时监测体温、脉搏，注意腹痛、腹胀变化。突发急性腹痛应考虑腹腔内结核病灶破溃或穿孔的可能，应及时报告医生。

4. 慢性腹痛及腹水的护理　遵医嘱肌内注射阿托品。腹水量多时，遵医嘱配合医生做腹腔穿刺放腹水。操作前应向患者解释腹腔穿刺的意义及过程，以取得患者配合。

5. 用药护理　嘱患者遵医嘱定时、定量服药，观察抗结核药的不良反应，定期检查听力和肝、肾功能。

【健康教育】

1. 疾病知识教育　遵医嘱按时、按量、足疗程服药。定期随访，监测药物不良反应。多休息，增强营养，避免其他感染。

2. 预防　早期发现并积极治疗肺、肠等部位的结核病，有助于预防本病。

（陆　悦）

第十一节　上消化道大出血

上消化道出血（upper gastrointestinal bleeding，UGIB）指十二指肠悬韧带以上的消化道（包括食管、胃、十二指肠、胆管和胰管等）病变引起的出血。上消化道大出血指在数小时内失血量超过 1000 ml 或循环血量的 20%，主要临床表现为呕血和（或）黑便，常伴有血容量减少而引起急性周围循环衰竭，严重者导致失血性休克而危及患者生命，是临床常见急症。

【病因】

上消化道出血常见病因为消化性溃疡、食管 - 胃底静脉曲张破裂、急性糜烂出血性胃炎和上消化道肿瘤，这些病因占上消化道出血的 80% ~ 90%。其中，消化性溃疡出血是上消化道出血最常见的病因，食管 - 胃底静脉曲张破裂是上消化道出血致死率最高的病因。其他病因如下。

1. 食管疾病　如食管贲门黏膜撕裂综合征［马洛里 - 魏斯撕裂（Mallory-Weiss tear）］、食管损伤（器械检查、异物或放射性损伤；强酸、强碱或其他化学品引起的损伤）、食管憩室炎、食管癌等。

2. 胃、十二指肠疾病　如息肉、黏膜下恒径动脉破裂出血（Dieulafoy disease）、胃间质瘤、血管瘤、异物或放射性损伤、吻合口溃疡、十二指肠憩室及促胃液素瘤。

3. 胆道出血　如胆管或胆囊结石、胆道蛔虫症、胆囊或胆管癌、胆道术后损伤、肝癌、肝脓肿或肝血管瘤破入胆道。

4. 胰腺疾病累及十二指肠　如胰腺癌或急性胰腺炎并发脓肿溃破。

5. 全身性疾病　病变可弥散于全消化道，如过敏性紫癜、血友病、原发性血小板减少性紫癜、白血病、弥散性血管内凝血及其他凝血机制障碍等。

【临床表现】

上消化道出血的临床表现取决于出血量、出血速度、出血部位及性质，并与患者的年龄及循环功能的代偿能力有关。

1. 呕血与黑便　是上消化道出血的特征性表现。出血部位在幽门以下者多只表现为黑便，若出血量大且出血速度快，血液反流入胃，也可有呕血。在幽门以上者常兼有呕血与黑便，但出血量小、出血速度慢者也常仅见黑便。呕血多呈咖啡色，这与血液经胃酸作用形成正铁血红素有关。未经胃酸充分混合而呕出的血液可为鲜红色或兼有血块。黑便呈柏油样，是血红蛋白含的铁经肠内硫化物作用形成硫化铁所致。若出血量大，血液在肠内推进速度较快，粪便可呈暗红色或鲜红色。

2. 失血性周围循环衰竭　当出血量＞400 ml 时，可出现头晕、心悸、出汗、乏力、口干等症状。当出血量＞700 ml 时，上述症状显著，并出现晕厥、肢体冷感、皮肤苍白、血压下降等。当出血量＞1000 ml 时，可产生休克。

3. 氮质血症　上消化道大出血后，大量血液蛋白在肠道被消化和吸收，血尿素氮可暂时增高，称为肠源性氮质血症。一般在大出血后数小时血尿素氮开始上升，24 ~ 48 h 达高峰，3 ~ 4 d 后降至正常。出血致使循环衰竭，肾血流量下降，称为肾前性氮质血症。持久和严重的休克造成急性肾衰竭，称为肾性氮质血症。

4. 发热　体温多在 38.5℃以下，可持续 3 ~ 5 d，可能与分解产物吸收、体内蛋白质破坏、循环衰竭致体温调节中枢功能障碍有关。

5. 贫血和血常规变化　急性失血早期，血红蛋白浓度、红细胞计数和血细胞比容可无明显变化。3 ~ 4 h 后，组织液渗入血管内，使血液稀释，才出现失血性贫血的血常规改变。贫血程度取决于失血量、出血前有无贫血、出血后液体平衡状态等因素。出血 24 h 内网织红细胞计数可增高，出血停止后逐渐降至正常。

【有关检查】

1. 内镜检查　是上消化道出血定位、定性诊断的首选检查方法。出血后 24 ~ 48 h 内行急诊内镜检查，可以直接观察病灶的情况，判断有无活动性出血或评估再出血的危险性，明确出血的病因，同时对出血灶进行止血治疗。

2. 实验室检查　测定红细胞、白细胞和血小板计数，血红蛋白浓度、血细胞比容、肝功能、肾功能、粪便隐血等，有助于估计失血量及动态观察有无活动性出血，判断治疗效果及协助病因诊断。

3. X 线胃肠钡餐造影　对明确病因也有价值，主要适用于不宜或不愿进行内镜检查者；或胃镜检查未能发现出血原因，需排除十二指肠降段以下的小肠段有无出血病灶者。一般主张在出血停止且病情基本稳定数日后进行检查。

4. 其他检查　放射性核素扫描或选择性动脉造影（如腹腔动脉、肠系膜上动脉造影）可帮助确定出血部位，适用于内镜及 X 线胃肠钡餐造影未能确诊而又反复出血者。

【诊断要点】

根据呕血、黑便和失血性周围循环衰竭的临床表现，呕吐物或黑便、隐血试验呈强阳性，结合其他的实验室检查及器械检查，上消化道出血确诊不难，内镜检查可明确出血部位及原因。

【治疗要点】

上消化道大出血病情急、变化快，严重者可危及生命，应进行紧急抢救，抗休克、迅速补充血容量是首位治疗措施。

（一）一般急救措施

卧床休息，保持呼吸道通畅，避免呕血时误吸血液引起窒息。活动性出血期间应禁食。

（二）积极补充血容量

尽快建立有效的静脉通道，迅速补充血容量，必要时留置中心静脉导管。立即查血型、配血，等待配血时先输平衡液或葡萄糖氯化钠注射液、右旋糖酐或其他血浆代用品。输液量以维持组织灌注为目标，可根据估计的失血量来确定，避免因输液过快、过多而引起肺水肿，原有心脏病或老年患者必要时可依据中心静脉压调节输入量。紧急输注浓缩红细胞的指征为：①收缩压＜ 90 mmHg，或较基础收缩压降低幅度＞ 30 mmHg。②心率增快（＞ 120 次 / 分）。③血红蛋白浓度＜ 70 g/L，或血细胞比容＜ 25%，输血量以使血红蛋白浓度达到 70 g/L 为宜。

（三）止血措施

1. 非曲张静脉上消化道大出血的止血措施　指除食管 - 胃底静脉曲张破裂出血（esophageal-gastro varices bleeding，EGVB）外的其他病因所致的上消化道出血，以消化性溃疡出血最常见。

（1）抑制胃酸分泌：临床常用质子泵抑制药或 H_2 受体拮抗药，以抑制胃酸分泌，提高和保持胃内较高的 pH，有利于止血。质子泵抑制药常用埃索美拉唑 40 mg 静脉滴注，每 12 h 一次，还有泮托拉唑、奥美拉唑、兰索拉唑、雷贝拉唑等。H_2 受体拮抗药常用法莫替丁 20 mg，每 12 h 一次，雷尼替丁 50 mg，每 6 h 一次，西咪替丁 200 ～ 400 mg，每 6 h 一次，急性出血期均为静脉给药。

（2）内镜治疗：内镜止血适用于有活动性出血或暴露血管的溃疡，方法包括激光光凝、高频电凝、微波、热探头止血，血管夹钳夹，局部药物喷洒和局部药物注射。临床应用注射疗法较多，使用的药物有 1 : 10 000 肾上腺素或硬化剂等。

（3）介入治疗：急性大出血无法控制的患者应及早考虑介入治疗，可经选择性肠系膜动脉造影寻找出血病灶，给予血管栓塞治疗。

（4）手术治疗：当药物、内镜及介入治疗仍不能止血，持续出血将危及患者生命时，须不失时机地进行手术。

2. 食管 - 胃底静脉曲张破裂出血的止血措施

（1）药物止血：尽早给予收缩内脏血管的药物，如生长抑素、奥曲肽、特利加压素或垂体加压素，减少门静脉血流量，降低门静脉压力，从而止血。①生长抑素及奥曲肽：对全身血流动力学影响较小，不良反应少，是治疗食管 - 胃底静脉曲张破裂出血最常用的药物。生长抑素用法为首剂 250 μg 缓慢静脉注射，继以 250 μg/h 持续静脉泵入；奥曲肽首剂 100 μg 缓慢静脉注射，继以 25 ~ 50 μg/h 持续静脉滴注。②血管加压素：特利加压素起始剂量为 2 mg/4 h，出血停止后可改为每次 1 mg，每日 2 次，维持 5 d。垂体加压素剂量为 0.2 U/min 持续静脉滴注，根据治疗反应，可逐渐增加至 0.4 U/min。同时用硝酸甘油静脉滴注或舌下含服，可减轻大剂量使用血管加压素的不良反应，且硝酸甘油有协同降低门静脉压力的作用。

（2）内镜治疗：包括内镜结扎治疗、食管曲张静脉硬化剂注射和组织黏合剂等。这些方法多能达到止血目的，可有效地防止早期再出血，是目前治疗本病的重要止血手段；也可作为预防性治疗，预防曲张的食管 - 胃底静脉破裂出血。

（3）三腔双囊管压迫止血：气囊压迫可有效地控制食管 - 胃底静脉曲张破裂出血，但再出血率较高，需与药物、内镜治疗联合使用，不推荐作为首选止血措施。

（4）手术治疗：当食管 - 胃底静脉曲张破裂大出血内科治疗无效时，应考虑外科手术或经颈静脉肝内门体分流术。

【护理要点】

（一）主要护理诊断 / 问题

1. 潜在并发症：血容量不足。

2. 活动耐力下降　与失血性周围循环衰竭有关。

3. 有受伤的危险：创伤、窒息、误吸　与气囊压迫使食管 - 胃底黏膜长时间受压、气囊阻塞气道、血液或分泌物反流入气管有关。

4. 恐惧　与生命或健康受到威胁有关。

5. 知识缺乏　缺乏有关引起上消化道出血的疾病防治知识。

（二）护理措施

1. 休息与体位　大出血时患者应绝对卧床休息，取平卧位，并将下肢略抬高，以保证脑部供血。呕吐时，头偏向一侧，防止窒息或误吸。保持呼吸道通畅，给予吸氧。

2. 治疗及护理　迅速建立静脉通道，立即配血，准备好急救用品、药物。配合医生迅速、准确地补充血容量，给予各种止血药物等，宜输新鲜血，并观察治疗效果及不良反应。输液开始时速度宜快，定时观察输液、输血滴注速度，避免因输液及输血过多、过快而引起急性肺水肿。

3. 饮食护理　急性大出血伴恶心、呕吐者应禁食。少量出血而无呕吐、无明显活动出血者可进温凉、清淡流质饮食，消化性溃疡患者常采用此种方法，因进食可减少胃收缩运动，并可中和胃酸，促进溃疡愈合。出血停止后改用营养丰富、易消化的半流食及软食，开始少量多餐，以后改为正常饮食。

4. 病情观察

（1）观察要点：①生命体征，有无心率加快、心律失常、脉搏细弱、血压降低、脉压变小、呼吸困难、体温不升或发热，必要时进行心电监护。②精神和意识状态，有无精神疲倦、烦躁不安、嗜睡、表情淡漠、意识不清甚至昏迷。③观察皮肤和甲床色泽，肢体温暖或是湿冷，周围静脉（特别是颈静脉）充盈情况。④准确记录液体出入量，疑有休克时留置导尿，测每小时尿量，应保持尿量＞30 ml/h。⑤观察呕吐物和粪便的性质、颜色及量。⑥定期复查血红蛋白浓度、红细胞计数、血细胞比容、网织红细胞计数、血尿素氮、粪便隐血，以了解贫血程度、出血是否停止。⑦监测血清电解质和动脉血气分析的变化。

（2）出血量估计：①粪便隐血试验阳性提示每日出血量＞5 ml。②出现黑便表明每日出血量＞50 ml。③胃内积血量＞250 ml 时，可引起呕血。④一次出血量＜400 ml，可因组织液与脾贮血补充血容量而不出现全身症状。⑤出血量＞400 ml，可出现头晕、心悸、乏力等症状。⑥短时间内出血量＞1000 ml，临床即出现急性周围循环衰竭的表现，严重者引起失血性休克。

（3）继续或再次出血的判断：如观察过程中出现下列迹象，提示有活动性出血或再次出血。①反复呕血，甚至呕吐物由咖啡色转为鲜红色。②黑便次数增多且粪质稀薄，色泽转为暗红色，伴肠鸣音亢进。③周围循环衰竭的表现经充分补液、输血而改善不明显，或好转后又恶化，血压波动，中心静脉压不稳定。④血红蛋白浓度、红细胞计数、血细胞比容持续下降，网织红细胞计数持续增高。⑤在补液足够、尿量正常的情况下，血尿素氮持续或再次增高。⑥门静脉高压的患者原有脾大，在出血后脾常暂时缩小，如不见脾恢复肿大，也提示出血未止。

5. 心理护理　对于大量出血患者，护理人员应给予陪伴，以增加患者的安全感，及时清除血迹并向患者及其家属解释检查、治疗的目的，使患者保持心情平静。

6. 三腔双囊管护理　插管前，应配合医生做好准备工作，向患者解释操作的过程及目的，如何配合等，减轻患者的恐惧心理，使之更好地配合。仔细检查三腔双囊管，确保管腔通畅，气囊无漏气，然后抽尽囊内气体备用。留置三腔双囊管期间：①定时测气囊内压力，胃囊注气 150 ～ 200 ml（囊内压约 50 mmHg），食管囊注气约 100 ml（囊内压约 40 mmHg），管外端以绷带连接 0.5 kg 沙袋，经牵引架做持续牵引。②当胃囊充气不足或破裂时，食管囊可向上移动，阻塞喉部可引起窒息，一旦发生，应立即通知医生进行紧急处理。③定时抽吸食管引流管、胃管，观察出血是否停止，并记录引流液的性状、颜色及量。④放置三腔双囊管 24 h 后应放气数分钟再注气加压，以免黏膜受压过久。⑤保持插管侧鼻腔清洁、湿润，每日向鼻腔内滴 3 次液状石蜡。⑥出血停止后，放出囊内气体，继续观察 24 h，如未再出血，可考虑拔管。拔管前口服液状石蜡 20 ～ 30 ml，抽尽囊内气体，以缓慢、轻巧的动作拔管。气囊压迫一般以 3 ～ 4 d 为限，继续出血者可适当延长气囊压迫时间。

【健康教育】

1. 疾病预防指导　①注意饮食卫生和饮食的规律，进食营养丰富、易消化的食物。避免过饥或暴饮暴食，避免进食粗糙、刺激性食物，或过冷、过热、产气多的食物及饮料。应戒烟、戒酒。②生活起居有规律，劳逸结合，保持乐观情绪，保证身心休息。避免长期精神紧张，过度劳累。③在医生指导下用药，以免用药不当。

2. 疾病知识指导 引起上消化道出血的病因很多，各原发病的健康指导详见本章第二、三、四、六节相关内容。应帮助患者及其家属掌握自我护理的有关知识，减少再出血的危险。

3. 病情监测指导 患者及其家属应学会早期识别出血征象及应急措施：当出现头晕、心悸等不适，或呕血、黑便时，立即卧床休息，保持安静，减少身体活动。呕吐时，取侧卧位，以免误吸。立即送医院治疗。慢性疾病者应定期门诊随访。

（林 征）

习题

一、单项选择题

1. 某患者，男性，45 岁，近日因饮食不规律，常有上腹痛且渐加重。昨日起出现上腹饱胀，伴恶心、呕吐，呕吐物为隔夜宿食。提示该患者并发

A. 低位肠梗阻　　B. 幽门梗阻

C. 急性胰腺炎　　D. 急性胃肠炎

2. 某患者，男性，52 岁。因反复上腹部隐痛伴嗳气、食欲减退 3 个月来消化科门诊就诊。下列项目中，最常用、最有诊断意义的检查是

A. X 线胃肠钡餐检查　　B. 胃液分析

C. 胃镜检查　　D. 血清学检查

3. 根除幽门螺杆菌治疗后复查的首选方法是

A. 快速尿素酶试验　　B. 幽门螺杆菌培养

C. ^{13}C 尿素呼气试验　　D. 粪便幽门螺杆菌抗原检测

4. 某患者，男性，36 岁，因上腹痛 2 周，胃镜检查确诊“十二指肠球部溃疡”入院，医嘱予以奥美拉唑治疗，护士应告知患者该药的作用是

A. 抑制幽门螺杆菌

B. 促进内源性前列腺素合成

C. 阻止组胺与 H_2 受体结合，从而抑制胃酸分泌

D. 抑制 H^+-K^+-ATP 酶，从而有效地减少胃酸分泌

5. 某患者，男性，50 岁，近半年来反复出现上腹不适、食欲下降，伴间断上腹痛，与进食无明显关系，体重下降约 5 kg。体格检查：左锁骨上可触及一个直径约 2 cm、质硬、无压痛、无法推动的淋巴结。该患者最可能的疾病诊断是

A. 胃溃疡　　B. 胃癌

C. 慢性胃炎　　D. 消化不良

6. 目前，诊断胃癌最重要、最可靠的检查方法是

A. X 线钡餐检查　　B. 粪便隐血试验

C. 胃镜检查　　D. 腹部 B 超检查

7. 某患者，男性，58 岁，“溃疡性结肠炎”病史 6 年，此次因劳累后症状复发入院进一步治疗。住院期间患者出现鼓肠，腹部压痛，肠鸣音消失，腹部 X 线平片见结肠扩大，提示该患者发生了

A. 肠梗阻　　B. 肠出血
C. 中毒性巨结肠　　D. 癌变

8. 克罗恩病的最常见症状为

A. 腹痛　　B. 腹泻
C. 发热　　D. 肠外表现

9. 某患者，男性，62 岁，有长期酗酒史，因肝硬化多次住院。此次患者因大量腹水和黄疸再次入院。体格检查：T 36.1℃，P 94 次 / 分，R 26 次 / 分，BP 120/80 mmHg。护士协助患者取半卧位，其主要目的是

A. 有利于腹水消退　　B. 增加回心血量
C. 减轻心脏负荷　　D. 减轻呼吸困难

10. 某患者，男性，40 岁，因“肝区疼痛半年余”就诊，考虑“肝癌”可能性大。下列化验指标中，最有助于确诊的一项是

A. 甲胎蛋白（AFP）测定
B. γ- 谷氨酰转移酶同工酶Ⅱ（γ-GT$_2$）测定
C. 血清岩藻糖苷酶（AFu）测定
D. CA19-9 测定

11. 下列指标中，作为肝癌诊断特异性标志物的是

A. 甲胎蛋白（AFP）
B. γ- 谷氨酰转移酶同工酶Ⅱ（γ-GT$_2$）
C. 血清岩藻糖苷酶（AFu）
D. 谷丙转氨酶（ALT）

12. 某患者，男性，56 岁，肝硬化病史 8 年。2 d 前受凉感冒，家人发现其出现轻度性格改变和行为失常，提示患者处于肝性脑病的

A. 前驱期　　B. 昏迷前期
C. 昏睡期　　D. 昏迷期

13. 护士在为急性胰腺炎患者进行体格检查时，发现该患者脐周皮下可见大片瘀斑，该体征被称为

A. 格雷・特纳征　　B. 奥本海姆征
C. 卡伦征　　D. 霍夫曼征

14. 护士为结核性腹膜炎患者进行饮食指导，**错误**的是

A. 高热量饮食　　B. 优质低蛋白质饮食
C. 富含维生素饮食　　D. 易消化饮食

15. 结核性腹膜炎最常见的感染途径是

A. 血行播散　　B. 淋巴道感染
C. 局部感染灶蔓延　　D. 腹腔种植

16. 某患者，男性，58 岁，因肝硬化伴上消化道出血入院。医嘱予以三腔双囊管压迫止血，护士巡视病房发现患者突然出现躁动、发绀、呼吸困难，此时应立即

A. 放去气囊内气体　　B. 吸氧

C. 应用呼吸兴奋药　　D. 应用镇静药

二、简答题

1. 简述肝硬化失代偿期肝功能减退的表现。

2. 简述急性胰腺炎患者病情观察要点。

三、论述题

某患者，女性，72 岁，因“呕血 3 次，量约 1200 ml”入院。患者有肝硬化病史 11 年，曾先后出血 5 次住院治疗。入院评估：T 36.8 ℃，P 120 次 / 分，R 24 次 / 分，BP 80/50 mmHg。神志模糊，精神差。入院诊断：肝硬化伴食管 - 胃底静脉曲张破裂出血，予以三腔双囊管压迫止血，心电监护，吸氧，扩充血容量、抑酸、止血对症处理。完善相关实验室检查。

请写出：

1. 对于该患者，病情观察的要点是什么？

2. 三腔双囊管留置期间的护理要点是什么？

在线答题

第五章　泌尿系统疾病

第五章数字资源

第一节　总　论

泌尿系统由肾、输尿管、膀胱和尿道，以及有关的血管、神经组成。本章重点介绍肾病。肾的主要生理功能为生成尿液，排泄机体的代谢产物及调节水、电解质和酸碱平衡，以维持机体内环境稳定，在这个过程中，神经、体液调节是极重要的。此外，肾又是一个重要的内分泌器官，可产生多种激素。

一、肾的解剖结构

肾包括肾实质及肾血管。

（一）肾实质

肾实质分为皮质和髓质两部分。皮质位于肾实质表层，富有血管和神经，由肾小球、肾小囊及肾小管曲部构成。髓质位于肾实质内层，约占肾实质的2/3，由髓袢和集合管构成（图5-1）。

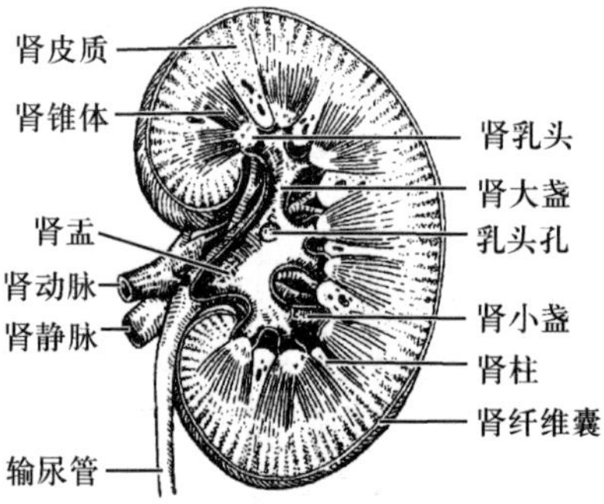

图5-1　肾的额断面

肾单位是肾结构和功能的基本单位，每侧肾有100万个以上的肾单位，每个肾单位由肾小体及肾小管组成，肾小体是由肾小球和肾小囊组成的球状结构，具有滤过作用，形成原尿。连接小管将肾单位与集合管连接起来。

肾小球由入球小动脉、出球小动脉、毛细血管丛和系膜组织构成。肾小球滤过膜是指肾小球毛细血管袢的管壁，由三层组成。最里层是毛细血管内皮细胞；中层为基底膜；外层为上皮细胞。肾小球系膜位于肾小球毛细血管之间，系膜有支持、吞噬、收缩、合成与分泌作用。肾小球旁器由球旁细胞、致密斑、出球小动脉、入球小动脉和球外系膜细胞组成，对肾小球滤过起重要的调节作用，也是分泌肾素的重要组织。

肾小囊由内、外两层组成。内层为肾小球滤过膜的上皮细胞层，称为脏层。外层为壁层，由扁平细胞组成，两层间为囊腔，连接肾小管。

肾小管是细长迂回的小管，具有重吸收作用和排泄功能。肾小管一般可分为三段：第一段称为近端小管，走行曲直，可分为曲部和直部；第二段称为细段；第三段称为远端小管，也可分直部和曲部。近端小管直部与远端小管直部和细段连成 U 形，称为髓袢或 Henle 袢（图 5-2）。

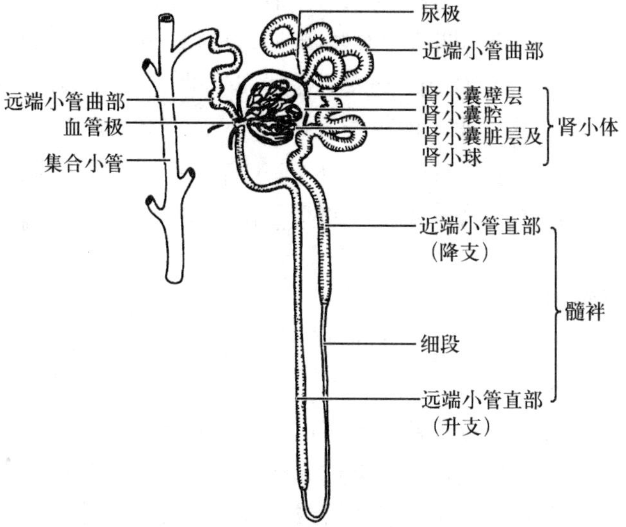

图 5-2 肾单位的组成

（二）肾血管

肾动脉起自腹主动脉两侧，流入肾的血液占心搏出量的 25%，为占全身灌流量最多的一个器官。90% 的血液供应皮质，供应髓质的血液不到 10%。

二、肾的生理功能

肾具有尿液生成和内分泌功能，主要包括：①清除代谢废物。②调节水、电解质和酸碱平衡，维持人体内环境恒定。③吸收有用物质，如糖、蛋白质、氨基酸。④产生多种激素。

（一）尿液生成

尿液的生成包括肾小球滤过功能、肾小管和集合管的重吸收及分泌作用，受神经、体液的调节和多种因素影响。

1. 肾小球滤过功能　正常人血液流经肾小球毛细血管时，除血细胞和大分子蛋白质外，血浆中大部分成分（如水、电解质和有机物）可以通过肾小球滤过膜进入肾小囊而形成原尿。单位时间内（一般指每分钟）两肾生成的超滤液量即肾小球滤过率（GFR），是衡量肾功能的重要指标。正常人的 GFR 约为 120 ml/（min・1.73 m^2），这个数值受年龄、性别的影响，一般 40 岁之后开始下降，每 10 年约减少 10%。

影响肾滤过作用的因素主要有如下几种。

（1）肾小球滤过膜的变化：如炎症、缺氧或中毒时滤过膜通透性增加，产生蛋白尿、血尿。

（2）肾小球毛细血管压的变化：生理条件下，动脉血压在 80 ~ 180 mmHg 大幅波动时，对肾小球毛细血管压影响甚小，因为肾对血流能够进行正常调节。肾小球毛细血管压主要由入球小动脉和出球小动脉阻力所决定。肾小球毛细血管压降低时，GFR 下降。

（3）交感神经的影响：交感神经兴奋时，小动脉收缩，肾血流量减少，系膜细胞收缩所致肾小球有效循环血量和滤过面积减少，进而影响 GFR。

（4）激素和血管活性物质的调节：通过调节肾动脉各级分支，影响肾血流和 GFR。

2. 肾小管的重吸收及分泌作用　近曲小管是重吸收的主要部位，可重吸收绝大部分的葡萄糖、氨基酸、蛋白质、水、电解质及磷酸盐等，可分泌少量肌酐、酚红等。远端小管重吸收部分钠、水，同时排钾，分泌 H^+ 和 NH_4^+。肾小球每日滤过的原尿可达 180 L，其中 99% 的水、全部葡萄糖和氨基酸、大部分碳酸氢根等被肾小管和集合管重吸收入血，形成终尿约 1.5 L。

（二）肾的内分泌功能

肾不仅是一个排泄器官，也是一个重要的内分泌器官。它可以产生多种激素和生物活性物质，主要有如下几种。

1. 肾素　主要来源于肾小球旁器，调节血压及肾局部血流量。

2. 促红细胞生成素　在肾内产生，促进原始红细胞分化和成熟，使红细胞生成增加。

3. 前列腺素　可扩张血管，增加肾血流量及水、钠排泄，具有降压作用。

4. 激肽释放酶　主要来自肾皮质，使小动脉扩张，增加肾血流量，促进钠和水的排泄，从而降低血压。

5. 活性维生素 D　肾产生 1α- 羟化酶，使 25- 羟维生素 D 生成 1,25- 二羟维生素 D_3［1,25（OH）$_2D_3$］，即骨化三醇，它是最具有生物活性的维生素 D。

三、泌尿系统疾病常见症状及其护理

（一）常见症状

1. 肾性水肿　是由肾病引起的水肿，基本上分为肾病性水肿及肾炎性水肿两大类。

（1）常见原因：肾性水肿是肾病最常见的症状，常见于急、慢性肾炎和肾病综合征。

（2）发生机制：①肾小球滤过率下降，肾小管重吸收功能尚好，引起球管失衡，导致水、钠潴留，多见于急、慢性肾炎，为肾炎性水肿。②大量蛋白尿造成低蛋白血症，致血浆胶体渗透压降低，血液中液体流入组织间隙，常致肾病性水肿。③毛细血管壁通透性增加。

（3）临床表现：肾性水肿具有对称性，常见于下肢和颜面，多为凹陷性水肿。严重者可延及全身，甚至出现胸腔积液、腹水。肾性水肿多伴有血压升高、蛋白尿及血尿等改变。

2. 肾性高血压　指肾病引起的血压高，且高血压严重程度与肾病的预后密切相关。

（1）常见原因：①容量依赖型，即高血压是因水、钠潴留而发生，如急、慢性肾炎，尿毒症早期。限制水、钠摄入或增加水、钠排泄可改善高血压。②肾素依赖型，由于肾素分泌增多，肾素 - 血管紧张素 - 醛固酮系统被激活或肾内前列腺素生成减少，即降压物质分泌减少等因素引起。应用血管紧张素转换酶抑制药和钙通道阻滞药可使血压下降。肾性高血压绝大多数为容量依赖型，但两型常同时存在。

（2）临床表现：具有原发性高血压的一般症状，如头痛、头晕、耳鸣、失眠，肾性高血压也可累及脏器，如心脏扩大、心力衰竭或发生高血压脑病。各种类型肾小球病变均可产生高血压，并常在疾病过程中逐渐加重，高血压发生或加重多是导致肾功能损害的重要因素，故应积极治疗。

3. 尿量异常　正常成人 24 h 尿量为 1000 ～ 2000 ml，每日尿量少于 400 ml 为少尿，少于 100 ml 为无尿，少尿和无尿多见于急、慢性肾衰竭及血容量不足而导致的肾小球滤过率下降。每日尿量＞ 2500 ml 称为多尿，常由肾小管浓缩功能受损所致，见于慢性肾炎、糖尿病肾病早期及急性肾衰竭多尿期。夜尿量超过白天尿量或每晚夜尿量持续＞ 750 ml，称为夜尿多，常是肾浓缩功能减退的早期表现。

4. 蛋白尿　每日尿蛋白量持续超过 150 mg 称为蛋白尿。尿蛋白定性均为阳性，而 24 h 尿蛋白定量更可靠。蛋白尿时，由于表面张力改变，排出尿液表面有细小泡沫，且不易消失。蛋白尿常见于各种肾小球疾病。若蛋白尿的发生是由于体位、运动、发热、寒冷等引起，称为生理性蛋白尿，表现为蛋白尿较轻，一般 24 h 尿蛋白定量不超过 1 g，持续时间较短，去除诱因后蛋白尿在短期内消失。

5. 血尿　新鲜尿离心沉渣后红细胞＞ 3/HP，可诊断为镜下血尿。当尿外观为洗肉水样、血样或有血凝块时，称为肉眼血尿。血尿发生的原因多为肾小球肾炎、肾盂肾炎、结石、肿瘤等。

6. 尿路刺激征　尿意频繁而尿量不多为尿频。一有尿意急不可待要排尿为尿急。排尿时会阴、下腹、尿道感到挛缩样疼痛或烧灼感称为尿痛。尿频伴尿急、尿痛称为尿路刺激征。尿路刺激征常为膀胱三角区及膀胱颈受刺激所致，为尿路感染的常见症状。

7. 腰痛　一般分为肾绞痛和普通腰痛。肾绞痛主要由于结石阻塞引起，疼痛剧烈，单侧多见，可伴有膀胱刺激征和血尿，体格检查有压痛。肾绞痛以外的腰痛统称为普通腰痛。急、慢性肾病引起的普通腰痛特点是：①多为钝痛、胀痛，一般不剧烈；②多为双侧（肾盂肾炎、深静脉血栓除外）；③与体位和活动没有关系；④肾区一般没有压痛，多为叩击痛。

（二）护理

1. 肾性水肿

（1）护理评估

1）病史及心理社会资料

入院原因及症状：如水肿部位、持续时间及与活动、体位的关系：水肿是否先从眼睑开始，以清晨为重，一日活动后下午、晚上以双下肢水肿为主，若水肿是全身性，有无胸腔积液、腹水。

症状发生的诱因：1 ～ 3 周前是否患过感冒或其他部位的感染，如皮肤感染，以后继之出现水肿，此种情况以肾炎可能性大。

伴随症状：是否伴血压高或血尿、蛋白尿。

既往史：有无肾病病史及其治疗情况。

心理社会资料：肾性水肿急性期患者多不了解疾病知识，常易紧张、恐惧。慢性期患者多因疾病迁延不愈而易产生忧虑、悲观情绪。还应了解家属对疾病的认知及对患者的态度、家庭经济情况等。

2）身体评估：测量血压、体重，观察眼睑、面部有无水肿，咽部、扁桃体是否红肿，测心率，听两肺有无啰音，腹部有无移动性浊音，腰骶、双下肢有无水肿。

3）有关检查：①尿常规检查有无蛋白尿、血尿及管型尿，采集尿标本多采用清晨第一次尿液，晨尿较浓缩，且不受饮食因素干扰。②肾功能检查：血尿素氮正常值为 2.9 ～ 7.5 mmol/L、血肌酐正常值为 60 ～ 130 μmol/L、内生肌酐清除率正常值为 80 ～ 120 ml/（min・1.73 m^2）。上述三项测定均反映肾小球滤过功能，以内生肌酐清除率最为可靠而灵敏。此外，血和尿 β_2 微球蛋白和 α_1 微球蛋白测定用于检测近曲小管功能，尿浓缩功能检查（禁食水后测血和尿渗透压）和稀释功能检查（大量饮水后测血和尿渗透压）可用于判断远端肾小管和集合管功能。③血浆清蛋白测定：判断是否为低蛋白血症。

（2）主要护理诊断 / 问题

1）有感染的危险：与体内蛋白质不足、贫血导致抵抗力下降有关。

2）焦虑：与肾炎慢性病程反复发作有关。

3）体液过多：与水、钠潴留及低蛋白血症有关。

4）有皮肤完整性受损的危险：与肾性水肿有关。

（3）护理计划及评价

体液过多：与水、钠潴留及低蛋白血症有关。

1）护理目标：①患者水肿减轻或消失。②患者能认识造成水肿的原因、诱因，并会避免诱因。

2）护理措施

休息：身心均应获得休息，平卧可增加肾血流量，提高肾小球滤过率，减少水、钠潴留。轻度水肿患者卧床休息与活动可交替进行，要限制活动量。严重水肿患者应以卧床休息为主。

饮食护理：限制水、钠和蛋白质的摄入。①水盐摄入：轻度水肿患者尿量＞ 1000 ml/d，不必过分限水。总钠盐限制在 6 g/d 以内，包括含钠食物及饮料，如香肠、咸肉、罐头食品，其中每日进食盐 2 ～ 3 g。严重水肿伴少尿者每日摄水量应限制在 1000 ml 以内。低盐饮食烹饪时可用糖、醋、蒜等调味品，以增加患者的食欲。②蛋白质摄入：对于严重水肿伴低蛋白血症患者，可给予蛋白质 1 g/（kg・d），其中 60% 以上为优质蛋白。轻中度水肿、低蛋白血症不明显者蛋白质摄入量可为 0.5 ～ 0.6 g/（kg・d）（60% 以上为优质蛋白）。给予蛋白质的同时，必须有充足的热量摄入，30 ～ 35 kcal/（kg・d），以避免机体出现负氮平衡。

病情观察：①每日测量 T、P、R、BP，询问患者主诉及进食情况。②观察水肿部位及程度的变化。③准确记录出入量，出量包括尿量、粪便量、呕吐物量，进行透析治疗者记录超滤液量。入量包括食物含水量、饮水量及输液量。④监测体重变化，能有效地观察水肿消长情况。

病因指导：向患者及其家属讲解造成水肿的原因，使之与医护配合。肾性水肿主要是肾功能受损引起水、钠在体内过多潴留，还有大量蛋白尿丢失，使体内血浆蛋白降低，导致血浆中水分流入组织间隙。慢性肾病患者常因上呼吸道感染或其他部位感染、过劳、过累、情绪变化、摄水盐过多，使病情加重，故嘱患者避免上述诱因极为重要。

药物护理：按医嘱给予利尿药，除急性肾损伤外，利尿药的应用原则是小量、间断、缓慢利尿。GFR 下降时，可加量或联合应用利尿药，注意观察药物的不良反应，如血容量异常、电解质代谢紊乱。另外，提高血浆胶体渗透压可以利尿，如静脉注射血浆或血浆白蛋白，静脉穿刺时要注意无菌操作，输注后观察反应，如发热、过敏反应。

3）评价：①患者水肿减轻。②患者知道水肿的原因及诱因，并会避免诱因。

有皮肤完整性受损的危险：与肾性水肿有关。

1）护理目标：①患者水肿期间皮肤保持完整，不发生损伤和感染。②患者学会保护水肿处的皮肤。

2）护理措施：①患者应穿着宽大、柔软的棉织品衣裤；保持床铺平整、干燥。②卧位或坐位患者要协助其经常变换体位，避免骨凸部位受压，以免引起皮肤破损。③肌内注射及静脉注射时，操作要严格执行无菌操作，将皮下组织液推向一侧再进针，使穿刺点不在各层组织的同一位置，以免拔针后药液及水肿液外渗。穿刺后用无菌干棉球按压至不渗液为止。④保持皮肤、黏膜清洁：定期温水擦浴或淋浴，勤换内衣及内裤。⑤自我皮肤护理指导：向患者及其家属解释水肿部位皮肤处于营养不良状态，由于血液供给差，皮肤变薄，易受损伤，损伤后皮肤修复能力差，切口不易愈合，故保护水肿部位皮肤极其重要，嘱患者学会皮肤的护理方法，能做到自我护理。

3）评价：患者学会自我护理水肿皮肤的方法，且皮肤未发生破损及感染。

2. 尿路刺激征

（1）护理评估

1）病史及心理社会资料

入院症状：起病急或缓，发病的时间，每小时排尿次数，除尿频、尿急、尿痛外，是否有寒战、发热、全身不适、乏力，有无腰痛或肾区不适、血尿或尿液混浊。

既往史：有无类似发作，确诊何种病，使用过何种抗生素或其他药物。有无肾盂肾炎、膀胱炎或尿道炎病史。

心理社会资料：急性发作时患者痛苦，常坐卧不安，易产生紧张、恐惧情绪。反复发作时，患者多缺乏预防发作诱因的知识，易着急、焦虑。了解患者家属对疾病的认知及对患者的态度。

2）身体评估：测量体温，观察患者有无痛苦表情及高热病容，膀胱区有无压痛，双侧肾区有无压痛及叩击痛。

3）有关检查：尿常规有无蛋白尿、血尿，尿沉渣有无脓尿。血常规白细胞计数是否增高。肾功能检查血尿素氮、肌酐清除率、尿培养结果，超声检查双肾是否等大。

（2）主要护理诊断 / 问题及其计划、评价

尿痛、尿急、尿频：与尿路感染有关。

1）目标：①尿痛、尿急、尿频症状减轻至消失。②患者能叙述造成尿路刺激征的原因及诱因，并会避免诱因。

2）护理措施

休息与饮食：急性期或发作期要卧床休息，进食清淡、富有营养的食物，补充多种维生素，多饮水，每日饮水量＞2000 ml，对增加尿量、减少尿路炎症有利。

尿痛不适的护理：多饮水，可饮白开水或糖水，使尿量增多，以冲刷尿路，减少炎症对膀胱的刺激，这对减轻尿路刺激征是重要的措施。另外，分散患者注意力、听音乐、做松弛术或与患者谈话，可使排尿次数减少。

高热护理：当体温＞39℃时，应进行物理降温、酒精擦浴，冰袋应放在大血管处，必要时可按医嘱给予药物降温。

药物护理：按医嘱给予抗生素，目前多用复方磺胺甲基异噁唑、环丙沙星或左氧氟沙星、氨苄西林或头孢类抗生素，注意观察药物的副作用。

病因指导：向患者解释尿路刺激征多见于尿路感染，如急性肾盂肾炎、膀胱炎、尿道炎，其发作诱因多为过度劳累、会阴部不清洁及性生活等。平日患者应每日冲洗会阴部，不要过劳，合理安排工作和生活，性生活后冲洗会阴部并排尿，学会避免诱因且养成多饮水、不憋尿的习惯，常可预防尿路感染的复发。

3）评价：①尿路刺激征症状减轻。②患者知道尿路刺激征的原因（尿路感染）及诱因，并会避免发作的诱因。

第二节　肾小球疾病

一、总论

肾小球疾病是一组有相似的临床表现（血尿、蛋白尿、高血压等），病变主要累及双侧肾小球的疾病，但病因、发病机制、病理改变、病程和预后不尽相同。肾小球疾病可分为原发性、继发性及遗传性肾小球疾病。继发性肾小球疾病是指全身或系统性疾病（如系统性红斑狼疮、过敏性紫癜、糖尿病）引起的肾小球损害。遗传性肾小球疾病是遗传基因病变造成的肾小球疾病（如遗传性进行性肾炎）。原发性肾小球疾病多数病因不清，在肾小球疾病中占大多数，而且是我国引起慢性肾功能不全的常见病因，应予以重视。本节仅叙述原发性肾小球疾病。

【发病机制】

多数肾小球肾炎是免疫介导性疾病，但在慢性进展过程中也有非免疫非炎症机制参与。

1. 免疫反应　体液免疫和细胞免疫均可引起肾炎。体液免疫反应通过下列两种途径致病：①循环免疫复合物沉积，抗原抗体在血液循环中形成免疫复合物沉积于肾小球引起炎症。②原位免疫复合物形成，血液循环中的游离抗体在肾小球内与其固有抗原或种植于肾小球的外源性抗原结合，形成原位免疫复合物致炎症。细胞免疫近年有肾炎动物模型，提供了细胞免疫证据。

2. 炎症反应　免疫反应导致炎症反应而致病，炎症反应包括炎症细胞及炎症介质。①炎症细胞：如中性粒细胞、单核细胞及血小板，能产生多种炎症介质。②炎症介质：由补体等多种炎症介质致病。近年发现的炎症介质有细胞因子、血小板活化因子、活性氧产物和活性氮等。

3. 非免疫非炎症损伤　大量蛋白尿可作为独立致病因素使肾病加重。肾小球疾病合并高血压及在肾功能不全时，蛋白质及磷摄入过多，可导致或促进肾小球硬化。高脂血症是加重肾小球损伤的重要因素。

【原发性肾小球疾病的分型】

原发性肾小球疾病可进行临床及病理分型。

（一）临床分型（依据中国 1992 年原发性肾小球疾病分型标准）

1. 急性肾小球肾炎
2. 急进性肾小球肾炎
3. 慢性肾小球肾炎
4. 无症状性血尿和（或）蛋白尿（隐匿性肾小球肾炎）
5. 原发性肾病综合征

（二）病理分型（依据 1995 年 WHO 分类标准）

1. 轻微性肾小球病变
2. 局灶性节段性病变
3. 弥漫性肾小球肾炎

（1）膜性肾病

（2）增生性肾炎：①系膜增生性肾小球肾炎；②毛细血管内增生性肾小球肾炎；③系膜毛细血管性肾小球肾炎；④新月体性肾小球肾炎。

（3）硬化性肾小球肾炎

4. 未分类的肾小球肾炎　某些肾小球疾病可根据免疫荧光和结果做出免疫病理诊断，如 IgA 肾病及 IgM 肾病。

临床分型与病理分型之间尚无肯定的相应关系。怀疑有肾小球疾病的患者，首先根据临床表现做出临床诊断，在肾活检后再确定其病理类型。

二、急性肾小球肾炎

急性肾小球肾炎（acute glomerulonephritis）简称急性肾炎（acute nephritis），是一组常见的疾病。本病急性起病，病程短，以血尿、蛋白尿、高血压、水肿、少尿、一过性氮质血症等为常见临床表现，多见于儿童，男性多于女性，大部分患者预后较好。

【病因及发病机制】

急性肾炎多因 β 溶血性链球菌 A 组 12 型等“致肾炎菌株”感染所致，常出现在上呼吸道感染（多见扁桃体炎）或皮肤感染（多为脓疱疮）等链球菌感染后。其他细菌、病毒感染也可引起急性肾炎。发病主要是由于感染所诱发的免疫反应，当链球菌致病抗原进入人体 1 ~ 3 周后，刺激机体产生抗体，抗原抗体结合形成循环免疫复合物；通过循环免疫复合物在肾小球内沉积致病，又可通过原位免疫复合物形成致病。肾小球内的免疫复合物可激活补体，引起炎症反应，导致肾病。

【临床表现】

1. 潜伏期　以链球菌感染后肾炎为例。在链球菌感染（扁桃体炎、脓疱疮等）后

7 ～ 21 d（平均 10 d）开始出现临床症状。潜伏期相当于机体接触抗原后初次免疫产生免疫复合物所需时间。本病起病较急，病情轻重不一，大多预后良好。

2. 水肿　也常为起病的第一个症状，发生率为 70% ～ 90%。轻者晨起眼睑水肿，严重者水肿可波及全身，如头皮、阴囊水肿及浆膜腔积液。大部分患者于 2 ～ 4 周内自行利尿、消肿。如水肿持续发展，常提示预后不良。水肿常因肾小球滤过率下降，球管功能失衡致水、钠潴留所致。

3. 尿异常及肾功能损害

（1）血尿：几乎见于所有病例，多为镜下血尿，肉眼血尿出现率约为 40%，常为起病的第一症状。尿色呈洗肉水样或棕色混浊，但无血凝块。肉眼血尿持续数日消失，也可持续数周转为镜下血尿，可伴有轻、中度蛋白尿，少数患者可呈大量蛋白尿，尿沉渣可见红细胞、白细胞、颗粒管型等。

（2）少尿：大部分患者起病时有尿量减少（＜ 500 ml/d）。少尿可引起一过性氮质血症，严重者出现急性肾损伤。经利尿数日后，氮质血症可恢复正常。仅有少数（＜ 5%）可发展为无尿，提示可能呈现新月体性肾小球肾炎。

4. 高血压　见于 80% 左右病例，多为轻、中度高血压，偶可见严重高血压，甚至发生高血压脑病。高血压多呈一过性，常与水、钠潴留有关。高血压与水肿程度常平行一致，随着利尿，血压可逐渐恢复正常。

5. 全身表现　常有疲乏、厌食、呕吐、嗜睡、头痛、头晕、视物模糊及腰部钝痛。

【有关检查】

1. 尿常规检查　几乎全部患者均有镜下血尿及尿蛋白阳性，约 20% 病例可呈大量蛋白尿，尿沉渣中有红细胞、白细胞及管型（如颗粒管型和红细胞管型）。

2. 血液检查　起病初期部分患者血清总补体及补体 C3 下降，均于 8 周以内恢复至正常水平。部分患者起病早期循环免疫复合物试验阳性。肾小球滤过率下降，可有血肌酐及尿素氮升高。

3. 肾活检组织病理学检查　是确诊肾炎最主要的手段。病理类型主要为毛细血管内增生性肾炎。

【诊断要点】

短期内发生血尿、蛋白尿、尿少、水肿、高血压等典型临床表现，可诊断为急性肾炎综合征。根据病史、链球菌感染后 1 ～ 3 周、血清补体 C3 下降等典型表现，可协助确诊。临床表现不明显者，必要时需取肾组织行活检病理学诊断。

【治疗要点】

本病是自限性疾病，治疗以休息、低盐饮食、对症治疗为主，少数急性肾衰竭应予以透析治疗。一般不使用激素及细胞毒类药物。

1. 休息　急性期患者应卧床休息，直至肉眼血尿消失、水肿消退、血压恢复正常。当症状缓解，血肌酐恢复正常之后，可逐渐增加活动量。

2. 饮食　一般饮食原则是应给予富含维生素的低盐饮食（钠盐＜ 3 g/d）。肾功能正常者蛋白质入量保持正常［1 g/（kg · d）］，如出现肾功能不全、氮质血症，应限制蛋白质入量，以优质蛋白为主。水肿且尿少者，水的入量不超过前一日出液量加 500 ml。

3. 对症治疗

（1）利尿：水肿严重者，应用利尿药。噻嗪类利尿药，如氢氯噻嗪（双氢克尿噻）25 ~ 50 mg，每日 2 ~ 3 次，必要时可用呋塞米或依他尼酸钠，此两种药物在肾小球滤过功能严重受损时仍有利尿作用。呋塞米 20 ~ 60 mg，每日 3 次。也可用保钾利尿药，如氨苯蝶啶 50 mg，每日 3 次。

（2）抗高血压药：经休息、使用利尿药，高血压仍控制不满意，可加用其他抗高血压药，如哌唑嗪 3 ~ 10 mg/d；钙通道阻滞药，如硝苯地平 30 ~ 40 mg/d；血管紧张素转换酶抑制药（ACEI），如贝那普利 10 ~ 20 mg，每日 1 次。

4. 透析治疗　少数发生急性肾衰竭且有透析指征时，应及时给予短期透析治疗。本病有自愈倾向，肾功能多可逐渐恢复。

5. 治疗感染灶　链球菌感染者首选青霉素 80 万 U 肌内注射，每日 2 ~ 3 次，也可静脉滴注，320 万 ~ 480 万 U/d，对青霉素过敏者可用红霉素治疗。疗程 2 周左右。

6. 中医及中药治疗　治疗要针对表邪、水湿、清热 3 个环节。本病恢复期以清热利湿为主，佐以养阴，不可温补。

【护理要点】

1. 休息　急性期应卧床休息，心身良好的休息可使新陈代谢率降低，能减轻肾的负担。

2. 准确记录 24 h 液体出入量　少尿者液体的摄入量一般等于前一日的出量加 500 ml。

3. 密切观察血压及体重改变情况　体重的增加能提早反映体内水、钠潴留情况，血压的变化能反映体内血容量的变化情况，对指导治疗用药具有重要意义。

4. 饮食护理　发病初期多给予高糖、低盐饮食，一般食盐 2 ~ 3 g/d。有急性肾衰竭者应限制蛋白质和水的摄入。

5. 保持皮肤、口腔卫生　保持患者身体清洁，增进患者的舒适感，饭前及饭后要漱口。

6. 合并症的护理　急性肾小球肾炎可能发生的合并症有心力衰竭、高血压脑病和急性肾衰竭，这些并发症可能由血容量过多和高血压所引起，应遵医嘱给药，密切观察并发症及病情变化情况，及时向医生报告。

【健康教育】

向患者及其家属说明各种感染（如病毒、细菌等所致的机体感染）都可能导致急性肾炎，避免或减少上呼吸道及皮肤感染是预防的主要措施。患急性肾炎后，减少感染可降低演变为慢性肾炎的发生率。嘱患者及其家属一旦发生感染，应及时使用抗菌药物。如机体存在某些慢性感染灶，如慢性扁桃体炎，必要时可手术治疗。

让患者及其家属了解心情愉快、保证营养、适量活动、注意个人卫生是增强体质及预防各种感染的重要环节。

【预后】

急性肾炎一般经过休息和治疗，预后良好。85% ~ 95% 的儿童，50% ~ 75% 的成人可完全治愈，极少数患者可演变为慢性肾炎。

三、急进性肾小球肾炎

急进性肾小球肾炎（rapidly progressive glomerulonephritis）简称急进性肾炎，是一组临床综合征，特征性改变是在肾炎综合征（肾小球源性血尿、蛋白尿）的基础上，短期内肾功能急剧恶化，常伴有少尿、无尿。病理变化多为广泛的新月体形成。该病包括：①原发性急进性肾炎；②继发于全身系统疾病的急进性肾炎。本节重点讲述原发性急进性肾炎。

【病因和发病机制】

本病病因多不清楚，约半数以上患者有前驱上呼吸道感染史，其中少数呈典型链球菌感染表现，其他患者呈病毒性呼吸道感染表现。部分患者继发于急性肾小球肾炎。

根据免疫荧光检查，原发性急进性肾炎的发病机制分三型：Ⅰ型为抗肾小球基底膜病（GBM）抗体型，该型是机体产生抗肾小球基底膜抗体与肾小球基底膜抗原结合激活补体而致病。Ⅱ型为免疫复合物型，在肾小球内循环免疫复合物沉积或原位免疫复合物形成，激活补体而致病，此型患者常有前驱上呼吸道感染史，提示致病抗原可能是病毒或细菌。Ⅲ型为少免疫沉积型，现已证实 50% ~ 80% 该型患者为肾微血管炎。我国以Ⅱ型为常见。病理改变：光镜下 50% 以上的肾小体的肾小囊中有新月体形成。

【临床表现】

Ⅰ型和Ⅱ型多见于青、中年发病，Ⅲ型较多见于中、老年人，男性居多。起病多较急，病情进展速度快。临床表现类似急性肾炎，迅速出现水肿，可有肉眼血尿、高血压，血压多为轻、中度升高，但以急剧的少尿、无尿，在数周至数月内发展成为尿毒症为其突出表现。患者常有中度贫血。Ⅱ型患者常伴肾病综合征，Ⅲ型患者可有发热、乏力、关节痛等血管炎表现。

【有关检查】

1. 尿常规检查　可见大量红细胞，常见红细胞管型，也可见到白细胞。尿蛋白中等量，或大量尿蛋白呈肾病综合征的表现。

2. 肾功能检查　血尿素氮、血肌酐均迅速增高。肌酐清除率明显下降。血清可发现抗肾小球基底膜抗体阳性，血清循环免疫复合物阳性。腹部 X 线平片及肾超声检查示双肾增大而轮廓整齐。

3. 肾活组织病理学检查　病理类型为新月体肾小球肾炎。光镜下有 50% 以上的肾小体囊腔内有大新月体形成为主要特征，病变早期为细胞新月体，后期为纤维新月体。

【治疗要点】

由于本病发展速度快，病情迅速恶化，一旦疑及本病，应及时作肾活检病理学检查。

1. 强化疗法

（1）甲泼尼龙冲击疗法：甲泼尼龙静脉冲击的剂量为 500 ~ 1000 mg，溶于 5% 葡萄糖溶液静脉滴注，每日或隔日一次，3 次为一个疗程，间隔 5 ~ 7 d 后再用 1 ~ 2 个疗程。该疗法需配合应用口服泼尼松［泼尼松 1 mg/（kg·d），服 3 个月渐减至维持量］及环磷酰胺［环磷酰胺 2 ~ 3 mg/（kg·d），累积量达 6 ~ 8 g 后停药］常规口服治疗。此疗法对Ⅱ型、Ⅲ型疗效较好，对Ⅰ型疗效较差。应用甲泼尼龙治疗时，应注意继发感染、血糖升高、水钠潴留等副作用。

（2）血浆置换疗法：采用血浆置换机分离患者的血浆和血细胞，弃去血浆，用正常人等量血浆和患者血细胞重新输入体内。本疗法可降低免疫反应的致病作用。对急进性肾炎Ⅰ型有一定的疗效，对Ⅱ型及Ⅲ型也常有效。每次置换血浆 2 ~ 4 L，每日或隔日一次，直至血中抗基底膜抗体或免疫复合物转阴，病情显著改善。使用此疗法时，常配合使用泼尼松、环磷酰胺等。血浆置换疗法易并发细菌感染，有时可引起出血、溶血、过敏反应，患传染性肝炎等，认真选择血浆、操作严格、密切观察，上述并发症可避免。

2. 透析及肾移植　符合透析指征者，应尽早透析治疗。肾移植应在病情静止半年至 1 年后才进行。Ⅰ型患者血清抗肾小球基底膜抗体转为阴性才能进行，但移植后仍可再发生肾炎。

3. 对症治疗　对水肿、高血压及存在感染者，应给予相应的治疗。

【护理要点】

1. 休息　本病的卧床休息时间较急性肾炎长，嘱患者注意心身休息，一般要待病情得到初步缓解时才开始下床活动，不宜进行较重的体力活动。

2. 饮食　低盐、优质蛋白饮食，蛋白质不宜限制过于严格，一般 1 g/（kg · d）左右。

3. 病情观察　准确记录 24 h 出入量。

4. 观察药物及血浆置换疗法的不良反应　大剂量糖皮质激素治疗可导致上消化道出血、精神症状。环磷酰胺可导致上腹不适、恶心、呕吐、出血性膀胱炎、骨髓抑制等。血浆置换术不良反应主要有出血、并发感染，特别是经血液制品传播的疾病等。应用上述药物或采用血浆置换术时，应密切观察有无上述不良反应，若发生，应向医生报告并及时处理。

5. 加强口腔、皮肤护理　患者接受免疫抑制药、血浆置换等治疗，可致免疫功能低下，极易受到感染。使用漱口液三餐前后含漱，定期擦浴，勤换内衣及内裤。另外，还应加强空气消毒，进入病房要戴口罩、帽子。减少探视。

6. 心理护理　由于该病不易治愈，多数患者会转变为慢性肾衰竭。因此，患者会产生焦虑、恐惧及悲观心理，应做好疏导工作，增强患者战胜疾病的信心，使其积极配合治疗。

【预后及健康教育】

积极预防上呼吸道感染，并认真治疗急性肾炎，对预防本病的发生及病情加重起重要作用。如患者出现不适，应及时就诊，早期诊断，早期强化治疗，预后可获得良好改善，从免疫类型观察预后是Ⅲ型较好，Ⅰ型最差，Ⅱ型介于两者之间。本病缓解后常逐渐转为慢性病变，且发展为慢性肾衰竭。

四、慢性肾小球肾炎

慢性肾小球肾炎（chronic glomerulonephritis）简称慢性肾炎，为最常见的一组原发于肾小球的疾病。基本临床表现为蛋白尿、血尿、管型尿、水肿和高血压。慢性肾炎具有多种病理类型，临床特点为病情迁延，病变进展缓慢，最终将发展成慢性肾衰竭。

【病因和发病机制】

大多数慢性肾炎的病因尚不清楚。仅少数急性链球菌感染后肾炎可迁延而致慢性肾炎。大多数慢性肾炎起病即属慢性。发病的起始因素多为免疫介导炎症，从多数病例肾穿刺活检发现肾小球内有免疫复合物沉积可得到证实。

非免疫非炎症因素在慢性肾炎的发生与发展中占有重要地位。非免疫非炎症因素包括：①病程中的高血压导致肾小球内高压；②肾功能不全时，健存的肾小球血流动力学代偿性改变，久之引起健存肾小球高滤过，均可促进肾小球硬化；③超负荷的蛋白饮食使肾小球负担过重，易导致肾小球硬化。

【临床表现】

慢性肾炎以中、青年多见，男性多于女性。多数起病隐匿，早期可有乏力、疲倦、腰部疼痛等不适，部分患者可无症状。主要表现为：①轻、中等量尿蛋白，是慢性肾炎必有的表现。②血尿，多为镜下血尿，也可出现肉眼血尿及管型尿。③轻、中度水肿，晨起多为眼睑、颜面水肿，下午双下肢水肿明显。④高血压可为轻度或持续的中度高血压。上述情况可持续数年甚至数十年。⑤肾功能呈进行性损害，可因感染、劳累、血压升高或使用肾毒性药物而急剧恶化，去除诱因后肾功能可在一定程度上恢复。肾衰竭时，患者可出现贫血。少数患者除慢性肾炎一般表现外，血压中等以上程度持续升高，患者常有眼底出血、渗出，甚至视神经盘水肿，如血压控制不好，此时肾功能恶化较快。另外，在合理治疗的情况下，肾功能损害进展主要与病理类型相关。还应注意，在本病慢性过程中，若高血压症状突出，易误诊为原发性高血压，急性发作时易误诊为急性肾炎。

慢性肾炎容易并发尿路感染、上呼吸道感染，其原因多与患者抵抗力差及应用免疫抑制药有关。慢性肾衰竭为其终末期并发症。

【有关检查】

1. 尿液检查　尿蛋白定性 + ~ +++，尿蛋白定量常在 1 ~ 3 g/d，肉眼血尿或镜下血尿及管型尿。

2. 血液检查　晚期血浆清蛋白降低，血脂可升高，肌酐清除率下降，血尿素氮、肌酐上升，血红蛋白浓度下降。

3. 肾组织活检病理学检查　可以确定病理类型，以 IgA 肾病、膜性肾病、局灶性节段性肾小球硬化症等为常见。

【诊断要点】

临床表现为蛋白尿、血尿、水肿及高血压史达 1 年以上，无论有无肾功能损害，均应考虑本病。肾活检有典型病理变化，除外继发性肾炎，即可确诊为慢性肾炎。

【治疗要点】

本病治疗目的主要在于防止或延缓肾功能进行性减退，改善症状及防治严重并发症，而不以消除尿蛋白及血尿为目标。一般不主张积极使用糖皮质激素及细胞毒药物，可采用中西医结合及下列综合治疗措施。

1. 一般治疗　慢性肾炎患者，若尿蛋白不多，水肿、高血压不明显，肾功能损害不严重，可以从事轻体力工作，注意多休息，避免重体力活动、受潮、受凉，防止感染，避免使用对肾有损害的药物。

2. 限制蛋白、磷的摄入　肾功能不全氮质血症患者应进食低蛋白质、低磷饮食，限制蛋白质，0.6 ~ 0.8 g/（kg · d），选择优质蛋白（如鸡肉、牛奶、瘦肉），限制蛋白质入量，也可达到低磷饮食的要求。保证足够热量，30 ~ 35 kcal/（kg · d）。水肿、高血压患者应限盐，< 3 g/d。

3. 利尿消肿　水肿较明显的患者可利尿，常用口服药如下。①氢氯噻嗪 75 ~ 100 mg/d，分 2 ~ 3 次服用，长期用药注意低钠、低钾。②螺内酯（安体舒通）与氨苯蝶啶为保钾利尿药，与氢氯噻嗪合用，可加强利尿。螺内酯 60 mg/d，分 3 次服用，氨苯蝶啶 100 ~ 300 mg/d，分 2 ~ 3 次服用。

4. 控制高血压　血压控制目标是 130/80 mmHg 以下。

（1）利尿药：如氢氯噻嗪、呋塞米，对水、钠潴留的容量依赖性高血压应为首选的利尿药。

（2）RAS 阻断剂［ACEI 和（或）ARB］　近年研究证实，RAS 阻断剂可降低血压、减少尿蛋白和减缓肾功能恶化。ACEI 要注意高血钾副作用，肾功能不全者慎用。

（3）其他：β 受体拮抗药，如美托洛尔 25 mg，每日 2 次。另外，还常用钙通道阻滞药，如硝苯地平 10 mg，每日 3 次。

5. 血小板解聚药物　长期用血小板解聚药可改善微循环，延缓肾功能衰退，双嘧达莫（潘生丁）用量要大，300 ~ 400 mg/d，阿司匹林用量要小，40 ~ 80 mg/d。

6. 糖皮质激素及细胞毒药物　如患者肾功能尚好，病理类型较轻，尿蛋白较多，可试用。

7. 避免诱因　感染、过劳、妊娠及使用肾毒性药物均可损害肾，应予以避免。

【护理要点】

（一）护理评估

1. 病史及心理社会资料　了解患者此次来院原因、主要症状，患病前有无诱因，如上呼吸道感染，目前食欲、尿量、睡眠情况。既往是否经常感冒，有无慢性扁桃体炎。还要了解患者对治疗的态度，家属对患者的关心、支持情况。

2. 身体评估　测量血压，观察面部、眼睑有无水肿，营养状况，有无贫血及双下肢水肿。

3. 有关检查　尿蛋白，有无血尿，24 h 尿蛋白定量，肌酐清除率、血肌酐、尿素氮水平，肾活检的病理类型。

（二）主要护理诊断 / 问题

1. 体液过多：水肿　与肾小球滤过率下降有关。

2. 有感染的危险　与大量蛋白质丢失，患者抵抗力下降有关。

3. 知识缺乏　缺乏慢性肾炎防治知识。

4. 焦虑　与担心疾病复发和预后有关。

（三）护理计划及评价

知识缺乏　缺乏慢性肾炎防治知识。

1. 护理目标　患者能够认识本病的防治要点，并会实施。

2. 护理措施　首先评估患者对疾病防治知识的了解程度，然后进行指导。

（1）休息指导：心身休息可减轻肾负担，卧床休息可增加肾血流量，促进炎症修复，减少蛋白尿及水肿。

（2）心理支持：由于患者卧床时间长，会面临工作、经济、家庭负担等问题，同时担心血尿、蛋白尿会恶化，常有焦虑不安。因此，应鼓励患者说出担心的事情，护士认真倾听并给予心理支持。向患者详细说明慢性肾炎病程长的特点，须重视长期治疗与保养。

（3）饮食指导：患者处于氮质血症时，应帮助患者制订合理的饮食计划，其要求如下。

1）蛋白质：摄入量为 0.6 ~ 0.8 g/（kg·d），目的是减轻肾负担。低蛋白质饮食处方包括麦淀粉、低脂奶、蛋、少量瘦肉、豆类、蔬菜、水果。

2）低脂饮食：脂肪供能应为总能量的 25% ~ 35%，豆油、葵花籽油、鱼和鱼油等食物中多不饱和脂肪酸含量丰富，可适当增加摄入量。

3）盐：摄入量为每日 2 ~ 3 g，同时补充多种维生素。

（4）药物护理：①遵医嘱给予抗生素，连续使用 1 ~ 2 周。②指导患者遵医嘱坚持长期用药，有延缓或阻止肾功能恶化的作用。③使用抗高血压药时不宜降压过快、过低，一般保持血压 120 ~ 130/80 ~ 90 mmHg 较好。

（5）避免诱发因素的指导：向患者说明常见诱因，如感染、过劳、妊娠、应用肾毒性药物及高血压等可使肾炎加重，故患者应做到以下几点。①避免与上呼吸道感染者接触。②保持口腔及皮肤清洁，注意个人卫生。③注意保暖、预防感冒，若有喉痛、鼻塞等症状，应及时就医治疗。④青年女性患者最好不要妊娠。⑤日常活动不可过劳。⑥避免使用肾毒性药物，如庆大霉素、阿米卡星、多黏菌素。遵医嘱服用抗高血压药，积极治疗高血压。鼓励患者避免诱因，减少复发，重视保护肾及坚持治疗，可使病情稳定或减轻。

3. 护理评价　患者知晓疾病防治要点并自觉执行。

【健康教育】

患者如无明显水肿或高血压，可坚持上班，但不能从事重体力劳动，避免劳累。向患者说明加强营养、提高呼吸道抵抗力是重要的，如适当用温凉水洗脸，以减少呼吸道感染机会。另外，还应禁忌吸烟、饮酒。

【预后】

一般认为，持续肾功能减退或有明显高血压者、新月体性肾小球肾炎、局灶性节段性肾小球硬化症患者预后较差，局灶性节段性肾小球肾炎、膜性肾病、系膜增生性肾炎患者预后相对较好。

五、肾病综合征

肾病综合征（nephrotic syndrome）为一组临床症候群。临床表现为大量蛋白尿（尿蛋白大于 3.5 g/d）、低蛋白血症（血浆清蛋白低于 30 g/L）、水肿、高脂血症。肾病综合征是多种肾病的共同表现，不是一种独立的疾病。

【病因和发病机制】

肾病综合征按病因分为原发性和继发性。原发性肾病综合征是指原发于肾本身的疾病，如急性肾炎、急进性肾炎、慢性肾炎等疾病过程中发生肾病综合征，可有多种病理类型变化。继发性肾病综合征病因很多，常见为糖尿病肾病、狼疮性肾炎、过敏性紫癜、感染及药物引起的肾病。

原发性肾病综合征的病因及发病机制尚未明确，较肯定的是免疫（体液及细胞免疫）因素在发病中起重要作用。主要通过以下病理生理改变引起肾病综合征。

1. 大量蛋白尿　由于肾小球滤过膜通透性增加，大量血浆蛋白漏出，超过肾小管的重吸收能力，导致大量蛋白尿。如高血压、高蛋白质饮食、大量输注血浆蛋白，均可增加尿蛋白排出。

2. 低蛋白血症　由于血浆蛋白从尿中丢失，同时蛋白分解代谢增加，即出现低蛋白血症。患者食欲下降，摄入减少，进一步加重低蛋白血症。除血浆蛋白减少外，血浆中某些免疫球蛋白、补体成分、抗凝血及纤溶因子也可减少，凝血因子增加与肝合成增多有关。患者易产生感染、高凝、免疫功能减低等并发症。

3. 高脂血症　肝代偿合成脂蛋白增加及外周组织利用及分解减少，导致高脂血症。

4. 水肿　低蛋白血症导致血浆胶体渗透压减低，使血液中液体进入组织间隙。另外，部分水肿患者循环血量不足，可激活肾素-血管紧张素-醛固酮系统，加重水、钠潴留，产生水肿。

【临床表现】

原发性肾病综合征一般发病较急，可于短期内发病，少数隐袭起病。

1. 水肿　是最常见的症状，且较重，水肿部位常随体位而移动，晨起眼睑、头枕部及腰骶部水肿较显著，起床后则逐渐以下肢为主，水肿呈可凹性，严重时遍及全身，并出现体腔积液，常见腹水及胸腔积液，心包积液偶见，水肿时伴有尿量减少。

2. 高血压　成人肾病综合征 20% ~ 40% 有高血压，血压多为轻、中度增高，部分患者随水肿消退血压可降为正常。

3. 营养不良　长期低蛋白血症可致营养不良，表现为面色苍白、疲乏无力、头晕，站立时或体位由卧位变为立位时常易晕厥，与低蛋白血症致血容量不足、低血压有关。

4. 并发症

（1）感染：是主要并发症。患者常发生呼吸道、泌尿道、皮肤感染及腹膜炎等。病原体可为细菌（包括结核分枝杆菌）、病毒及霉菌。感染可影响肾病综合征疗效或导致肾病综合征复发，严重感染可危及生命。引起感染的因素很多，如低蛋白血症使抗体形成减少，使用大量糖皮质激素等。

（2）血栓及栓塞：多数肾病综合征患者由于血液浓缩、高脂血症，造成血液黏滞度增加及凝血、抗凝、纤溶系统失衡，常使血液呈高凝状态，可自发形成血栓、栓塞并发症。最常见肾静脉血栓，下肢静脉、下腔静脉也可见。肾静脉血栓形成可使肾病综合征加重且影响治疗效果。

（3）动脉粥样硬化：常见冠心病、心绞痛、心肌梗死，与长期高脂血症有关。

（4）肾功能不全：肾病综合征并发的肾功能不全有两种类型。①少尿型急性肾衰竭。②慢性肾衰竭，是肾病综合征导致肾损伤的最终结果。

【有关检查】

1. 尿液检查　尿常规检查示大量蛋白尿，24 h 尿蛋白定量测定＞3.5 g，尿沉渣常见颗粒管型及红细胞。

2. 血液检查　血清清蛋白低于 30 g/L，血清胆固醇及甘油三酯可升高。

3. 肾功能检查　肌酐清除率可正常或降低，血尿素氮、肌酐可正常或升高。

4. 肾组织活检病理学检查　常见5种病理类型。

（1）微小病变型肾病：光镜下见肾小球大致正常。电镜下可见肾小球上皮细胞足突弥漫融合。

（2）系膜增生性肾炎：光镜下见系膜细胞弥漫增生。电镜下可在系膜区见到电子致密物为免疫球蛋白沉积物。

（3）膜性肾病：光镜下见肾小球毛细血管壁基底膜弥漫增厚。电镜下见上皮侧电子致密物。

（4）系膜毛细血管性肾炎：光镜下见系膜细胞及基质高度增生。电镜下可见系膜区及内皮下有电子致密物。

（5）局灶性节段性肾小球硬化症：光镜下见肾小球呈局灶性节段性硬化。电镜下可见肾小球上皮细胞广泛足突融合。

【诊断要点】

肾病综合征的诊断标准：①大量蛋白尿（> 3.5 g/d）。②低蛋白血症（血浆清蛋白< 30 g/L）。③高脂血症。④水肿。前两条为诊断的必备条件，伴有③或④或同时存在，均可确诊为肾病综合征。要仔细除外继发的肾病综合征（如系统性红斑狼疮、过敏性紫癜肾病、糖尿病肾病、肾淀粉样变），才能诊断原发性肾病综合征。

【治疗要点】

（一）一般治疗

1. 休息　严重水肿、体腔积液时，患者需卧床休息，至水肿消失，待一般情况较好，方可起床活动。

2. 饮食　蛋白质摄入可为正常人入量［1.0 g/（kg · d）］，其中≥ 50% 为优质蛋白（富含必需氨基酸的动物蛋白），并保证充足的热量［30 ~ 35 kcal/（kg · d）］。高蛋白质饮食会增加肾小球高滤过而加重肾病，故一般不主张应用。为减轻高脂血症，食用植物油及鱼油。水肿时，应低盐饮食（食盐< 3 g/d）。

（二）利尿消肿

一般情况下，患者在使用激素并限制水、钠摄入后即可利尿消肿。如经上述处理不能消肿，可适当选用利尿药。

1. 噻嗪类利尿药与保钾利尿药　噻嗪类利尿药如氢氯噻嗪25 mg，每日3次，口服。保钾利尿药，如氨苯蝶啶50 mg或螺内酯20 mg，每日3次，口服。两类药物可以合用，以增强利尿效果，减少低钾血症，为利尿治疗的基础药物。当药物疗效不佳时，可选用呋塞米20 ~ 40 mg，每日3次。

2. 提高血浆胶体渗透压　羟乙基淀粉40氯化钠注射液或低分子右旋糖酐500 ml静脉滴注，隔日1次，与袢利尿药（常用呋塞米40 ~ 100 mg或布美他尼1 ~ 2 mg，在胶体液静脉滴注完毕前小壶加入）合用，有明显的利尿效果。

静脉输注血浆或白蛋白可提高血浆胶体渗透压从而利尿，由于输入蛋白均在24 ~ 48 h内由尿排出，故不可输注过多、过频，长时间输注后将造成肾小球高滤过及肾小管高代谢，即可能造成肾小球及肾小管损伤。

（三）免疫抑制治疗

糖皮质激素和细胞毒药物是治疗肾病综合征的主要药物。

1. 糖皮质激素 主要对微小病变型、轻度系膜增生性肾炎及早期膜性肾病疗效较好。应用激素一定要遵从下列用药原则。①起始用量要足：以泼尼松为例，起始量应为 1 mg/（kg·d）。②疗程要足够：共 8 ~ 12 周。③减撤药物要慢：每 1 ~ 2 周减原用量的 10%。④维持用药要久：当减至 0.4 ~ 0.5 mg/（kg·d）时，将两日剂量激素隔日晨顿服，维持半年至 1 年或更久。服药方法：目前最常用的为顿服法，即一日剂量在早晨 8 时顿服，因人体此时为糖皮质激素高峰，外源性糖皮质激素不易对下丘脑 - 垂体 - 肾上腺轴产生抑制，副作用少。维持阶段可用隔日疗法，即两日剂量放在一日早上顿服。

2. 细胞毒药物 无糖皮质激素禁忌者这类药物一般不作为首选或单独治疗用药，常与激素协同治疗。环磷酰胺是目前最常用的细胞毒药物，100 ~ 200 mg/d，或 2 mg/（kg·d），分 1 ~ 2 次口服，或 200 mg/d 隔日静脉注射，累积量达 6 ~ 8 g 后停药。主要副作用为骨髓抑制、中毒性肝炎、出血性膀胱炎、性腺抑制（尤其是男性）、脱发及胃肠道反应。

3. 环孢素 激素及细胞毒药物治疗无效的难治性肾病综合征可试用环孢素，该药已作为二线药物，常用量为 5 mg/（kg·d），分 2 次口服，服药 3 个月后缓慢减量，共服半年左右。该药副作用大（常见有肝肾毒性、高血压、高尿酸血症、多毛及牙龈增生等），停药后易复发。

4. 吗替麦考酚酯 近年有报告该药对部分难治性肾病综合征有效，已得到重视。治疗尚需根据肾小球疾病病理类型制定相应的治疗方案。

（四）调血脂药

合并高脂血症的肾病综合征患者应使用调血脂药治疗。常用药物包括：①洛伐他汀 20 ~ 60 mg/d 或辛伐他汀 20 ~ 40 mg/d，疗程 6 ~ 12 周。②纤维酸类药物，如非诺贝特，每次 100 mg，每日 3 次。普罗布考每次 0.5 g，每日 2 次，此药除降脂作用外，还可起到抗氧化、预防肾小球硬化的作用。

（五）并发症防治

1. 感染 一旦发现感染，应及时选用强效无肾毒性的抗生素积极治疗。有感染灶者，应去除。

2. 血栓及栓塞 当血浆清蛋白浓度低于 20 g/L 时，提示存在高凝状态，可给予预防性抗凝治疗（肝素钠、华法林等）。对已发生血栓、栓塞者，应尽早局部和全身溶栓治疗，同时抗凝治疗。治疗过程中，应监测凝血酶原时间，以防出血。

3. 肾功能不全 急性肾衰竭可先使用袢利尿药（呋塞米）。若无效，可行血液透析。

4. 动脉粥样硬化 可服用中药黄芪，有减少高脂血症的作用，也可口服洛伐他汀。

（六）中医药治疗

目前认为，雷公藤类药是治疗肾病综合征理想的中药。雷公藤总苷 20 mg，每日 3 次，口服。研究显示，此药具有抑制免疫反应及系膜细胞增生的作用，并可改善肾小球滤过膜的通透性，降低尿蛋白，可配合激素应用。此药主要副作用是性腺抑制、肝功能损害、白细胞减少，及时停药可恢复，偶见引起急性肾衰竭，故使用时应密切监护。

中医药一般主张与激素及细胞毒药物联合应用。激素减量过程辅以中药补肾温阳及补益气血方剂，常可减少病情反复，巩固疗效。

【护理要点】

1. 休息与活动　适当休息和活动，以减轻肾负担。

2. 饮食护理

（1）蛋白质 1.0 g/（kg · d）（其中 60% 以上为优质蛋白）。

（2）脂肪占供能的 25% ~ 35%，饱和脂肪酸与不饱和脂肪酸之比为 1 ∶ 1，其余热量由糖供给。

（3）钠盐的摄入量不超过 3 g/d。及时补充各种维生素及微量元素。

（4）水的摄入量应根据病情而定，高度水肿而尿量少者应严格控制水的入量。准确记录出入量，水肿不重、尿量每日在 1000 ml 左右，可不严格限水。

3. 皮肤护理　保持皮肤清洁、干燥，防止水肿的皮肤受摩擦或损伤。避免皮肤长时间受压，经常更换体位，按摩受压部位皮肤。进行皮肤注射时，用 5 ~ 6 号针头，拔针后压迫一段时间。

4. 预防感染

（1）加强口腔及皮肤护理：饭前及饭后用漱口液漱口，教育患者不宜用力擦洗皮肤，以防破损，定期换内衣及内裤。

（2）严格无菌操作：对患者进行肌内、静脉注射时，必须严格执行无菌操作。

（3）预防交叉感染：病房空气定期消毒，避免与上呼吸道感染患者接触。

【健康教育】

进行出院指导，嘱患者坚持按时、按量服药，定期来医院随访、复查，这是避免复发的重要环节。向患者及其家属说明坚持饮食计划、适量活动、心情愉快为预防感染的积极措施，一旦发生感染，应及时就医，获得及早、有效的治疗。肾病综合征缓解后也要避免感染和过劳，对预防复发极为重要。

【预后】

本病的预后取决于肾小球疾病的病理类型，但也与是否复发及认真用药、积极保养有关。局灶性节段性肾小球硬化症、膜性肾病晚期、重度系膜增生性肾炎及对治疗不敏感的系膜增生性肾炎等患者预后较差。

第三节　肾盂肾炎

肾盂肾炎是肾盏和肾实质的感染性炎症。尿道炎和膀胱炎称为下尿路感染，而肾盂肾炎则为上尿路感染。肾盂肾炎一般都伴有下尿路感染，而下尿路感染往往可单独存在。肾盂肾炎临床上分为急性和慢性，多发于女性，女 ∶ 男发病率之比为 10 ∶ 1，而育龄妇女、女幼婴和老年妇女患病率更高。慢性肾盂肾炎是尿毒症的原因之一。

【病因和发病机制】

（一）病因

肾盂肾炎的致病菌以大肠埃希菌为最多见，占急性感染的 80% ~ 90% 或以上，其次为变形杆菌、克雷伯菌、产碱杆菌、粪链球菌及铜绿假单胞菌等。

（二）发病机制

1. 感染途径

（1）上行感染：即细菌沿尿道上行至膀胱、输尿管至肾，是最常见的感染途径。正常情况下，尿道口周围是有细菌寄生的，由于人体对细菌有自卫能力，故一般不引起感染。当机体抵抗力下降或尿道黏膜有轻微损伤（如月经期、性生活后）时，或者细菌毒力大，可引起感染。

（2）血行感染：较少见，多为体内感染灶的细菌侵入血液循环到达肾，引起肾盂肾炎。

（3）淋巴管感染：更少见，多因盆腔、肠道炎症时，细菌经该处淋巴管与肾周围淋巴管交通支进入肾，引起炎症。

（4）直接感染：泌尿系统周围器官、组织发生感染时，病原菌偶可直接侵入泌尿系统导致感染。

2. 细菌致病力　细菌侵入肾后，机体产生抗细菌的抗体，与细菌结合，引起免疫反应，在炎症细胞浸润部位可清除病原菌，同时又可损害肾组织，反复发作可引起慢性肾盂肾炎。细菌毒力在发病机制中起重要作用，某些大肠埃希菌的毒株对尿路上皮细胞有特殊亲和力，附着于尿路上皮细胞的能力更强。细菌表面有纤毛，可黏附在尿路上皮细胞的相应受体上，定居于尿路，引起感染。

3. 易感因素

（1）尿路梗阻：如结石、肿瘤等使尿路不畅，尿流淤积处细菌大量繁殖，引起细菌逆流到肾，造成感染。

（2）膀胱输尿管反流：输尿管膀胱壁内段及膀胱开口处的黏膜可防止含菌尿液上行入肾，其功能和结构异常时，膀胱内细菌逆行至肾盂引发感染。

（3）免疫缺陷：糖尿病或长期应用糖皮质激素的患者，均可因抵抗力下降而易患本病。

（4）女性：女性尿道短、直而宽，括约肌肌力弱，故易发生上行感染。尿道口与肛门、阴道相近，周围细菌容易引起上行感染。女性在月经期、妊娠期、绝经期，皆因内分泌等因素改变而容易发病。

（5）泌尿系统局部损伤与防御机制破坏：如外伤、手术、导尿致黏膜损伤，使细菌进入深部组织而发病，如尿路使用器械检查，易将细菌带入尿道、膀胱，且常致尿路损伤。一次导尿后，尿路感染发生率为1%。留置导尿3 d以上，尿路感染发生率超过90%。

【临床表现】

1. 急性肾盂肾炎　起病急，临床表现与感染程度有关。畏寒、发热，体温可高达40℃，常伴头痛、全身不适、疲乏无力、食欲减退等全身症状。泌尿系统表现有尿频、尿急、尿痛及下腹不适，可有腰痛、肾区叩击痛，脊肋角有压痛，尿混浊或血尿。轻症患者可无明显全身症状，仅有尿路刺激征及尿液改变。

2. 慢性肾盂肾炎　大多数由急性肾盂肾炎未彻底治愈反复发作引起。临床表现多不典型，病程长，迁延不愈，反复发作。可伴有不同程度的低热、间歇性尿频、排尿不适、腰部酸痛及肾小管损伤表现，如夜尿增多、低比重尿。急性发作时与急性肾盂肾炎相似。部分患者仅有低热、乏力，多次尿培养为细菌阳性，称为“无症状性菌尿”。病情持续，可发展为慢性肾衰竭。

3. 并发症　多见于严重急性肾盂肾炎，可有肾乳头坏死、肾周围脓肿、败血症等。

【有关检查】

1. 尿常规检查　少量尿蛋白，尿沉渣白细胞、红细胞增多，其中以白细胞最常见，尿白细胞＞5/HP，称为白细胞尿或脓尿。若见白细胞（或脓细胞）管型，对肾盂肾炎的诊断有帮助。少数患者可有肉眼血尿。

2. 血常规检查　急性期血白细胞计数和中性粒细胞比例可增高，慢性期血红蛋白浓度可降低。

3. 尿细菌定量培养　临床常用清洁中段尿作细菌培养、菌落计数。定量检查若尿菌量≥ 10^5/ml，称为真性菌尿，多见于肾盂肾炎。

4. 肾功能检查　慢性期可出现肾功能损害，肾浓缩功能减退，如夜尿多，肌酐清除率降低，血尿素氮、肌酐增高。

5. 其他检查

（1）X 线检查：①腹部 X 线平片：观察肾大小、形态、位置、有无结石。②造影：包括静脉肾盂造影、逆行肾盂造影等。协助明确有无肾盂及肾盏变形、缩窄，肾肿瘤等，一般用于慢性肾盂肾炎的检查。

（2）放射性核素检查：包括肾图、肾动态扫描，了解肾的分泌及排泄功能、大小、形态、有无梗阻。

（3）B 超检查：可了解肾大小、形态、结构。

【诊断要点】

1. 急性肾盂肾炎　典型表现为发热、全身不适，出现尿路刺激征，尿液有白细胞，尿培养为真性菌尿，诊断不难。

2. 慢性肾盂肾炎　肾盂肾炎多次发作或病情迁延不愈，尿培养为真性菌尿，病程达半年以上，结合有关检查（如肾盂及肾盏变形、缩窄等改变）可考虑本病。

【治疗要点】

（一）急性肾盂肾炎

急性肾盂肾炎的治疗目的是杀灭病原菌，预防脓毒症发生，防止复发。

1. 一般治疗　休息，多饮水，勤排尿，保持每日尿量在 2000 ~ 2500 ml。碳酸氢钠 1 g，每日 3 次，以碱化尿液，减轻尿路刺激征，还可增强青霉素类、磺胺类、氨基糖苷类等抗生素的疗效。

2. 抗菌药物治疗　在留取尿标本做尿常规、细菌检查之后，立即应用抗菌药物。首选对革兰氏阴性杆菌有效的药物。

（1）病情较轻者可门诊口服药物治疗：常用药物如下。①喹诺酮类：诺氟沙星 0.2 g，每日 3 次；环丙沙星 0.25 g，每日 2 次；氧氟沙星 0.2 g，每日 2 次。②青霉素类：阿莫西林 0.5 g，每日 2 次。③头孢菌素类：头孢呋辛 0.25 g，每日 2 次。上述药物疗程为 2 周，通常 90% 可治愈。如细菌培养仍阳性，根据药敏试验结果选择药物继续治疗 4 ~ 6 周。④磺胺类：复方磺胺甲噁唑 1 g，每日 2 次，口服。

（2）严重感染伴全身中毒症状明显者可住院静脉给药：常用药物有氨苄西林 1 ~ 2 g，每

4 h 一次；头孢噻肟 2 g，每 8 h 一次；头孢曲松钠 1 ~ 2 g，每 12 h 一次；左氧氟沙星 0.2 g，每 12 h 一次。上述药物一般疗程为 14 d，或至症状完全消失，尿检阴性后再用药 3 ~ 5 d。

（二）慢性肾盂肾炎

1. 一般治疗 首先寻找易感因素，并予以去除，如解除尿流不畅、尿路梗阻，纠正尿路畸形，提高机体免疫力。

2. 抗菌药物治疗 选用敏感药物，不要用氨基糖苷类抗生素，多需两类药物联合应用，疗程为 2 ~ 4 周，或轮换用药，每组用一个疗程，中间停药 3 ~ 5 d，共 2 ~ 4 个月。当慢性肾盂肾炎急性发作时，按急性肾盂肾炎治疗。

另外，可采用中西医结合治疗。

【护理要点】

1. 休息 急性肾盂肾炎及慢性肾盂肾炎急性发作期患者应卧床休息，非发作期一般也不宜从事重体力劳动。

2. 饮食及饮水指导 急性期进食清淡、营养丰富的食物，补充多种维生素。多饮水，勤排尿，一般每日饮水量要超过 2000 ml，以增加尿量，冲洗尿路中的细菌和炎症物质，减少炎症对膀胱和尿道的刺激。

3. 高热护理 当体温高于 39℃时，需进行物理降温。如体温下降不明显，可遵医嘱使用药物降温。

4. 疼痛护理 肾区疼痛为肾炎症所致。减轻疼痛的方法为卧床休息，采用双腿屈曲位，尽量不要站立或坐位，因为肾下移受到牵拉，会加重疼痛。缓解尿路刺激征最主要的方法是多饮水、勤排尿，适当分散患者的注意力，与患者聊天、听音乐也有一定的效果。

【健康教育】

1. 避免诱因 肾盂肾炎的诱因主要有过劳、上呼吸道感染、不重视会阴部卫生及性生活后清洁等。向患者说明避免尿路感染反复发作，应做到：①作息规律，不过度劳累。②发生上呼吸道感染时，要及时治疗。③重视个人卫生，勤洗澡，勤换内衣、内裤。④若在性生活后易患尿路感染，可在事后排尿，并口服抗菌药物。

2. 多饮水，勤排尿 平时多饮水、不憋尿是简便而有效的预防措施。勤排尿，每 2~3 h 排尿一次，避免细菌在尿路繁殖。

【预后】

急性肾盂肾炎预后较好，大部分患者可治愈，少部分患者会反复发作，但不一定转为慢性。慢性肾盂肾炎真性菌尿不易治疗，长期发作易导致慢性肾衰竭。

第四节 肾衰竭

一、急性肾损伤

急性肾损伤（acute kidney injury，AKI）是既往急性肾衰竭（acute renal failure，ARF）的概念扩展。急性肾衰竭是由于各种原因引起肾功能在短期内（数小时至数周）进行性急剧减退。2005 年全球急性肾损伤专家组（acute kidney injury network，AKIN）将 ARF 更名为 AKI，定义为：血肌酐 48 h 内上升≥ 0.3 mg/dl（26.5 μmmol/L）或较原有水平升高 50%；和（或）尿量减少至< 0.5 ml/（kg・d）×6 h（排除梗阻性肾病或脱水状态）。若及早诊断及治疗，部分 AKI 为可逆性，肾功能可完全恢复。

【病因和发病机制】

（一）病因

根据发生的解剖部位，AKI 可分为肾前性、肾性、肾后性。

1. 肾前性　由肾前病因引起有效循环血量不足，使肾血流灌注量减少，致肾缺血，肾小球滤过率降低。常见各种原因引起的血容量不足，如胃肠道丢失（呕吐、腹泻）、皮肤丢失（烧伤）、机体大出血等。还有严重心力衰竭、心肌梗死、过敏性休克等引起心排血量减少。

2. 肾性　包括如下几种。

（1）急性肾小管坏死：是最常见的 AKI 类型，占 75% ～ 80%，大多数是可逆的。引起的原因有：①缺血性病变，为急性肾小管坏死最常见的原因。②各种肾前性病因未能得到及时纠正，可引起肾血流量降低，继续发展成为肾小管坏死。③其他原因还有肾毒素、血红蛋白尿等。

（2）其他：肾小球疾病、间质性肾炎、肾血管疾病等都可引起 AKI。如肾小球肾炎、肾动静脉血栓形成、药物或食物引起的过敏性间质性肾炎、感染。

3. 肾后性　指肾以下尿路梗阻引起的 AKI，如膀胱或双侧输尿管梗阻、结石、肿瘤、前列腺肥大等引起梗阻。

（二）发病机制

AKI 的发病机制尚未明确，目前有以下几种解释。①肾血流动力学改变：肾神经体液因素使肾血管收缩，从而使肾血流量减少和血管阻力增加，造成肾实质缺血，致急性肾小管坏死，使肾小球滤过率下降，产生少尿或无尿。②肾小管堵塞学说：毒物、毒素可直接损害肾小管上皮细胞，导致肾小管堵塞，使肾小管内压力升高，继之肾小囊内压升高，肾小球滤过率下降引起少尿。③反漏学说：肾小管上皮细胞受损后，造成肾小管内液反漏，使肾间质水肿，压迫肾小球，加重肾缺血，而致肾小球滤过率更低。

【临床表现】

AKI 根据表现分为少尿型（24 h 尿量< 400 ml）和非少尿型（24 h 尿量> 400 ml）。典型少尿型 AKI 可分为少尿期或无尿期、多尿期、恢复期。近年来，随着疾病谱的变化，少尿型逐渐减少。

（一）尿量变化

1. 少尿型　致病因素作用后数小时或数日，尿量明显减少，达少尿（< 400 ml/d）甚至无尿（< 100 ml/d）。少尿期或无尿期一般持续 1 ～ 2 周。少尿期后尿量逐渐增加，典型者出现多尿，尿量达 4000 ～ 6000 ml/d，持续 1 ～ 3 周后逐渐恢复正常。

2. 非少尿型　尿量可正常或轻度减少，甚至增多。

（二）进行性氮质血症

由于肾小球滤过率降低，引起少尿和无尿，使排出氮质和代谢废物减少，血肌酐和尿素氮增高，导致各系统的症状。突出表现为食欲减退、恶心、呕吐和腹泻。神经系统常表现为嗜睡、躁动、抽搐等。血液系统可表现为贫血、出血。

（三）水、电解质代谢紊乱和酸碱平衡失调

1. 水、钠潴留　由于少尿、入液量控制不严、摄入过多所致。临床表现为水肿、体重增加、高血压、急性左心衰竭和脑水肿。

2. 高钾血症　因为尿排钾减少，分解代谢过程释放出钾离子，酸中毒时，细胞内钾转移至细胞外，均可导致血钾增高。高血钾可抑制心肌细胞，致严重心律失常，如心搏骤停、室颤。

3. 代谢性酸中毒　与酸性代谢产物排出减少等有关。临床表现为呼吸深大而快，严重代谢性酸中毒可致呼吸肌麻痹、低血压休克。

（四）并发症

1. 感染　是急性肾小管坏死最常见的并发症，也是导致患者死亡的主要原因之一。常见感染部位为肺、泌尿道、腹腔、手术部位等。

2. 各器官系统受累表现　心血管系统表现有高血压、心力衰竭、心律失常与心包炎等；神经系统表现常有头痛、嗜睡、意识模糊、抽搐、癫痫等；消化系统常见厌食、恶心、呕吐、肠梗阻、腹痛、应激性溃疡、上消化道出血；呼吸系统多有肺水肿、肺部感染，甚至呼吸衰竭；血液系统常见贫血、白细胞计数升高、血小板功能缺陷和出血倾向。

3. 营养和代谢异常　由于患者的高分解状态，感染、代谢性酸中毒加速蛋白消耗，加上进食差，摄入减少，常发生营养不良。应激性高血糖是重症患者的重要临床标志。

【有关检查】

1. 血液检查　可有轻、中度贫血，血浆肌酐、尿素氮每日均升高，血 pH 降低，血清钙降低、磷升高、钾升高。

2. 尿液检查　尿常规检查外观多混浊、色深，尿蛋白为 + ~ ++，尿沉渣可见肾小管上皮细胞、上皮细胞管型和颗粒管型，偶见红、白细胞。尿比重多在 1.015 以下，且较固定。

3. 影像学检查　尿路超声可排除尿路梗阻和鉴别慢性肾脏病。

4. 肾活检　拟诊 AKI 但不能明确病因时，肾活检是鉴别诊断的重要手段。

【诊断要点】

根据原发病因、急剧进行性氮质血症伴少尿，结合临床表现和有关检查做出诊断不难。符合以下情况之一可临床诊断为 AKI：①血肌酐 48 h 内上升≥ 0.3 mg/dl（26.5 μmol/L）。②确认或推测 7 d 内血肌酐较原有水平升高 50%。③尿量减少至＜ 0.5 ml/（kg · h），持续大于 6 h。

【治疗要点】

治疗原则是尽早识别并纠正可逆因素，及时干预，避免肾功能持续下降，纠正内环境紊乱，防治并发症。

1. 积极治疗可逆病因　如严重外伤、急性失血、休克，应给予治疗，可应用小剂量多巴胺增加肾血流。

2. 调节水、电解质和酸碱平衡，控制氮质血症　纠正全身循环血量不足及避免应用肾毒性物质。

3. 营养支持治疗　有助于损伤细胞修复再生，提高存活率。总能量摄入为 20 ~

30 kcal/（kg·d），非肾脏替代治疗患者的蛋白质摄入量为 0.8 ~ 1.0 g/（kg·d）。接受肾脏替代治疗者蛋白质摄入量可提高至 1.5 g/（kg·d）。不能进食者应给予静脉营养疗法，供给含支链氨基酸的必需氨基酸、20% 乳化脂肪、高渗糖、各种维生素及适量胰岛素。

4. 防治高钾血症　高血钾常是急性肾衰竭患者死亡原因之一。具体措施如下：①尽量避免食用含钾较多的食品，如蘑菇、榨菜、马铃薯，并少用或不用含钾多的药物（如钾盐、青霉素钾盐）。②可口服钾离子交换树脂、甘露醇等，以增加钾离子从肠道排出。③禁用库存血。④高血钾急速处理措施：立即静脉注射 10% 葡萄糖酸钙、静脉滴注 5% 碳酸氢钠、静脉注射 50% 葡萄糖加胰岛素，并准备透析治疗。

5. 透析疗法　透析治疗包括腹膜透析与血液透析，在治疗急性肾衰竭中占重要地位。透析目的是纠正水中毒、电解质代谢紊乱，排出尿毒症的毒物，有助于营养物质摄入及促进肾损伤细胞修复及再生，以使急性肾衰竭的治疗和预后获得很大改观。

6. 恢复期治疗　一般不需要特殊处理，但应避免使用对肾有毒性的药物，定期复查肾功能。如原发病尚未痊愈，应继续治疗。

【护理要点】

1. 病情观察

（1）观察生命体征：定时测量体温、脉搏、呼吸、血压并记录。

（2）准确测量、记录 24 h 出入量。

（3）非透析患者严格控制入液量，避免水中毒。入液量 = 前一日出液量（尿量、呕吐物、腹泻物、引流液等）+ 基础补液量（一般为 500 ml）。

（4）每日测量体重，以了解水分存留情况。

2. 饮食护理　指导患者进食优质蛋白，同时给予含钾、含水量少的食物。急性期应限制含钾高的食物，如蘑菇、榨菜、马铃薯、橘子、香蕉。

3. 预防感染

（1）严格执行无菌操作。

（2）做好口腔护理及皮肤护理。

（3）避免与上呼吸道感染患者接触。

4. 协助医生做好预防及处理并发症

（1）监测生命体征，及时了解血肌酐、血尿素氮等水平，如发现问题，及时向医生报告。

（2）遵医嘱及时、准确给药。

【健康教育】

恢复期后应积极治疗原发病，重视调节心身休息与活动，保证营养，增加机体抵抗力，以减少感染的发生。避免损伤肾的食物、药物和毒物等进入体内。另外，如有皮肤、黏膜及内脏出血或全身脱水情况，应及时就诊。

【预后】

本病的预后与原发病性质、患者年龄、原有慢性疾患、肾功能损害的严重程度、早期诊断和早期透析与否、有无多脏器功能衰竭和并发症等因素有关。随着透析疗法的不断改进和早期预防性透析的广泛开展，直接死因为肾损伤的病例显著减少，而患者的主要死因为原发病和合并症，尤其是多脏器功能衰竭。

二、慢性肾衰竭

◎ 案例 5-1

某患者，女性，43 岁，公司职员。6 年前发现高血压，血压最高 150/100 mmHg，未予诊治。1 年前口服氯沙坦钾片治疗，血压控制在 120 ~ 140/80 ~ 90 mmHg。1 年前患者双下肢水肿，尿常规示：尿蛋白 +++，尿潜血 +++，予肾康宁颗粒 5 g tid，百令胶囊 2 g tid 中成药治疗，水肿稍有缓解。7 个月余前，患者水肿加重，未做任何检查及治疗。4 d 前患者水肿、腹胀加重，为求进一步诊治入院。自发病以来，患者精神如常，睡眠不佳，饮食欠佳，尿量减少，大便如常，体重增加 2 kg，以"血尿、蛋白尿、水肿 1 年余，加重 1 个月余"收入院。

体格检查：T 36.3℃，P 68 次 / 分，R 22 次 / 分，BP 140/89 mmHg。身高 160 cm，体重 70 kg。发育正常，营养中等，表情自然，轮椅推入病房。神志清楚，查体合作。双下肢凹陷性水肿，余未见异常。

辅助检查：WBC 6.58×10^9/L，Hb 94 g/L，PLT 138×10^9/L，ALB 26.3 g/L，SCr 601 μmol/L，BUN 24.27 mmol/L，UA 633 μmol/L，Ca 1.82 mmol/L，P 2.98 mmol/L，二氧化碳 15.90 mmol/L，TC 5.92 mmol/L，TG 2.95 mmol/L。泌尿系 B 超示：双肾缩小，轮廓不清，被膜不光滑，实质回声增强，内部结构不清晰。

请回答：

1. 患者可能的医疗诊断和主要依据是什么？
2. 患者现存的主要护理诊断 / 问题是什么？
3. 对该患者的健康教育要点是什么？

慢性肾衰竭（chronic renal failure）是各种肾实质性疾病缓慢进行性发展恶化的最终结局，主要表现为肾功能减退，代谢产物潴留引起全身各系统症状，水、电解质代谢紊乱及酸碱平衡失调的一组临床综合征。与急性肾损伤不同，慢性肾衰竭为不可逆性的，预后差。

慢性肾脏病（chronic kidney disease，CKD）根据 GFR 可分为 5 期（表 5-1），缓慢进展可引起慢性肾衰竭，其晚期（CKD4 ~ 5 期）又称为尿毒症或终末期肾病。

表 5-1　慢性肾脏病（CKD）分期和治疗计划（NKF-K/DOQI，2002 年）

分期	特征	GFR[ml/（min·$1.73m^2$）]	治疗计划
1	肾损害，GFR 正常或稍高	≥ 90	CKD 诊治；缓解症状；保护肾功能
2	肾损害，GFR 轻度降低	60 ~ 89	评估、延缓 CKD 进展；降低心血管病风险
3	GFR 中度降低	30 ~ 59	延缓 CKD 进展；评估、治疗并发症
4	GFR 重度降低	15 ~ 29	综合治疗；透析前准备
5	肾衰竭	< 15（或透析）	如出现尿毒症，需及时替代治疗

注：NKF-K/DOQI：美国肾脏基金会美国肾脏病与透析患者生存质量指导指南（The National Kidney Foundation's Kidney Disease Outcomes Quality Initiative）；GFR. 肾小球滤过率。

【病因和发病机制】

泌尿系统病变可破坏肾的结构及功能者均能引起慢性肾衰竭，如原发和继发性肾小球疾病、慢性尿路梗阻、先天性肾病（如多囊肾、遗传性肾炎）均可导致肾衰竭。国外常见病因依次是糖尿病肾病、高血压肾病、肾小球肾炎等，而我国常见病因则依次为肾小球肾炎、糖尿病肾病、高血压肾病等。发病机制如下。

1. 肾单位高滤过学说　有关研究认为，残余肾单位的肾小球出现高灌注、高滤过状态是导致肾小球硬化和残余肾单位进一步丧失的重要原因。由于高滤过的存在，可促进系膜细胞增殖和基质增加，导致微动脉瘤形成、内皮细胞损伤和血小板聚集增强、炎症细胞浸润、系膜细胞凋亡等，因而肾小球硬化不断发展，肾单位进行性丧失。

2. 肾单位高代谢学说　残余肾单位肾小管高代谢状态是肾小管萎缩、间质纤维化和肾单位进行性损害的重要原因之一。高代谢所致肾小管氧耗增加和氧自由基增多造成肾小管 - 间质损伤。

3. 肾组织上皮细胞表型转化学说　在某些生长因子或炎症因子的诱导下，肾小管上皮细胞、肾小球上皮细胞、肾间质成纤维细胞均可转变为肌成纤维细胞，在肾间质纤维化、局灶性节段性或球性肾小球硬化过程中起重要作用。

4. 其他　CKD 的发生与某些细胞因子、生长因子、脂代谢紊乱、肾内凝血异常、肾固有细胞凋亡增多等也有关系。

【临床表现】

慢性肾衰竭早期仅有原发病症状，可有肾功能减退，如血肌酐上升、肌酐清除率下降。直至病情发展到残余肾单位不能代偿时，可引起全身各系统中毒症状及水、电解质代谢紊乱和酸碱平衡失调的表现。

（一）各系统症状

1. 消化系统　胃肠道症状是慢性肾衰竭常见的最早期症状。临床表现有明显食欲缺乏，多伴有恶心、呕吐、腹泻，口腔有尿味。上述症状的产生与体内毒素刺激胃肠黏膜及代谢性酸中毒等因素有关。

2. 心血管系统

（1）高血压：尿毒症时，约 80% 以上患者有高血压，多以水、钠潴留所致为主。高血压可引起左心室扩大、心力衰竭及加重肾损害。

（2）心力衰竭：可表现为急性左心衰竭、慢性全心衰竭，是患者常见的死亡原因之一。

（3）心包炎：可分为尿毒症性及透析相关性，后者可见于透析不充分者。心包炎可为干性，表现为胸痛、心包摩擦音，也可为心包积液，透析不充分者多为血性，可能与微血管破裂有关，加强透析有疗效。

（4）动脉粥样硬化：慢性肾衰竭患者动脉粥样硬化进展迅速，血液透析者更甚于未透析者。其原因是高脂血症、高血压，脑、心脏、全身周围动脉均发生动脉粥样硬化，冠心病是患者主要死亡原因之一。

3. 呼吸系统　酸中毒时呼吸深长。体液过多可引起肺水肿，尿毒症毒素可引起尿毒症肺炎。

4. 血液系统　慢性肾衰竭时可发生贫血。贫血的主要原因是肾产生红细胞生成素减少，铁摄入减少以及代谢产物抑制骨髓造血。另外，患者常有出血倾向，如皮肤瘀斑、鼻出血、严重呕血及便血，主要由于毒素的作用使血小板功能异常所致，透析常能纠正出血倾向。部分病例白细胞计数减少且杀菌力减弱，易发生感染。

5. 神经系统　肾衰竭早期常有疲乏、失眠及注意力不集中，逐渐出现精神异常，如抑郁、淡漠，严重者昏迷。同时常有周围神经病变，以下肢受累最多见，患者可有肢体麻木、烧灼或疼痛感，甚至肌无力。上述多种症状在透析后可消失或改善。产生这些不适可能与毒素潴留有关。

6. 骨骼系统　慢性肾衰竭可引起肾性骨营养不良症，又称肾性骨病。常见表现包括纤维性骨炎、肾性骨软化症（肾性佝偻病）、骨质疏松症及肾性骨硬化症。肾性骨病易引起自发性骨折，有骨酸痛，行走不便等。肾性骨病由缺乏活性维生素 D_3、继发性甲状旁腺功能亢进、营养不良等因素引起。纤维性骨炎是由于继发性甲状旁腺功能亢进，使破骨细胞活性增强、骨盐溶化，代之以纤维组织。肾性骨软化症，肾衰竭时，由于 $1,25(OH)_2D_3$ 不足，使活性维生素 D_3 缺乏，致骨组织钙化障碍。骨质疏松症是由于代谢性酸中毒，动员骨中钙进行缓冲致骨质脱钙、疏松。肾性骨硬化症发生机制尚未明确。

7. 皮肤表现　常见皮肤瘙痒，有时难以忍受，可能与甲状旁腺功能亢进引起的钙盐沉着于皮肤有关。此外，尿素随汗在皮肤排出，可形成尿素霜。

8. 性功能障碍　女性患者月经不规则甚至闭经。男性患者常有阳痿现象。透析后可部分得到改善。

9. 代谢紊乱　糖利用能力下降，表现为空腹血糖轻度升高，糖耐量可减低，可能由于毒素使外周组织对胰岛素应答受损有关。因长期摄入不足，易出现负氮平衡及低蛋白血症。另外，肾衰竭时，基础代谢率下降，体温常偏低，患者比正常人体温约低 1℃。

10. 感染　以肺部及尿路感染多见，且不易控制，多为患者主要死亡原因之一。易感染原因与机体免疫功能低下、白细胞功能异常等有关。

（二）水、电解质代谢紊乱和酸碱平衡失调

1. 水、钠平衡失调　因肾小管浓缩功能减退，表现为夜尿多，又常有厌食、呕吐或腹泻，易引起脱水，血容量不足，尿少，可使早期慢性肾衰竭患者表现出明显尿毒症症状，补液使血容量恢复正常后，肾功能可恢复至从前水平，尿毒症症状消失。当水、钠的摄入量增加时，易引起体液过多，可出现水肿、高血压等，水肿时常致稀释性低钠血症，而体液丢失易发生脱水，为尿毒症常见的特点。

2. 高钾血症　肾衰竭晚期，钾平衡失调多见。尿毒症者常发生高血钾。因进食水果、肉类等含钾多的食品或药物，输库存血、酸中毒、使用保钾利尿药等，均可加重高钾血症。其表现常有肌无力或麻痹，高钾血症可导致严重心律失常，突然出现心脏停搏等。慢性肾衰竭时低钾血症少见。

3. 酸中毒　为慢性肾衰竭进展中常见的症状。因肾小管排氢减少，肾小管合成 NH_4^+ 的能力下降，酸性代谢产物在体内潴留引起。严重者出现呼吸深长、食欲缺乏、呕吐，甚至发生昏迷。

4. 低钙血症与高磷血症　慢性肾衰竭时，尿磷排出减少，血磷升高。血磷与血钙结合成磷酸钙沉积于组织，血钙下降。高磷低钙刺激甲状旁腺分泌增加，促使尿磷排出增多，血磷逐渐下降。尿毒症晚期，尿磷排出不增加，血磷仍维持高水平。早期防止高磷血症有利于预防继发性甲状旁腺功能亢进。

【有关检查】

1. 血常规检查　血红蛋白浓度多降低，白细胞计数正常，血小板黏附、聚集功能均下降。

2. 尿常规检查　尿蛋白 + ~ +++，晚期可为阴性。尿沉渣有管型，蜡样管型对诊断有意义。可有红细胞、白细胞，若数量增多，表示病情活动或有感染。尿比重低，严重者尿比重固定在 1.010。

3. 血生化试验　血肌酐、尿素氮、尿酸增高，肌酐清除率多在 30 ml/min 以下。血清清蛋白和总蛋白常降低。血钙偏低，血磷增高。血清钾和钠浓度可正常、降低或增高，血二氧化碳结合力降低、血 HCO_3^- 浓度降低。

4. 其他检查　B 超检查示双肾体积变小、肾皮质萎缩，肾图示双肾功能明显受损。

【诊断要点】

根据慢性肾脏病的病史、尿毒症临床表现和肾功能损害的指标，一般诊断不难。确诊慢性肾衰竭后，应尽量寻找原发病和促使肾衰竭恶化的诱因（如感染、脱水、使用肾毒性药物、高血压）。

【治疗要点】

1. 治疗原发病和纠正肾衰竭的诱因　是治疗慢性肾衰竭的关键。

2. 饮食疗法　低蛋白质饮食能使尿素氮水平下降，尿毒症症状减轻，有利于血磷降低，每日给予蛋白质 0.6 g/kg，推荐优质蛋白，如鸡蛋、牛奶、瘦肉、鱼。在低蛋白质饮食中，应保证供给充足的热量，需摄入足够的糖类和脂肪，以减少体内蛋白质的消耗，热量每日约需 30 kcal/kg，并补充多种维生素。有高血压、水肿及尿量少者应限盐，每日液体入量应按不显性失水 500 ~ 600 ml 加前一日出液量来计算。尿量在 1000 ml/d 以上者，可不限制饮水。高钾血症患者应限制含钾高的食物摄入。慢性肾衰竭患者若持续低蛋白质饮食，可发生营养不良，可给予必需氨基酸以长期维持较好的营养状态。

3. 对症治疗

（1）高血压：可促进肾小球硬化，应积极控制。可采取透析疗法，超滤脱水，使血压降低。首选药物为血管紧张素转换酶抑制药（ACEI）如依那普利，或血管紧张素Ⅱ受体拮抗药（ARB）如氯沙坦，因其扩张出球小动脉强于入球小动脉，可降低肾小球内高压，减少尿蛋白及延缓肾功能减退。其他抗高血压药有钙通道阻滞药、α 受体拮抗药、β 受体拮抗药，用药过程中应注意药物的副作用。

（2）感染：当慢性肾衰竭患者出现感染时，应积极控制感染，避免使用肾毒性药物，若病情需要用药时，可根据肌酐清除率、药物半衰期调整药物剂量。

（3）纠正酸中毒：当 $HCO_3^- > 17.1$ mmol/L 时，可口服碳酸氢钠 1 ~ 2 g，每日 3 次。当 $HCO_3^- < 13.5$ mmol/L 时，酸中毒明显，应静脉补碱，达到 20 mmol/L 即可。在纠正酸中毒过程中同时补钙，防止低钙引起的手足抽搐发作。

（4）贫血：重组人促红素是治疗肾性贫血的特效药，同时应补充造血原料（铁剂、叶酸），尤其对长期摄入不足者更重要。红细胞生成素的主要副作用是高血压、头痛，偶有癫痫发作。严重贫血者可适当输新鲜血。

（5）肾性骨病：可应用骨化三醇提高血钙，对骨软化症疗效甚佳，甲状旁腺次全切除术对纤维性骨炎、异位钙化有效。

4. 中药治疗

（1）中医辨证论治：应个体化且依据病情不同阶段的特点进行治疗，如慢性肾衰竭消化道症状明显，以和胃降逆治疗。

（2）单味或以单味中药为主简明方剂配合西药治疗：如大黄灌肠制剂，动物实验证明，其可使尿素氮下降。另外，研究认为，大黄可抑制肾小管细胞高代谢状态。

5. 透析疗法　可以代替肾排泄功能，使尿毒症患者减轻症状，维持生命。透析方法可分为血液透析和腹膜透析。

（1）血液透析：目的：①延长患者生命。②配合肾移植。③因可逆急性诱因造成肾衰竭加重，血液透析可帮助渡过难关。一般每周做血液透析 3 次，每次 4 ~ 6 h，坚持合理的透析，较多患者能过上正常生活，且存活时间大大延长。

（2）腹膜透析：可居家治疗，设备简单，易操作，时间灵活，更适用于儿童、青少年、上班族、心血管系统不稳定、活动性出血不宜全身使用肝素的患者。近年来，采用者剧增。将透析管永久地植入腹腔内，一般每次输注透析液 2 L，每日更换 2 ~ 4 次透析液。采用腹膜透析机治疗者换液交换可在夜间睡眠时自动完成，白天可自由活动。腹膜透析可透出中分子毒物，对尿毒症者的疗效与血液透析相似。

6. 肾移植　慢性肾衰竭患者经保守治疗无效时，应考虑肾移植。供肾者有两种：亲属活体肾或尸体供肾。肾移植后需长期使用免疫抑制药，以防排斥反应，常用药物为环孢素 A 或硫唑嘌呤、糖皮质激素、吗替麦考酚酯等。

【护理要点】

（一）护理评估

1 . 病史及心理社会资料　绝大多数患者有多年的慢性肾病史，少数患者可无任何肾病表现，直至终末期肾衰竭才被发现。护理人员必须全面、细致地进行资料收集，了解病因、病程长短，此次发病的诱因、高血压、水肿及尿量情况，曾使用过的治疗方法及效果如何，目前最主要的症状。由于尿毒症为危重疾病，患者对慢性肾衰竭的预后、接受透析治疗等存在焦虑或恐惧甚至绝望的异常心态。另外，治疗费用昂贵常导致患者及其家属过重的思想负担和经济负担。护理人员应了解患者及其家属的心理状况、家庭经济情况以及家属对疾病的认知及对患者的关怀、支持状况。

2. 身体评估　评估患者的意识状态，贫血貌及慢性病容，有无血压升高，眼睑、全身性水肿，呼出气体有无尿味，四肢及胸腹、背部的皮肤是否干燥并有抓痕。有无呼吸困难，呼吸深度和频率，心率及节律是否规整，有无心包摩擦音，皮肤及黏膜是否有出血点及瘀斑等。

3. 有关检查　了解血红蛋白、血小板及白细胞值，血尿素氮、肌酐及肌酐清除率水平。B 超检查双肾大小等。

（二）主要护理诊断 / 问题

1. 体液过多：水肿　与肾小球滤过率降低及水、钠潴留有关。

2. 营养失调：低于机体需要量　与尿毒症所致的厌食、恶心、呕吐及腹泻有关。

3. 有感染的危险　与营养不良、贫血、透析治疗有关。

4. 有皮肤完整性受损的危险　与皮肤水肿、皮肤瘙痒有关。

5. 焦虑　与病情反复发作、疾病预后不良有关。

（三）护理计划及评价

1. 体液过多：水肿　与肾小球滤过率降低及水、钠潴留有关。

（1）护理目标

1）患者知道控制水盐摄入的重要性并主动执行。

2）患者水肿减轻或消肿，血压接近正常或正常。

（2）护理措施

1）病情观察：观察血压和水肿的变化情况，准确记录 24 h 出入量。每日测量体重变化。定时测量生命体征及血电解质水平，如发现问题，及时向医生报告。

2）制订摄入水盐计划：限制液体及盐的摄入，给予低盐（$<$ 3 g/d）饮食，低盐影响食欲者，可在菜中加糖、醋等调味品。进食以米饭、馒头等干食物为主，控制水的入量（$<$ 1500 mg/d）。尿量$>$ 1000 ml，无水肿者，不宜限水。

3）向患者说明肾衰竭不能调节体内水、钠平衡，因此需按医嘱规定摄入水盐，以减轻水肿、降低血压。

（3）评价：患者主动执行控制盐、入液量的计划，水肿减轻，血压已接近正常。

2. 有感染的危险　与营养不良、贫血、透析治疗有关。

（1）护理目标

1）患者及其家属能够叙述引起感染的危险因素、易感部位、临床表现及预防措施，并能执行。

2）住院期间患者不发生感染。

（2）护理措施

1）评估患者存在的感染危险因素及部位。

2）向患者及其家属解释引起感染的危险因素、易感部位、临床表现及预防措施。

3）增加营养，透析患者摄入蛋白质量为 1.2 g/（kg · d），优质蛋白占 50% 以上。

4）指导并协助患者做好皮肤（勤洗澡，换内衣及内裤）、口腔（三餐前后漱口）、外阴的护理。

5）注意保暖，避免与上呼吸道感染患者接触。

6）对于长期卧床的患者，应鼓励其进行深呼吸和有效咳嗽，以预防坠积性肺炎的发生。

7）透析治疗时，应严格执行无菌操作。家庭腹膜透析时，必须每日进行家庭房间空气消毒。

（3）评价：患者执行预防感染的措施，住院期间未发生感染。

【健康教育】

1. 坚持治疗肾衰竭的基础疾病，消除恶化诱因　告诉患者及其家属有些基础疾病在治疗后有可逆性，使肾功能获得不同程度的改善，让患者应遵医嘱，积极治疗导致肾衰竭的基础疾病。另外，需避免肾衰竭恶化的诱因，如预防感染，已感染者应控制感染，多见感染部位是肺部及泌尿系、肠道。治疗心力衰竭。不使用肾毒性药物。不可过于劳累等，以延缓肾功能减退。

2. 坚持用药及饮食治疗　遵医嘱低蛋白质、低盐饮食，按时服药。

3. 其他　已采用透析或肾移植治疗的患者，应坚持定期透析治疗，遵守透析的规则，肾移植者应定期门诊复查，坚持服用免疫抑制药。

近年来，我国大力开展透析及肾移植治疗，两种治疗的疗效不断提高，使患者的预后明显改善，患者的寿命延长。

三、透析疗法的护理

透析疗法是用人工方法替代肾的排泄功能，使血液得到净化，以维持患者生命。但是透析不能代替肾的内分泌及代谢功能。

【血液透析】

血液透析是利用半透膜的物理特性，使两种不同浓度及性质的溶液发生物质交换，用于取代肾排泄废物的功能。

（一）原理

血液透析利用弥散作用，即半透膜两侧溶质浓度不同，通过半透膜小孔从浓度高的一侧向浓度低的一侧弥散，而后达到两侧溶质中物质平衡。经过透析，能快速纠正肾衰竭时产生的高尿素氮、肌酐、高血钾、高血磷、酸中毒等代谢紊乱。另外，通过半透膜两侧的跨膜压，即加大透析液区的负压，增加血液与透析液之间跨膜压力差，使水分从血液中滤出，称为超滤脱水，可纠正肾衰竭时的水过多。

（二）透析设备

1. 透析机　负责血液流量控制，透析液的配制、加温、控制流量，通过负压调节、控制脱水量及成分监测和报警。

2. 透析器　最常用的是空芯纤维型，内为血液流过，外为透析液，血液与透析液之间由纤维丝的壁隔开，此壁即为人工合成半透膜。

3. 透析供水系统　负责将水净化，然后送入透析机内，供配制透析液使用。

（三）适应证和禁忌证

1. 适应证　急性肾衰竭、慢性肾衰竭至尿毒症晚期，急性药物或毒物中毒。

2. 禁忌证　血液透析无绝对禁忌证，相对禁忌证有低血压、休克、严重出血、心力衰竭等。

（四）血液透析患者的护理

1. 透析前的护理

（1）患者的心理准备：①对于初次接受透析的患者，应给予认真解释透析过程及一般会出现的情况，以减少恐惧，增加安全感。②对于长期透析的患者，则应有计划地让患者及其家属了解透析治疗的作用和透析过程等，使患者能以正向的态度面对长期透析生活。

（2）操作前评估：①评估环境：环境应宽敞、明亮、干净、整洁。②评估患者：询问患者是否需要排尿，协助患者移动至床上，摆放舒适的体位。了解患者的一般情况，有无胸闷、憋气、出血倾向，以便及时告知医生，调整透析方案。③评估血管通路：评估血管通路是否通畅，穿刺部位皮肤情况，有无红、肿、溃烂、分泌物等。④评估透析机是否处于备用状态。

（3）物品及机器准备：①物品准备：透析器、透析管路、穿刺针、无菌治疗巾、生理盐水、氯己定和棉签等消毒物品、止血带、一次性手套、透析液。②机器准备：打开机器电源开关，并按照提示进行消毒。消毒完毕后，连接 A、B 透析浓缩液（或安装透析干粉）后完成机器自检。

2. 透析过程中的护理

（1）穿刺血管时，动作要轻巧、熟练，以减少患者的痛苦。

（2）调节机器控制系统：透析开始时，血流速度要慢（50 ml/min），逐渐增快，约 15 min 才能使血流量达到 200 ml/min。血流量稳定后，设置好各种报警阈值。

（3）定时观察患者的血压、脉搏、呼吸、体温的变化。

（4）并发症的预防和处理

1）低血压：是常见的并发症之一，可伴有恶心、呕吐、胸憋、胸闷、面色苍白、出汗，甚至一过性意识丧失。低血压可能与超滤脱水过多及过快、血容量不足、醋酸盐对心肌的抑制、心源性休克或过敏反应有关。处理：①立即停止超滤脱水。②输注生理盐水，必要时给予高渗葡萄糖、白蛋白，提高血浆渗透压。③认真查明原因，给予相应的处理，如严格把握脱水量的准确性，对醋酸盐透析液不能耐受者，改用碳酸氢盐透析液等。

2）失衡综合征：严重高尿素氮血症患者开始透析时易发生，表现为头痛、恶心、呕吐、血压升高、抽搐，严重者可有昏迷。预防：①第一次透析时，缩短透析时间。②每小时静脉注射 50% 葡萄糖溶液 40 ml。③采用高钠、碳酸氢盐透析液。处理：发生失衡综合征时，可静脉注射高渗糖、高渗钠，慎用镇静药等。

3）热源反应：因内毒素进入体内所致，多在透析开始后 1 h 左右发生。临床表现为寒战，继而发热。预防：严格执行透析管道、透析器的消毒及清洗程序，避免透析液污染。热源反应发生后，可肌内注射异丙嗪 25 mg，静脉注射地塞米松 2 ～ 5 mg，并注意保暖。

4）其他：出血（由于使用肝素、血小板功能不良、高血压等所致）、过敏反应、心绞痛、心律失常、肌肉痉挛、栓塞（空气、血栓）及溶血等。

3. 透析后的护理

（1）留取血标本进行生化检查，了解透析的疗效。

（2）拔除穿刺管后，局部压迫止血，动脉穿刺压迫止血时间要长，压迫点要正确。

（3）密切观察患者的情况，并测量血压、脉搏、呼吸及体重。

【腹膜透析】

腹膜透析是利用腹膜作为半透膜，使血液中的废物和毒素弥散到透析液而排出体外的透析方法。

（一）原理

腹膜透析的基本原理同血液透析，利用人体的腹膜作为半透膜，由于腹膜含有丰富的毛细血管，腹膜透析液放入腹腔后，通过腹膜间皮细胞和毛细血管壁与血液进行物质交换。其超滤脱水是通过增加腹膜透析液的渗透压来实现的。

（二）适应证和禁忌证

1. 适应证　同血液透析，腹膜透析更适用于儿童、青少年、上班族、心血管系统不稳定、活动性出血不宜全身使用肝素的患者。

2. 禁忌证　主要是腹膜缺失、腹膜广泛粘连、腹部大手术后。

（三）腹膜透析的护理

1. 腹膜透析操作注意事项

（1）操作过程中严格执行无菌操作。

（2）透析液注入腹腔之前要加温至37℃（最好干加温，在水浴中加温易被污染）。

（3）保持外出口清洁，导管妥善固定，避免牵拉。

（4）腹膜透析管体外连接管可用3 ～ 6个月，更换时应先消毒，后更换。

（5）每日监测血压、体重。鼓励患者变动体位，增加肠蠕动。

（6）准确填写透析记录（透析液出入量及时间），24 h小结1次出入量。

2. 常见并发症及其处理

（1）导管功能障碍：表现为引流不畅。引起导管功能障碍的常见原因有：①腹膜透析管移位、漂浮、扭曲。②腹腔内肠麻痹、肠胀气、膀胱充盈压迫腹膜透析管。③腹腔内纤维块、血块、大网膜堵塞等包裹腹膜透析管。处理：①改变体位，排空膀胱，应用加强肠蠕动的方法，可服导泻药或灌肠。②肝素5 mg和（或）尿激酶1000 U加入透析液，可促使纤维块溶解。③若经上述处理仍不能改善，可行X线检查，观察透析管的位置，以便进行调整，必要时需再次手术置管。

（2）腹膜炎：与个人卫生不良、无菌操作不当、肠源性或其他部位感染、机体免疫力低下等原因有关。腹膜炎临床表现为腹痛、寒战、发热、压痛、反跳痛、透析出液混浊、白细胞增多、细菌培养阳性。腹膜炎治疗使用的抗生素可通过腹腔加药、静脉用药途径给药，疗程一般为2 ～ 3周。护士要帮助患者积极查找感染的原因，并针对原因进行健康教育。

3. 家庭透析指导　腹膜透析置管后，对患者及其家属进行腹膜透析无菌操作和居家自我管理培训，特别说明透析管道接头处、皮肤出口处、透析管无菌操作的重要意义。指导腹膜透析操作方法，让患者及其家属反复练习，直至能够自行熟练操作。讲解在透析中常见的并发症及处理方法。透析时，房间应定期消毒。鼓励患者回归社会，提高生命质量。

（许　莹）

习题

一、单项选择题

1. 肾单位是肾结构和功能的基本单位，其组成包括肾小体及

A. 肾小管　　B. 肾小球

C. 肾小囊　　D. 髓袢

2. 某患者，女性，51 岁，1 个月前发现双下肢轻度水肿，尤以晚上明显。检查示 24 h 尿量 1500 ml，尿蛋白 ++，血尿素氮 7.5 mmol/L、血肌酐 90 μmol/L、肌酐清除率 68 ml/（min·1.73m^2），血清清蛋白 37 g/L。对该患者的护理措施，恰当的是

A. 应卧床休息，直至水肿消失

B. 蛋白摄入量可在 1.0 g/（kg·d）

C. 每日摄水量应限制在 1000 ml 以内

D. 每日进食盐量 2~3 g

3. 蛋白尿是指每日尿蛋白量超过

A. 50 mg　　B. 150 mg

C. 250 mg　　D. 350 mg

4. 某患者，男性，49 岁，1 周前体检发现血肌酐升高（156 μmol/L），尿蛋白 ++，进一步就诊，确诊为 IgA 肾病。下列符合该病特点的描述是

A. 本病有自愈倾向，肾功能多可逐渐恢复

B. 大部分患者起病时有尿量减少，＜ 500 ml/d

C. 肾组织活检病理学检查是确诊肾炎最主要的手段

D. 治疗的主要目标是消除尿蛋白及血尿

5. 某患者，男性，35 岁，因发现蛋白尿 2 年、血尿 2 周收入院。诊断为慢性肾小球肾炎。入院后其最主要的治疗目的是

A. 防止肾功能进行性减退　　B. 消除蛋白尿

C. 减轻血尿　　D. 消除水肿

6. 某患者，女性，65 岁，因发热，体温 39℃，伴尿频、尿急、尿痛急诊入院。对该患者进行护理和健康教育，以下措施不恰当的是

A. 需进行物理降温，体温下降不明显者可遵医嘱使用药物降温

B. 多饮水，一般每日饮水量要超过 2000 ml

C. 憋尿是简便而有效的预防措施

D. 预后较好，大部分患者可治愈，少部分患者会反复发作

7. 在我国，导致慢性肾功能衰竭最常见的病因是

A. 糖尿病肾病　　B. 高血压肾病

C. 肾小球肾炎　　D. 肾盂肾炎

8. 某患者，女性，75 岁，因双下肢水肿收入院。体格检查：BP 150/100 mmHg。实验室检查：血 ALB 26.3 g/L，SCr 395 μmol/L，BUN 14.27 mmol/L，eGFR10.06 ml/（min·1.73 m^2），尿蛋白 +++，尿隐血 +++，其慢性肾病分期属于

A. 2 期　　B. 3 期

C. 4 期　　D. 5 期

9. 某患者，女性，50 岁，发现慢性肾病 5 年。门诊查血红蛋白 90 g/L，可纠正其贫血最有效的治疗方法或用药是

A. 重组人促红素　　B. 补充铁剂和叶酸

C. 输入浓缩红细胞　　D. 透析治疗

二、简答题

请简述肾性水肿患者的主要护理诊断 / 问题。

三、论述题

某患者，男性，28 岁，自由职业。因头痛、头晕 2 个月，发现高血压 3 d 入院。患者 2 个月前自觉头痛、头晕、食欲缺乏，伴轻度双下肢水肿和夜尿增多，无尿频、尿急、尿痛，未诊治。3 d 前患者因头痛加剧急诊就诊，测血压 180/100 mmHg，肾 B 超示肾实质损害。尿常规：尿蛋白 +++，隐血 +++，BUN 26.2 mmol/L，SCr 633 μmol/L，尿酸 523 μmol/L，CO_2CP 18.6 mmol/L。医嘱予硝苯地平、卡托普利口服，血压降至 160/100 mmHg，为进一步诊治收入院。体格检查：BP 160/100 mmHg，一般状态欠佳，贫血貌，双肺呼吸音清，心率 80 次 / 分，腹平软，肝、脾未及，双下肢轻度凹陷性水肿。实验室检查：血常规 Hb 89 g/L，其余正常。尿液检查：尿渗透压降低，尿沉渣检查有红细胞和管型。肾功能：血清肌酐清除率（Ccr）15 ml/min。心电图及胸部 X 线检查未见异常。

请回答：

（1）该患者的临床诊断及其依据是什么？

（2）该患者现存的主要护理诊断 / 问题是什么？

（3）应给予该患者的主要护理措施是什么？

在线答题

第六章数字资源

第六章　血液系统疾病

第一节　总　论

一、血液系统的结构与功能

（一）造血组织

1. 造血组织　包括骨髓、胸腺、肝、脾、淋巴结、胚胎及胎儿的造血组织。卵黄囊是胚胎期最早的造血场所，之后由肝、脾代替其造血功能，胎儿第 4 ~ 5 个月起，骨髓、胸腺、淋巴结开始出现造血活动。出生后骨髓为人体主要造血组织，5 ~ 7 岁以前全身骨髓都为红骨髓，20 岁左右红骨髓仅限于颅骨、胸骨、肋骨、脊椎骨、骨盆的扁骨等。当骨髓没有储备但需要造血时，可由骨髓以外的造血组织（如肝、脾）参与造血，称为髓外造血。

2. 造血干细胞　是各种血细胞的起始细胞，具有自我更新、多向分化与增殖的功能。其中，骨髓系干细胞可以分化为红细胞系、粒细胞系、单核细胞系、巨核细胞系的祖细胞，淋巴系干细胞可以分化为 T 淋巴细胞系、B 淋巴细胞系的祖细胞。造血干细胞最早起源于胚胎期的卵黄囊，后经血液迁移至胚胎的肝、脾和骨髓，胎儿的脐带血与胎盘血中也含有较多的造血干细胞，出生后主要存在于红骨髓，外周血中含量明显减少。

3. 造血微环境　骨髓造血微环境是造血干细胞定居、存活、增殖、分化、成熟的场所，主要由微血管系统、神经、基质细胞、结缔组织及细胞因子构成。

（二）血液组成及血细胞功能

血液由血细胞及血浆组成，其中血浆约占血液容积的 55%。血细胞约占血液容积的 45%，包括红细胞、白细胞及血小板。

1. 红细胞　成熟红细胞的外形呈双凹圆盘形，中央较薄，周缘较厚，无细胞核和细胞器，胞质中充满血红蛋白，其功能是结合与输送 O_2 和 CO_2。网织红细胞是存在于外周血中的尚未完全成熟的红细胞，是反映骨髓造血功能的重要指标。红细胞进入血液循环后的寿命约为 120 d。

2. 白细胞　种类多，功能较复杂，是机体防御系统的重要组成部分。①中性粒细胞：

含量最多，具有吞噬异物（尤其细菌）的功能，是机体抵御细菌入侵的第一道防线，在血管内停留的时间只有 6 ~ 8 h。②单核细胞：是巨噬细胞的前身，其功能为清除死亡或不健康的细胞、微生物及其产物，是机体抵御细菌入侵的第二道防线。③嗜酸性粒细胞：具有抗过敏和抗寄生虫的作用。④嗜碱性粒细胞：释放组胺及肝素。⑤淋巴细胞：T 淋巴细胞参与细胞免疫，B 淋巴细胞参与体液免疫。

3. 血小板　主要参与机体的止血和凝血过程，在血液循环中的寿命为 8 ~ 11 d。

二、血液系统疾病的分类

1. 红细胞疾病　如各类贫血、红细胞增多症。

2. 粒细胞疾病　如粒细胞缺乏症、类白血病反应。

3. 单核细胞和吞噬细胞疾病　如单核细胞增多症、组织细胞增多症。

4. 淋巴细胞和浆细胞疾病　如淋巴瘤、淋巴细胞白血病、多发性骨髓瘤。

5. 造血干细胞疾病　如再生障碍性贫血、髓系白血病、骨髓增生异常综合征。

6. 脾功能亢进　脾大，一系或多系血细胞减少而骨髓造血细胞相应增生的临床综合征。

7. 出血性及血栓性疾病　如血管性紫癜、血小板减少性紫癜、凝血功能障碍性疾病、弥散性血管内凝血及血栓性疾病。

三、血液病常见症状、体征及护理

（一）常见症状及体征

1. 发热　是血液病常见症状，具有持续时间长、热型不一、一般抗生素治疗效果不理想的特点。发热常见于再生障碍性贫血、白血病、淋巴瘤等。血液病的发热大多为感染所致，主要由于正常的成熟白细胞数量减少和（或）功能缺陷、应用免疫抑制药、贫血或营养不良等，使机体抵抗力下降，从而继发各种感染。此外，肿瘤细胞所产生的内源性致热原，如肿瘤坏死因子、白细胞介素 -1，作用于体温调节中枢也可引起发热。

感染部位多见于呼吸道、泌尿道、口腔黏膜、肛周皮肤，严重者可发生败血症而危及生命。轻度或早期感染多为低热或不规则热，严重感染可为弛张热。少数老年人或机体免疫功能极差者，即使严重感染，也可能无明显发热。

2. 出血 / 出血倾向　是指由于止血和（或）凝血功能障碍引起的自发性出血或轻微创伤后过度出血，是血液病最常见的体征之一。

常见原因包括：①血小板数量减少或功能异常，如原发免疫性血小板减少症、再生障碍性贫血、先天性血小板无力症。②血管壁脆性或通透性增加，如过敏性紫癜、老年性紫癜。③凝血因子减少或缺乏：如各型血友病、维生素 K 缺乏症。

出血部位可遍及全身，以皮肤、牙龈、鼻腔出血最多见，还可发生关节腔、肌肉、眼底出血，内脏出血可表现为咯血、呕血、便血、血尿、阴道出血等，严重者可发生颅内出血，危及生命。

3. 贫血　不是独立的疾病，是临床常见症状。各系统疾病均可引起不同程度的贫血。详见本章第二节贫血。

（二）护理

1. 发热

（1）护理评估

1）病史及心理社会资料：了解患者发热的起病状态、持续时间及体温变化规律，如起病急骤伴寒战，体温多达 39℃以上，可见于肺炎、肾盂肾炎、败血症；如缓慢起病，体温逐渐升高，可见于结核病等。判断属于低热（37.5 ~ 38℃）、中热（38.1 ~ 39℃），还是高热（39.1 ~ 41℃）。了解属于何种热型，如弛张热、稽留热。有无常见感染灶的临床表现，如发热伴咽痛、咳嗽、咳痰，可能合并呼吸道感染；伴尿急、尿频、尿痛，可能合并泌尿道感染；伴腹泻、肛周疼痛，可能合并肛周感染。有无感染的诱因，如受凉、疲劳、交叉感染史、皮肤及黏膜损伤、便秘、留置针及导尿管等。评估心理反应，急性高热者易产生焦虑、恐惧情绪，缓慢中、低热者心理反应较轻。

2）身体评估：观察生命体征，尤其是体温。观察意识状态，皮肤有无红肿、破溃、皮疹，浅表淋巴结有无肿大，扁桃体有无红肿，肺部有无啰音，腹部及输尿管走行区有无压痛，肾区有无叩击痛，肛周有无红肿、触痛等。

3）有关检查：主要包括血、尿、粪便常规检查及胸部 X 线检查等，必要时可做血培养、痰培养、细菌涂片检查、药敏试验。正常成人白细胞计数为（4 ~ 10）$\times 10^9$/L。①白细胞计数 $> 10\times 10^9$/L，称为白细胞增多，常见于急性感染、白血病等。②白细胞计数 $< 4\times 10^9$/L，称为白细胞减少，以中性粒细胞减少为主。③中性粒细胞绝对值 $< 1.5\times 10^9$/L，称为粒细胞减少症；$< 0.5\times 10^9$/L，称为粒细胞缺乏症；粒细胞减少症和粒细胞缺乏症常见于病毒感染、再生障碍性贫血等。

（2）主要护理诊断及其计划、评价

体温过高：与急性白血病并发感染有关。

1）护理目标：患者体温得到有效控制，逐渐下降至正常范围。

2）护理措施

病情观察：监测体温变化规律，观察呼吸、脉率、血压、意识状态及进食情况，记录液体出入量，观察实验室及其他检查结果的动态变化情况。

降温护理：体温 38.5℃以上应降温，具体方法如下。物理降温：在头颈、腋下及腹股沟等大血管处放置冰袋，有出血倾向者禁酒精擦浴或温水擦浴，避免局部血管扩张加重出血。药物降温：经物理降温无效者，遵医嘱给予药物降温。

休息与体位：避免噪声，卧床休息，必要时可吸氧。建议以平卧位或侧卧位为主，当变换成半卧位或坐位时，可用枕头、衣物等作为支撑物，维持舒适的姿势。

寒战与大汗的护理：寒战时可增加盖被或用热水袋保暖，并饮用较热的水。大量出汗时注意更换衣物，以增加舒适感及避免再次受凉。降温过程中注意观察出汗情况及血压、脉搏水平，观察患者的反应，避免发生虚脱，尤其是老年人、体弱者。

饮食护理：提供高热量、富含维生素、营养丰富、易消化的半流质饮食或软食，可少量多餐。多饮水，每日饮水量至少 2000 ml。出汗多时注意补充含盐饮料，必要时遵医嘱静脉补液。

诊治配合：配合医生做好各项检查，如血培养、痰培养，采集标本前向患者说明检查目的及采集方法，及时送检标本。遵医嘱使用抗生素等药物，观察疗效及副作用。一旦发生不良反应，及时向医生报告。

3）护理评价：患者体温降至正常。

2. 出血 / 出血倾向

（1）护理评估

1）病史及心理社会资料：询问患者出血的发病急缓、出血部位、范围、量，如皮肤及黏膜出血多根据出血面积大小判断，分为出血点（直径不超过 2 mm）、紫癜（直径 3 ~ 5 mm）、瘀斑（直径 5 mm 以上）。如呕血、黑便或其他脏器出血且病情严重，应立即测量血压、脉率，若收缩压低于 90 mmHg，出血量多为 500 ~ 1000 ml 或＞ 1000 ml。若血压、脉率基本正常，出血量多＜ 500 ml。询问出血的主要伴随症状与体征。了解有无出血相关病因，如血液系统疾病、重症肝病、尿毒症、高血压；出血相关诱因，如用力排便、剧烈咳嗽、情绪激动、感染高热、外伤手术。了解有无相关家族史、过敏史，如血友病与遗传因素有关，过敏性紫癜患者多存在药物、食物过敏史。评估心理反应，急性出血者易出现紧张、恐惧心理，慢性出血性疾病多不易根治，患者易产生抑郁、悲观情绪。

2）身体评估：重点评估出血相关体征及特点，如皮肤及黏膜的瘀点、瘀斑范围，有无鼻腔、牙龈出血，有无伤口渗血，咯血者的呼吸频率、肺部呼吸音及湿啰音，呕血、便血者的肠鸣音，女性患者的月经情况，颅内出血者的瞳孔、意识状态、有无头痛、脑膜刺激征等。对于大量出血者，应注意评估有无心悸、气短、面色苍白、口唇发绀、皮肤湿冷及花斑、血压下降、尿量减少及意识障碍等。

3）有关检查：主要包括反映血小板、凝血功能、血管壁功能等的检查指标。①血小板计数：正常值（100 ~ 300）$\times 10^9$/L，低于 100×10^9/L 为血小板减少，可见于再生障碍性贫血、急性白血病、原发免疫性血小板减少症等。②凝血时间测定：正常值（试管法）4 ~ 12 min，凝血时间延长可见于各型血友病等。③出血时间测定：正常值（Duke 法）为 1 ~ 4 min，出血时间延长可见于原发免疫性血小板减少症等。④束臂试验：阳性提示毛细血管脆性增加，可见于过敏性紫癜等。

（2）主要护理诊断 / 问题及其计划、评价

有出血的危险：与血小板减少 / 功能异常、凝血因子缺乏有关。

1）护理目标：①患者不发生出血或出血能被及时发现，并得到有效处理。②患者的血小板、凝血因子等指标接近正常水平或恢复正常。

2）护理措施

病情观察：注意观察生命体征、意识状态，出血的部位、范围、出血量及有关检查结果，尤其要密切观察出血目前是否停止或继续出血，及时发现新的出血灶、重症出血及其先兆表现，以便及时发现与抢救处理。

保持身心休息：保证充足的睡眠、情绪稳定。如出血仅限于皮肤及黏膜，无须过多限制活动。如血小板计数＜ 50×10^9/L，应减少活动量、多卧床休息。如血小板计数＜ 20×10^9/L，有发生重症出血的可能（如内脏出血、颅内出血），应嘱患者绝对卧床休息。

饮食护理：给予高蛋白质、富含维生素、易消化、少渣的软食或半流食，避免食用过

硬、粗糙、带刺或骨头、带硬壳的坚果等食物。

皮肤出血的护理：保持床单平整，衣着轻软、宽松。定期沐浴或清洗，保持皮肤清洁。勤剪指甲，避免抓伤皮肤。避免肢体碰撞或外伤。四肢皮肤或深层组织出血时，可抬高患肢或局部压迫促进止血。各项护理操作应轻柔，尽可能减少注射和穿刺次数，拔针后应适当延长按压时间。

鼻出血护理：保持室内相对湿度 50% ~ 60%，或用液状石蜡滴鼻，防止鼻黏膜干燥出血。嘱患者不要挖鼻痂、用力擤鼻，预防出血。如出血量少，可用棉球或明胶海绵填塞止血，无效者可用 0.1% 肾上腺素棉球或凝血酶棉球填塞并局部冷敷。如出血严重，可用凡士林油纱条行后鼻腔填塞术，术后定时用无菌液状石蜡滴入，3 d 后可取出油纱条。若仍出血，需更换油纱条，重复填塞止血。

口腔、牙龈出血护理：嘱患者用软毛牙刷刷牙，避免用牙签剔牙。用液状石蜡涂抹口唇，预防干裂出血。牙龈渗血时，可用 0.1% 肾上腺素或凝血酶棉球、明胶海绵片贴敷或压迫止血。如有陈旧性血块，可用生理盐水或 1% 过氧化氢清除，以免口臭及继发感染。

颅内出血护理：减少头部活动，保持身心休息，避免情绪激动、剧烈咳嗽、屏气用力等诱因，必要时遵医嘱使用镇静药、镇咳药、开塞露或轻泻药等积极治疗。注意监测生命体征、意识状态、瞳孔等变化，若出现剧烈头痛、视物模糊、烦躁不安、喷射性呕吐甚至昏迷等先兆表现，提示可能发生了颅内出血，应立即通知医生，配合抢救。抢救方法：吸氧，去枕平卧，头偏向一侧，及时清除分泌物、呕吐物等，保持呼吸道通畅。开放静脉通道，遵医嘱快速输注甘露醇、呋塞米等脱水药，降低颅内压。必要时遵医嘱给予止血药，输血或血液制品。

消化道出血护理：详见第四章第十一节上消化道大出血。

止血用药护理：详见本章第三节出血性疾病。

输血及血液制品护理：详见本章第六节输血及造血干细胞移植。

3）护理评价：①患者未发生出血，或出血能被及时发现并有效控制。②患者的血小板计数、凝血因子等指标已接近正常水平。

第二节　贫　血

一、概述

贫血是指外周血红细胞容量减少，低于正常范围下限，不能运输足够氧至组织而产生的综合征。常用的实验室指标包括血红蛋白浓度、红细胞计数、血细胞比容等。我国海平面地区，以血红蛋白浓度测定值成年男性低于 120 g/L、成年女性低于 110 g/L、妊娠期妇女低于 100 g/L，作为贫血的诊断标准。

【分类】

1. 按病因和发病机制分类

（1）红细胞生成减少性贫血：常见于缺铁性贫血、巨幼细胞贫血、再生障碍性贫血等。

（2）红细胞破坏过多性贫血：常见于溶血性贫血、海洋性贫血等。

（3）失血性贫血：常见于原发免疫性血小板减少症、血友病、外伤、肿瘤、结核、消化道出血、痔及子宫疾病等。

2. 按血红蛋白浓度分类 ①轻度：男性 Hb $<$ 120 g/L，女性 Hb $<$ 110 g/L。②中度：Hb $<$ 90 g/L。③重度：Hb $<$ 60 g/L。④极重度：Hb $<$ 30 g/L。

3. 按红细胞形态特点分类 根据平均红细胞体积（MCV）、平均红细胞血红蛋白浓度（MCHC）可将贫血分成以下三类。

（1）大细胞性贫血：MCV $>$ 100 μm^3，MCHC 320 ~ 350 g/L，常见于巨幼细胞贫血等。

（2）正常细胞性贫血：MCV80 ~ 100 μm^3，MCHC 320 ~ 350 g/L，常见于再生障碍性贫血、急性失血性贫血等。

（3）小细胞低色素性贫血：MCV $<$ 80 μm^3，MCHC $<$ 320 g/L，常见于缺铁性贫血、海洋性贫血等。

【临床表现】

贫血时，由于血液携氧能力下降，可造成全身各组织和器官缺氧与功能障碍。贫血的临床表现与病因、严重程度、发生及发展速度、个体代偿能力及对缺氧的耐受性有关。通常情况下，轻度贫血多无症状或症状轻微，重度贫血症状明显，但慢性贫血时，由于机体对缺氧的耐受性增强，即使贫血较重，症状可以较轻。老年人或伴心肺疾病者对贫血耐受差，症状相对较重。

1. 一般表现 皮肤及黏膜苍白是贫血最突出的体征，以甲床、睑结膜、口唇等部位常见。疲乏无力是最常见、最早出现的症状，但缺乏特异性。

2. 神经系统 对缺氧最敏感，患者常出现头晕、耳鸣、头痛、记忆力减退、注意力不集中等，晕厥、意识模糊可见于严重贫血，特别是老年患者。

3. 循环、呼吸系统 心悸、气短，活动后明显加重，长期严重贫血可发展为贫血性心脏病，最后导致心力衰竭、肺淤血。

4. 消化系统 由于消化功能减低，出现食欲缺乏、恶心、腹胀、便秘等表现。

5. 泌尿生殖系统 严重贫血者可出现低比重尿、轻度蛋白尿、夜尿增多等，可见性欲减退、男性特征减弱、女性月经失调或继发闭经等。

【主要护理诊断 / 问题及其计划、评价】

1. 营养失调：低于机体需要量 与各种原因导致造血物质摄入不足、消耗增加或丢失过多有关。

2. 活动耐力下降 与贫血导致组织缺氧有关。

（1）护理目标

1）造血营养素的缺乏得到纠正。

2）患者活动耐力恢复正常。

（2）护理措施

1）休息与活动：评估贫血程度、发生速度及身体基础状况，制订活动计划。轻度贫血或贫血发生缓慢者，无须过多限制活动，但要避免疲劳。中度贫血者应增加卧床休息时间，活动量以不加重症状为度，必要时给予协助保护。贫血严重者应以卧床休息为主，尤其是贫血性心脏病患者，宜取半坐卧位。

2）吸氧：对于贫血严重者，给予氧气吸入，改善组织缺氧。

3）饮食护理：给予高蛋白质、富含维生素、易消化、富含所缺营养素的食物，详见本节各种贫血患者的饮食护理。

4）输血护理：遵医嘱输血或浓缩红细胞，以减轻贫血症状。

（3）护理评价

1）造血营养素的缺乏得到纠正。

2）患者活动耐力恢复正常。

二、缺铁性贫血

缺铁性贫血是指体内贮存铁耗尽，导致红细胞内铁缺乏、血红蛋白合成减少而引起的一种小细胞低色素性贫血。本病是我国最常见的贫血类型，以婴幼儿、育龄妇女、妊娠期妇女多见。

【铁的代谢】

1. 铁的来源和吸收　正常人体每日制造红细胞所需铁为 20 ～ 25 mg，主要来自衰老红细胞破坏后释放的铁。为维持体内铁平衡，成人每日需要从食物中摄入铁 1 ～ 1.5 mg。胃酸等还原性物质将食物中的三价铁转化为二价铁后，才易被肠黏膜吸收，十二指肠及空肠上段为铁的主要吸收部位。影响铁吸收的主要因素包括胃肠功能、骨髓造血功能、体内铁贮存量、药物（如维生素 C）使用等，如铁储备充足，则吸收减少；铁储备缺乏，则吸收增多。

2. 铁的转运　经肠黏膜吸收入血的二价铁被氧化为三价铁，与转铁蛋白结合成为转铁蛋白复合体（即血清铁）后将铁运送到全身各组织，主要是骨髓。转铁蛋白复合体在幼红细胞膜表面与其受体结合进入细胞内，又还原成二价铁，在线粒体上与原卟啉、珠蛋白结合形成血红蛋白。

3. 铁的贮存　正常成人体内铁总量的 67% 为血红蛋白铁，贮存铁占 29%，主要以铁蛋白和含铁血黄素的形式贮存在肝、脾、骨髓、肠黏膜等部位。当体内需铁量增加时，铁蛋白解离后可为机体所利用。

4. 铁的排泄　正常人体每日排泄铁不超过 1 mg，主要由粪便排出，汗液、尿液也排出少量铁，育龄妇女还可通过月经、乳汁排出铁。

【病因和发病机制】

（一）病因

1. 铁需求量增加而摄入不足　多见于婴幼儿、青少年、妊娠期和哺乳期妇女。如婴幼儿不及时补充蛋黄、肝、瘦肉等含铁丰富的辅食，青少年挑食或偏食，妊娠期妇女需铁量高达 3 ～ 7 mg/d，易发生缺铁性贫血。

2. 铁吸收不良　胃大部切除或胃空肠吻合术后，由于胃酸分泌不足或食物绕过十二指肠，影响铁的吸收。此外，胃肠功能紊乱、小肠黏膜病变（如炎性肠病）、使用某些药物（如抗酸药、H_2 受体拮抗药）等，均可导致铁吸收障碍。

3. 铁丢失过多 慢性失血是成人缺铁性贫血的主要病因，常见于消化性溃疡、痔、消化道肿瘤、月经量过多及钩虫病等。

（二）发病机制

一方面，红细胞内缺铁，大量原卟啉不能与铁结合为血红蛋白，从而发生胞质少、体积小的小细胞低色素性贫血；另一方面，缺铁还可导致黏膜组织病变和外胚叶组织营养障碍，并引起组织细胞内含铁酶及铁依赖酶活性下降，从而影响神经、精神、行为、生长发育、体力及智力等。

【临床表现】

本病起病缓慢，常有原发病的表现。除具有一般贫血的症状、体征外，还可伴下列特殊表现。

1. 组织缺铁表现 如引起黏膜组织病变，可表现为口角炎、舌炎、舌乳头萎缩、口角皲裂、食欲下降及吞咽困难等。如导致外胚叶组织营养障碍，常表现为皮肤干燥、皱缩，毛发干枯、易脱落，指（趾）甲扁平、条纹隆起、薄脆易裂，严重者有反甲。

2. 神经精神异常 组织细胞内含铁酶及铁依赖酶的活性降低，可表现为易激惹、过度兴奋、难以集中注意力、发育迟缓及智能发育障碍等，少数患者有异食症，喜吃泥土、生米、冰块、石子等，多见于儿童。

【有关检查】

1. 血象 血红蛋白浓度降低，红细胞体积较小，呈小细胞低色素性贫血。白细胞、血小板基本正常。

2. 骨髓象 骨髓增生活跃或明显活跃，以中、晚幼红细胞增生为主。粒系、巨核系无明显异常。

3. 铁代谢检查 血清铁降低，总铁结合力增高，血清铁蛋白降低。骨髓铁染色检查可反映体内贮存铁的情况。本病表现为骨髓小粒中含铁血黄素消失，铁粒幼红细胞减少。

【诊断要点】

本病诊断的主要依据：①相关病因。②典型症状及体征。③小细胞低色素性贫血。④血清铁及铁蛋白降低、总铁结合力升高、骨髓铁染色检查阴性。⑤铁剂治疗有效等。

【治疗要点】

1. 去除病因 只有积极治疗原发病，贫血才能彻底痊愈。

2. 补充铁剂

（1）口服铁剂：多为首选，常用药物如硫酸亚铁，成人剂量 0.3 g，每日 3 次，富马酸亚铁 0.2 ~ 0.4 g，每日 3 次。用药后 1 周左右网织红细胞计数开始上升，2 周左右血红蛋白浓度上升，1 ~ 2 个月后恢复正常。之后继续服用铁剂 3 ~ 6 个月，目的是为补足体内贮存铁。

（2）注射铁剂：口服铁剂后胃肠道反应严重而不能耐受、或有消化道疾病对铁剂吸收不良、或病情要求迅速纠正贫血者，可选用注射铁剂，常用药物有右旋糖酐铁、蔗糖铁、山梨醇铁、葡萄糖酸亚铁等。首次应用必须做过敏试验，同时应严格掌握注射剂量，避免过量导致铁中毒。

【护理要点】

1. 病情观察 观察贫血的一般表现和缺铁性贫血的特异性表现，了解检查结果的动态变化。

2. 饮食护理　补充含铁量丰富的食物，如动物肝、瘦肉、血、蛋黄、豆类、黑木耳、紫菜、海带及香菇，其中动物性食品中的铁更易被吸收。谷类、多数蔬菜及水果含铁量较低，乳类含铁量最低。同时应注意纠正患者长期不吃肉食等的偏食习惯。

3. 口服铁剂护理　①口服铁剂的不良反应主要是恶心、呕吐、胃部不适等胃肠道症状，宜餐后服用，从小剂量开始。②口服液体铁剂时应使用吸管，避免染黑牙齿。③可同时服用维生素 C、乳酸、稀盐酸等酸性药物，促进铁吸收。④忌同时饮茶、牛奶、咖啡等，避免同时服用抗酸药、H_2 受体拮抗药等。⑤服铁剂期间粪便会变成黑色，是铁剂与肠道硫化氢作用生成黑色的硫化铁所致，停药后可消失。⑥嘱患者严格按剂量、疗程服药，尤其是在血红蛋白恢复正常后，应继续服用铁剂 3 ~ 6 个月，以补足贮存铁。

4. 注射铁剂护理　①采用深部肌内注射，定期更换注射部位，可促进吸收，避免硬结形成，减轻疼痛。②不在皮肤暴露部位注射，抽取药液后更换针头，采用 Z 形注射法或留空气注射法，避免药液溢出造成皮肤染色。③铁剂过敏反应轻者出现面红、头痛、荨麻疹，严重者可发生过敏性休克。因此，首次用药应先用 0.5 ml 试验剂量深部肌内注射，并备用肾上腺素，做好急救准备。若 1 h 后无过敏反应发生，即可遵医嘱给予常规剂量注射。

三、巨幼细胞贫血

巨幼细胞贫血是指由于叶酸和（或）维生素 B_{12} 缺乏，或某些影响核苷酸代谢的药物作用，导致细胞核脱氧核糖核酸（DNA）合成障碍所引起的一类贫血。主要分为营养性巨幼细胞贫血和恶性贫血，其中叶酸、维生素 B_{12} 缺乏所致的营养性巨幼细胞贫血最多见，我国则以叶酸缺乏多见，山西、陕西、河南、山东等省为多发区。欧美国家以维生素 B_{12} 缺乏及体内产生内因子抗体所致的恶性贫血多见。特点为大细胞性贫血，骨髓中幼红细胞、粒细胞和巨核细胞均发生巨幼变。

【叶酸、维生素 B_{12} 代谢】

1. 叶酸代谢　叶酸属于水溶性 B 族维生素，易被光照及煮沸分解破坏。人体不能合成叶酸，全部从食物中获得，肉类食品、新鲜蔬菜、水果等含叶酸较丰富。叶酸主要吸收部位在十二指肠及空肠近端，吸收后转变为四氢叶酸，随血流输送至全身各组织，主要贮存在肝。成人叶酸贮存量为 5 ~ 20 mg，仅供机体使用 1 ~ 4 个月，故饮食中缺乏叶酸易导致本病。

2. 维生素 B_{12} 代谢　维生素 B_{12} 属于水溶性维生素，可来源于食物供给，如动物肝肾、肉、鱼、蛋及乳制品等。食物中的维生素 B_{12} 与胃黏膜上皮细胞分泌的内因子结合，在回肠末端被吸收，随血液循环输送至各部位。正常人体维生素 B_{12} 贮存量为 2 ~ 5 mg，主要在肝。

【病因和发病机制】

（一）病因

1. 叶酸缺乏的病因

（1）摄入不足：多与烹煮时间过长或加热煮沸过度、腌制食物致叶酸破坏有关，其次是偏食。

（2）需要量增加：常见于婴幼儿、妊娠期及哺乳期妇女，以及恶性肿瘤、溶血性贫血等消耗性疾病患者。

（2）吸收不良：如小肠炎症、肿瘤、术后、乳糜泻、乙醇、某些药物（异烟肼、苯妥英钠）等。

（3）利用障碍：如使用甲氨蝶呤、氨苯蝶啶等抗核苷酸药物。

2. 维生素 B_{12} 缺乏的病因 维生素 B_{12} 每日需要量极少，且可由肠肝循环再吸收，因此食物缺乏引起本病者极少见，如长期素食、偏食者。主要病因为内因子缺乏或产生内因子抗体，使维生素 B_{12} 不能被吸收，如胃部疾病、回肠疾病、细菌、寄生虫感染。

（二）发病机制

四氢叶酸及维生素 B_{12} 是细胞合成 DNA 过程中的重要辅酶。如缺乏四氢叶酸及维生素 B_{12}，可导致骨髓幼红细胞核内 DNA 合成障碍，而胞质内 RNA 合成不受影响，造成细胞体积变大、核发育幼稚的巨幼变，粒系和巨核系也可发生类似改变，从而引起贫血，甚至全血细胞减少。DNA 合成障碍还可累及黏膜上皮组织，从而影响口腔和胃肠道功能。维生素 B_{12} 缺乏还可导致相关依赖酶发生障碍，从而引起神经精神异常。

【临床表现】

1. 血液系统症状 本病起病缓慢，除贫血表现外，部分患者可有轻度黄疸。

2. 消化系统症状 早期可有食欲缺乏、腹胀、腹泻或便秘，部分患者可发生舌炎、口角炎，甚至舌乳头萎缩，舌质绛红呈“牛肉舌”。

3. 神经精神症状 可见四肢乏力、麻木、深感觉障碍、共济失调等，部分患者可出现精神异常，如抑郁、失眠、健忘、易怒及妄想。

【有关检查】

1. 血象 呈大细胞性贫血，红细胞减少较血红蛋白减少更显著。严重者伴白细胞、血小板减少。

2. 骨髓象 骨髓增生活跃，红系增生显著，可见各阶段巨幼红细胞，细胞核发育落后于细胞质（核幼浆老）。粒系、巨核系也可呈“巨幼变”。

3. 血清叶酸和维生素 B_{12} 浓度 血清叶酸 < 6.8 nmol/L，血清维生素 $B_{12} < 74$ pmol/L，对本病的诊断具有重要价值。

【诊断要点】

主要依据：①相关病因。②一般贫血的临床表现、巨幼细胞贫血的特殊临床表现。③大细胞性贫血的血象特点、核幼浆老的骨髓象特点。④血清叶酸和维生素 B_{12} 浓度降低。

【治疗要点】

1. 去除病因 针对不同病因给予治疗，如纠正偏食习惯、改进烹煮方法、积极补充富含叶酸或维生素 B_{12} 的食物，以及治疗原发病。

2. 补充叶酸和（或）维生素 B_{12}

（1）补充叶酸：叶酸 5 ~ 10 mg，口服，每日 3 次，至贫血症状完全消失，若病因已去除，即可停药。若伴有维生素 B_{12} 缺乏，必须同时注射维生素 B_{12}。

（2）补充维生素 B_{12}：肌内注射维生素 B_{12} 500 μg，每周 2 次，或口服 500 μg，每日 1 次，至血象恢复正常。有神经系统症状者，还需维持性治疗半年至 1 年，恶性贫血患者则需终身治疗。

【护理要点】

1. 饮食护理

（1）饮食指导：叶酸缺乏者应多进食绿色新鲜蔬菜、水果、谷类、肉类，烹煮不宜过度，以防叶酸破坏。维生素 B_{12} 缺乏者应多进食动物肝肾、肉、鱼、蛋及乳制品等。

（2）特殊人群饮食指导：婴幼儿喂养应及时添加辅食。妊娠期及哺乳期妇女应保证每日食用富含叶酸和维生素 B_{12} 的食物。向长期素食、偏食、挑食者和高发地区人群进行健康宣教，指导其建立良好的饮食习惯。

2. 用药护理　注意观察药物的疗效和不良反应。一般情况下，治疗 1 ~ 2 d 患者食欲开始好转，2 ~ 4 d 网织红细胞计数开始增加，1 周左右达高峰。同时血红蛋白浓度上升，4 ~ 6 周后恢复正常，半年至 1 年后，神经系统症状改善。肌内注射维生素 B_{12} 者偶见过敏反应，应注意观察并及时处理。治疗过程中患者可出现血钾突然降低，需加强观察，监测电解质变化。

3. 症状护理　舌炎、口腔溃疡者，建议少量多餐，进温凉软食，进餐前后用生理盐水或氯己定、朵贝液漱口。四肢麻木、无力者注意肢体保暖，下床活动时应有人陪伴，避免受伤。

四、再生障碍性贫血

再生障碍性贫血简称再障，是一种可能由不同病因和发病机制引起的骨髓造血功能衰竭的贫血，主要表现为进行性贫血、出血、感染及全血细胞减少。按病因不同，可分为遗传性再障（先天性）与获得性再障（后天性），后者还可以分为原发性再障与继发性再障。按病程及临床表现可分为急性再障（又称重型再障Ⅰ型）与慢性再障（非重型再障），慢性再障病情恶化发展为急性再障时又称重型再障Ⅱ型。

【病因和发病机制】

（一）病因

约半数以上病例找不到明确的病因，可能与下列因素有关。

1. 药物及化学物质　是最常见的致病因素，其中药物包括抗肿瘤药、抗癫痫药、氯霉素、磺胺、保泰松、苯巴比妥、阿司匹林及异烟肼等，化学物质以苯及其衍生物最常见。氯霉素、磺胺、杀虫剂是否造成再障与个体敏感性有关，其他药物和化学物质对骨髓的抑制与剂量有关。

2. 病毒感染　各型肝炎病毒、EB 病毒、巨细胞病毒、登革热病毒、微小病毒 B_{19} 等均可引起再障。

3. 电离辐射　长期接触 X 射线、γ 射线及其他放射性物质，可使造血干细胞数量减少，骨髓微环境受损。

（二）发病机制

1. 免疫异常　可能是再障的主要发病机制。患者骨髓及外周血的淋巴细胞比例增高，T 细胞失衡，造血负调控因子明显增多，髓系细胞凋亡、亢进。

2. 造血干 / 祖细胞缺陷　上述病因损伤造血干细胞，使骨髓各系造血细胞明显减少，导致外周血全血细胞减少。

3. 造血微环境受损　骨髓“脂肪化”，静脉窦壁水肿、出血，毛细血管坏死。部分患者骨髓基质细胞体外培养生长差。

【临床表现】

患者主要表现为进行性贫血、出血、感染，但多无肝、脾、淋巴结肿大。

1. 重型再障　起病急，发展速度快，病情重，少数可由慢性再障病情恶化发展而来。贫血多呈进行性加重。感染表现为发热且难以控制，以呼吸道感染最常见，病原菌以革兰氏阴性杆菌、金黄色葡萄球菌、真菌为主，常合并败血症。出血常见于口腔、鼻腔黏膜及全身皮肤广泛出血，深部脏器出血可见呕血、便血、咯血、眼底出血和颅内出血，后者多为死亡原因。

2. 非重型再障　较多见，起病缓，发展速度慢，病情较轻，贫血多为主要表现。预后较好，治疗恰当者病情可缓解甚至治愈。

【有关检查】

1. 血象　全血细胞减少，重型再障的减少程度更明显。其中贫血为正常细胞正常色素型，网织红细胞绝对值低于正常。白细胞计数减少，以中性粒细胞为主。血小板减少，可致出血时间延长。

2. 骨髓象　为再障确诊的主要依据。骨髓造血组织减少，脂肪组织增加，三系细胞不同程度地减少。重型再障骨髓增生低下或极度低下，非重型再障骨髓增生低下或呈灶性增生。

【诊断要点】

诊断依据：①相关病因。②进行性贫血、出血和感染，无肝、脾、淋巴结肿大。③外周血全血细胞减少、网织红细胞计数低于正常。④骨髓增生低下，造血组织减少，非造血组织增加。

【治疗要点】

1. 去除病因　明确再障的病因并去除，避免接触导致骨髓抑制的因素，停用或禁用有骨髓抑制作用的药物。

2. 支持治疗

（1）贫血治疗：血红蛋白＜ 60 g/L 伴明显缺氧症状者，可输注浓缩红细胞。但多次输血会影响造血干细胞移植的效果，应严格掌握输血指征，尽量减少输血次数。

（2）止血治疗：详见本章第三节出血性疾病。

（3）防治感染：预防感染详见本病护理要点内容。一旦发生感染，应及时检查感染部位并做细菌培养，必要时给予广谱抗生素，或输注白细胞混悬液。

3. 免疫抑制治疗　抗淋巴细胞球蛋白（ALG）、抗胸腺细胞球蛋白（ATG）主要适用于重型再障，环孢素可用于各型再障。ALG/ATG 联合环孢素是目前重型再障非移植治疗的一线方案。

4. 促进造血治疗

（1）雄激素：适用于各型再障，为非重型再障的首选药物。其作用机制是刺激肾产生促红细胞生成素，并对骨髓有直接刺激红细胞生成的作用。长期应用还可促进粒系和巨核系增生。常用药物有司坦唑醇、达那唑、十一酸睾酮、丙酸睾酮。

（2）造血生长因子：适用于各型再障，尤其是重型再障，单用无效。常用药物有粒细胞 - 巨噬细胞集落刺激因子（GM-CSF）、粒细胞集落刺激因子（G-CSF）、重组人促红细胞生成素（EPO）等，疗程以 3 个月以上为宜。还可使用血细胞生成素受体激动药、重组人血小板生成素、白细胞介素 -11 等。

5. 造血干细胞移植　主要用于重型再障患者，详见本章第六节输血及造血干细胞移植。

一般情况下，免疫治疗有效的重型再障多在 1 个月后才表现出血液学反应，绝大多数发生在前 4 个月。非重型再障使用环孢素联合雄激素治疗，疗程至少 4 ～ 6 个月。治疗有效的表现：1 个月左右网织红细胞计数开始上升，随着血红蛋白浓度升高，3 个月后红细胞计数开始上升，血小板计数上升需要较长时间。

【护理要点】

1. 病情观察　观察患者贫血、出血、感染等临床表现，了解血象、骨髓象等检查的动态变化情况。

2. 贫血的护理　详见本节一、概述。

3. 出血的护理　详见本章第一节总论，重点警惕脑出血等严重并发症。

4. 感染的预防与护理

（1）预防感染：①保持病室环境清洁，定期使用消毒液擦拭和紫外线消毒，限制探视人员，避免到人群聚集的地方，避免交叉感染。②严格执行各项无菌操作，尤其是穿刺、置管等侵入性操作。③对于粒细胞绝对值低于 $0.5 \times 10^9/L$ 者，给予保护性隔离，安置在隔离病房或无菌层流病房。④加强口腔护理，嘱患者餐前、餐后、睡前、晨起用生理盐水等含漱。⑤保持皮肤清洁，勤沐浴更衣和更换床上用品，勤剪指甲。⑥睡前、便后用 1 ∶ 5000 高锰酸钾溶液坐浴，预防肛周感染，女性患者注意会阴部清洁卫生。

（2）发热护理：详见本章第一节总论。

5. 用药护理

（1）ATG/ALG：均为异种蛋白，可能出现超敏反应（如寒战、发热、皮疹、高血压 / 低血压）、血清病（如发热、关节及肌肉疼痛、皮疹）、出血加重、继发感染等。用药前需做皮肤过敏试验，用药期间联合应用小剂量糖皮质激素。

（2）环孢素：观察不良反应，如肝肾功能受损、牙龈增生、消化道反应等，监测血药浓度、血象、骨髓象、T 细胞免疫学改变。

（3）雄激素：①丙酸睾酮为油剂，不易吸收，注射局部可形成肿块，需深部、缓慢、分层肌内注射，并经常变换注射部位，一旦发现硬块，应及时理疗。②可致男性化表现（如毛须增多、声音变粗、痤疮、女性闭经），停药后会逐渐消失，注意不要用手搔抓痤疮部位。③可致肝功能受损，应定期检查肝功能。

【健康教育】

1. 疾病预防指导　避免或减少接触与再障发病相关的药物和理化物质，尤其注意对高危职业人群（如油漆工人、印刷工人、装修工人）加强宣教，提高其对工作环境危害的认识，促进劳动防护，定期进行体格检查，监测血象。新装修的房屋不宜立即入住。使用农药或杀虫剂时，应做好个人防护。

2. 疾病治疗指导 指导患者及其家属积极配合治疗，加强营养支持，调节情绪，乐观应对。避免使用损害造血系统的药物，如氯霉素、磺胺、保泰松、阿司匹林。

3. 疾病康复指导 出院后坚持治疗，学会自我护理，如预防出血、感染，定期门诊复查。

第三节 出血性疾病

一、概述

出血性疾病是指由于多种因素导致止血和（或）凝血功能障碍，引起以机体自发性出血或轻微创伤后过度出血为特征的一组疾病。

（一）正常止血、凝血、抗凝、纤维蛋白溶解机制

1. 止血机制 生理性止血主要包括下列3个环节。

（1）血管收缩：血管受损后，局部血管受到刺激而短暂收缩，导致伤口缩小或闭合，出血减少甚至停止。这是人体对出血最早的生理性反应。

（2）血小板血栓形成：血管受损后，血小板通过黏附、聚集及释放反应参与止血过程。一方面，血管性血友病因子促使血小板直接黏附于血管损伤部位；另一方面，在胶原、凝血酶等的作用下，血小板膜糖蛋白形成纤维蛋白原受体，使纤维蛋白原促进血小板相互之间黏附、聚集，形成血小板白色血栓。同时，血小板膜磷脂在酶的作用下释放花生四烯酸，继而转化为血栓素 A_2，进一步促进血小板聚集、血管强烈收缩。

（3）血液凝固：血小板和组织损伤后，分别释放出血小板第3因子（直接参与凝血反应）和组织因子（启动外源性凝血途径），同时血浆中凝血因子Ⅻ（FⅫ）与胶原纤维接触后，启动内源性凝血途径。最后在血小板白色血栓周围形成纤维蛋白网，红细胞、白细胞滞留其中形成凝血块，在血栓收缩蛋白的作用下收缩并填塞在损伤血管部位，实现永久止血。

2. 凝血机制 血液凝固是无活性的凝血因子（酶原）被有序、逐级激活，转变为有活性的凝血因子，最终使血浆中可溶性纤维蛋白原转变为不溶性纤维蛋白的过程（图6-1）。目前已知的凝血因子有14种，除钙离子外，均为蛋白质。生理性凝血过程分为以下3个阶段。

（1）凝血活酶形成：①内源性凝血途径：FⅫ与血管内皮下暴露的胶原组织或异物等接触后被激活成为FⅫa，进一步激活FⅪa、FⅨa、FⅩa。②外源性凝血途径：血管壁或组织受伤后释放出组织因子，与FⅦa共同激活FⅩa。上述两种途径激活FⅩa后，即进入共同途径：在钙离子存在的条件下，FⅩa、FⅤa、血小板第3因子形成复合物，即凝血活酶。

（2）凝血酶形成：凝血酶原在凝血活酶的作用下转变为活性极强的凝血酶。除参与凝血反应外，凝血酶还具有反馈性加速凝血酶原向凝血酶转变，诱导血小板的不可逆性聚集、活化及释放反应，激活FⅫ、FⅩⅢ、纤溶酶原的作用。

（3）纤维蛋白形成：纤维蛋白原在凝血酶的作用下转化成不稳定性纤维蛋白单体，再经FⅩⅢa作用，形成稳定性交联纤维蛋白，完成凝血过程。

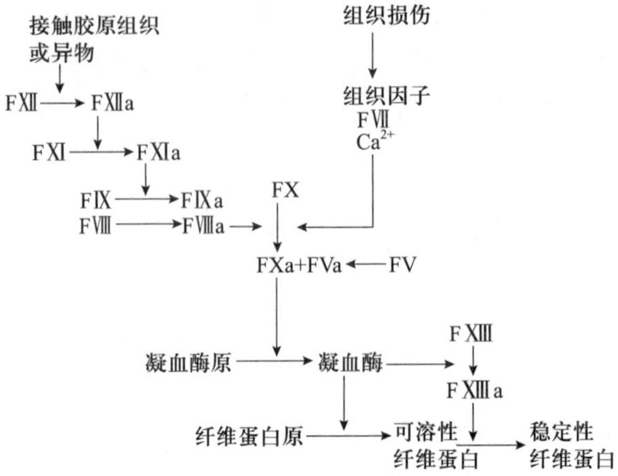

图 6-1　血液凝固过程模式图

3. 抗凝机制　分为细胞抗凝和体液抗凝。其中，细胞抗凝主要是单核巨噬细胞系统清除激活的凝血因子、凝血活酶、纤维蛋白单体等。体液抗凝的物质主要有如下几种。

（1）抗凝血酶（AT）：是人体内最重要的抗凝物质，主要在肝及血管内皮细胞生成，主要功能是灭活凝血酶及 FⅩa，对 FⅨa、FⅪa、FⅫa 等也有灭活作用。AT 与肝素结合后，抗凝活性明显升高。

（2）肝素：为硫酸黏多糖类物质，主要由肥大细胞和嗜碱性粒细胞合成。其抗凝作用与 AT 密切相关，主要表现为灭活凝血酶及 FⅩa；还可抑制 FⅤ、FⅧ、FⅨ、FⅩ，增强纤溶活性。低分子量肝素的抗 FⅩa 作用明显强于肝素钠。

（3）蛋白 C 系统：由蛋白 C、蛋白 S、血栓调节蛋白（TM）等组成，可以灭活 FⅤa、FⅧa。其中，蛋白 C 在肝合成，需要维生素 K 参与；蛋白 S、TM 是活化蛋白 C 的辅因子，可以增强其抗凝作用。

（4）组织因子途径抑制物（TFPI）：由血管内皮细胞产生，可以抑制 FⅩa、FⅦa 活性，是外源性凝血途径的特异性抑制剂。

4. 纤维蛋白溶解机制　纤溶系统主要包括纤溶酶原、组织型纤溶酶原激活物（t-PA）、尿激酶型纤溶酶原激活物、纤溶酶抑制物（α_2- 纤溶酶抑制剂、α_1- 抗胰蛋白酶、α_2- 抗纤溶酶）等。纤溶酶原在各种激活物的作用下转变为纤溶酶，纤溶酶可将纤维蛋白（原）降解为纤维蛋白（原）降解产物（FDP），FDP 不再发生凝固。纤溶酶是血浆中活性最强的蛋白酶，还可降解 FⅤ、FⅧ、FⅩ等。溶栓疗法就是采用重组组织型纤溶酶原激活物（阿替普酶）等溶解血管内血栓，常用于治疗急性心肌梗死、脑梗死等。

（二）分类

1. 血管壁异常

（1）遗传性：如遗传性出血性毛细血管扩张症、家族性单纯性紫癜。

（2）获得性：如过敏性紫癜、药物性紫癜、维生素 C 缺乏症、糖尿病。

2. 血小板异常

（1）血小板减少：①生成减少，如再生障碍性贫血、白血病、化疗或放疗后。②破坏过多，如原发免疫性血小板减少症。③消耗过多，如弥散性血管内凝血。

（2）血小板增多：如原发性血小板增多症、骨髓增生异常综合征。

（3）血小板功能异常：①遗传性，如血小板无力症、巨大血小板综合征。②获得性，如尿毒症、抗血小板药物、重症感染。

3. 凝血异常

（1）遗传性：如血友病、遗传性凝血酶原缺乏症。

（2）获得性：如维生素 K 缺乏症、重症肝病、尿毒症。

4. 抗凝或纤溶异常　主要为获得性疾病，如肝素过量、溶栓药物过量、香豆素类药物过量、蛇咬伤，甲状腺、胰腺、前列腺手术过度挤压等。

5. 复合性止血机制异常

（1）遗传性：如血管性血友病。

（2）获得性：如弥散性血管内凝血、重症肝病。

（三）治疗要点

1. 病因防治　详见本节各类出血性疾病内容。

2. 止血治疗

（1）止血药物：①降低血管壁通透性、收缩血管：如垂体后叶素、肾上腺色腙、曲克芦丁、维生素 C、糖皮质激素。②合成凝血因子：如维生素 K。③抗纤溶：如氨基己酸、氨甲苯酸。④局部止血：如吸收性明胶海绵、巴曲酶、凝血酶。⑤促进止血因子释放：如去氨加压素。⑥促血小板生成：如血小板生成素、白细胞介素 -11。

（2）补充凝血因子和（或）血小板：根据病情需要予以补充，如甲型血友病可补充抗血友病球蛋白浓缩制剂，ITP 急性发作时可输注血小板悬液。

（3）局部处理：使用弹性绷带或纱布进行局部加压包扎，必要时局部制动或手术结扎局部血管。

3. 其他治疗　包括免疫治疗、血浆置换、中医中药治疗、手术治疗及基因治疗等。

二、原发免疫性血小板减少症

原发免疫性血小板减少症又称特发性血小板减少性紫癜（ITP），是多种机制共同参与的获得性自身免疫性疾病。由于患者对自身血小板抗原免疫失耐受，导致血小板受到免疫性破坏和生成抑制，从而造成不同程度的血小板减少。ITP 是临床最常见的血小板减少性疾病，育龄期女性发病率高于男性。

【病因和发病机制】

本病病因未明，发病机制与自身免疫功能紊乱有关。

1. 血小板过度破坏　半数以上患者体内可检测到抗血小板膜糖蛋白的特异性自身抗体，其致敏的血小板会被单核巨噬细胞系统破坏。

2. 血小板生成抑制　上述自身抗体还可损伤巨核细胞，或抑制巨核细胞释放血小板，导致血小板生成障碍。

【临床表现】

成人 ITP 多起病隐匿，多数患者出血较轻且局限。常表现为反复发作的皮肤及黏膜瘀点、紫癜、瘀斑，外伤后不易止血，鼻出血、牙龈出血等。女性患者月经过多，且可为唯一症状。严重内脏出血较少见，但可因感染等突然加重病情，甚至发生颅内出血。部分患者可出现贫血、乏力表现，可无出血症状。一般无肝、脾、淋巴结肿大。

【有关检查】

1. 血象　血小板计数减少，平均血小板体积偏大。可有不同程度的红细胞计数和血红蛋白浓度下降。白细胞计数多正常。

2. 骨髓象　巨核细胞数正常或增多，伴成熟障碍，表现为体积变小，胞质内颗粒减少，幼稚巨核细胞增多，产血小板型巨核细胞显著减少（$<30\%$）。

3. 其他检查　出血时间延长，血块收缩不良，束臂试验阳性，抗血小板自身抗体阳性。

【诊断要点】

主要依据：①至少2次血小板计数减少。②脾不大。③骨髓巨核细胞数正常或增多，伴成熟障碍。④排除其他继发性血小板减少症。

【治疗要点】

无明显出血倾向、血小板计数$\geq 30\times10^9/L$者，一般以临床观察和随访为主，无须治疗。血小板计数$<30\times10^9/L$者，可采用如下治疗方法。

1. 一般止血治疗　详见本节一、概述。

2. 糖皮质激素　一般为首选治疗药物，近期有效率约为80%。作用机制：①减少自身抗体生成及减轻抗原抗体反应。②抑制单核巨噬细胞系统破坏血小板。③降低毛细血管壁通透性。④刺激骨髓造血及血小板向外周释放。常用方案为泼尼松1 mg/（kg·d），分次或顿服，待血小板接近正常后，1个月内逐渐减至最小维持量（≤ 15 mg/d）。若治疗4周仍无效，应迅速减量至停用。

3. 二线治疗　病程3～12个月的糖皮质激素治疗依赖或无效者，可选择血小板生成素受体激动剂、利妥昔单抗、脾切除。

4. 急症处理　适用于内脏或颅内有活动性出血、或需要急诊手术的重症ITP患者，可输注血小板、丙种球蛋白、大剂量甲泼尼龙。

【护理要点】

1. 出血护理　参见本章第一节总论，重点警惕颅内出血。对于血小板计数$<10\times10^9/L$的重症患者，遵医嘱输注浓缩血小板悬液。

2. 用药护理

（1）糖皮质激素：应按时、按剂量、按疗程服用，不可自行减量或停药。长期服用者易出现水钠潴留、低血钾、高血压、高血糖、高血脂、满月脸、向心性肥胖、痤疮、胃肠道反应或出血、诱发或加重感染、骨质疏松等不良反应。应指导患者餐后服药，观察粪便颜色，遵医嘱使用胃黏膜保护药或抗酸药。定期监测血压、血糖、血脂、血常规、电解质、骨密度等。积极预防感染。

（2）其他药物：如大剂量免疫球蛋白、免疫抑制药可引起静脉炎，应注意保护局部血管。氨甲苯酸可形成血栓，静脉滴注速度宜慢。

（3）避免使用引起血小板减少或功能抑制的药物，如阿司匹林、双嘧达莫、保泰松、右旋糖酐。

三、过敏性紫癜

过敏性紫癜是一种常见的血管变态反应性疾病。由于机体对某些致敏物质发生变态反应，导致毛细血管脆性及通透性增加、血液外渗，产生皮肤紫癜、黏膜及脏器出血，可伴发血管神经性水肿、荨麻疹等过敏表现。本病多见于儿童及青少年，男性发病率较高，春、秋季发病较多。

【病因和发病机制】

1. 病因

（1）感染：为最常见的病因，如乙型溶血性链球菌，风疹、水痘、麻疹病毒，蛔虫等。

（2）食物：如鱼、虾、蟹、蛋、乳制品。

（3）药物：如抗生素（青霉素、链霉素、红霉素、氯霉素、头孢菌素等）、解热镇痛药（水杨酸类、保泰松、吲哚美辛、奎宁等）、磺胺、阿托品、异烟肼、噻嗪类利尿药。

（4）其他：花粉、尘埃、昆虫咬伤、寒冷刺激、疫苗接种等。

2. 发病机制　本病发病机制不明，与免疫异常有关。各种致敏原刺激机体产生大量抗体（主要为 IgA、IgE）和炎症因子（TNF-α、IL-6 等），形成免疫复合物，沉积于血管内膜，引发异常的免疫应答。除累及皮肤、黏膜的小动脉和血管外，还可累及肠道、肾、关节腔的小血管。

【临床表现】

本病多急性起病，发病前 1 ～ 3 周常有上呼吸道感染等前驱症状。疾病多为自限性，病程 2 周左右，预后良好，少数肾型患者预后相对较差。

1. 单纯型（紫癜型）　最常见，主要表现为皮肤紫癜成批、反复出现，多见于四肢及臀部，以下肢伸侧多见，对称分布、大小不等。初呈深红色，按之不褪色，可融合成片，数日内渐变成紫色、黄褐色、浅黄色，1 ～ 2 周逐渐消退。

2. 腹型　脐周、下腹或全腹阵发性绞痛，可伴呕吐、腹泻、便血等，易误诊为外科急腹症，严重者可并发肠套叠、肠梗阻、肠穿孔。

3. 关节型　反复发作关节肿胀、疼痛、压痛、功能障碍，多见于膝、踝、肘、腕等大关节，呈游走性，数日可愈且不遗留关节畸形。

4. 肾型　最严重，表现为蛋白尿、血尿、管型尿，可伴水肿、高血压、肾功能不全。多数患者 3 ～ 4 周可恢复，少数患者因病情迁延可发展为慢性肾炎或肾病综合征。

5. 混合型　合并两种以上类型的临床表现。

【有关检查】

本病缺乏特异性实验室检查。除出血时间可能延长外，其余出、凝血指标均正常。血清 IgA、IgE 多增高，中性粒细胞和嗜酸性粒细胞可增高，腹型患者粪便隐血试验可为阳性，肾型患者可有蛋白尿、血尿、管型尿、血尿素氮升高、内生肌酐清除率下降等。

【诊断要点】

主要依据：①发病前 1 ～ 3 周有上呼吸道感染等前驱症状。②典型四肢皮肤紫癜，可伴腹痛、关节肿痛及血尿。③血小板计数及功能、凝血功能检查多正常。④排除其他原因所致的血管炎及紫癜。本病应注意与外科急腹症、风湿性关节炎、肾小球肾炎等疾病进行鉴别。

【治疗要点】

1. 去除病因　防治呼吸道、消化道感染，驱除肠道寄生虫，避免接触可疑过敏原等。

2. 一般治疗　①抗组胺药：如盐酸异丙嗪、苯海拉明、氯苯那敏、阿司咪唑、氯雷他定、西咪替丁及静脉注射钙剂。②降低血管壁通透性的药物：如维生素 C、曲克芦丁、肾上腺色腙。

3. 糖皮质激素　可抑制抗原抗体反应、减轻炎症渗出、降低血管壁通透性。常用泼尼松 30 mg/d 分次或顿服，重症者可用甲泼尼龙或地塞米松静脉滴注，症状减轻后改为口服。

4. 免疫抑制剂　上述治疗疗效不佳或反复发作者，可酌情使用环磷酰胺、硫唑嘌呤、环孢素等。

5. 对症治疗　①腹痛者可用解痉药（如阿托品、山莨菪碱）。②呕血、便血者可用质子泵抑制药（如奥美拉唑）。③关节痛者可酌情用消炎镇痛药。④肾型者可应用抗凝血药（如肝素、华法林）。

【护理要点】

1. 一般护理　发作期应卧床休息，给予清淡、刺激性小、易消化的普食、软食或半流食。

2. 根据受累部位不同给予相应的护理

（1）紫癜型：观察皮肤出血部位、范围、新发及消退情况，保持皮肤清洁，勿用手搔抓，避免外伤。

（2）腹型：观察腹痛的部位、性质、程度，腹壁紧张度，粪便颜色，肠鸣音亢进或减弱可能提示再次出血或肠梗阻。局部包块警惕肠套叠，尤其是幼儿。腹痛者宜采取屈膝平卧位。

（3）关节型：观察关节肿痛的部位及程度，有无压痛、功能障碍等。摆放关节于合适位置并减少活动，必要时可制动、冷敷止痛。

（4）肾型：观察水肿情况，尿的颜色、性状、尿量变化情况，定期检查尿常规、肾功能指标。

3. 用药护理　遵医嘱对症用药，加强护理。部分抗组胺药可能有中枢抑制作用，导致嗜睡，服药后患者不能从事危险工作（如驾驶车辆、高空作业）。糖皮质激素的用药护理参见本节 ITP 护理内容。免疫抑制剂的用药护理参见本章第二节中再生障碍性贫血和第四节白血病相关内容。

四、血友病

血友病是一组遗传性凝血因子缺乏引起的出血性疾病，主要包括血友病 A 和血友病 B，其中血友病 A 是临床最常见的遗传性出血性疾病，约占血友病的 85%。

【病因和遗传方式】

1. 病因　血友病 A 缺乏凝血因子Ⅷ，血友病 B 缺乏凝血因子Ⅸ，两型都会导致内源性凝血途径障碍及出血倾向。部分血友病患者无家族遗传史，可能由于基因突变或隔代遗传所致。

2. 遗传方式　由于凝血因子Ⅷ基因和凝血因子Ⅸ基因均位于 X 染色体长臂末端，故血友病 A、B 均属于性染色体隐性遗传性疾病。

（1）男性患者与正常女性结婚，所生男孩均正常，所生女孩均为携带者。

（2）男性患者与女性携带者结婚，所生男孩 50% 为患者，50% 正常；所生女孩 50% 为患者，50% 为携带者。

（3）男性患者与女性患者结婚，所生子女均为患者。

（4）正常男性与女性携带者结婚，所生男孩 50% 为患者，50% 正常；所生女孩 50% 为携带者，50% 正常。

（5）正常男性与女性患者结婚，所生男孩均为患者，所生女孩均为携带者。

【临床表现】

1. 出血　多为自发性或轻微外伤、小手术（如拔牙）后出血不止，与生俱来并伴随终身。出血程度与血友病类型及凝血因子缺乏程度相关。血友病 A 出血较重，血友病 B 出血较轻。重症患者发病早，轻症患者多在青年或成年才发病。出血部位多累及负重关节（如膝关节），若反复多次出血，可致关节僵硬、变形、活动受限及肌肉萎缩，甚至丧失功能。

2. 血肿压迫　血肿压迫软组织、深部肌肉可出现血肿；压迫神经，可致局部疼痛、麻木及肌肉萎缩；压迫血管，可致供血部位坏死。口腔底部、咽后壁、喉、颈部出血，可压迫呼吸道，出现呼吸困难。

【有关检查】

1. 筛查试验　血小板计数、功能正常，出血时间、凝血酶原时间（PT）正常，活化部分凝血活酶时间（APTT）延长，但不能鉴别血友病类型。

2. 确诊试验

（1）F Ⅷ、F Ⅸ活性及抗原测定：可确诊血友病类型，并进行临床分型。①血友病 A 重型：F Ⅷ：C 活性低于 1%。②血友病 A 中型：F Ⅷ：C 活性为 1% ~ 5%。③血友病 A 轻型：F Ⅷ：C 活性为 6% ~ 30%。

（2）血管性血友病因子抗原测定：血友病患者正常，可与血管性血友病鉴别。

3. 基因诊断试验　主要用于携带者和产前诊断。

【诊断要点】

主要依据：①阳性家族史。②发病年龄（幼年多见）。③性别（男性多见）。④自发或轻微外伤后出血不止、关节出血、血肿形成。⑤ APTT 延长，其余出、凝血指标正常。⑥ F Ⅷ、F Ⅸ活性降低或缺乏。

【治疗要点】

本病尚无根治方法，以替代治疗为主，预防极为重要。

1. 替代治疗　补充缺乏的凝血因子，为本病最重要的防治措施。常用制剂包括基因重组的纯化 F Ⅷ、F Ⅸ或浓缩制剂、新鲜冰冻血浆、冷沉淀物、凝血酶原复合物等。

2. 去氨加压素　为半合成的抗利尿激素类似物，可促进内皮细胞释放 F Ⅷ、血管性血友病因子，可用于轻症血友病 A 患者，血友病 B 无效。幼儿慎用，2 岁以下儿童禁用。

3. 抗纤溶药物　保护已形成的纤维蛋白凝块不被溶解，达到止血目的。常用药物有氨基己酸、氨甲环酸等。

4. 外科治疗　关节出血局部可压迫止血、固定及理疗。关节强直及畸形者，可行关节成形或人工关节置换术。

5. 基因治疗　已有临床试验取得成功，临床应用有待进一步探索。

6. 家庭治疗　向患者及家属传授注射技术、血液病学、矫形外科、精神心理、理疗、血液传播疾病的预防知识等。

【护理要点】

1. 预防出血护理　血友病为终身疾病，应指导患者掌握预防出血的措施，减少出血次数。

（1）限制活动范围和程度：避免从事危险作业及关节过度负重的体力活动（如搬运、爬山、长跑、久站）、接触性运动（足球、篮球、拳击等）。

（2）避免外伤：不穿硬底鞋或赤足行走。使用刀、剪、针、锯等工具时应小心操作，必要时佩戴防护手套。尽量避免不必要的穿刺或注射，必须穿刺或注射时，拔针后局部按压 5 min 以上。尽量避免手术等治疗手段（包括拔牙等小手术），必须手术时，术前应评估是否需要补充凝血因子。

2. 局部出血护理　关节腔出血、深部组织血肿时，休息（制动）、局部压迫、冷敷、抬高患肢是最重要的非药物治疗措施。可用冰袋或绷带加压固定，待局部出血停止、血肿消失后可少量活动。颈部或喉部软组织出血时，密切观察呼吸道是否通畅，避免血肿压迫引起窒息，协助患者取侧卧位或头偏向一侧，必要时吸出血块，立即通知医生抢救。其余局部出血护理的内容参见本章第一节总论。

3. 输血护理　凝血因子取回后应立即输注。输注冰冻血浆或冷沉淀物之前，置于37℃温水中解冻融化，并快速输入，密切观察患者的耐受性和有无输血反应。详见本章第六节输血及造血干细胞移植。

4. 用药护理

（1）使用去氨加压素可能出现头痛、心率加快、颜面潮红、血压升高、少尿等不良反应，密切观察，并及时处理。

（2）禁用阿司匹林、双嘧达莫等抗血小板药物和华法林等抗凝血药。

5. 遗传咨询　严格婚前检查和产前诊断，减少本病的遗传因素。

五、弥散性血管内凝血

弥散性血管内凝血（DIC）是在多种致病因素的作用下，损伤微血管体系，凝血和纤溶系统激活，导致全身微血管血栓形成、凝血因子大量消耗并继发纤溶亢进，从而引起全身广泛出血、微循环衰竭的临床综合征。本病多起病急骤、病情复杂、进展迅速、死亡率高，是临床常见急危重症之一。

【病因和发病机制】

1. 病因

（1）严重感染：是诱发 DIC 最主要的病因。细菌感染多见脑膜炎球菌、铜绿假单胞菌、大肠埃希菌、金黄色葡萄球菌等。病毒感染多见重症肝炎、肾综合征出血热等。立克次体感染（斑疹伤寒）、脑型疟疾等也可引起。

（2）恶性肿瘤：是主要病因之一，常见于白血病、淋巴瘤、肝癌、前列腺癌及胰腺癌等。

（3）手术及创伤：见于富含组织因子的器官（如脑、前列腺、胰腺、子宫）手术或创伤，大面积烧伤、严重挤压伤、骨折等。

（4）病理产科：见于羊水栓塞、感染性流产、重症妊娠高血压综合征、胎盘早剥及前置胎盘等。

（5）严重中毒或免疫反应：见于毒蛇咬伤、输血反应、移植排斥等。

（6）其他：如恶性高血压、重症肝炎、急性胰腺炎、糖尿病酮症酸中毒、系统性红斑狼疮、溶栓抗凝治疗、中暑及休克等。

2. 发病机制

（1）组织损伤：各种因素导致组织因子释放入血，激活外源性凝血系统，是 DIC 最重要的始动机制。蛇毒、细菌毒素等还可直接激活因子X及凝血酶原。

（2）血管内皮损伤：缺氧、感染、炎症及变态反应等可损伤血管内皮，从而启动凝血系统。

（3）血小板活化：炎症反应、药物、缺氧等可诱发血小板聚集和释放，从而激活凝血途径。

（4）纤溶系统激活：各种因素激活纤溶系统，导致凝血 - 纤溶失衡。

DIC 的发展过程大体上可分为高凝血期、消耗性低凝血期、继发性纤溶亢进期，三期常交叉出现，故临床上不能截然分开。

【临床表现】

1. 出血　自发性、多发性出血，可遍及全身，常见于皮肤、黏膜、伤口和穿刺部位，严重者可发生内脏出血、颅内出血。出血的广泛程度和严重程度常不能用原发病解释。

2. 休克或微循环障碍　一过性或持续性血压下降，表现为肢体湿冷、发绀、少尿、呼吸困难、意识障碍等，早期即出现肾、肺、脑等器官功能不全。休克程度与出血量常不成比例，顽固性休克是预后不良的先兆。

3. 微血管栓塞　深部器官由于微血管栓塞常出现器官衰竭，也可发生在浅层皮肤、消化道黏膜处。如肾栓塞，表现为腰痛、血尿、少尿或无尿；肺栓塞，表现为突发呼吸困难、胸痛、咯血；脑栓塞，表现为头痛、抽搐、昏迷、肢体瘫痪、麻木；胃肠道黏膜栓塞，表现为消化道出血；皮肤栓塞，表现为手指、足趾、鼻、颈、耳部苍白及疼痛，甚至干性坏死。

4. 微血管病性溶血　由于微血管内血栓，使管腔变窄，红细胞通过时发生机械性损伤、破裂，进而溶血。临床表现为进行性贫血，贫血程度与出血量不成比例。

【有关检查】

参见本节【诊断要点】的实验室检查指标。

【诊断要点】

1. 存在原发病　存在导致 DIC 的原发病。

2. 临床表现（存在下列 1 项以上） ①不能用原发病解释的多发性出血倾向。②不能用原发病解释的微循环衰竭或休克。③多发性微血管栓塞表现。

3. 实验室检查指标（存在下列 3 项以上） ①血小板计数＜ 100×10^9/L 或进行性下降，肝病、白血病血小板计数＜ 50×10^9/L。②血浆纤维蛋白原含量＜ 1.5 g/L 或进行性下降，或血浆纤维蛋白原含量＞ 4 g/L，肝病血浆纤维蛋白原含量＜ 1.0 g/L，白血病及其他恶性肿瘤血浆纤维蛋白原含量＜ 1.8 g/L。③血浆鱼精蛋白副凝试验（3P 试验）阳性或血浆 FDP ＞ 20 mg/L，肝病、白血病 FDP ＞ 60 mg/L，或 D- 二聚体水平升高或阳性。④ PT 缩短或延长 3 秒以上，肝病、白血病 PT 延长 5 秒以上，或 APTT 缩短或延长 10 秒以上。

【治疗要点】

1. 治疗原发病，去除诱因　是最关键和最根本的治疗措施，如控制感染，治疗肿瘤、病理产科、外伤、休克，纠正缺氧、酸中毒等。

2. 抗凝治疗　终止 DIC、减轻器官损伤、重建凝血 - 抗凝平衡的重要措施，需同时补充凝血因子。常用药物包括如下几种。①肝素钠：急性 DIC 一般 10 000 ～ 30 000 U/d，静脉滴注，每 6 h 用量不超过 5000 U，可连用 3 ～ 5 d。②低分子量肝素：抑制 F X作用更强，较少依赖抗凝血酶，较少引起血小板减少及出血，半衰期较长，生物利用度较高。常用剂量为 75 ～ 150 IUAXa（抗活化因子 X 国际单位）/（kg · d），皮下注射，连用 3 ～ 5 d。

3. 替代治疗　适用于血小板或凝血因子明显减少，已进行病因及抗凝治疗，效果不佳者。可输注血小板悬液、新鲜冰冻血浆、纤维蛋白原、凝血因子及凝血酶原复合物等。

4. 纤溶抑制剂治疗　适用于纤溶亢进状态，宜与抗凝血药同时应用。常用药物有氨基己酸、氨甲苯酸等。

【护理要点】

1. 防治病因　积极治疗容易诱发 DIC 的基础疾病，预防 DIC 发生。

2. 病情观察

（1）观察原发病的病情变化情况。

（2）观察全身各部位出血、栓塞、休克及溶血的表现。

（3）监测生命体征和实验室指标：如血小板计数、纤维蛋白原、PT、APTT、D- 二聚体、3P 试验。

3. 症状护理　局部出血护理参见本章第一节总论。吸氧、保暖，严格卧床休息，休克患者取仰卧中凹位，呼吸困难者取半坐卧位，预防皮肤压力性损伤，遵医嘱给予清淡、易消化的流质或半流质食物，必要时禁食。

4. 用药护理　大剂量普通肝素易加重出血，使用时应严密观察出血情况，监测 APTT，如延长 1.5 ～ 2.0 倍，为合适剂量。如过量，可用鱼精蛋白中和（1 mg 鱼精蛋白中和肝素 100 U）。低分子量肝素常规剂量下无须监测。

第四节 白血病

◎ 案例 6-1

某患者，男性，45 岁。1 个月前无明显诱因出现间断鼻出血，量中等，自行压迫可止血，未予诊治。1 周前患者突发高热，体温最高达 39.4℃，伴咳嗽、咳黄痰、头晕、乏力，急诊就诊。

体格检查：T 38.8 ℃，P 110 次 / 分，R 24 次 / 分，BP 125/85 mmHg。神志清楚，贫血面容，全身皮肤、黏膜散在出血点，胸骨下段有压痛。左肺下叶可闻及湿啰音。HR 110 次 / 分，心律齐。肝肋下 2 cm 可触及，脾肋下未触及。双下肢无凹陷性水肿。

辅助检查：血 RBC 2.01×10^{12}/L，Hb 67g/L；WBC 53×10^{9}/L，原始、幼稚粒细胞 26%，分叶核粒细胞 42%，淋巴细胞 26%，单核细胞 6%，PLT 18×10^{9}/L。

请回答：

1. 与该患者病情最符合的疾病诊断及依据是什么？
2. 为明确诊断，该患者应接受哪些辅助检查？
3. 该患者目前存在的主要护理诊断 / 问题，主管护士应采取哪些相应的护理措施？

一、概述

白血病是一类原因未明的造血干细胞恶性克隆性疾病。克隆中的白血病细胞分化成熟障碍、增殖失控、凋亡受阻，停滞在细胞发育的不同阶段。在骨髓及其他造血组织中恶性增生，正常造血功能受抑制，并浸润、破坏其他脏器和组织，临床上产生各种症状和体征。

【分类】

1. 按病程和白血病细胞成熟程度分类

（1）急性白血病（AL）：多数起病急、进展速度快、病程短（仅为数月），骨髓及外周血中多为原始细胞及早幼细胞。

（2）慢性白血病（CL）：起病缓、进展速度慢、病程长（可达数年），骨髓及外周血中多为中晚幼和成熟细胞。

2. 按主要受累细胞分类

（1）急性淋巴细胞白血病（ALL）：L_1 型：原始和幼稚淋巴细胞以小细胞为主。L_2 型：原始和幼稚淋巴细胞以大细胞为主，大小不一。L_3 型：原始和幼稚淋巴细胞以大细胞为主，形态较一致，细胞内有明显空泡。

（2）急性非淋巴细胞白血病（ANLL）/ 急性髓系白血病（AML）：急性髓系白血病微分化型 M_0；急性粒细胞白血病未分化型 M_1；急性粒细胞白血病部分分化型 M_2；急性早幼粒细胞白血病 M_3；急性粒单核细胞白血病 M_4；急性单核细胞白血病 M_5；急性红白血病 M_6；急性巨核细胞白血病 M_7。

（3）慢性髓细胞性白血病（CML）。

（4）慢性淋巴细胞白血病（CLL）。

我国急性白血病较慢性白血病多见，成人 AML 多见，儿童 ALL 多见。慢性白血病以 CML 多见。

3. 按白细胞计数分类

（1）白细胞增多性白血病：指白细胞计数＞ $10 \times 10^9/L$，若白细胞计数＞ $100 \times 10^9/L$，称为高白细胞性白血病。

（2）白细胞不增多性白血病：指白细胞计数正常或减少。

【病因】

本病病因尚未明确，可能与下列因素有关。

1. 生物因素

（1）病毒感染：人类 T 淋巴细胞病毒Ⅰ型（HTLV-Ⅰ）可致成人 T 细胞白血病。

（2）自身免疫异常：某些自身免疫病，由于免疫功能异常而致白血病危险度增加。

2. 化学因素　苯及其衍生物、抗肿瘤的细胞毒药物（氮芥、环磷酰胺、丙卡巴肼、依托泊苷等）可致白血病，亚硝胺类物质、氯霉素、保泰松、乙双吗啉均可能致白血病。

3. 放射因素　X 射线、γ 射线及电离辐射可致白血病，与人体吸收剂量有关。

4. 遗传因素　家族中有白血病患者时，近亲发病概率比普通人高 4 倍。单卵双生者一人患病、另一人发病的概率比双卵双生者高 12 倍。部分染色体异常的遗传性疾病患者（如唐氏综合征、先天性再生障碍性贫血）较易发生白血病。

5. 其他　某些血液病（如淋巴瘤、多发性骨髓瘤、骨髓增生异常综合征）最终可能发展为白血病。

二、急性白血病

【临床表现】

本病多数起病急骤，常突发高热或严重出血，缓慢起病者可表现为疲乏、面色苍白、低热、轻度出血。

1. 发热　为最常见的症状和患者就诊原因，大多数由继发感染所致，肿瘤本身也能引起发热。

（1）继发感染：是急性白血病患者最常见的死亡原因之一，主要表现为持续发热，甚至超高热。发生感染的常见原因与人体防御功能和免疫力低下有关：①正常成熟粒细胞缺乏或功能缺陷；②化疗药物及激素；③穿刺或插管留置时间长。感染可发生于任何部位，以口腔、牙龈、咽峡最常见，其次是呼吸道及肛周皮肤，严重者可致菌血症或败血症。最常见的致病菌为革兰氏阴性杆菌（如肺炎克雷伯菌、铜绿假单胞菌、大肠埃希菌）、革兰氏阳性球菌（如金黄色葡萄球菌），疾病后期常伴真菌感染，与长期应用广谱抗生素、糖皮质激素、细胞毒类化疗药物有关，部分患者还会发生病毒感染（如带状疱疹）。

（2）肿瘤性发热：与白血病细胞的高代谢状态及产生内源性致热物质有关。

2. 出血　几乎所有患者都有出血表现，程度不同，出血部位可遍及全身，也是患者的主要就诊原因之一。常见皮肤瘀点、瘀斑、鼻出血、牙龈出血、口腔血肿、子宫出血，眼底出血可致视力障碍，颅内出血最严重，常致死亡。出血的最主要原因是正常血小板减少，也与血小板功能减退、凝血因子减少、白血病细胞浸润和感染损伤血管有关。急性早幼粒细胞白血病（APL）易并发 DIC，是急性白血病中出血倾向最明显的亚型。

3. 贫血　进行性加重，主要原因是正常红细胞生成减少，也与出血、溶血有关。

4. 浸润髓外器官和组织的表现

（1）肝、脾及淋巴结肿大：与白血病细胞浸润有关，肝、脾轻至中度肿大，淋巴结肿大以 ALL 多见。

（2）骨骼和关节：常见胸骨中下段局部压痛。四肢骨骼、关节可有疼痛，儿童多见。急性粒细胞白血病患者眼眶骨膜可受累形成粒细胞肉瘤（绿色瘤），引起眼球突出、复视或失明。

（3）中枢神经系统白血病（CNSL）：原因是多数化疗药物不易通过血脑屏障，隐藏在中枢神经系统的白血病细胞不能被有效杀灭，多发生在缓解期，是白血病髓外复发的主要原因。轻者表现为头痛、头晕，重者表现为呕吐、颈强直、视物模糊，甚至抽搐、昏迷。ALL 最常见，尤其是儿童患者。

（4）其他部位：皮肤蓝灰色斑丘疹、皮下结节、多形红斑。牙龈增生、肿胀。睾丸无痛性肿大，多为单侧，是仅次于 CNSL 的髓外复发原因。

【有关检查】

1. 血象　多数患者白细胞计数增多，甚至＞ 100×10^9/L。血涂片分类检查可见原始及幼稚细胞。贫血程度不同，属正常细胞性贫血。晚期血小板明显减少。

2. 骨髓象　骨髓穿刺检查是确诊急性白血病的主要依据。多数患者骨髓增生明显活跃或极度活跃，主要为白血病原始细胞和幼稚细胞，正常粒系、红系、巨核系显著减少。

3. 其他　大量细胞被破坏，尤其在化疗期间，可致血清和尿液中尿酸浓度增加，甚至形成尿酸结晶而影响肾功能（高尿酸性肾病）。CNSL 患者脑脊液压力升高、白细胞计数增加，涂片可见白血病细胞。有条件者还可作免疫学检查、细胞化学染色检查、染色体和基因检查。

【诊断要点】

主要依据：①出血、发热、贫血、肝大、脾大、淋巴结肿大、骨骼及关节疼痛等临床表现。②外周血中白细胞计数增加，并出现原始和幼稚细胞。③骨髓增生明显或极度活跃，原始细胞增多。进一步结合形态学、细胞化学、免疫学、染色体及基因检查，确定白血病分型。

【治疗要点】

1. 支持治疗

（1）防治感染：加强护理，预防感染。如发热，应及时查明感染病灶，同时应用广谱抗生素治疗，如氨苄西林加庆大霉素或头孢类抗生素，待细菌培养和药敏试验结果出来后使用有效抗生素。严重者可输新鲜血，或采用粒细胞集落刺激因子、粒 - 单核细胞集落刺激因子，提高成熟粒细胞的防御功能。

（2）控制出血：止血治疗详见本章第三节出血性疾病。必要时，应输浓缩血小板悬液或新鲜血，维持血小板计数＞ 20×10^9/L。发生 DIC 时，应给予相应的处理。

（3）纠正贫血：严重贫血可吸氧、输浓缩红细胞或全血，维持血红蛋白浓度＞ 80 g/L。

（4）防治高尿酸肾病：多饮水或静脉补液，并碱化尿液，必要时给予利尿药，促进尿酸排出。口服别嘌醇，抑制尿酸合成。

（5）营养支持：补充营养，给予高蛋白质、高热量、易消化的食物，维持水、电解质平衡，必要时经静脉补充营养。

（6）高白细胞血症的紧急处理：白细胞计数$>100\times10^9/L$不仅增加死亡率，还会增加髓外复发率。当白细胞极度增高（白细胞计数$>200\times10^9/L$）时，还可发生白细胞淤滞症，表现为呼吸困难、低氧血症、头晕、言语不清、反应迟钝、颅内出血、阴茎异常勃起等。一旦出现，可使用血细胞分离机，单采清除白细胞，给予水化和化疗前短期预处理、碱化尿液等，同时预防大量白细胞溶解可能导致的高尿酸肾病、酸中毒、电解质代谢紊乱及凝血异常等。

2. 化疗

（1）诱导缓解治疗：通过联合化疗，迅速、大量地杀灭白血病细胞，使患者尽可能在短时间内获得完全缓解，即：①白血病的症状、体征消失；②外周血中性粒细胞绝对值$\geq1.5\times10^9/L$，血小板计数$\geq100\times10^9/L$，分类中无白血病细胞。③骨髓三系造血恢复，原始细胞$<5\%$。④无髓外白血病。联合化疗的优点是各药物作用在细胞周期的不同阶段，有协同作用且副作用不重叠。给药剂量要充足，第一次缓解越早、越彻底，则缓解期越长、生存期越长。

ALL常用DVLP方案，即柔红霉素、长春新碱、门冬酰胺酶、地塞米松。

ANLL（非APL）常用DA方案，即柔红霉素、阿糖胞苷；或IA方案，即去甲氧柔红霉素、阿糖胞苷。

APL常用方案为维A酸、三氧化二砷，针对PML-RARA融合基因，诱导细胞分化。

（2）缓解后治疗：患者完全缓解后体内尚有$10^8\sim10^9/L$的白血病细胞，是白血病复发的根源。缓解后治疗目的是继续消灭体内残存的白血病细胞，防止复发，争取长期无病生存甚至治愈。治疗方法为化疗和造血干细胞移植。

ALL常用间歇重复原诱导缓解方案，定期给予其他强化方案，一般需2～3年。

ANLL（非APL）常用大剂量阿糖胞苷为基础的化疗及造血干细胞移植。

APL常用化疗、维A酸、三氧化二砷交替维持治疗2～3年。

3. 防治CNSL　多采用早期强化全身治疗、鞘内注射化疗药（如甲氨蝶呤、阿糖胞苷、糖皮质激素）、头颅脊椎放射治疗。

4. 防治睾丸白血病　如药物疗效不佳，必须两侧同时行放射治疗。

5. 造血干细胞移植　详见本章第六节输血及造血干细胞移植，目前主张于急性白血病第一次完全缓解时进行，患者年龄控制在50岁以下。

【护理要点】

（一）护理评估

1. 病史

（1）现病史：询问起病急缓、首发症状、进展情况，目前主要症状、体征出现的时间及程度，相关检查、诊断、治疗情况。

（2）职业、生活环境：了解患者工作和居住环境中是否长期接触相关化学物质、放射性物质。

（3）既往史、家族史：曾患疾病（如自身免疫病），日常使用的药物种类，手术、外伤史等。家族中有无血液病、恶性肿瘤患者。

（4）心理社会状况：了解患者及其家属对疾病知识的知晓情况、心理承受能力，有无震惊、恐惧、悲哀等情绪，应对方式、社会支持体系、家庭经济情况。

2. 身体评估　重点评估生命体征（如发热情况）、意识状态（与颅内出血、CNSL 相关）、营养状态。全身脏器、皮肤及黏膜感染、出血情况，贫血体征。肝、脾、淋巴结大小，胸骨等骨骼关节部位有无疼痛，睾丸有无肿大等。

3. 有关检查　外周血中血红蛋白、白细胞、血小板计数是否正常，白细胞分类有无大量原始细胞、幼稚细胞。骨髓增生是否明显或极度活跃，原始细胞、幼稚细胞所占比例。尿酸、肝功能、肾功能等指标的变化情况。

（二）常见护理诊断 / 问题

1. 有感染的危险　与正常粒细胞减少、免疫力低下有关。

2. 有出血的危险　与血小板过低致皮肤及黏膜出血有关。

3. 知识缺乏　缺乏急性白血病预防感染、出血的相关知识。

4. 活动耐力下降　与贫血、化疗药物副作用、白血病致代谢率增高有关。

5. 潜在并发症：化疗不良反应。

6. 悲伤　与急性白血病的疾病性质、预后不良有关。

（三）护理目标

（1）患者能采取预防感染、出血的措施，减少或避免感染、出血的发生。

（2）患者体力和营养状态逐渐恢复，生活基本自理。

（3）患者能说出化疗药物可能的不良反应，并正确应对。

（4）患者能乐观、积极地面对疾病，悲观情绪减轻或消除。

（四）护理措施

1. 病情观察　观察患者的生命体征、意识状态，感染、出血、贫血等表现，血象、骨髓象的动态变化，记录 24 h 液体出入量，尤其应注意尿量的变化。

2. 休息与活动　评估患者体力和营养状态，患者若无明显不适，可以每日室内活动 3 ～ 4 次，逐渐增加活动时间或次数，鼓励生活自理。体力差的患者则以休息为主，尤其化疗后，卧床休息 30 min 再下床活动。保证每日睡眠 7 ～ 9 h。

3. 饮食护理　询问患者的食欲及进食情况，有无恶心、呕吐，给予高蛋白质、富含维生素、高热量饮食。保证充足的饮水量或静脉补液量，促进化疗药物排出，预防尿酸肾病。多食蔬菜、水果，保持排便通畅，避免排便屏气用力诱发颅内出血。如患者无法正常进食，应尽早遵医嘱静脉补充营养。化疗期间的饮食护理参见本节防治化疗药物不良反应的护理。

4. 防治感染的护理　详见本章第二节贫血中再生障碍性贫血，重点关注粒细胞缺乏的患者。

5. 防治出血的护理　详见本章第一节总论。

6. 防治化疗药物不良反应的护理

（1）局部静脉炎：由于大剂量输入化疗药物（如柔红霉素、氮芥、阿霉素）或反复静脉穿刺所致。①合理使用静脉，首选中心静脉置管，外周尽量选择粗直的静脉，血管要轮换使用。②输注化疗药前后用生理盐水冲管，以减轻刺激，并确认管路通畅后再输注化疗药物，滴速宜慢。③联合化疗时，先输注刺激性小的药物，再输注刺激性大、发疱性药物。④若发生静脉炎，需立即停止使用该血管，患处勿受压，避免患侧卧位，使用多磺酸黏多糖乳膏外敷，鼓励患肢活动或理疗，以促进血液循环。⑤若发疱性药物外渗，可引起局部组织坏死，应立即停止输注，回抽残余药液，评估外渗范围和损伤程度，遵医嘱使用解毒药（如右丙亚胺、二甲亚砜、硫代硫酸钠、透明质酸），使用利多卡因进行局部封闭，发生后 24 ~ 48 h 内宜冷敷，抬高患肢，避免局部受压，给予硫酸镁、如意金黄散湿敷，以消除肿胀。

（2）骨髓抑制：化疗药物在杀伤白血病细胞的同时，也会损害骨髓正常的造血功能，加重感染、出血、贫血的风险。抑制作用最强的时间多为化疗后第 7 ~ 14 天，恢复时间多为之后的 5 ~ 10 d。因此，化疗过程中必须定期复查血象，每次疗程结束后复查骨髓象，避免应用其他抑制骨髓功能的药物。

（3）消化道反应：化疗药物（如阿糖胞苷、高三尖杉酯碱、环磷酰胺、柔红霉素）可引起恶心、呕吐、食欲缺乏等反应。化疗期间饮食宜清淡、易消化和富有营养，以半流质为主，少量多餐。尽可能满足患者的饮食喜好，促进食欲，但应避免高糖、高脂、辛辣、产气过多的食物。保持进餐环境安静、舒适，避免在化疗前后 2 h 内进食，必要时在化疗前 1 ~ 2 h 遵医嘱给予止吐药（如格雷司琼），适当减慢化疗药物的滴速。如发生恶心、呕吐，应及时清除呕吐物，保持口腔清洁。

（4）口腔溃疡：部分化疗药物（如甲氨蝶呤）易损伤口腔黏膜，应加强口腔护理，三餐前后及睡前使用生理盐水、西吡氯铵含漱液漱口。若疑为厌氧菌感染，可选用过氧化氢溶液。防治真菌感染，可用碳酸氢钠、制霉菌素溶液。疼痛严重者可在含漱液中加用利多卡因。溃疡局部可喷涂重组人表皮生长因子或涂抹赛霉安散，促进创面愈合，注意涂药后 2 ~ 3 h 方可进食和进水。亚叶酸钙对甲氨蝶呤引起的口腔溃疡效果显著。

（5）心脏毒性：静脉滴注化疗药物（如柔红霉素、阿霉素、高三尖杉酯碱）时，可引起心肌及心脏传导损害。用药前、中、后，应监测心率、心律、血压、面色变化。用药时缓慢静脉滴注（滴速＜ 40 滴 / 分）；如出现胸闷、心悸等，应立即做心电图，通知医生。

（6）其他：①长春新碱可引起末梢神经炎、手足麻木感，嘱患者勿接触过热或过冷的物品（如暖水袋），停药后可逐渐消失。②环磷酰胺可引起脱发及出血性膀胱炎，如出现血尿，应立即停药。③巯嘌呤、甲氨蝶呤、门冬酰胺酶等药物可能损害肝功能，应注意观察黄疸、肝功能化验指标的变化情况。④门冬酰胺酶可引起过敏反应，用药前应进行皮试。

7. 输血护理　详见本章第六节输血及造血干细胞移植。

8. 心理护理　评估患者及其家属的心理反应，介绍成功病例，鼓励患者积极应对疾病，增强社会支持。

（五）护理评价

（1）患者能积极采取预防措施，减少或避免了感染、出血的发生。

（2）患者体力和营养状态逐渐恢复，生活基本自理。

（3）患者能列举化疗可能的不良反应，积极配合治疗。

（4）患者能乐观、积极地面对疾病，悲观情绪减轻或消除。

【健康教育】

1. 预防指导　避免接触损害造血系统的各种理化因素。如工作中长期接触放射性物质或苯等化学物质，必须严格遵守劳动保护制度，定期检查血象。

2. 治疗及康复指导　向患者及其家属说明坚持长期巩固强化和维持治疗是争取疾病长期缓解或治愈的重要手段。出院后，安排适宜养病的生活方式，加强营养，保证休息，增强抵抗力。日常生活中注意预防感染、出血，详见本章第一节总论。定期复查血象，如出现出血、发热或骨骼疼痛等，及时就诊。

三、慢性髓细胞性白血病

慢性髓细胞性白血病又称慢性粒细胞白血病（简称慢粒），其临床特点为病程发展缓慢，外周血粒细胞明显增多且不成熟，脾明显肿大，绝大多数患者可出现费城染色体或BCR-ABL融合基因。慢性粒细胞白血病以中年人最多见，男性多于女性。

【临床表现】

1. 慢性期　起病缓慢，早期常无自觉症状，可有乏力、消瘦、低热、多汗或盗汗等代谢率增高的表现。脾大为最突出的体征，可达脐水平，甚至伸入盆腔，致左上腹不适。若发生脾梗死，可引起压痛。部分病例有胸骨中下段压痛、肝中度肿大，淋巴结多无肿大。慢性期一般持续1～4年。

2. 加速期　主要表现为原因不明的发热、出血、贫血、骨骼及关节疼痛等，脾迅速增大，对原来有效的药物发生耐药。加速期从数月至数年。

3. 急变期　临床表现与急性白血病相似，常有严重感染，出现发热、出血、贫血等症状。多数为急粒变，少数为急淋变，预后极差，患者多在数月内死亡。

【有关检查】

1. 血象

（1）慢性期：白细胞计数多＞20×10^9/L，分类中各阶段粒细胞增多，以中幼、晚幼、杆状核粒细胞为主，原始粒细胞常＜10%。血红蛋白可正常，血小板计数正常或增多。

（2）加速期和急变期：白细胞计数明显增高，甚至可达100×10^9/L以上，原始粒细胞可超过10%，急变期可超过20%。血红蛋白及血小板计数明显下降。

2. 骨髓象

（1）慢性期：骨髓增生明显或极度活跃，中幼、晚幼、杆状核粒细胞明显增多，原始粒细胞＜10%。红系相对减少，粒红比明显增高。巨核细胞正常或增多。

（2）加速期和急变期：加速期原始粒细胞可超过10%，急变期原始粒细胞可超过20%。红系、巨核系明显减少。

3. 染色体检查　95%以上患者血细胞中出现费城染色体，即9号染色体长臂的原癌基因易位至22号染色体，形成BCR-ABL融合基因，其编码蛋白为P210。目前认为，P210在慢性粒细胞白血病发病中起重要作用。少数患者费城染色体呈阴性，预后较差。

4. 其他　血清及尿液中尿酸浓度增高。中性粒细胞碱性磷酸酶活性减低或呈阴性。

维生素 B_{12} 浓度及结合力显著增加。

【诊断要点】

主要依据：①白细胞计数增高、脾大的临床表现。②血象及骨髓象特点。③费城染色体阳性。

【治疗要点】

本病的治疗关键在于慢性期的积极治疗，力争细胞遗传学和分子生物学水平的缓解。

1. 靶向治疗　酪氨酸激酶抑制剂 TKI（如伊马替尼、尼洛替尼）是首选药物，可特异性阻断 ATP 在 ABL 激酶上的结合，使酪氨酸残基不能磷酸化，从而抑制 BCR-ABL 阳性细胞的增殖。

2. α- 干扰素　不适合 TKI 和造血干细胞移植者可选用，可使部分患者的血细胞费城染色体减少。推荐与小剂量阿糖胞苷合用，可提高疗效。

3. 化疗药物　首选羟基脲，适用于高龄、有并发症、TKI 和 α- 干扰素不耐受、白细胞淤滞症患者。作用迅速，2 ~ 3 d 白细胞计数下降，但持续时间短，停药后很快回升。其他药物如白消安、靛玉红、氮芥类药物，亦有一定的疗效。

4. 异基因造血干细胞移植　是根治性标准治疗方法，需在慢性期缓解后尽早进行。

5. 其他治疗　脾大明显而化疗效果不佳时，可做脾区放射治疗。白细胞淤滞症的治疗同本节急性白血病，可同时给予羟基脲化疗和水化、碱化尿液，口服别嘌醇，防治高尿酸肾病。

6. 加速期和急变期治疗　基本同急性白血病的治疗方案。

【护理要点】

1. 脾不适的护理　减少活动，多卧床休息，取左侧卧位，缓解局部不适。少量多餐，以减轻腹胀。尽量避免弯腰碰撞腹部，以防脾破裂。

2. 用药护理

（1）伊马替尼：终身服用，随意减、停药物容易产生 BCR-ABL 激酶区的突变，继发耐药，应遵医嘱坚持治疗。不良反应包括白细胞、血小板计数减少，贫血、疲劳、水肿、皮疹、肌肉痉挛、腹泻、恶心、腹痛、肝功能损害、肌肉骨骼及关节疼痛、头痛等。餐中服药可减少胃肠道反应，补钙可避免肌肉痉挛，定期复查血象、肝功能指标。

（2）α- 干扰素：可出现畏寒、发热、疲劳、恶心、头痛、肌肉及骨骼疼痛、肝肾功能异常、骨髓抑制等不良反应，应定期复查血象、肝功能、肾功能指标等。

3. 病情观察　重点观察有无原因不明的高热、出血、贫血加重、脾迅速肿大、伊马替尼耐药等，警惕进入加速期 / 急变期。

第五节　淋 巴 瘤

淋巴瘤是起源于淋巴结和淋巴组织的恶性肿瘤，可发生于身体任何部位，通常以实体瘤形式生长于淋巴组织丰富的组织和器官中，其中淋巴结、扁桃体、脾、骨髓最易受累。病理特点为病变部位正常淋巴组织结构部分或全部破坏，多来源于 B 细胞。按组织病理学改变，可分为霍奇金淋巴瘤（HL）和非霍奇金淋巴瘤（NHL）。我国淋巴瘤发病率低于欧美国家及日本，以治疗效果欠佳的中、高度恶性 NHL 为主。

【病因和发病机制】

本病的病因和发病机制尚不清楚，可能因素如下。

1. 病毒感染　病毒学说颇受重视，如 EB 病毒、人类 T 淋巴细胞病毒Ⅰ型（HTLV-Ⅰ）和Ⅱ型（HTLV-Ⅱ）、卡波西肉瘤病毒。

2. 免疫缺陷　免疫功能低下与淋巴瘤发病有关。遗传性或获得性免疫缺陷患者伴发淋巴瘤较多见。某些自身免疫性疾病患者（如干燥综合征）淋巴瘤发病率比一般人群高。长期接受免疫抑制药治疗（如器官移植）为淋巴瘤的高危因素。

3. 其他因素　幽门螺杆菌可能与胃黏膜相关淋巴组织淋巴瘤发病相关。日本成人 T 细胞淋巴瘤有明显的家族聚集趋势。

【临床表现】

霍奇金淋巴瘤（HL）多见于青年，儿童少见。非霍奇金淋巴瘤（NHL）随年龄增长而发病率增加，男性多发。无痛性、进行性淋巴结肿大或局部肿块是淋巴瘤共同的临床特点，常伴发热、消瘦、盗汗等全身症状，最终可出现恶病质。

1. 淋巴结肿大　HL 的首发症状常为无痛性颈部或锁骨上淋巴结肿大，其次为腋下、腹股沟等处。肿大的淋巴结可以活动，也可互相粘连融合成块，触诊有软骨样感觉。通常从原发部位沿淋巴路径向邻近淋巴结有规律地依次播散，晚期发生血行播散。NHL 淋巴结肿大常呈全身性、多样性。除惰性 NHL 外，一般进展迅速，易发生早期远处扩散，可以越过邻近淋巴结向远处淋巴结跳跃式转移，并且常早期发生血行播散。对各器官的压迫和浸润较 HL 多见。

2. 发热　热型多不规则，部分 HL 患者以不明原因持续发热为首发症状。NHL 患者一般在病变较广泛时才发热，多为高热。热退时大汗淋漓为本病特征之一。

3. 皮肤瘙痒　为 HL 较特异的表现，也可为唯一的全身症状，多见于年轻女性患者。

4. 酒精疼痛　部分 HL 患者饮酒后 20 min 发生淋巴结疼痛，机制不明，可早于其他症状及 X 线表现，有一定的诊断意义。

5. 组织和器官受累　常见于 NHL，是肿瘤远处扩散及淋巴结外侵犯的结果。如胃肠道受累以回肠居多，表现为腹痛、呕吐、腹泻等；胸部受累以肺和纵隔多见，表现为胸痛、咳嗽、咯血、呼吸困难等；咽淋巴环受累表现为鼻塞、血涕、耳鸣、咽部不适等；肝受累表现为肝大、肝区疼痛、黄疸；肾受累表现为肾肿大、高血压、肾功能不全等；骨骼受累以胸椎、腰椎为主，表现为骨痛、活动受限或病理性骨折；中枢神经系统受累表现为头痛、呕吐、瘫痪、意识障碍等；骨髓受累表现为贫血、出血，甚至发展成急性淋巴细胞白血病；皮肤受累表现为斑丘疹、肿块、皮下结节、溃疡等。

【有关检查】

1. 病理学检查　淋巴结活检做细胞形态学和组织学检查，免疫组化是确诊、分型的主要依据。

2. 血象、骨髓象检查　NHL 白细胞计数多正常，伴淋巴细胞增多，部分患者骨髓涂片可见淋巴瘤细胞，如晚期并发白血病，则呈现白血病样血象和骨髓象特点。HL 常有轻度或中度贫血，部分患者白细胞计数、中性粒细胞、嗜酸性粒细胞比例升高，骨髓涂片找到里 - 施细胞是诊断 HL 骨髓浸润的依据。

3. 影像学检查　胸部 X 线、CT，腹部 B 超、CT、MRI 等，有助于诊断浅表淋巴结、纵隔及肺门淋巴结、腹腔及盆腔淋巴结、肝、脾的受累情况。

4. 其他检查　活动期红细胞沉降率加快。血清乳酸脱氢酶升高，提示预后不良。血清碱性磷酸酶活力或血钙增加，提示骨骼受累。NHL 可并发溶血性贫血。中枢神经系统受累时，脑脊液蛋白升高。

【诊断要点】

主要依据：①原因不明的无痛性、进行性淋巴结肿大。②淋巴结活检结果。进一步根据淋巴瘤分布范围进行临床分期。

Ⅰ期：侵犯 1 个淋巴结区（Ⅰ）或 1 个淋巴结外器官（ⅠE）。

Ⅱ期：横膈一侧侵犯 2 个或更多淋巴结区（Ⅱ），或外加局限侵犯 1 个淋巴结外器官（ⅡE）。

Ⅲ期：同时侵犯横膈两侧淋巴结区（Ⅲ），或外加局限侵犯 1 个淋巴结外器官（$Ⅲ_{E}$）、或脾（$Ⅲ_{S}$），或两者均有（$Ⅲ_{ES}$）。

Ⅳ期：弥漫性（多灶性）或播散性侵犯 1 个或多个淋巴结外器官，伴或不伴淋巴结侵犯。如肝或骨髓受累，即使局限，也属于Ⅳ期。

【治疗要点】

（一）以化疗为主、放疗结合的综合方案

1. 霍奇金淋巴瘤　是化疗可治愈的肿瘤之一，首选 ABVD 方案（多柔比星、博来霉素、长春地辛、达卡巴嗪），缓解率和 5 年无病生存率均优于传统的 MOPP 方案（氮芥、长春新碱、丙卡巴肼、泼尼松），且对生育功能影响小，不引起继发性肿瘤。

（1）早期 HL（Ⅰ、Ⅱ期）：放疗趋向于降低放疗的总剂量，缩小照射野范围。预后良好组：ABVD 方案 2 ～ 4 个疗程 + 受累野放疗 30 ～ 40 Gy；预后较差组：ABVD 方案 4 ～ 6 个疗程 + 受累野放疗 30 ～ 40 Gy。

（2）晚期 HL（Ⅲ、Ⅳ期）：ABVD 方案 6 ～ 8 个疗程，如化疗前有大肿块或化疗后有肿瘤残存，可行放疗。化疗中进展或早期复发者，应考虑挽救性高剂量化疗及造血干细胞移植。

（3）复发难治性 HL：①首期放疗后复发者，可采取常规化疗。②化疗抵抗或不能耐受者，按照临床分期行放疗。③常规化疗缓解后复发者，可行二线化疗或高剂量化疗及自体造血干细胞移植。④免疫疗法 PD-1 可用于治疗复发性或难治性经典型 HL。

（4）结节性淋巴细胞为主型 HL：多数预后良好，ⅠA 期可行单纯淋巴结切除后观察或受累野照射 20 ～ 30 Gy，Ⅱ期以上的治疗同早期 HL。

2. 非霍奇金淋巴瘤

（1）惰性 NHL：进展缓慢，化疗及放疗均有效。①早期患者化疗和放疗效果相近，放疗多推荐区域照射，患者存活期可达 10 年，部分患者有自发性肿瘤消退，故主张观察和等待的姑息治疗原则。如病情有所进展，可用苯丁酸氮芥或环磷酰胺口服单药治疗。②晚期常采用联合化疗方案，如 CHOP 方案（环磷酰胺、阿霉素、长春新碱、泼尼松）。

病情进展不能控制者，可试用 FC 方案（氟达拉滨、环磷酰胺）。

（2）侵袭性 NHL：不论分期，均以化疗为主。标准化疗方案为 CHOP 方案，每 2 ~ 3 周为 1 个疗程，4 个疗程不能缓解者应改变化疗方案。完全缓解后再巩固 2 个疗程，但不应少于 6 个疗程。对于进展速度较快的亚型，应给予强化联合化疗方案，包括大剂量环磷酰胺、甲氨蝶呤、阿糖胞苷以及联合阿霉素、长春新碱、依托泊苷、泼尼松等，并给予中枢神经系统预防治疗。有化疗残留肿块、局部巨大肿块或中枢神经系统受累者，可行局部放疗扩大照射，作为化疗的补充。

（3）有白血病倾向或已转化成白血病的患者：可试用 VDLP 等方案。参见本章第四节白血病。

（二）生物治疗

1. 单克隆抗体　$CD20^+$ 的 B 细胞淋巴瘤，均可采用利妥昔单抗治疗，联合 CHOP 方案，可明显提高完全缓解率，延长无病生存期。

2. 干扰素　对蕈样肉芽肿和滤泡性小裂细胞型有部分缓解作用。

3. 抗幽门螺杆菌药物　对部分胃黏膜相关淋巴组织淋巴瘤患者治疗有效。

4. 嵌合抗原受体 T 细胞（CAR-T 细胞）免疫治疗　对复发及难治性 B 细胞淋巴瘤有一定疗效。

（三）造血干细胞移植

NHL 患者 55 岁以下、重要脏器功能正常，如缓解期短、难治易复发的侵袭性淋巴瘤、4 个 CHOP 方案能使淋巴结缩小超过 3/4 者，可于大剂量联合化疗及放疗后，行造血干细胞移植。

（四）手术治疗

合并脾功能亢进者如有切脾指征，可行脾切除术以提高血象，为化疗创造条件。

【护理要点】

1. 一般护理　保证充分的休息，进食高蛋白质、富含维生素、高热量的饮食。预防感染，详见本章第二节贫血中的再生障碍性贫血。

2. 化疗护理　博来霉素易引起胃肠道反应、皮炎、脱发、骨髓抑制，偶有肝、肾功能损害，遵医嘱对症处理。其他化疗不良反应的防治及护理参见本章第四节白血病。

3. 放疗护理　放疗期间患者易出现疲劳、恶心、呕吐、食欲减退、脱发、皮肤受损、放射性肺炎等副反应，应遵医嘱对症处理，放疗停止后一般会逐渐恢复。下面重点介绍皮肤护理。

（1）病情观察：评估放疗局部皮肤，有无发红、瘙痒、灼热感、渗液、水疱形成等放射性皮炎的表现。

（2）避免刺激皮肤：避免强热或冷的刺激（如热水袋、冰袋）；避免阳光直射；避免使用刺激性化学物品（如肥皂、乙醇、胶布）；避免毛巾、衣物等摩擦皮肤，洗浴时减少摩擦，保持皮肤清洁、干燥。

（3）皮肤损伤的护理：①如皮肤为干反应，有痒感、灼痛时，不能挠抓皮肤，可用温水软毛巾轻轻擦洗，遵医嘱使用重组人表皮生长因子喷剂或乳膏。②如皮肤为湿反应，有渗液、水疱，清创后给予中流量氧气治疗，重组人表皮生长因子喷涂创面。③如发生融合性湿性皮炎或凹陷性水肿，清创后用水胶体敷料密闭覆盖创面，或涂抹透明质酸类凝胶后用纱布覆盖。④如皮肤溃疡、坏死、出血，清创后用亲水性纤维含银敷料或泡沫敷料密闭覆盖创面，及时抗感染治疗。

【健康教育】

1. 康复指导　遵医嘱坚持巩固强化治疗，可延长缓解期和生存期。缓解期或全部疗程结束后，患者仍应保证充分休息，适当进行室外锻炼，加强营养，以提高机体免疫力。避免油腻、生冷、易产气的食物。若唾液分泌量减少，可饮用柠檬汁、乌梅汁等。保持个人卫生，预防感染。

2. 心理指导　向患者及其家属解释病情，避免过度悲观等消极情绪，给予心理支持，帮助其树立信心，配合治疗。

3. 病情监测指导　如出现疲乏无力、发热、盗汗、消瘦、咳嗽、气促、腹痛、腹泻、口腔溃疡，或发现肿块，应尽早就诊。

第六节　输血及造血干细胞移植

一、输血

输血在临床的应用极为广泛，对改善病情、提高疗效有重要作用。全血还可以分别制成高浓度成分血液制品（如红细胞、白细胞、血小板）。成分输血既可以节约血源，又可以根据患者个体化需求有针对性地进行治疗。

输血治疗的同时也存在发生输血反应的风险，其中发热最多见，其次是过敏反应，严重溶血反应及细菌污染血液的情况少见。不规范输血还可能导致血液传播疾病。

（一）规范输血流程

1. 血样采集与送检

（1）两名医护人员核对输血申请单和采血管信息，包括门急诊 / 病室、床号、姓名、性别、病案号及血型。

（2）采集血样前，请患者说出床号、姓名、血型，护士再次核对。若患者无法沟通，可双人核对腕带信息。

（3）按照静脉血标本采集规范流程采集血样后，及时送至输血科，与工作人员逐项核对后进行交接。

（4）注意不能同时采集多名患者的血样标本。进行交叉配血试验的标本必须是输血前 3 d 内采集的，如输注红细胞后，需重新采集血样。

2. 输注血液 / 血液制品

（1）原则：①三查：输血前、输血中、输血后均查对。②十三对：门急诊 / 病室、床号、姓名、年龄、性别、病案号、血型、血液品种、血量、有效期、血液 / 血液制品外观、交叉配血结果、血袋编码。③一注意：输血反应。

（2）血液 / 血液制品领取：医护人员领血时，应与输血科工作人员共同核对输血申请单、交叉配血报告单、血袋标签等，核对无误签字后放于密封容器内取回，不同患者的血液 / 血液制品分开放置。回到病区后再次双人复核信息，并尽快输注（室温下放置时间不宜超过 30 min），不得自行贮血。

（3）两名医护人员在患者床旁再次十三对，采用一次性输血器，严格执行无菌技术输血。①输血前将血袋内的成分轻轻混匀，避免剧烈振荡。②输全血 / 成分血时，输血装置每 4 h 更换一次，过滤器应在输入每一个单位全血 / 成分血后更换，若可疑破损或污染，应立即更换。③输血前、后用 0.9% 氯化钠注射液冲洗管路，如连续输注两袋及以上，之间必须再次冲洗管路。④血液内不得加入任何药物，用 0.9% 氯化钠注射液稀释除外。⑤输血前、中、后，需测量脉搏、呼吸、血压等并记录。⑥根据血液制品类型、患者病情及年龄等因素，遵医嘱调节输注速度，如全血或红细胞，开始输入速度宜慢，观察 10 min 无不良反应，再酌情增加。新鲜冰冻血浆宜融化后立即输注，速度不超过 5 ~ 10 ml/min。纯化凝血因子可快速输注，但最大速率不超过 6 ml/min。血小板输注以患者可耐受为度，尽快输完。粒细胞需缓慢输注，不能使用白细胞过滤器。若大量出血，可遵医嘱加快输注速度。⑦输血过程中每 15 ~ 30 min 巡视一次，严密观察有无输血反应，及时处理。

（二）常见输血反应及防治措施

1. 发热反应

（1）原因：发热反应主要因保养液配制不纯或输血器具、橡皮管清洗不彻底产生致热原（如死菌、细菌产物）引起，使用一次性输血器可使致热原引起的发热有所减少。多次输血患者的体内可产生抗白细胞或抗血小板抗体，再次输注时可发生抗原抗体反应而导致发热。

（2）临床表现：多在输血后 15 min 出现症状，有时发生在输血结束后 1 ~ 2 h。先有寒战，继之发热，体温可高达 38 ~ 41℃，伴头痛、恶心、呕吐、皮肤潮红，血压多无变化，一般 1 ~ 2 h 后发热反应逐渐消退。全身麻醉条件下发热反应常不显著。

（3）防治措施：①一旦出现发热反应，应即刻停止输血，密切观察生命体征，寒战时给予保暖，遵医嘱口服阿司匹林或抗组胺药，必要时肌内注射异丙嗪或静脉滴注氢化可的松 200 mg，均可减轻发热。②输血前半小时可遵医嘱给予异丙嗪 25 mg 肌内注射，并在开始的 10 ~ 15 min 减慢输注速度。③对于白细胞及血小板凝集素阳性者，应输注无白细胞及血小板的红细胞悬液。

2. 过敏反应

（1）原因：过敏反应多发生在过敏体质者，由于血液 / 血液制品内含有致敏物质，而患者体内有相应的 IgE、致敏的肥大细胞和嗜碱性粒细胞，导致抗原抗体反应并释放出多种活性物质，引起过敏反应。

（2）临床表现：过敏反应多发生在输血后期，轻者仅为皮肤瘙痒或荨麻疹，常在数小时后消退。重者可出现喉头痉挛、支气管哮喘、血管神经性水肿，甚至发生过敏性休克。

（3）防治措施：①轻者可应用抗组胺药（如苯海拉明、异丙嗪），反应重者应停止输注，立刻皮下注射 1 ∶ 1000 肾上腺素 0.5 ~ 1 ml，或同时静脉滴注糖皮质激素。②发生喉头水肿者，必要时行气管插管或气管切开，以防窒息。③有过敏史者，输血前半小时给予苯海拉明或异丙嗪，可减轻或避免过敏反应。④尽量避免选择过敏体质的供血者。⑤供血者在献血前 4 h 需禁食。

3. 溶血反应　指输注的红细胞或受血者的红细胞发生大量破坏引起溶血，前者更多见。溶血反应虽仅占输血反应的极少数，但是预后不良。

（1）原因：①血型不合：一般指 ABO 血型不合引起溶血反应，偶见 Rh 血型系统。既往认为，O 型血的红细胞无抗原，其血清中抗 A、抗 B 抗体被受血者血液稀释，不会发生溶血反应。近年来发现，输入 O 型血也可发生溶血反应，提示 O 型血清中抗 A、抗 B 抗体效价仍很高，有发生溶血的可能性。②输血前供血者红细胞已被破坏：由于血液保存不当或保存过期、输血前过度振荡、血液内加入低渗溶液如蒸馏水等引起。③受血者自身原因：如阵发性睡眠性血红蛋白尿患者，由于输入的补体促使患者红细胞加速破坏，输血易使溶血加重。

（2）临床表现：通常输入血液 10 ~ 50 ml 后即可出现症状，随输血量增加，溶血反应加重。轻者有发热、一过性轻微黄疸及血红蛋白尿。重者出现寒战、高热、面色潮红、腰背疼痛、胸闷、呼吸困难、心率加快及血压下降等，随后出现黄疸和血红蛋白尿，常合并急性肾衰竭及弥散性血管内凝血，甚至造成死亡。

（3）防治措施：①加强预防：严格遵守输血规范流程，尤其是三查、十三对的原则。②可疑发生溶血反应时，应立即停止输血，报告医生。密切观察生命体征、尿量及患者的反应，估计输入血量，并做好记录。迅速核对患者及供血者血型、交叉配血结果、血袋姓名等有无差错，同时重新测定供血者及受血者血型，进行交叉配血试验。③相关检查：立即取患者静脉血 3 ~ 5 ml，离心沉淀后观察血浆颜色，若转变为淡红色，说明有大量游离血红蛋白，是溶血反应的可靠证据。血红蛋白尿有时仅见于患者第一次尿液，需注意观察输血后第一次尿标本。3 ~ 6 h 内查血清胆红素，此时血清非结合胆红素已增高。④及时治疗：如发生溶血性休克，应尽快纠正休克，可静脉注射地塞米松或氢化可的松、多巴胺升压，输血浆或右旋糖酐补充血容量，少尿者静脉注射呋塞米、20% 甘露醇以利尿。

4. 其他反应

（1）细菌污染血液的输血反应：大多数为革兰氏阴性杆菌污染，发生率为 1% ~ 3%，而死亡率高达 60% ~ 70%。①原因：采血室空气严重污染。保养液、血袋及采血器灭菌不严格或污染。供血者发生菌血症或冰箱温度不稳定致血液中细菌繁殖。②临床表现：轻者易误认为发热反应，重者输入数毫升血液即可出现寒战、高热、胸闷、呼吸困难、恶心、腹痛、腹泻，甚至四肢湿冷、脉搏细弱、血压下降，表现为感染中毒性休克。③抢救措施：一旦发现，应立即停止输血，报告医生，取剩余血及患者血液作血培养。遵医嘱给予广谱抗生素、糖皮质激素及升压药进行抗感染、抗休克治疗。

（2）血液传播疾病：供血者的疾病（如病毒性肝炎、疟疾、梅毒、获得性免疫缺陷综合征）可能通过输血传播给受血者。其传播的肝炎主要是乙型和丙型肝炎。疟疾高发区输血是重要感染途径。输血和血液制品引起获得性免疫缺陷综合征者比例不低。主要预防措施是严格筛选供血者，除检查肝功能外，还应检查乙型肝炎表面抗原、获得性免疫缺陷综合征抗体等重要指标，阳性者不可献血。既往曾患疟疾未经治疗或“治愈”未满3年者不应献血。我国在1998年10月已实施《中华人民共和国献血法》，医务人员必须严格遵循，以保障献血者、受血者的健康和生命安全。

二、造血干细胞移植

造血干细胞移植（HSCT）是指对患者进行全身照射、化疗和使用免疫抑制药预处理后，将正常供体或自体的造血细胞输入患者体内，使之重建正常的造血和免疫功能。造血细胞包括造血干细胞和祖细胞，其中造血干细胞具有增殖、多向分化和自我更新的能力，维持终身持续造血。

【分类】

1. 按造血干细胞的采集部位分类　分为骨髓移植（BMT）、外周血干细胞移植（PBSCT）和脐血移植（PCBT）。

2. 按造血干细胞来源分类

（1）异体造血干细胞移植：①同基因移植（syn-HSCT）：是遗传基因完全相同的同卵双生者之间的移植，不存在移植物排斥和移植物抗宿主病。②异基因移植（allo-HSCT）：供者为非同卵双生的其他人。

（2）自体造血干细胞移植（auto-HSCT）：将未被肿瘤细胞污染的自体造血干细胞冷冻保存，待患者接受预处理后再回输，重建自身造血。

3. 按供者和受者有无血缘关系分类　分为血缘移植和无血缘移植。

4. 按人白细胞抗原（HLA）配型相合的程度分类　分为HLA相合、部分相合、单倍型相合移植。

【适应证】

1. 恶性疾病　syn-HSCT合并症最少，应为首选，但供者较少。allo-HSCT实际应用更广泛。PCBT更适用于儿童。

（1）白血病：适宜在第一次缓解期或慢性期进行HSCT，越早接受，效果越好。复发后，HSCT仍是最好的治疗办法。

（2）其他恶性疾病：如多发性骨髓瘤、骨髓增生异常综合征、恶性淋巴瘤等血液系统恶性疾病，乳腺癌、卵巢癌、睾丸癌、小细胞肺癌等实体瘤，凡有骨髓浸润者，皆为适应证。

2. 非恶性疾病　①重型再生障碍性贫血。②遗传性疾病：如遗传性联合免疫缺陷病、重症地中海贫血、阵发性睡眠性血红蛋白尿症。③自身免疫性疾病。

【造血干细胞移植护理】

（一）移植术前准备

1. 供者选择　auto-HSCT供者是患者本人。allo-HSCT供者首选HLA相合的同胞，次选HLA相合的无血缘供者、单倍型相合亲缘供者、脐带血干细胞。若有多个HLA相合者，则选择身体健康、年轻、男性、巨细胞病毒（CMV）阴性和红细胞血型相合的供者。

2. 造血干细胞准备

（1）骨髓：为采集尽可能多的骨髓血，一般在采髓前2周预先保存供者自身血

600 ~ 800 ml，供采髓时回输，可避免输注异体血的合并症，还可刺激骨髓造血干细胞的生长。

（2）外周血：由于外周血中造血细胞数量很少，采集前需用造血细胞生长因子 G-CSF 动员，皮下注射 4 d，使骨髓中的造血细胞进入外周血中，第 5 天再开始采集。auto-PBSCT 一般先采用化疗清除病灶并促使造血干细胞增殖，待白细胞开始回升时，采用 G-CSF 作为动员剂，采集造血细胞。

（3）脐带血：采集前需进行血型、HLA 配型、有核细胞和 $CD34^+$ 细胞计数，各类病原体检测，并确定新生儿无遗传性疾病。

3. 受者准备

（1）身体检查：复查血象、骨髓象、血生化、肝功能、肾功能、心电图等。所有感染灶都必须在移植前清除，尤其应注意口腔、呼吸道、肛门、会阴部等处。

（2）消毒准备：①入室前 1 ~ 2 d，剃净全身毛发，修剪指（趾）甲，当日清洁灌肠，淋浴后经 0.05% 醋酸氯己定药浴 20 min，并清洁口腔、鼻腔、外耳道、眼、肛周、脐部。②药浴后，手不要触及浴缸以外的任何部位，待浴缸内水流净后，更换无菌衣裤、拖鞋，方可进入无菌层流室。③入室前 3 d 开始口服肠道不吸收的抗生素（如新霉素、小檗碱、复方磺胺甲噁唑片及制霉菌素），进行肠道消毒，并进无菌饮食。

（3）预处理：①除 syn-HSCT 治疗再生障碍性贫血及重症联合免疫缺陷外，其余患者在移植前需接受预处理。② allo-HSCT 预处理的目的是杀灭残存肿瘤细胞或骨髓中的异常细胞群，抑制受体免疫功能，减少排斥反应。auto-HSCT 预处理的目的仅为杀灭残存的肿瘤细胞。③预处理主要采用全身照射、细胞毒物、免疫抑制药。对于多数患者，尤其是年轻的恶性肿瘤患者，以传统清髓性预处理为主。④预处理期间液体量较多，应有计划地调整输液速度，保证药液按时、准确输入。口服给药者若发生呕吐，应注意观察呕吐物中是否有药物残渣，必要时追加剂量。全身照射后常有恶心、呕吐、发热、腮腺肿胀、腹泻等副反应，应密切观察并对症处理。所用化疗药物不良反应的预防及护理参见本章第四节白血病。

（4）中心静脉插管：入室后第 2 d 行中心静脉插管，以确保化疗药物、营养物质的输入。

（5）心理护理：重视 HSCT 患者的紧张及恐惧心理，主动关心、体贴患者，多与其交流并耐心解答疑问，减轻其焦虑情绪。说明 HSCT 治疗的重要意义和程序、入住无菌层流室的必要性，以及术后可能出现的并发症，教会患者如何配合治疗和护理。

4. 无菌层流室准备　室内设有空气净化器。用甲醛溶液熏蒸 24 h 后，通风排气 1 ~ 2 d，再用氯己定擦洗全室即可。定期进行空气细菌培养，以监测消毒效果。

（二）造血干细胞的采集、输入及护理

1. 骨髓

（1）采集：通常于移植当日在手术室硬膜外麻醉下进行。采髓部位为髂前上棘、髂后上棘，必要时加采胸骨。采出的骨髓液应立即用肝素抗凝，使用离心法分离后装入血袋备用。造血干细胞 4℃保存时最好于 60 h 内输入，–80℃可保存 1 年，–196℃可保存数年至数十年。

（2）输注：由中心静脉或外周静脉输入（输血器中不应有过滤网），造血干细胞会自动在骨髓定居。输注前，静脉注射地塞米松 10 mg 以减少过敏反应。异基因骨髓应尽量在采髓后 6 h 内输完，以避免造血干细胞活性降低。由于骨髓中的脂肪可能引起肺栓塞，所以每袋骨髓液输至最后 5 ml 时应弃去。另建一条静脉通道输注鱼精蛋白，以中和骨髓液中的肝素。

2. 外周血 auto-PBSCT 一般在化疗动员后 2 ～ 3 周、外周血白细胞和血小板有所上升、外周血 $CD34^+$ 细胞的最高峰采集，回输方法同骨髓输注。allo-PBSCT 在动员后的第 4 d 或第 5 d 开始采集，一般采集 2 ～ 3 次，每次采集后当日立即输给患者。

3. 护理 在造血干细胞输注期间，持续进行心电监护，输注速度宜先慢后快，控制在一定时间内完成。输入异体造血干细胞时，应密切观察患者有无发热、过敏、溶血等输血反应。

（三）移植术后护理

防治各类术后并发症是影响移植成败的关键因素。

1. 感染 是最常见的并发症，可发生于任何部位。常见病原体包括细菌、病毒（如疱疹病毒、巨细胞病毒、水痘 - 带状疱疹病毒）、真菌（如曲霉菌、毛霉菌）、卡氏肺孢菌。因此，应及早应用广谱、足量的抗生素和抗病毒药物，预防和治疗感染。主要原因：①移植前预处理后中性粒细胞可降至零，免疫力极度低下。②预处理可破坏皮肤、口腔等天然保护屏障。③留置中心静脉导管。④移植物抗宿主病。

（1）环境和物品消毒：①空气净化器可使空气感染率降低，但无灭菌功能。②无菌层流室内每日用消毒液擦洗天花板、墙壁、家具、地面 2 次。紫外线消毒每日 3 次，每次 30 min。每周进行空气、物体表面细菌监测培养 1 次。③入室的所有物品（包括被褥、卫生纸、书刊、水杯、脸盆、便器等）必须经高压灭菌或化学消毒。④每日更换床单、枕套、衣裤、拖鞋，并浸泡消毒。

（2）患者的无菌护理：①保证无菌饮食，饭菜用微波炉高火加热，水果去皮食用，口服药片使用紫外线照射。②晨起、睡前及进餐前后用氯己定、3% 碳酸氢钠交替漱口。如治疗中使用了甲氨蝶呤，需用亚叶酸钙漱口。③鼻腔用氯己定擦拭，每日 3 次。④使用氯霉素和利福平滴眼液交替点眼，每日 3 次。⑤饭前、便后手部消毒。⑥每日用氯己定溶液皮肤擦浴 2 次。⑦便后用氯己定或高锰酸钾溶液坐浴，女性患者每日会阴清洁 2 次，必要时由护士协助进行会阴冲洗。

（3）中心静脉导管的护理：严格无菌操作，保持局部清洁、干燥，每日换药，避免局部感染。输液时加强巡视，避免液体滴空，造成空气栓塞。输液完毕，用肝素封管，导管接头用乙醇消毒，无菌纱布包裹并固定。

（4）医护人员的无菌处理：入室前要剪指甲、沐浴，消毒液洗手泡手，更换无菌口罩、帽子、拖鞋，穿无菌隔离衣，经风淋室风淋 1 ～ 2 min 后入无菌室。接触患者前需再次消毒手，穿隔离衣、袜套，戴无菌手套。尽量避免不必要的接触。呼吸道感染者不得入室，以免增加患者的感染机会。

（5）密切观察病情变化：每日询问有无不适，监测生命体征和常见感染灶的症状、体征，观察血象变化。尤其是移植后 1 周内患者，白细胞计数可降至最低，易发生感染。如血小板计数允许，可指导患者适量床旁活动，如做伸展、扩胸运动，以促进呼吸道分泌物排出，预防肺部感染。

2. 出血　由于预处理等原因导致骨髓功能低下，血小板极度减少，患者易发生出血。相关护理措施详见本章第一节总论，必要时输注经 25 Gy 照射后的单采血小板。此外，移植后出血性膀胱炎也很常见，可由预处理药物及其代谢物损坏膀胱移行上皮细胞所致，也可能为病毒感染所致，表现为血尿，需注意观察尿量、排尿次数、尿液颜色及性状，每日饮水 2000 ~ 3000 ml，遵医嘱碱化尿液。

3. 移植物抗宿主病（GVHD）　为 allo-HSCT 最严重的并发症，由供者 T 淋巴细胞攻击受者同种异型抗原所致。轻者可治愈，重者可导致死亡。

（1）分类：①急性 GVHD 发生在移植后 100 d 内，如发生在 1 ~ 2 周内者，又称超急性 GVHD。主要累及皮肤、肝、胃肠道，表现为皮肤广泛性斑丘疹、瘙痒、脱屑、水肿、发热、厌食、腹泻、黄疸与肝功能异常等。②慢性 GVHD 发生在移植后 100 d 以后，也可由急性 GVHD 延续而来，其发生率低于急性 GVHD。可局限于皮肤，也可广泛损害内脏，尤其是肝、胃肠道和肺，表现为局限性硬斑或全身性硬皮病、肝功能异常、口腔及眼干燥、呼吸困难等类似自身免疫反应。

（2）防治方法：①单独或联合应用免疫抑制药（如甲氨蝶呤、环孢素、免疫球蛋白、ALG）和清除 T 淋巴细胞是目前预防 GVHD 最常用的方法。②发生后依据严重程度局部用药或使用大剂量甲泼尼龙冲击治疗。

（3）护理措施：①皮肤护理：观察耳后、手掌、足心、面部、颈部等部位的皮肤改变，注意皮肤、巩膜有无黄疸，保持皮肤和床单位清洁，每日温水擦浴，衣物质地柔软，以防出血、感染。②消化道症状护理：腹泻者注意观察排便次数及排便量，记录液体出入量，加强肛周护理，防止感染。进食少渣、清淡、半流质饮食，以防加重腹痛。③用药护理：注意观察免疫抑制药、激素的副作用，监测生命体征、皮肤及黏膜、血压、血糖、尿量、粪便等变化情况，及时复查肝功能、肾功能，注意有无过敏反应。④输注血液制品时，必须在常规照射等处理后执行。

4. 肝静脉闭塞病（VOD）　又称肝窦阻塞综合征，由于肝血管和窦状隙内皮细胞的细胞毒损伤并在局部呈现高凝状态所致，以肝内小静脉纤维性闭塞为主要病理改变。一般在移植后 1 个月内发病，2 周内多见，多以高胆红素血症为首发症状，表现为黄疸、肝区疼痛、肝大、腹水、体重增加等。遵医嘱应用小剂量肝素持续静脉滴注 30 d、前列腺素 E_2、熊去氧胆酸预防 VOD。若已经发生，以支持治疗为主。移植后，应每日监测体重变化，必要时测量腹围，密切观察有无上述症状出现。

5. 心理护理　患者单独居住在无菌层流室，缺少亲人陪伴，再加上预处理的毒性反应、术后并发症的威胁、移植效果的不确定性，患者易产生孤独、焦虑、恐惧甚至悲观绝望的心理。护士不但应具备熟练的护理技能，还应关心、爱护患者，并向其介绍移植后长期存活的病例，增强其战胜疾病的信心。

（江　华）

习题

一、单项选择题

1. 某患者，男性，68 岁，因“反复鼻出血 3 个月”收入院。护士针对其鼻出血的护理措施，错误的是

A. 少量出血时可用干棉球填塞压迫止血

B. 及时将鼻痂挖出，避免引起感染

C. 出血不止时，可用油纱条填塞后鼻道

D. 少量出血时，冷敷前额也可帮助止血

2. 某患者，女性，28 岁，牙龈出血、月经量过多 1 年余，近 1 周因呼吸道感染伴发热、出血症状加重就医。对该患者的诊断最有意义的辅助检查项目是

A. 妇科 B 超检查　　B. 凝血指标检查

C. 外周血象检查　　D. 骨髓象检查

3. 某患者，女性，28 岁，因“月经量增多半年余”诊断为“缺铁性贫血”。护士对其进行口服铁剂治疗的健康宣教，下列内容错误的是

A. 口服液体铁剂时应使用吸管，避免染黑牙齿

B. 常见不良反应主要是恶心、呕吐、胃部不适等，宜餐后服用

C. 服用铁剂后可能出现粪便发黑

D. 症状改善后可立即停药，以减少不良反应

4. 某患者，女性，18 岁，因下肢反复紫癜来医院就诊。目前考虑为原发免疫性血小板减少症，应首选的检查项目是

A. 抗核抗体　　B. 抗血小板抗体

C. 抗红细胞膜抗体　　D. 抗磷脂抗体

5. 某患儿，男性，10 岁，新诊断为血友病 A 型，护士向患儿及家属介绍疾病知识，下列内容不正确的是

A. 需要终身替代治疗，补充缺乏的凝血因子Ⅸ

B. 避免接触性运动（如踢足球、打篮球）

C. 不穿硬底鞋或赤足行走

D. 使用刀、剪等工具时应小心操作，必要时佩戴防护手套

6. 某患者，男性，35 岁，乏力、发热、皮肤散在出血点半个月余。体格检查：贫血貌，胸骨下段压痛，肝肋下 2 cm，脾肋下 3 cm。血象：Hb 70 g/L，WBC 20×10^9/L，PLT 20×10^9/L。首选考虑的诊断是

A. 急性白血病　　B. 再生障碍性贫血

C. 原发免疫性血小板减少症　　D. 巨幼细胞贫血

7. 费城染色体阳性可辅助诊断的疾病是

A. 急性白血病　　B. 慢性髓细胞性白血病

C. 再生障碍性贫血　　D. 原发免疫性血小板减少症

8. 某患者，男性，25 岁，因无痛性颈部淋巴结肿大来医院就诊，初步考虑为霍奇金淋巴瘤 I 期，收治入院。患者非常焦虑，主管护士对其进行健康教育和心理护理，下列内容**不正确**的是

A. 霍奇金淋巴瘤是化疗可治愈的肿瘤之一，预后相对较好

B. 化疗首选 ABVD 方案

C. 骨髓象检查是本病的主要诊断依据

D. 避免饮酒，因为饮酒后可能发生淋巴结疼痛

9. 关于非霍奇金淋巴瘤的临床表现特点，下列描述正确的是

A. 首发症状常为无痛性颈部或锁骨上淋巴结肿大

B. 通常从原发部位沿淋巴路径向邻近淋巴结有规律地依次播散

C. 常于晚期发生血行播散

D. 对各器官的压迫和浸润较多见

10. 某患者，女性，31 岁，因严重贫血性心脏病入院接受治疗。今日输血数分钟后突然出现胸闷、气短、血压下降、尿色变深，应首先考虑发生的是

A. 发热反应

B. 过敏反应

C. 溶血反应

D. 细菌污染血液导致的感染中毒性休克

11. 下列关于造血干细胞移植护理的描述，**错误**的是

A. 入室前 3 d 开始口服肠道不吸收的抗生素，进行肠道消毒

B. 移植前预处理的目的是杀灭肿瘤或白血病细胞，抑制免疫反应，减少排斥

C. 急性移植物抗宿主病发生在移植后 30 d 内

D. 感染是移植后最常见的并发症

二、简答题

请列举白血病化疗所致局部静脉炎的护理要点。

三、论述题

某患者，女性，41 岁，油漆厂工人，因“全身散在出血点、乏力 1 个月余”入院。患者 1 个月前无明显诱因出现四肢、躯干皮肤散在出血点，伴乏力，逐渐加重。体格检查：T 36.7℃，P 88 次 / 分，R 19 次 / 分，BP 100/75 mmHg。神志清楚，贫血面容，全身皮肤及黏膜散在出血点。双肺呼吸音清。心率 88 次 / 分，心律齐。肝、脾肋下未触及。双下肢无凹陷性水肿。辅助检查：血象 RBC 2.8×10^{12}/L，Hb 72 g/L，网织红细胞 0.3%，WBC 2.3×10^{9}/L，中性粒细胞 0.3×10^{9}/L，PLT 12×10^{9}/L。骨髓象：骨髓增生极度低下，造血组织减少，脂肪组织增加。红系、粒系、巨核系细胞均显著减少。

请回答：

1. 该患者最可能的疾病诊断及依据是什么？

2. 该患者最需要警惕的并发症是什么？

3. 该患者拟采用非移植治疗手段，其一线治疗方案及相应的用药护理措施是什么？

在线答题

第七章　内分泌系统与代谢性疾病

第七章数字资源

第一节　总　论

内分泌系统由内分泌腺与具有内分泌功能的器官及组织所构成，通过分泌各种激素全面调控与个体生存密切相关的基础功能活动，包括维护组织和细胞的新陈代谢，调节机体的生长、发育、生殖及衰老等生命现象，维持人体内环境的相对稳定，适应内、外环境的变化。

一、主要内分泌腺及其生理功能

内分泌是指腺细胞将其产生的物质（即激素）直接分泌到血液或者细胞外液中，对靶细胞产生调节效应的一种分泌形式。具有这种功能的细胞称为内分泌细胞。内分泌细胞集中位于垂体、甲状腺、肾上腺、性腺、胰岛等组织形成经典的内分泌腺，发挥重要的生理功能。心脏、脑、肾、肝、胃肠道等其他器官和组织也存在一些内分泌细胞，如心肌细胞合成心房钠尿肽，促进水、钠排出；胃肠道的内分泌细胞可分泌胃泌素、胰泌素、肠抑素等，调节胃肠平滑肌运动及黏膜腺体分泌，也具有重要的功能。

内分泌系统可以感受内、外环境的刺激，最终通过作为化学信使的激素产生调节效应。激素具有高效能生物活性，它以体液为媒介，在细胞之间递送调节信息。人体各内分泌腺和组织分泌不同的激素，各具特殊的生理功能（表 7-1）。其中，位于大脑底部的下丘脑的一些神经元兼具内分泌细胞功能，被称为神经内分泌细胞，可将神经活动的电信号转变为化学信号（即合成并分泌激素），通过与垂体联系，将神经和体液调节系统进行整合，广泛参与机体的功能调节。

表 7-1　主要内分泌腺（组织）、激素及生理功能

内分泌腺（组织）	激素	生理功能
下丘脑	促甲状腺激素释放激素（TRH）	促进促甲状腺激素的释放
	促性腺激素释放激素（GnRH）	刺激促性腺激素的分泌
	促肾上腺皮质激素释放激素（CRH）	刺激促肾上腺皮质激素合成与释放

续表

内分泌腺（组织）	激素	生理功能
	生长激素释放激素（GHRH）	刺激生长激素分泌
	生长激素抑制激素（GHIH）	抑制生长激素、促甲状腺激素、促肾上腺皮质激素、催乳素、胰岛素、胰高血糖素的分泌及释放等
	催乳素释放因子（PRF）	促进垂体释放催乳素
	催乳素抑制因子（PIF）	抑制垂体释放催乳素
	血管升压素（VP）/抗利尿激素（ADH）	提高肾远曲小管和集合管对水的通透性，促进水的吸收
	催产素（OXT）	间接刺激子宫平滑肌收缩，刺激乳腺平滑肌收缩等
	促黑激素释放因子（MRF）	促进黑色素释放
	促黑激素释放抑制因子（MIF）	抑制黑色素释放
腺垂体	促甲状腺激素（TSH）	促进相应靶器官（如甲状腺、肾上腺皮质、性腺）的生长、合成与释放相应激素
	促肾上腺皮质激素（ACTH）	
	卵泡刺激素（FSH）	
	黄体生成素（LH）	
	生长激素（GH）	促进生长发育，调节新陈代谢
	催乳素（PRL）	调节乳腺活动及性腺功能等
甲状腺	甲状腺素（T_4） 三碘甲腺原氨酸（T_3）	促进生长发育，调节新陈代谢
	降钙素（CT）	降低血钙
甲状旁腺	甲状旁腺激素（PTH）	升高血钙，降低血磷
肾上腺		
肾上腺皮质	糖皮质激素（主要为皮质醇）	参与物质代谢、应激反应、水盐代谢，并具有抗炎、抗毒、抗过敏和抗休克等作用
	盐皮质激素（主要为醛固酮）	促进肾远曲小管和集合管重吸收水、钠，排钾
	性激素（主要为雄激素，少量雌激素）	促进蛋白质合成和骨骺愈合
肾上腺髓质	肾上腺素	作用于α和β受体，兴奋心脏，升高血压、扩张支气管平滑肌，参与体内物质代谢，使血糖升高，满足能量需要
	去甲肾上腺素	作用于α受体，收缩血管，使血压升高
性腺		
睾丸	雄激素	促进男性生殖器官发育、第二性征出现并维持，促进蛋白质合成

续表

内分泌腺（组织）	激素	生理功能
卵巢	雌激素	促进女性生殖器官发育、第二性征出现并维持，促进骨生长，有保钠排钾作用
	孕激素	抑制排卵，抑制子宫内膜增殖，促进水、钠排出
胰岛	胰岛素	促进葡萄糖的利用及转化，降低血糖，同时促进蛋白质、脂肪的合成
	胰高血糖素	促进肝糖原分解和糖异生，升高血糖

二、内分泌系统的功能调节

（一）神经系统与内分泌系统的相互调节

内分泌系统和神经系统在结构和功能上是密切联系的，下丘脑是联系二者的枢纽，从大脑皮质的高级中枢发出的信息到达下丘脑，下丘脑则通过分泌激素直接调控内分泌系统。

下丘脑的神经分泌细胞可分泌、合成释放激素和抑制激素，通过垂体门静脉系统进入腺垂体，调节腺垂体合成与分泌相应激素，对周围靶器官如甲状腺、肾上腺、性腺进行调控，即下丘脑通过与垂体、靶器官组成的下丘脑 - 垂体 - 靶腺轴对周围靶器官进行调控。

内分泌系统对神经系统也有重要影响，某些激素如甲状腺素、肾上腺糖皮质激素分泌过多或过少时均可引起神经功能障碍，或是兴奋，或是抑制，严重者可产生严重的精神症状，甚至昏迷。

（二）内分泌系统的反馈调节

下丘脑、垂体、靶器官之间存在反馈调节，主要是负反馈调节，即腺垂体在下丘脑释放激素的调节下分泌相应的促激素，刺激靶腺合成与分泌相应的激素，而后者又反作用于下丘脑和垂体，抑制相应激素的分泌；反之，当血液中靶腺分泌的激素水平较低时，则下丘脑、垂体分泌的相应激素则增加。在生理状态下，这种反馈控制使相处较远的腺体之间相互联系、彼此配合，保持机体内环境的稳定性，并克服各种病理状态。

如下丘脑 CRH 通过垂体门静脉刺激腺垂体分泌 ACTH，而 ACTH 水平增加又可兴奋肾上腺皮质分泌皮质醇，使血液中皮质醇浓度升高，皮质醇反作用于下丘脑，抑制 CRH 分泌，并在腺垂体抑制 ACTH 的分泌，进而减少肾上腺分泌皮质醇，维持三者之间的动态平衡；反之，当血液中皮质醇水平较低时，则 CRH、ACTH 的分泌增加。

（三）免疫系统和内分泌系统的相互调节

免疫系统可以通过细胞因子对神经 - 内分泌系统的功能产生影响。如在下丘脑神经元上有白细胞介素 -1（IL-1）受体，IL-1 通过受体作用于下丘脑的 CRH 合成神经元，促进 CRH 的分泌。神经 - 内分泌系统对机体免疫也有调节作用，通过神经递质或激素与淋巴细胞膜表面受体结合介导免疫系统的调节，如糖皮质激素、性激素可抑制免疫应答，而生长激素、甲状腺素和胰岛素能促进免疫应答。内分泌系统不但参与正常的免疫应答调控，也常成为自身免疫病的靶器官，例如 1 型糖尿病、桥本甲状腺炎、格雷夫斯（Graves）病等是常见的内分泌系统自身免疫性疾病。

第二节　甲状腺疾病

一、单纯性甲状腺肿

单纯性甲状腺肿（simple goiter）又称弥漫性非毒性甲状腺肿，是指甲状腺呈弥漫性肿大，不伴有结节及甲状腺功能异常。该病女性发病率是男性的 3 ~ 5 倍。单纯性甲状腺肿可分为地方性甲状腺肿和散发性甲状腺肿。如一个地区儿童中单纯性甲状腺肿的患病率超过 5%，称为地方性甲状腺肿。

【病因和发病机制】

（一）病因

1. 碘缺乏　是地方性甲状腺肿的最常见原因，多见于山区和远离海洋的地区。由于碘是甲状腺合成甲状腺激素的重要原料之一，上述地区饮水、食盐、食物中碘含量均低，导致合成甲状腺激素不足。甲状腺肿的患病率和甲状腺体积随着碘缺乏程度的加重而增加，补充碘剂后患病率显著下降。在非缺碘地区，机体碘需要量增加而未得到及时、足够的补充，导致碘相对缺乏，也可出现甲状腺肿，如妊娠期、哺乳期、青春期，属于生理性甲状腺肿。

2. 遗传和环境因素　散发性甲状腺肿的病因复杂，包括遗传和环境等多个方面。遗传因素，如遗传缺陷、基因突变。环境因素，如食物和水中的碘化物，某些药物（如硫脲类、硫氰酸盐、高氯酸盐、锂盐）、食物（如卷心菜、白菜、花椰菜、甘蓝）中含致甲状腺肿物质，均可引起甲状腺肿大。此外，胰岛素抵抗、嗜烟酒与甲状腺肿大可能也有一定的关系。

（二）发病机制

上述各类原因导致甲状腺激素合成障碍或不足，反馈性引起垂体分泌过量促甲状腺激素（TSH），刺激甲状腺增生、肥大，最终导致出现甲状腺肿。

【临床表现】

甲状腺常呈弥漫性肿大，患者一般无明显症状，甲状腺重度肿大可引起不适。

1. 症状　大部分患者无明显症状。甲状腺重度肿大者可出现压迫症状，如咳嗽、气促、吞咽困难或声音嘶哑。胸骨后甲状腺肿大可使头部、颈部和上肢静脉回流受阻，出现面部充血、颈静脉怒张等。

2. 体征　甲状腺常呈轻、中度弥漫性肿大，表面平滑，质地较软，无压痛。

3. 其他　病程较长的甲状腺肿后期可出现结节性肿大，并可出现功能亢进。在碘缺乏严重的地方性甲状腺肿流行区域可出现地方性呆小病。

【有关检查】

1. 甲状腺功能检查　血清总甲状腺素（TT_4）、三碘甲腺原氨酸（TT_3）及 TSH 基本正常，TT_3/TT_4 比值常增高。

2. 血清甲状腺球蛋白（Tg）测定　Tg 水平正常或增高，增高的程度与甲状腺肿的体积成正相关。

3. 尿碘测定　可反映碘摄入情况。尿碘中位数（MUI）100 ~ 200 μg/L 是最适当的碘营养状态，MUI < 100 μg/L 为碘缺乏。

4. B 超检查　是确定甲状腺肿的主要检查方法，可明确甲状腺肿的特征和程度。

【诊断要点】

诊断的主要依据为患者有甲状腺肿而甲状腺功能基本正常。地方性甲状腺肿地区的流行病史、特殊生理变化等有助于本病的诊断。

【治疗要点】

甲状腺肿本身一般无须治疗，有压迫症状者可手术治疗。碘缺乏者主要是改善碘营养状态，食盐加碘是目前国际上公认的有效措施，但应避免碘过量，以免引起甲亢和自身免疫性甲状腺病。WHO 建议妊娠期和哺乳期妇女碘摄入量的标准为每日 250 μg，MUI 150 ~ 250 μg/L。

【护理要点】

1. 病情观察　观察甲状腺肿大的程度、质地、有无结节及压痛、有无压迫症状、有无甲亢症状，监测尿碘，如有变化，应及时通知医生。

2. 饮食护理　对于缺碘患者，应嘱其多摄取含碘量高的食物，如海带、紫菜等海产品。地方性甲状腺肿患者应食用加碘盐。避免摄入大量抑制甲状腺激素合成的物质，包括卷心菜、白菜、花椰菜、甘蓝等食物，及硫脲类、硫氰酸盐、锂盐、保泰松等药物。

3. 心理护理　多与患者交流，鼓励其表达感受。为患者讲解有关疾病、治疗和预后的知识，消除紧张情绪，树立信心。对于甲状腺肿大明显而感自卑者，注意给予尊重和支持，建议用高领衫、围巾等适当修饰。鼓励家属关心和支持患者，也可安排病友交流和分享治疗经验。

【健康教育】

1. 预防疾病　为患者及其家属讲解碘与本病发生的关系，对于地方性甲状腺肿地区的居民，应向其强调食用加碘盐的必要性。但碘充足和碘过量地区应使用无碘食盐，具有甲状腺疾病遗传背景或潜在甲状腺疾病的个体不宜食用碘盐。对处于妊娠期、哺乳期或青春发育期的患者，应强调适当补充碘的意义。

2. 管理疾病　给予饮食指导，避免致甲状腺肿的食物或药物。教给患者及其家属学会自我观察病情变化，一旦出现异常情况，应及时就诊。

【预后】

本病经及时治疗预后较好。若未及时治疗，可形成结节性甲状腺肿，并可出现甲亢，甚至恶变。

二、甲亢

甲状腺功能亢进（hyperthyroidism）简称甲亢，是指甲状腺本身分泌过多的甲状腺激素所致的甲状腺毒症。甲状腺毒症是指血液循环中甲状腺激素过多而引起的以神经、循环、消化等系统兴奋性增高、代谢亢进为主要临床表现的一组综合征，其原因包括甲亢和非甲亢两大类型。

我国甲亢的患病率为0.8%，其病因包括格雷夫斯病（Graves disease，GD）、结节性毒性甲状腺肿、甲状腺自主高功能腺瘤等，其中80%以上由GD引起。本节主要介绍GD。

【病因和发病机制】

目前认为，GD是遗传因素和环境因素共同作用的结果，其发生与自身免疫有关，是器官特异性自身免疫病，但发病机制尚未完全阐明。

1. 自身免疫　90% ~ 100%未经治疗的GD患者血清中存在针对甲状腺细胞TSH受体的特异性自身抗体（TSH receptor antibodies，TRAb）。TRAb的亚型，刺激性抗体（TSHR stimulating antibody，TSAb），与TSH受体结合产生类似TSH的生物效应，即刺激甲状腺细胞增生、甲状腺激素合成和分泌过多，是GD的直接致病原因。

2. 遗传因素　本病遗传倾向显著，属于复杂的多基因疾病，与HLA等多个基因的多态性有关。

3. 环境因素　如细菌感染、性激素、应激和锂剂可能参与发病。

【临床表现】

本病20 ~ 50岁女性高发，多数起病缓慢，少数于精神刺激、感染、创伤等应激后急性起病。临床表现主要由血液循环中甲状腺激素过多引起，其症状和体征的严重程度与病程、激素升高的程度和患者年龄等因素有关。

（一）甲状腺毒症表现（T_3、T_4过多综合征）

1. 高代谢综合征　甲状腺激素分泌增多，导致交感神经兴奋性增高及三大营养物质代谢加速，产热和散热均明显增多，基础代谢率增加。患者常表现为怕热多汗、皮肤湿润、低热，体重显著下降，疲乏无力。脂肪分解加强，血总胆固醇常降低等。

2. 中枢神经系统　兴奋性增高，患者常表现为多言好动、急躁易怒、焦虑、失眠，手、舌、眼睑有细震颤。

3. 心血管系统　心悸，静息心率增快、心音增强，收缩压增高而舒张压降低，脉压增大。严重者可导致甲状腺毒症心脏病，可出现心律失常，房颤多见，心脏增大，甚至发生心力衰竭。

4. 消化系统　食欲亢进，多食易饥，肠蠕动加快，排便次数增多。严重者可有肝大、肝功能损害，偶有黄疸。

5. 肌肉骨骼系统　主要表现为甲状腺毒性周期性麻痹，20 ~ 40岁亚洲男性好发，病变主要累及下肢，发作时有低钾血症，甲亢控制后可自愈。少数患者发生甲亢性肌病，出现近端肌群萎缩、软弱无力。有1%的患者可伴发重症肌无力。

6. 造血系统　周围血淋巴细胞和单核细胞增多，白细胞总数减低，可伴血小板减少性紫癜。

7. 生殖系统　女性月经减少或闭经，男性阳痿，偶有乳腺发育，两性生殖力均下降。

（二）体征

1. 甲状腺肿大　多有程度不等的弥漫性甲状腺肿大，质地中等（病程较长或食用含碘食物较多者甲状腺可坚韧），无压痛，甲状腺可触及震颤，闻及血管杂音。

2. 心血管系统　患者出现心率增快、心脏扩大、房颤、脉压增大等。

3. 眼征　分为单纯性突眼和浸润性突眼。

（1）单纯性突眼：主要与甲状腺毒症所致的交感神经兴奋性增高，使眼外肌群和上睑肌张力增高有关，多随病情控制自行恢复。眼球轻度突出，多为对称性且无自觉症状，睑裂增宽、上睑挛缩、瞬目减少，双眼下视时上眼睑不能随眼球下落，双眼上视时前额皮肤不能皱起，双眼辐辏不良。

（2）浸润性突眼：主要与眶后组织的自身免疫炎症有关。表现为眼球显著突出，超过眼球突度参考值上限 3 mm，眼睑肿胀，结膜充血、水肿，眼球活动受限，严重者眼球固定，眼睑闭合不全、结膜和角膜外露而形成角膜溃疡、全眼炎，甚至失明。

（三）特殊临床表现和类型

1. 格雷夫斯眼病（Graves' ophthalmopathy，GO）　又称甲状腺相关性眼病、浸润性突眼，多见于男性，25% ~ 50% GD 患者伴有不同程度的 GO，少数 GO 患者以眼病为主，甲状腺功能正常。病理基础是眶后组织的自身免疫炎症，引起软组织水肿和淋巴细胞浸润，大量黏多糖堆积和糖胺聚糖沉积，透明质酸增多，导致突眼、眼外肌损伤和纤维化。

临床表现为眼内异物感、胀痛、畏光、流泪、复视、斜视、视力下降，以及上述浸润性突眼的体征。格雷夫斯眼病的临床病情评估标准列于表 7-2。

表 7-2　格雷夫斯眼病临床病情评估标准

分级	软组织受累	眼睑挛缩	突眼*	角膜暴露	复视	视神经
轻度	轻度	< 2 mm	< 3 mm	无	无或一过性	正常
中度	中度	≥ 2 mm	≥ 3 mm	轻度	非持续性	正常
重度	重度	≥ 2 mm	≥ 3 mm	轻度	持续性	正常
威胁视力	重度	≥ 2 mm	≥ 3 mm	严重	持续性	压迫

*. 指超过参考值的突度（中国人群眼球突出度的参考值：女性 16 mm，男性 18.6 mm）。

2. 胫前黏液性水肿　也称为格雷夫斯皮肤病变，约 5% 的 GD 患者伴发此症。胫前黏液性水肿多发生在胫骨前下 1/3 部位，多呈对称性。早期皮肤增厚、变粗，有广泛大小不等的棕红色或暗紫色斑块状结节。后期皮肤粗厚，如橘皮或树皮样，皮损常融合，使下肢粗大似象皮腿。

3. 甲状腺危象　是甲状腺毒症急性加重的临床综合征，发生原因可能与血液循环中甲状腺激素水平大量增多有关。该病多发生于甲亢较重未予治疗或治疗不充分的患者，病死率在 20% 以上。

（1）诱因：有感染、严重精神刺激、创伤、手术等。

（2）临床表现：高热，体温达 39℃以上，大汗淋漓，心动过速（心率≥ 140 次 / 分），伴有房颤或房扑，神情焦虑、烦躁不安、谵妄，恶心、呕吐、腹泻，严重者可有心力衰竭、休克及昏迷等。

4. 淡漠型甲亢　多见于老年患者，起病隐袭，无明显高代谢综合征、眼征和甲状腺肿，主要表现为神志淡漠、乏力、头晕、昏厥，明显消瘦，厌食、腹泻等，可伴有房颤、震颤和肌病等，70% 患者无甲状腺肿大。若未及时治疗，易发生甲状腺危象。

【有关检查】

1. 促甲状腺激素（TSH）　甲亢患者该指标一般低于正常。血清 TSH 浓度的变化是反映甲状腺功能最敏感的指标，是筛查甲亢的一线指标，也是诊断亚临床甲亢的主要指标。亚临床甲亢患者甲状腺激素水平正常，仅有 TSH 水平降低。

2. 血清总甲状腺素（TT_4）　甲亢患者该指标一般高于正常。TT_4 重复性好，是诊断甲亢的主要指标之一。但须注意，妊娠、雌激素、急性病毒性肝炎、先天因素等可引起 TT_4 升高；雄激素、糖皮质激素、低蛋白血症、先天因素等可引起 TT_4 降低。

3. 血清总三碘甲腺原氨酸（TT_3）　大多数甲亢患者血清 TT_3 与 TT_4 同时升高。

4. 血清游离甲状腺素（FT_4）、游离三碘甲腺原氨酸（FT_3）　与甲状腺激素的生物效应密切相关，是诊断甲亢的主要指标。甲亢患者该两项指标一般高于正常，但因 FT_4、FT_3 在血清中含量甚微，稳定性不如 TT_4、TT_3。

5. ^{131}I 摄取率　为诊断甲亢的传统方法，目前已被 TSH 测定技术所取代。甲亢时，^{131}I 摄取率增高且高峰前移。甲亢类型的甲状腺毒症 ^{131}I 摄取率增高；非甲亢类型的甲状腺毒症 ^{131}I 摄取率减低。

6. TSH 受体抗体（TRAb）　是鉴别甲亢病因、诊断 GD 的重要指标之一。新诊断的 GD 患者 75% ~ 96% TRAb 阳性。

7. TSH 受体刺激抗体（TSAb）　与 TRAb 相比，TSAb 不仅能与 TSH 受体结合，而且还可产生对甲状腺细胞的刺激作用。85% ~ 100% 新诊断的 GD 患者 TSAb 阳性。

8. CT 和 MRI 检查　眼部 CT 和 MRI 可排除其他原因所致的突眼，评估眼外肌受累的情况。

9. 彩色多普勒检查　为甲状腺血流的半定量测定，可区别于甲状腺炎症破坏引起甲状腺毒症的影像。

10. 甲状腺放射性核素扫描　主要用于甲亢的鉴别诊断。

【诊断要点】

具备以下三项即可诊断甲亢：①高代谢症状和体征；②甲状腺肿大；③血清甲状腺激素水平增高、TSH 减低。应注意，淡漠型甲亢的高代谢症状不明显，尤其是老年患者，仅表现为明显消瘦或房颤。少数患者无甲状腺肿大。

如甲亢诊断成立，触诊和 B 超证实甲状腺肿大呈弥漫性，结合眼征、胫前黏液性水肿、TRAb 或 TSAb 阳性可进一步确诊为 GD。

【治疗要点】

目前，针对 GD 的治疗主要有抗甲状腺药治疗、放射性碘治疗和手术治疗。

（一）抗甲状腺药治疗

使用抗甲状腺药（antithyroid drug，ATD）是甲亢的基础治疗方法，常用药物包括硫脲类和咪唑类两类。硫脲类包括甲硫氧嘧啶和丙硫氧嘧啶（propylthiouracil，PTU）等。咪唑类包括甲巯咪唑（methimazole，MMI）和卡比马唑（甲亢平）等。它们的作用机制是抑制碘的有机化和甲状腺络氨酸偶联，减少甲状腺素的合成，但对甲状腺内已合成的激素没有作用。ATD 常用的是 PTU 和 MMI，MMI 因副作用较小，一般作为优选。但如患者为严重病例、处于妊娠期、发生甲状腺危象或对 MMI 过敏，则使用 PTU，主要原因为 PTU 还可抑制外周组织中 T_4 转为 T_3，作用较 MMI 发挥迅速，此外，PTU 致畸的危险性小于 MMI。

1. 适应证　病情轻、中度，甲状腺轻、中度肿大，妊娠期妇女、高龄或由于其他严重疾病不能手术者，甲状腺手术前或 ^{131}I 治疗前的准备，术后复发且不适宜 ^{131}I 治疗者等。

2. 剂量与疗程　采用口服治疗，治疗可分为治疗期和维持期。①治疗期：每次 MMI 10 ~ 30 mg，每日 1 次，口服，或者 PTU 每次 50 ~ 150 mg，每日 2 ~ 3 次，口服。每 4 周复查血清甲状腺激素水平。②维持期：当血清甲状腺激素达到正常后减量。维持剂量 MMI 每次 5 ~ 10 mg，每日 1 次，口服。或 PTU 每次 50 mg，每日 2 ~ 3 次。维持治疗 1 ~ 1.5 年，每 2 个月复查血清甲状腺激素。

3. 不良反应　主要为粒细胞减少，重者可致粒细胞缺乏症。除定期检查外周血白细胞计数外，监测患者的症状（如发热、咽痛）尤为重要，因为粒细胞缺乏症可在用药数日内发生。当中性粒细胞低于 1.5×10^9/L 时应当停药，且不能换用另一种 ATD。当白细胞计数低于 4.0×10^9/L 但中性粒细胞大于 1.5×10^9/L 时无须停药，但应减量，加用促进白细胞增生的药。ATD 其他不良反应还包括皮疹、血管炎、中毒性肝病等。

（二）放射性碘治疗

放射性碘治疗的机制是 ^{131}I 被甲状腺摄取后释放出 β 射线，破坏甲状腺组织细胞，减少甲状腺激素的分泌。β 射线在组织内射程只有 2 mm，不会累及邻近组织。

1. 适应证　适用于甲状腺肿大Ⅱ度以上，对抗甲状腺药过敏或治疗后复发，甲亢合并心脏病，甲亢伴白细胞减少、血小板减少或全血细胞减少，甲亢合并肝、肾等脏器功能损害，浸润性突眼，不宜手术或不愿接受手术或手术后复发的患者。妊娠期和哺乳期妇女禁止使用。

2. 并发症　①甲状腺功能减退症是常见的并发症，需用甲状腺素替代治疗。②放射性甲状腺炎见于治疗后 7 ~ 10 d，严重者可给予阿司匹林或糖皮质激素治疗。③诱发甲状腺危象主要发生在未控制的甲亢重症患者。④加重活动性浸润性突眼，可在治疗前 1 个月给予激素治疗，^{131}I 治疗 3 ~ 4 个月后逐渐减量。

（三）手术治疗

通常采取甲状腺次全切除术，两侧各留下 2 ~ 3 g 甲状腺组织。

1. 适应证　甲状腺显著肿大，有压迫症状；中、重度甲亢，药物治疗无效或停药复发或不能坚持长期服药；胸骨后甲状腺肿；细针穿刺细胞学检查怀疑恶变；抗甲状腺药无效或者过敏的妊娠患者。

2. 禁忌证　合并较重心脏、肝、肾疾病而不能耐受手术者，以及妊娠第 1 ~ 3 个月和第 7 ~ 9 个月者，则禁忌手术。

3. 并发症　手术损伤导致的永久性甲状旁腺功能减退和喉返神经损伤。

（四）其他治疗

1. 碘剂　减少碘摄入量是甲亢的基础治疗之一。过量的碘摄入会加重病情和延长病程，增加复发的可能性，所以甲亢患者应当食用无碘食盐，忌用含碘药物和含碘造影剂。

仅在甲状腺手术前和甲状腺危象时使用复方碘溶液，以抑制已合成甲状腺激素的释放。

2. β受体拮抗药　多在抗甲状腺药初治期使用，主要用于阻断甲状腺激素对心脏的兴奋作用，并抑制外周组织 T_4 向 T_3 转化，以较快地控制甲亢的临床症状。常用普萘洛尔。对有支气管疾病者，可给予 β_1 受体拮抗药，如阿替洛尔。

（五）GO 的治疗

1. 一般治疗　使用利尿药、高枕卧位、限制钠盐，以减轻球后水肿。注意保护眼，戴有色眼镜，以防强光和灰尘刺激。夜间使用 1% 甲基纤维素滴眼液，白天使用人工泪液。睡眠时眼睛不能闭合者可使用盐水纱布或眼罩预防角膜损伤。吸烟可加重本病，应当戒烟。

2. 活动性 GO　使用糖皮质激素以消除局部炎症，可口服泼尼松 40 ~ 80 mg，每日 2 次，持续 2 ~ 4 周。以后逐渐减量，如果减量后症状加重，要减慢减量速度，治疗需持续 3 ~ 12 个月。严重病例用甲泼尼龙 500 ~ 1000 mg 冲击治疗，隔日一次，连用 3 次，但需注意该药的肝毒性。

3. 球后放射治疗　可与糖皮质激素联合使用增加疗效，用于严重突眼或不能耐受大剂量糖皮质激素时，一般不单独使用。

4. 眶减压术　如果糖皮质激素和球后放射治疗无效，角膜感染或溃疡，压迫导致视网膜和视神经改变可能引起失明时，需行眶减压术。

5. 控制甲亢　轻度活动性突眼时治疗甲亢可选择抗甲状腺药、^{131}I 和手术中的任何一种方法，但活动期持续超过 3 个月或选择 ^{131}I 治疗时，需同时使用糖皮质激素预防突眼加重。

（六）甲状腺危象的治疗

防止甲状腺危象，需注意术前准备和预防感染等诱因，预防常较治疗有效，一旦发生，需紧急抢救。

1. 抗甲状腺药　迅速减少甲状腺素的合成，抑制外周组织中 T_4 向 T_3 转化，首选 PTU，首次 500 ~ 1000 mg 口服或经胃管注入，以后给予 250 mg，口服，每 4 h 一次。

2. 碘剂　迅速减少甲状腺激素的释放，服用 PTU 1 h 后再加用复方碘溶液，每 6 h 一次，每次 5 滴，一般使用 3 ~ 7 d。

3. β受体拮抗药　阻断甲状腺素对心脏的刺激作用和抑制外周组织中 T_4 向 T_3 转化，选用普萘洛尔，每日 60 ~ 80 mg，口服，每 4 h 一次。

4. 糖皮质激素　防止和纠正肾上腺皮质功能减退，提高机体对应激的耐受能力，常用氢化可的松 300 mg 首次静脉滴注，以后每次 100 mg，每 8 h 一次。

5. 其他治疗　经上述治疗效果不满意时，可选用腹膜透析、血液透析或血浆置换等措施迅速降低血浆甲状腺激素浓度。

6. 支持治疗　包括给氧、使用镇静药、高热者给予物理降温或药物降温等，但药物降温应避免使用乙酰水杨酸类药物。

【护理要点】

（一）主要护理诊断 / 问题

1. 营养失调：低于机体需要量　与基础代谢率增加、胃肠蠕动过快、吸收差有关。

2. 活动无耐力 与机体分解代谢增加、消瘦、肌肉萎缩有关。

3. 潜在并发症：甲状腺危象。

4. 知识缺乏 缺乏有关甲状腺疾病及其保健知识。

5. 焦虑 与甲状腺激素对神经系统的毒性作用、患者对疾病治疗及预后缺乏信心有关。

（二）护理要点

1. 休息与活动 促进身心休息，合理安排休息与活动，轻症者适当活动，以不引起疲劳为度，病情严重、心力衰竭或合并严重感染者应严格卧床休息。对于紧张不安及失眠者，可遵医嘱给予镇静药。限制探视时间，治疗和护理时间应相对集中。保持病室安静，通风良好，室温凉爽，避免强光和噪声刺激。

2. 饮食护理 给予高热量、高蛋白质、富含维生素及矿物质的饮食。可增加奶类、蛋类、瘦肉类等优质蛋白，以纠正体内的负氮平衡。多进食新鲜蔬菜、水果。鼓励患者多饮水，每日饮水量 2000 ~ 3000 ml，以补充出汗、呼吸加快、腹泻等所丢失的水分，但合并心脏病的患者注意避免补液过多引起心力衰竭。不摄入刺激性强的食物或饮料，如浓茶、咖啡。减少粗纤维食物的摄入。避免进食含碘丰富的食物，如海带、紫菜，慎食卷心菜、甘蓝等易导致甲状腺肿的食物，应食用无碘盐。如患者出现浸润性突眼，则应限制钠盐摄入。

3. 用药护理 按医嘱使用抗甲状腺药，不可自行减量或停服。密切监测药物的副作用，及时处理。常见不良反应如下。①粒细胞减少：多发生在用药后 2 ~ 3 个月内，严重者可致粒细胞缺乏症，因此应定期复查血常规。如中性粒细胞低于 1.5×10^9/L，应停药并遵医嘱使用促进白细胞升高的药物。②药疹：遵医嘱用抗组胺药治疗，除严重皮疹外，不用停药。③其他：如中毒性肝炎、肝坏死。

4. 病情观察 观察生命体征和神志变化，注意有无焦虑、烦躁、心悸等甲亢加重的表现。如发现原有症状加重，出现高热（体温 $>$ 39℃）、严重乏力、烦躁、多汗、心悸、心率 $\geq$ 140 次 / 分、食欲减退、恶心、呕吐等，要及时通知医生，警惕甲状腺危象。

5. 心理护理 应向患者及其家属耐心解释病情，提高其对疾病的认知，了解其情绪、性格改变是暂时的，待治疗后症状会逐渐减轻甚至消失。鼓励患者表达内心感受，与患者建立互信，共同探讨控制情绪和减轻压力的方法。为患者提供有利于改善情绪的环境，如保持居室安静和营造轻松的气氛，避免兴奋、刺激的消息，以避免患者激动。

6. 甲状腺危象的护理

（1）绝对卧床休息：呼吸困难时取半坐卧位，立即吸氧。

（2）及时准确给药：迅速建立静脉通道，遵医嘱给予 PTU、复方碘溶液、β 受体拮抗药、氢化可的松等药物，注意观察药物反应和病情变化，准备好抢救用物等。

（3）严密监测病情变化，观察神志变化，定时测量生命体征，准确记录 24 h 液体出入量。

（4）对症及基础护理：对高热者，给予物理或药物降温。对躁动不安者，应使用床栏保护。对昏迷者，应加强基础护理，如定时翻身、拍背，提供鼻饲护理、口腔护理、皮肤护理等。

【健康教育】

1. 预防疾病　避免甲亢及甲状腺危象的诱因，如指导患者自我调整心理，避免感染、严重精神刺激、创伤等诱发因素。指导患者注意加强自我护理，衣领宜宽松，避免压迫甲状腺，禁用手挤压甲状腺。指导有关甲亢的知识和保护眼的方法和技巧。

2. 管理疾病　本病病程较长，应鼓励患者了解疾病相关保健知识，积极参与疾病管理。使用 ATD 药物治疗者须遵医嘱服药，不可随意减量和停药，治疗初期尤其要注意监测血常规和肝功能。定期复查甲状腺功能的同时，注意脉搏和体重的自我监测，脉搏减慢、体重增加是治疗有效的标志。观察症状变化，如出现高热、恶心、呕吐、突眼加重，应警惕甲状腺危象，及时就诊。对有生育需求的女性患者，应告知其妊娠可加重甲亢，宜治愈后再妊娠。

【预后】

多数患者经积极治疗预后较好，少数可自行缓解。单纯使用 ATD 治疗的患者复发率较高。部分放射性碘治疗、甲状腺手术治疗所致甲状腺功能减退症者需使用甲状腺激素终身替代治疗。

第三节　皮质醇增多症

皮质醇增多症（hypercortisolism）又称库欣综合征（Cushing syndrome），是由各种病因造成肾上腺分泌过量糖皮质激素（主要是皮质醇）所致的临床综合征。临床上最为多见的类型是垂体促肾上腺皮质激素（ACTH）分泌亢进所引起的临床类型，称为库欣病（Cushing disease）。

【病因及发病机制】

1. 依赖 ACTH 的皮质醇增多症　最常见的是库欣病，约占本病的 70%，垂体多有直径小于 1 cm 的微腺瘤，少数为大腺瘤。其次为异位 ACTH 综合征，即垂体以外的肿瘤分泌大量 ACTH 刺激肾上腺皮质增生，最常见的是肺癌（约占 50%）。

2. 不依赖 ACTH 的皮质醇增多症　肾上腺皮质腺瘤占 15% ~ 20%，常为单侧，肿瘤直径为 3 ~ 4 cm，女性多于男性。肾上腺皮质癌占比不足 5%，儿童多见，进展迅速，极易远处转移。其他病因还包括双侧肾上腺小结节性或大结节性增生等。

【临床表现】

皮质醇分泌过多导致代谢紊乱和多器官功能障碍是本病临床表现的主要病理生理基础。起病缓慢、病程较长。典型表现如下。

1. 向心性肥胖、满月脸　由于脂肪代谢异常，使体内脂肪重新分布，四肢脂肪向面部及躯干转移，形成典型的向心性肥胖、满月脸、水牛背、悬垂腹等，但四肢瘦小。

2. 多血质、紫纹、痤疮　皮质醇刺激骨髓造血，红细胞计数和血红蛋白含量增高，呈多血质面容。肥胖、蛋白分解亢进皮肤薄、皮肤弹性纤维断裂，在大腿、下腹、臀等部位形成皮肤紫纹。面、颈、前胸部可见痤疮。

3. 对感染的抵抗力减弱　长期皮质醇分泌增多导致免疫功能减弱，以肺部感染多见。

化脓性细菌感染不容易局限化，可发展成蜂窝织炎、菌血症、感染中毒症状。此外，皮质醇增多可使发热等机体防御反应被抑制，炎症反应不明显，易漏诊，造成严重后果。

4. 高血压 由于皮质醇增加儿茶酚胺对小血管的张力，加之水、钠潴留，可出现高血压。

5. 代谢障碍 皮质醇拮抗胰岛素作用，并促进肝糖原异生，引起糖耐量减低，部分患者出现糖尿病，即类固醇性糖尿病。蛋白质分解代谢亢进，呈负氮平衡，表现为肌肉萎缩、疲乏无力，下蹲后起立困难。由于糖皮质激素抑制骨基质蛋白形成、增加胶原蛋白分解、抑制维生素 D 的作用等，病程长者可出现骨质疏松，脊椎压缩畸形，身材变矮。儿童生长发育受抑制。

6. 性功能障碍 女性患者肾上腺雄激素分泌增多，致男性化，出现痤疮、多毛、月经紊乱、不育。男性患者性欲降低，阴茎缩小，睾丸变软。

7. 神经精神改变 高皮质醇水平兴奋大脑皮质，引起中枢神经系统功能紊乱，患者易激动、失眠、注意力不集中，重者有躁狂，甚至出现精神病。

【有关检查】

1. 皮质醇及其代谢产物测定 血皮质醇及 24 h 尿游离皮质醇、尿 17- 羟皮质类固醇（17-OHCS）增高。正常人皮质醇水平清晨 8 ~ 9 时最高，午夜最低，本病患者皮质醇昼夜节律消失。

2. 小剂量地塞米松抑制试验 每 6 h 口服地塞米松 0.5 mg 或每 8 h 口服地塞米松 0.75 mg，连服 2 d，对比给药前及给药后血、尿皮质醇及其代谢产物水平，明显受抑制（抑制 50% 以上）为正常，不受抑制（未达上述指标）应考虑高皮质醇血症的存在。

3. 大剂量地塞米松抑制试验 尿 17- 羟皮质类固醇或尿游离皮质类固醇可被大剂量地塞米松抑制到对照值的 50% 以下，说明病变在垂体或下丘脑，如不被抑制，则说明皮质醇或 ACTH 分泌是自主性的，病变在肾上腺或由异源性 ACTH 分泌肿瘤所致。

4. ACTH 测定 原发于肾上腺的肿瘤，ACTH 被抑制而明显降低，库欣病时为正常高限或增高，异源性 ACTH 综合征则明显升高。

5. 影像学检查 肾上腺 B 超检查、蝶鞍区断层摄片、CT、MRI 等，可显示病变部位的影像学改变。

【诊断要点】

有典型症状、体征，实验室检查显示皮质醇分泌增多、失去昼夜分泌节律、不被小剂量地塞米松抑制，可确诊为本病，病因诊断尚需配合影像学检查、血浆 ACTH 测定等。

【治疗要点】

1. 库欣病 目前有手术、放疗和药物治疗三种治疗方法。首选经蝶窦显微外科手术切除微腺瘤，其治愈率为 50% ~ 90%。对垂体大腺瘤患者，行开颅手术治疗，辅以放射治疗。对病情严重且不能做垂体手术者，做一侧肾上腺全切，另一侧肾上腺大部分或全切除术，术后行激素替代治疗和垂体放疗。对病情较轻或儿童病例，可做垂体放疗以及药物辅助治疗。药物治疗可选用溴隐亭、赛庚啶、丙戊酸钠等。

2. 肾上腺肿瘤 腺瘤手术可治愈，术后使用激素替代治疗。腺癌应及早手术，不能手术者，可选用肾上腺皮质激素合成阻滞药治疗，如米托坦、美替拉酮、氨鲁米特和酮康唑。

3. 异源性 ACTH 综合征　主要治疗原发肿瘤，可采用手术、放疗、化疗或联合使用肾上腺皮质激素合成阻滞药。

【护理要点】

1. 病情观察　观察患者原有症状的变化以及皮肤变化情况（特别是注射部位皮肤有无瘀斑），有无感染的症状、体征，观察其情绪变化及睡眠情况，监测体重、血压、血糖、电解质浓度等。

2. 饮食护理　给予高蛋白质、高钾、高钙、低钠、低热量、低糖类饮食，鼓励患者食用柑橘、枇杷、香蕉、南瓜等含钾丰富的食物。避免食用刺激性食物，禁烟、酒。对于合并糖尿病者，给予糖尿病饮食。对有骨质风险的患者，鼓励其食用牛奶、紫菜、虾皮等富含钙及维生素 D 的食物。

3. 休息与活动　合理的休息可减轻水肿，平卧时可适当抬高双下肢，有利于静脉回流。鼓励患者做一些力所能及的活动，防止肌肉萎缩，改善骨质疏松，并可消耗多余脂肪。合并骨质疏松者，限制活动范围与运动量，做好安全防护，防止摔伤和骨折。

4. 预防感染　保持病室环境及床单位整洁，室内温度及湿度适宜，减少感染源。严格执行无菌操作，尽量减少侵入性治疗。对患者及其家属的日常生活进行保健指导，指导保持皮肤、口腔、会阴等清洁卫生，注意保暖，预防上呼吸道感染。

5. 心理护理　鼓励患者表达自己的感受，耐心倾听患者的倾诉。对于其所表现出来的情绪反应，给予理解，避免刺激性言行。安慰患者，向患者说明当激素水平控制正常后，症状、体征即可消失。嘱患者的亲友关心、体贴患者，帮助患者树立战胜疾病的信心。

【健康教育】

1. 疾病知识指导　指导患者有关疾病的基本知识和治疗方法，指导患者注意预防感染，保持皮肤清洁，防止外伤、骨折等各种可能导致病情加重或诱发并发症的因素。

2. 用药指导和病情监测　指导患者正确用药并学会观察药物的疗效和不良反应，告知术后激素替代治疗的注意事项，不能随意停药或减量，尤其是识别激素过量或不足的症状和体征。若发生虚弱、头晕、发热、恶心、呕吐等，应立即就医。

（李明子）

第四节　糖 尿 病

◎ 案例 7-1

某患者，男性，32 岁，职员。6 个月前无明显诱因出现多尿、口渴，饮水次数增加，每日尿量约 2500 ml，饮水量 3000 ml 左右，近 1 个月来饥饿感明显，饭量较前增加，半年来体重下降 10 kg。1 周前患者因背部皮肤疖就诊于皮肤科，查随机血糖 16.3 mmol/L。既往身体健康，无糖尿病、高血压、冠心病史。母亲患有 2 型糖尿病。患者有吸烟、饮酒嗜好，饮食偏油腻、重咸，喜好甜食，不爱运动。

体格检查：T 36.3℃，P 64 次 / 分，R 12 次 / 分，BP 123/67 mmHg，身高 172 cm，

体重 92 kg，体型肥胖，心脏、肺、腹（－）。

辅助检查：空腹血糖 15.7 mmol/L，餐后 2 h 血糖 20.1 mmol/L，HbA_{1c} 11%；OGTT 结果空腹血糖 12.21 mmol/L，服葡萄糖后 2 h 血糖 23.2 mmol/L，空腹胰岛素 23.5 pmol/L，服糖后胰岛素 200.31 pmol/L。

请回答：

1. 该患者可能的临床诊断和诊断依据是什么？
2. 该患者罹患该病的主要危险因素是什么？
3. 该患者疾病治疗的目标及主要治疗措施是什么？

糖尿病（diabetes mellitus，DM）是一组在遗传和环境因素共同作用下，由胰岛素分泌缺陷和（或）胰岛素作用缺陷引起的，以慢性高血糖为特征的代谢性疾病。长期的糖类、蛋白质和脂肪的代谢异常可引起多系统损害，导致眼、肾、神经、心脏、血管等组织器官的慢性进行性病变、功能减退和衰竭，病情严重或应激时可发生急性代谢紊乱，如酮症酸中毒、高渗高血糖综合征。

近年来，糖尿病的患病率和发病率在世界范围内急剧上升，成为严重威胁全球人类健康的世界性公共卫生问题。根据国际糖尿病联盟《全球糖尿病地图（第 10 版）》，2021 年全球成人糖尿病患者人数已达 5.37 亿，患病率为 10.5%，2021 年全球因糖尿病死亡人数达 670 万；2021 年我国糖尿病患者人数已达 1.4 亿，居世界首位，其中 51.7% 尚未被诊断。而在 1980 年，我国成人糖尿病患病率仅为 0.67%，随着经济的增长和人民生活方式的改变，2007 年和 2017 年已分别升至 9.7% 和 11.2%。我国糖尿病防治的形势极为严峻，2019 年国务院发布的《健康中国行动（2019—2030 年）》将糖尿病防治列为重大专项进行重点攻关。

【糖尿病的分型】

1999 年 WHO 专家组将糖尿病分为 4 种类型，即 1 型糖尿病（T1DM）、2 型糖尿病（T2DM）、妊娠糖尿病和特殊类型糖尿病。

1. 1 型糖尿病（diabetes mellitus type 1，T1DM）　以胰岛 β 细胞破坏、胰岛素绝对缺乏为特点，又分为免疫介导性和特发性两个亚型。免疫介导性可表现为急性型和缓发型，特发性常无自身免疫证据。此型在生命各阶段均可发病，儿童、青少年多见。在我国，T1DM 占糖尿病患者总数的不足 5%。

2. 2 型糖尿病（diabetes mellitus type 2，T2DM）　发病过程从以胰岛素抵抗为主伴胰岛素进行性分泌不足，到以胰岛素进行性分泌不足为主伴胰岛素抵抗。此型多为成年阶段发病，近年来有年轻化趋势。在我国，T2DM 最多见，占糖尿病患者总数的 90% ~ 95%。

3. 妊娠糖尿病（gestational diabetes mellitus，GDM）　指妊娠期间发生的不同程度的糖代谢异常，不包括孕前已诊断或已患糖尿病者，后者称为糖尿病合并妊娠。近年来，妊娠期妇女中糖尿病的患病率持续较高。

4. 特殊类型糖尿病　是一类病因学相对明确的糖尿病，包括胰岛 β 细胞功能单基因缺陷、胰岛素作用单基因缺陷、胰源性糖尿病、内分泌疾病所致的糖尿病、药物或化学品所致的糖尿病、感染、不常见的免疫介导性糖尿病、其他与糖尿病相关的遗传综合征等数十种。此型糖尿病虽然病因复杂，但患者人数相对较少，在糖尿病患者中占比估计不足 1%。

本节将重点介绍 T1DM 和 T2DM。

【病因和发病机制】

目前认为糖尿病由多种原因引起，遗传因素及环境因素共同参与其发病过程，发病机制极为复杂，至今尚未完全阐明。生理情况下，胰岛素由胰岛 β 细胞合成和分泌，经血液循环到达体内组织和器官的靶细胞，与特异受体结合并引发细胞内物质代谢效应，该过程的任何一个环节发生异常均可导致糖尿病。

（一）1 型糖尿病

1. 遗传因素　研究发现，同卵双生子 T1DM 共同患病率达 30% ~ 40%，相关的易感基因涉及 50 余个，但目前尚未被完全认识。

2. 环境因素　病毒感染是最重要的环境因素，风疹病毒、腮腺炎病毒、柯萨奇病毒和巨细胞病毒等均可导致。病毒感染一方面可直接损伤胰岛 β 细胞，使其数量减少；另一方面导致胰岛 β 细胞抗原成分暴露，启动自身免疫。其他环境因素包括某些化学毒物，如链脲佐菌素、四氧嘧啶、灭鼠剂吡甲硝苯脲。

3. 自身免疫　是胰岛 β 细胞损伤的主要机制。绝大多数 1 型糖尿病为免疫介导性，上述环境因素作用于有遗传易感性的个体，激活 T 淋巴细胞介导的一系列自身免疫反应，引起胰岛炎，导致胰岛 β 细胞破坏和功能衰竭、胰岛素分泌不足，最终出现糖尿病。90% 新诊断的 T1DM 患者血清中存在针对胰岛 β 细胞的抗体，包括胰岛细胞抗体（ICA）、胰岛素抗体（IAA）、谷氨酸脱羧酶抗体（GADA）等。

（二）2 型糖尿病

1. 遗传因素　2 型糖尿病有更强的遗传倾向，属于多基因遗传性复杂病，同卵双生子中 T2DM 的共同患病率接近 100%。但具有遗传易感性的个体是否发病、何时发病，与环境因素的交互作用密切相关。

2. 环境因素　目前明确的 T2DM 的环境因素包括老龄化、不良生活方式、体力活动减少、营养过剩、子宫内环境、应激及某些化学毒物等。遗传因素与环境因素共同作用引起的肥胖，尤其是向心性肥胖，与胰岛素抵抗和 T2DM 的发生密切相关。

3. 胰岛素抵抗和胰岛 β 细胞功能缺陷　是导致 T2DM 发病的两个主要环节。胰岛素抵抗是指胰岛素的靶器官（肝、肌肉和脂肪组织）对胰岛素作用的敏感性降低。目前认为，胰岛素抵抗是 T2DM 的特征，是多数 T2DM 发病的始发因素。由于胰岛素抵抗，肝葡萄糖输出增加，组织对葡萄糖的摄取、利用和储存减弱，胰岛 β 细胞代偿性分泌更多胰岛素以维持糖代谢正常。

胰岛 β 细胞功能缺陷，即胰岛素分泌缺陷，是胰岛 β 细胞对胰岛素抵抗的失代偿，最终导致 T2DM 发病。

4. 其他发病机制　包括肠促胰液素分泌缺陷、胰岛 α 细胞功能异常和肠道微生态紊乱等。其中胰高血糖素样多肽 -1（GLP-1）是由肠道 L 细胞分泌的一种肠促胰素，其主要生理功能是刺激胰岛 β 细胞葡萄糖介导的胰岛素合成和分泌、抑制胰高血糖素分泌，同时还有延缓胃内容物排空、抑制食欲及摄食、促进胰岛 β 细胞增殖和减少凋亡等多种作用。正常情况下，进餐血糖升高，一方面刺激胰岛 β 细胞分泌胰岛素，同时还刺激肠道 L 细胞肠促 GLP-1 分泌，另一方面还抑制胰岛 α 细胞分泌胰高血糖素，从而使肝糖输出减少，防止餐后高血糖。T2DM 患者由于胰岛 β 细胞数量明显减少，α/β 细胞比例显著增加，同时胰岛 α 细胞对葡萄糖的敏感性下降，导致胰高血糖素分泌增加，肝糖输出增加。

【临床表现】

1 型糖尿病多发生于青少年，起病急，症状明显且严重，可以酮症酸中毒为首发症状。2 型糖尿病多见于 40 岁以上的成人和老年人，多为肥胖体型者，起病缓慢，症状较轻。

（一）代谢紊乱症候群

1. 多尿、多饮、多食和体重减轻　即“三多一少”，是糖尿病的典型症状。其出现是因血糖增高引起渗透性利尿，导致尿量增加，体内丢失大量水分，继而口渴、多饮。尿中丢失了大量葡萄糖，机体能量供应不足而产生饥饿感，进食量增加。外周组织对葡萄糖利用障碍，脂肪分解增多，蛋白质代谢呈负氮平衡，患者逐渐消瘦，伴有疲乏无力，加之失水，体重明显减轻。

2. 其他症状　可有皮肤瘙痒，尤其是外阴瘙痒不适，疲乏无力，视物模糊等。需注意，许多 T2DM 患者早期没有任何症状，仅于健康检查或因其他疾病就诊化验时发现血糖升高。

（二）急性并发症

1. 糖尿病酮症酸中毒（diabetic ketoacidosis，DKA） 是糖尿病最常见的急性并发症。DKA 以高血糖、酮症和酸中毒为主要表现，是胰岛素不足和拮抗胰岛素激素过多共同作用所致的严重代谢紊乱综合征。糖尿病病情加重时，胰岛素不足，细胞内能量不足、脂肪分解加速，大量脂肪酸经 β 氧化产生大量乙酰乙酸、β- 羟丁酸和丙酮，三者统称为酮体。当酮体超过组织的氧化利用能力时，血酮体升高，称为酮血症，尿中出现酮体，称为酮尿症，临床上统称为酮症。乙酰乙酸、β- 羟丁酸为酸性代谢产物，消耗体内储备碱，若代谢紊乱进一步加剧，血酮继续升高，则 pH 下降，发生代谢性酸中毒，即糖尿病酮症酸中毒。当出现意识障碍时，则发生了糖尿病酮症酸中毒昏迷。

（1）诱因：T1DM 患者有自发 DKA 的倾向，T2DM 患者在一定诱因下也可发生 DKA。常见诱因有：①感染，最常见。②胰岛素治疗中断或不适当减量。③饮食不当，如摄入过多的甜食、酗酒。④各种应激，如精神创伤、外伤、手术。⑤使用某些药物，如糖皮质激素。

（2）临床表现：早期原有症状加重，多尿、多饮明显。随后出现酸中毒表现，乏力、食欲减退、恶心、呕吐、头痛、嗜睡、烦躁、呼吸深快、有烂苹果味（丙酮味）。后期严重失水，尿量减少，皮肤弹性减退、眼眶下陷、黏膜干燥，心率加快、血压下降、心音低弱、脉搏细速、四肢发凉、体温下降。晚期则出现不同程度的意识障碍、昏迷。少数患者早期表现为腹痛，易误诊。

（3）实验室检查：尿糖强阳性，尿酮阳性。血糖明显增高，一般为 16.7 ~ 33.3 mmol/L，有时可达 55.5 mmol/L 以上。血酮体升高，酸中毒失代偿后血 pH 下降，血浆渗透压轻度上升。血钾在治疗前可正常、偏低或偏高，治疗后若补钾不足，血钾可严重降低。

2. 高血糖高渗状态（hyperosmolar hyperglycemic status，HHS） 是糖尿病的一种少见而严重的急性并发症，也是糖尿病患者昏迷的一种特殊类型。以严重高血糖、高血浆渗透压、严重脱水、无明显酮症、伴有进行性意识障碍为主要临床表现。HHS 多见于老年 T2DM 患者，约 2/3 患者发病前无糖尿病病史，病情危重，病死率高。

（1）诱因：①应激状态，如急性感染、外伤、手术、脑血管意外、心肌梗死等。②水摄入不足或丢失过多，常见于生活不能自理、神志不清、饥饿、限制饮水、严重呕吐或腹泻、使用利尿药或脱水药、腹膜透析或血液透析、大面积烧伤、并发尿崩症。③糖负荷增加，如使用糖皮质激素、甲状腺激素、免疫抑制药、利尿药或大量输入葡萄糖液、饮用大量含糖饮料、静脉高营养和高糖。④其他，如合并皮质醇增多症、肢端肥大症、甲亢等内分泌疾病，或急、慢性肾功能不全。

（2）临床表现：最初可有多尿、多饮、食欲减退，逐渐出现严重脱水和神经精神症状，反应迟钝，烦躁或淡漠、嗜睡，甚至昏迷，晚期尿少或无尿。可有神经系统损害的定位体征，易误诊为脑卒中。与 DKA 相比，失水更严重，神经精神症状更突出。

（3）实验室检查：血糖 ≥ 33.3 mmol/L（一般为 33.3 ~ 66.8 mmol/L），血渗透压 ≥ 320 mOsm/L（一般为 320 ~ 430 mOsm/L）可诊断本病。尿酮体阴性或弱阳性，一般无明显酸中毒。

3. 感染　常出现皮肤疖、痈等化脓性感染，可反复发生，重者可引起败血症或脓毒血症。皮肤真菌感染常见足癣、体癣等。女性患者常见真菌性阴道炎和肾盂肾炎、膀胱炎等。合并肺结核者也较非糖尿病者比例高。

（三）慢性并发症

1. 心血管疾病　糖尿病患者合并的心血管疾病主要包括动脉粥样硬化性心血管疾病（ASCVD）和心力衰竭，其中 ASCVD 包括冠心病、脑血管疾病和周围血管疾病，心血管疾病是糖尿病患者的主要死亡原因。糖尿病常合并高血压、血脂紊乱，较非糖尿病患者人群，糖尿病患者发生心血管疾病的风险增加 2 ~ 4 倍，且发病年龄较轻，病情进展速度较快，因心力衰竭住院风险显著增加。大量临床证据显示，单纯控制血糖对于减少 T2DM 患者的心血管疾病发生及死亡风险效果有限，尤其是病程长、年龄大和已经发生过心血管疾病或伴有多个心血管危险因素的患者。多重危险因素的综合干预是目前糖尿病患者心血管疾病防治的主要策略。

2. 微血管病变　是糖尿病的特异性并发症。微血管是指微小动脉和微小静脉之间管腔直径在 100 μm 以下的毛细血管及微小血管网。慢性高血糖导致的典型改变有微血管基膜增厚、微循环障碍和微血管瘤形成，主要表现在视网膜、肾、神经、心肌组织，以糖尿病肾病和视网膜病变最为重要。

（1）糖尿病肾病（diabetic nephropathy）：是 CKD 的一种重要类型，我国 20% ~ 40% 的糖尿病患者合并糖尿病肾病，成为终末期肾衰竭的主要原因，是 T1DM 患者的主要死因。对于 T2DM，其严重性仅次于心血管疾病。糖尿病肾病常见于糖尿病病程超过 10 年者，肾小球硬化症是其主要病理改变。肾损害进展可分为五期：Ⅰ期以肾小球超滤过为突出特征，GFR 明显升高。Ⅱ期肾小球毛细血管基底膜（GBM）增厚及系膜基质轻度增宽，尿白蛋白排泄可在运动后和应激状态间歇性增高，GFR 轻度升高。Ⅲ期为早期糖尿病肾病期，出现持续微量白蛋白尿，GFR 仍高于正常或正常。Ⅳ期为临床糖尿病肾病期，尿蛋白逐渐增多，GFR 下降，可伴有水肿和高血压，出现氮质血症，部分患者可表现为肾病综合征。Ⅴ期为尿毒症期。

（2）糖尿病视网膜病变（diabetic retinopathy）：常见于病程超过 10 年的糖尿病患者，是患者失明的主要原因之一。视网膜改变分为非增殖期视网膜病变（NPDR）和增殖期视网膜病变（PDR）两大类，前者包括Ⅰ期（微血管瘤、小出血点）、Ⅱ期（硬性渗出）、Ⅲ期（棉絮状软性渗出）；后者包括Ⅳ期（新生血管形成、玻璃体积血）、Ⅴ期（纤维血管增殖、玻璃体机化）、Ⅵ期（牵拉性视网膜剥离、失明）。

3. 糖尿病神经病变（diabetic neuropathy）　是糖尿病最常见的慢性并发症。T2DM 患者神经病变的发生及发展与糖尿病病程、血糖控制状况、肥胖、胰岛素抵抗和慢性低度炎症等因素相关，病程 10 年以上者易出现。以多发性周围神经病变最常见，下肢较上肢严重，首先表现为对称性肢端感觉异常，呈袜子或手套状分布，伴麻木、针刺、灼热或如踏棉垫感，有时伴痛觉过敏。随后有肢体隐痛、刺痛或烧灼样痛，夜间及寒冷季节加重。后期运动神经受累，出现肌张力减弱，严重时出现肌肉萎缩。自主神经病变也较常见，可较早出现，表现为瞳孔改变（缩小且不规则、对光反射消失等）、排汗异常（无汗、少汗或多汗）、胃肠功能失调（胃排空延迟、腹泻或便秘）、心血管自主神经功能失常（直立性低血压、持续心动过速或心动过缓）以及尿失禁、尿潴留、阳痿等。

4. 糖尿病足（diabetic foot，DF）　是指糖尿病患者在合并下肢远端神经异常和不同程度周围血管病变的基础上，足部出现感染、溃疡或深层组织的破坏。糖尿病足是糖尿病患者非外伤性截肢、致残的主要原因。高危患者常有足部畸形、胼胝、皮肤干燥、发凉、感觉减退等表现。随着病情进展，具有不同危险因素的个体可有不同的表现，如以足部浅表溃疡、无感染征象的神经性溃疡，以局限性坏疽（趾、足跟或前足背），甚至全足坏疽的缺血性坏疽，合并或不合并不同程度的软组织感染、骨髓炎或深部脓肿。

5. 其他　心血管系统，如糖尿病心肌病是指心脏微血管病变和心肌代谢紊乱所致的心肌广泛灶性坏死，常诱发心力衰竭、心律失常、心源性休克，甚至猝死。眼部还可引起视网膜病变、黄斑病变、白内障、青光眼、虹膜睫状体病变等，口腔疾病、皮肤疾病、抑郁、焦虑和认知功能损害等健康问题在糖尿病患者中很常见，某些癌症（如肝癌、胰腺癌）的患病率也高于非糖尿病患者。

【有关检查】

1. 尿糖测定　尿糖阳性是诊断糖尿病的重要线索，但只是提示血糖值超过肾糖阈，而尿糖阴性不能排除糖尿病的可能。如并发肾疾病时，肾糖阈升高，即使血糖升高，尿糖也可能为阴性。

2. 血糖测定　血糖升高是诊断糖尿病的主要依据，也是判断糖尿病病情和评价糖尿病控制状况的主要指标。由于血糖受多种因素影响并呈动态变化，因此临床常测定空腹血糖（fasting plasma glucose，FPG）、餐后 2 h 血糖（2 h PG）以及随机血糖。空腹血糖指至少禁食 8 h 后的血糖（一般是清晨）。餐后 2 h 血糖指从进餐开始计时餐后 2 h 的血糖。随机血糖指一日内任意时间的血糖。血糖测定可用血浆、血清或全血，如血细胞比容正常，血浆、血清血糖比全血血糖可升高 15%。诊断糖尿病时，必须用静脉血浆测定血糖，治疗过程中随访血糖控制程度时可用便携式血糖仪（毛细血管全血测定）进行测定。持续葡萄糖监测（CGM）则是通过葡萄糖传感器连续监测皮下组织液的葡萄糖浓度变化，提供更全面的血糖信息，反映血糖变化的特点。

3. 口服葡萄糖耐量试验（oral glucose tolerance test，OGTT） 当血糖高于正常范围而又未达到诊断糖尿病的标准时，须进行 OGTT。试验前禁食至少 8 h，清晨空腹进行。成人口服 75 g 无水葡萄糖，溶于 250 ~ 300 ml 水中，5 ~ 10 min 内饮完，空腹及开始饮葡萄糖水后 30 min、60 min、120 min 检测静脉血浆葡萄糖浓度。儿童服糖量按 1.75 g/kg 计算，总量不超过 75 g。需注意：试验前连续 3 d 膳食中糖类摄入受限、长期卧床、应激、应用药物（如噻嗪类利尿药、β 受体阻断药、糖皮质激素）、吸烟等均会影响 OGTT 结果的准确性。因此，急性疾病或应激情况下不宜行 OGTT，试验前 3 ~ 7 d 停用可能影响结果的药物，试验前 3 d 内摄入足量糖类，试验过程中受试者须不饮茶及咖啡、不吸烟、不做剧烈运动。

4. 糖化血红蛋白（HbA_{1c}）和糖化血浆蛋白测定 HbA_{1c} 可反映近 8 ~ 12 周血糖总体水平，是评估长期血糖控制状况的金标准，也是临床决定是否需要调整治疗的重要依据。但需注意，HbA_{1c} 不能反映瞬时血糖水平和血糖波动情况，以及是否发生过低血糖。其结果的准确性受检测方法、是否合并贫血和血红蛋白异常疾病、年龄等诸多因素的影响。糖化血浆蛋白反映患者 2 ~ 3 周平均血糖水平，为近期病情监测的指标。

5. 胰岛 β 细胞功能检查 通常于 OGTT 时同时留取静脉血标本，检查不同时间点血浆胰岛素和 C 肽浓度。胰岛素释放试验和 C 肽释放试验反映基础和葡萄糖介导的胰岛素释放功能，有助于了解胰岛 β 细胞功能（包括储备功能）和指导治疗。前者测定受血清中胰岛素抗体和外源性胰岛素干扰，后者不受干扰。正常人空腹基础血浆胰岛素为 35 ~ 145 pmol/L（5 ~ 20 mU/L），口服 75 g 无水葡萄糖后，血浆胰岛素在 30 ~ 60 min 上升至高峰，峰值为基础值的 5 ~ 10 倍，3 ~ 4 h 恢复到基础水平。

6. 其他检查 自身抗体测定、胰岛素敏感性检查、基因分析等有助于区分糖尿病类型。急慢性并发症时测定酮体、电解质、酸碱平衡、血脂以及各相关器官功能等。

【诊断要点】

糖尿病的诊断目前采用 2011 年 WHO 标准（表 7-3），即糖尿病症状加任意时间血浆葡萄糖水平 ≥ 11.1 mmol/L（200 mg/dl），或空腹血糖（FPG）水平 ≥ 7.0 mmol/L（126 mg/dl）。当血糖高于正常范围而又未达到诊断糖尿病的标准时，须进行口服葡萄糖耐量试验（OGTT）。

糖尿病前期是葡萄糖调节受损但尚未达到临床糖尿病的中间状态，包括糖耐量减低和空腹血糖受损。诊断糖耐量减低（impaired glucose tolerance，IGT）的标准为 OGTT 中 2 h 血浆葡萄糖水平为 7.8 ~ 11.0 mmol/L（140 ~ 199 mg/dl）。空腹血糖受损（impaired fasting glucose，IFG）诊断标准为空腹血浆葡萄糖水平为 6.1 ~ 6.9 mmol/L（110 ~ 125 mg/dl），IFG 或 IGT 的诊断应根据 3 个月内 2 次 OGTT 结果，用其平均值来判断（表 7-4）。

表 7-3 糖尿病诊断标准

诊断标准	静脉血浆葡萄糖水平（mmol/L）
典型糖尿病症状	
（1）加上随机血糖≥	11.1
或	
（2）加上空腹血糖（FPG）≥	7.0
或	
（3）加上 OGTT 2 h 血糖（2 h PG）≥	11.1
或	
（4）加上 HbA_{1c} ≥	6.5%
无典型糖尿病症状者需改日复查后确认	

表 7-4 糖代谢状态分类

糖代谢状态分类	静脉血浆葡萄糖（mmol/L）	
	空腹血糖（FPG）	糖负荷后 2 h 血糖（2 h PG）
正常血糖（NGR）	＜ 6.1	＜ 7.8
空腹血糖受损（IFG）	6.1 ～＜ 7.0	＜ 7.8
糖耐量减低（IGT）	＜ 7.0	7.8 ～＜ 11.1
糖尿病（DM）	≥ 7.0	≥ 11.1

【治疗要点】

糖尿病目前仍缺乏病因治疗，需长期治疗和综合管理。治疗的近期目标是控制高血糖和相关代谢紊乱，以消除糖尿病症状和防止急性严重代谢紊乱。远期目标是预防和（或）延缓糖尿病慢性并发症的发生和发展，维持良好的健康和学习、劳动能力，保障儿童生长发育，提高患者的生命质量，降低病死率和延长寿命。

糖尿病综合管理应以患者为中心、多学科共同参与，遵循早期和长期、积极而理性、综合治疗和全面达标，以及治疗措施个体化的原则（2 型糖尿病综合控制目标列于表 7-5）。具体内容包括五个要点，即“五驾马车”：糖尿病教育、医学营养治疗、运动治疗、血糖监测和药物治疗。

表 7-5 2 型糖尿病综合控制目标（2020 年）

检测指标	目标值
血糖（mmol/L）	
空腹	4.4 ～ 7.0
非空腹	＜ 10.0
HbA_{1c}（%）	＜ 7.0
血压（mmHg）	＜ 130/80

续表

检测指标	目标值
总胆固醇（mmol/L）	< 4.5
HDL-C（mmol/L）	
男性	> 1.0
女性	> 1.3
TG（mmol/L）	< 1.7
低密度脂蛋白胆固醇（mmol/L）	
未合并冠心病	< 2.6
合并冠心病	< 1.8
体质指数（kg/m^2）	< 24.0

（一）糖尿病教育

糖尿病是一种长期慢性疾病，患者的自我管理能力是影响疾病控制状况的关键因素之一。只有让患者认识到糖尿病的危害以及治疗的长期性，让患者学会糖尿病知识和自我管理技能，才能更好地参与疾病治疗，主动、积极配合治疗，有利于代谢综合控制达标，防止并发症的发生和发展。因此，糖尿病教育被认为是综合控制达标的基础，是疾病管理成败的关键。

（二）医学营养治疗

医学营养治疗是糖尿病的基础治疗之一，需严格和长期坚持。医学营养治疗的主要目标是提供营养均衡的膳食，促进健康饮食习惯，保持合理体重，血糖、血压、血脂控制达标，延缓并发症发生，改善整体健康。具体而言，对于 1 型糖尿病，科学合理的饮食可配合胰岛素治疗，控制高血糖和预防低血糖。对于 2 型糖尿病，合理膳食可减轻体重，并改善高血糖、脂代谢紊乱和高血压。

（三）运动治疗

运动治疗也是糖尿病基础治疗之一，尤其对于肥胖的 2 型糖尿病患者来说更为重要。运动有利于减轻体重，提高胰岛素的敏感性，改善血糖和脂代谢紊乱，降低血糖、三酰甘油和极低密度脂蛋白，有利于预防冠心病、动脉硬化等；改善血液循环与肌肉张力，防止骨质疏松；还可减轻患者的压力和紧张，使之心情舒畅；并可减少降血糖药或胰岛素的用量。

（四）血糖监测

目前临床上的血糖监测方法包括利用血糖仪进行的毛细血管血糖监测、持续葡萄糖监测（CGM）、糖化血红蛋白（HbA_{1c}）和糖化白蛋白（GA）检测等。其中毛细血管血糖监测包括患者自我血糖监测（self-monitoring of blood glucose，SMBG）及在医院内进行的床边快速血糖检测。SMBG 是糖尿病综合管理和教育的组成部分，指导调整治疗方案。CGM 可发现患者血糖动态变化的规律，尤其适用于无症状低血糖和（或）频发低血糖患者。HbA_{1c} 用于评价长期血糖控制情况，也是临床指导调整治疗方案的重要依据，初诊时需每 3 个月检测1次，血糖达标后每年应至少监测2次。

除血糖监测外，对于糖尿病及糖尿病前期的人群，需进行慢性并发症的其他危险因素定期评估。患者每次就诊都应测量血压，每年至少1次全面了解血脂水平及心脏、肾、神经功能和眼底情况，以便尽早发现一些并发症，给予相应的治疗。

（五）药物治疗

1. 口服降血糖药

（1）促胰岛素分泌剂：此类药物作用机制为刺激胰岛β细胞分泌胰岛素，作用于机体尚保存有功能的胰岛β细胞组织，适用于无急性并发症的2型糖尿病患者，不适用于1型糖尿病患者、有严重并发症的2型糖尿病患者、妊娠期及哺乳期妇女、大手术围术期患者、糖尿病患儿和全胰腺切除术后患者等。

1）磺脲类：第一代药物有甲苯磺丁脲（D-860）、氯磺丙脲等。第二代药物有格列本脲（优降糖）、格列吡嗪、格列齐特（达美康）、格列波脲、格列喹酮（糖适平）、格列美脲等，目前倾向于使用第二代药物。用药应从小剂量开始，于餐前半小时口服，根据血糖结果调整剂量和用药次数。常见不良反应是低血糖，与剂量过大、饮食不配合、体力活动过度、同时应用增强磺酰脲类降糖作用的药物有关。还可见胃肠道反应、肝功能损害、皮疹等，一旦出现，需立即停药。水杨酸类、磺胺类、利血平、β受体阻滞药等可增强磺酰脲类降糖效应，降低该类药物降糖效应的药物有噻嗪类利尿药、糖皮质激素等，同时使用时应注意避免出现低血糖或疗效降低。

2）格列奈类：主要用于控制餐后高血糖，在每次进餐前即刻服药，不进餐不服药。格列奈类主要从胃肠道排泄，伴肾功能损害者可以使用。不良反应同磺酰脲类，目前有瑞格列奈、那格列奈、米格列奈等。

（2）双胍类：主要作用机制是抑制糖原异生和糖原分解，抑制肝葡萄糖输出，改善外周组织对胰岛素的敏感性，增加对葡萄糖的摄取和利用，加速无氧糖酵解。双胍类单独使用不引起低血糖，与磺酰脲类合用可增强其降血糖作用，是2型糖尿病患者的一线用药，尤其适合体型肥胖的2型糖尿病患者，并发酮症酸中毒、急性感染、充血性心力衰竭、肝肾功能不全或有任何缺氧状态存在者禁用，也不宜用于妊娠期和哺乳期妇女。常用药物为二甲双胍，每日500～1500 mg，分2～3次于餐中或餐后口服。主要不良反应包括：①胃肠道反应，如食欲降低、口干、口苦、金属味、恶心、呕吐、腹泻等，使用一段时间后可减轻或消失。②乳酸性酸中毒：为最严重的副作用，但罕见。因本类药促进无氧糖酵解，产生乳酸，有肝、肾功能不全，失血性休克或心力衰竭等缺氧情况时，可诱发乳酸性酸中毒，若发生，应按急症处理。③维生素B_{12}缺乏：见于长期使用者，应定期监测维生素B_{12}水平，必要时补充。

（3）α-葡萄糖苷酶抑制药：其作用机制为抑制小肠黏膜的α-葡萄糖苷酶，延迟糖类吸收，降低餐后高血糖，适用于空腹血糖正常而餐后血糖明显升高的2型糖尿病患者。α-葡萄糖苷酶抑制药不宜用于胃肠功能紊乱者、妊娠期及哺乳期妇女和儿童，肝、肾功能不全者慎用。目前有阿卡波糖（拜糖平）、伏格列波糖、米格列醇等制剂，进食第一口食物后服用。常见不良反应为胃肠反应，如腹胀、排气增多、腹泻，用药一段时期后可减轻。与磺脲类或胰岛素合用若发生低血糖，应直接用葡萄糖处理，进食双糖或淀粉类食物无效。

（4）胰岛素增敏剂：属噻唑烷二酮类，又称格列酮类。其作用机制为与过氧化物酶体增殖物激活受体（PPARγ）结合，增加靶组织对胰岛素作用的敏感性，减轻胰岛素抵抗，因此称为胰岛素增敏剂。胰岛素增敏剂有罗格列酮和吡格列酮两种制剂，用于2型糖尿病患者，尤其是胰岛素抵抗明显者。1型糖尿病、妊娠期及哺乳期妇女和儿童不宜使用本药。本药主要的不良反应为水肿，有心力衰竭倾向或肝病者不用或慎用。

（5）二肽基肽酶Ⅳ（DPP-Ⅳ）抑制药：通过抑制DPP-Ⅳ而减少GLP-1在体内的失活，增加GLP-1在体内的水平。后者可以葡萄糖浓度依赖的方式增强胰岛素分泌，抑制胰高血糖素分泌。常用药物包括西格列汀、沙格列汀、维格列汀、利格列汀和阿格列汀，不良反应较少，包括头痛、超敏反应，单独使用不增加低血糖发生的风险，不增加体重。

（6）钠-葡萄糖协同转运蛋白2（SGLT-2）抑制剂：通过抑制肾小管中葡萄糖的重吸收，降低肾糖阈，促进尿葡萄糖排泄，从而达到降低血液循环中葡萄糖水平的作用。本药具有降低血糖、减轻体重的作用，对血压也有改善。单独使用此类药物不增加低血糖发生的风险，联合胰岛素或磺脲类药物时，可增加低血糖发生风险。常用药物包括达格列净、恩格列净和卡格列净。常见不良反应为生殖泌尿道感染，罕见的不良反应包括酮症酸中毒（主要发生在1型糖尿病患者）。

2. 胰岛素　是由51个氨基酸组成的蛋白质激素，目前临床尚无口服制剂，是糖尿病治疗中最常用的注射制剂，是控制高血糖的重要和有效手段。

（1）适应证：包括T1DM，糖尿病酮症酸中毒、高渗性昏迷和乳酸性酸中毒伴高血糖时，糖尿病合并重症感染、消耗性疾病、各种慢性并发症急性发作，外科手术前后，妊娠和分娩，T2DM患者经饮食及口服降血糖药治疗控制不佳者，新诊断的T2DM伴有明显高血糖等。

（2）制剂类型：目前胰岛素制剂类型有多种，按照来源和化学结构的不同，胰岛素可分为动物胰岛素、人胰岛素和胰岛素类似物。按起效作用快慢和维持作用时间，胰岛素（包括人和动物）分为短效、中效、长效和预混胰岛素。胰岛素类似物可分为速效、长效和预混胰岛素类似物。

动物胰岛素多从猪、牛的胰腺中提取，因其纯度和抗原性等问题目前已少用。人胰岛素是应用DNA重组技术和酶转化技术制成的胰岛素，比动物胰岛素较少引起免疫反应。胰岛素类似物则是通过运用DNA重组技术合成并对其氨基酸序列进行修饰，其降糖能力与人胰岛素相似，但是作用特性有所不同，在模拟生理性胰岛素分泌、减少低血糖风险等方面优于人胰岛素。

短效胰岛素皮下注射后起效速度快，速效胰岛素类似物皮下注射后起效速度更快，但二者持续时间短，因此主要用于控制一餐饭后的高血糖，通常需要餐前注射。中效胰岛素主要为低精蛋白胰岛素（neutral protamine Hagedorn，NPH，中性精蛋白胰岛素），起效相对晚，持续时间延长，可控制两餐饭后高血糖，通常需要在早餐和晚餐前1 h注射，主要用于提供基础胰岛素。长效制剂包括精蛋白锌胰岛素注射液（protamine zinc insulin，PZI，鱼精蛋白锌胰岛素）和长效胰岛素类似物，多无明显作用高峰，通常可在早晨或睡前注射，主要提供基础胰岛素。预混胰岛素或胰岛素类似物包含短效或速效制剂、基础胰岛素制剂，兼具两种制剂的作用特性，既可控制一餐饭后的高血糖，同时又提供了基础胰岛素，方便了患者，通常需要餐前注射（表 7-6）。

表 7-6　胰岛素和胰岛素类似物制剂的特点（皮下注射）

胰岛素和胰岛素制剂	起效时间	峰值时间	持续时间	给药时间
胰岛素				
短效胰岛素（RI）	15 ~ 60 min	2 ~ 4 h	5 ~ 8 h	餐前 15 ~ 30 min
中效胰岛素（NPH）	2.5 ~ 3 h	5 ~ 7 h	13 ~ 16 h	睡前或早上固定同一时间，也可配合短效胰岛素餐前注射
长效胰岛素（PZI）	3 ~ 4 h	8 ~ 10 h	长达 20 h	每日固定同一时间
预混胰岛素（HI 30R，HI 70/30）	0.5 h	2 ~ 12 h	14 ~ 24 h	餐前 15 ~ 30 min
预混胰岛素（50R）	0.5 h	2 ~ 3 h	10 ~ 24 h	餐前 15 ~ 30 min
胰岛素类似物				
速效胰岛素类似物（如赖脯胰岛素）	10 ~ 15 min	1 ~ 1.5 h	4 ~ 5 h	紧邻餐前
长效胰岛素类似物（如甘精胰岛素）	2 ~ 3 h	无峰	长达 30 h	每日固定同一时间
预混胰岛素类似物（如预混赖脯胰岛素 25 或 50）	15 min	30 ~ 70 min	16 ~ 24 h	紧邻餐前

注：因受胰岛素剂量、吸收、降解、个体差异等多种因素影响，作用时间仅供参考。

（3）给药途径：皮下注射是其最主要的给药途径，仅短效胰岛素可经静脉注射用于抢救糖尿病合并急性并发症高血糖状态。胰岛素多从皮下注射给药，腹部皮下注射后吸收最快，其次分别为上臂、大腿、臀部。持续皮下胰岛素输注（continuous subcutaneous insulin infusion，CSII）也称胰岛素泵，是将放置速效胰岛素的容器通过导管与胰岛素泵连接，将导管通过针头置于患者皮下组织，用可调程序的微型电子计算机根据不断测定的血糖浓度来控制胰岛素的输注，模拟人体胰岛素基础分泌和进餐时的脉冲式释放模式，使血糖控制在正常或接近正常水平。胰岛素吸入是一种新的给药方式，主要是经肺途径，有干粉状和可溶性液态两种，经雾化由肺泡吸收，其应用目前尚未在临床推广。

（4）使用方法：胰岛素治疗需遵循的原则如下。①在综合治疗基础上进行。②方案力求模拟生理性胰岛素分泌模式。③从小剂量开始，依据血糖水平逐步调整至合适剂量。

T1DM 患者一经诊断，就应启动胰岛素治疗并需终身替代治疗。治疗方案常采用多次皮下注射胰岛素或胰岛素泵（CSII）。多次注射法常采用每餐前注射短效胰岛素或速效胰岛素类似物，加睡前注射基础胰岛素（即中效胰岛素、长效胰岛素或长效胰岛素类似物），前者旨在控制餐后高血糖，后者即为保持夜间基础胰岛素水平。初次使用胰岛素时，一般情况下，1 型糖尿病患者可为 0.5 ~ 1.0 IU/（kg · d），基础胰岛素剂量为全天剂量的 40% ~ 50%，其余分别用于每餐前。CSII 可提供更接近生理性胰岛素分泌模式的胰岛素治疗方案，低血糖发生风险较少。

T2DM 患者如出现以下情况，应考虑起始胰岛素治疗：①经生活方式干预和较大剂量多种口服降血糖药联合治疗，血糖仍未达到控制目标（$HbA_{1c} \geq 7.0\%$）。②出现无明显诱因的体重显著下降。③症状显著、血糖明显升高的新诊断T2DM，诊断时即可考虑胰岛素治疗。胰岛素治疗常与口服降血糖药联合，根据患者的具体情况可选择基础胰岛素或预混胰岛素，采用每日1 ~ 2次注射方案。当T2DM患者胰岛β细胞功能明显减退，或出现口服降血糖药治疗反应差，伴体重减轻或持续性高血糖等情况时，常需启动胰岛素替代治疗。

糖尿病患者在急性应激时，如重度感染、急性心肌梗死、脑卒中或手术，易促使代谢紊乱迅速、严重恶化，故不论哪种类型的糖尿病，均应按实际需要使用胰岛素治疗。

（5）不良反应：胰岛素的主要不良反应为低血糖，与剂量过大和（或）饮食失调、运动量过大有关。其次为局部过敏反应，在注射部位出现瘙痒，随之出现荨麻疹样皮疹，罕见严重过敏反应。此外，长期注射胰岛素局部可出现脂肪营养不良，表现为注射部位出现皮下结节、皮下脂肪萎缩或增生等。

3. GLP-1受体激动药　可激动胰岛β细胞的GLP-1受体，以葡萄糖浓度依赖的方式增强胰岛素分泌、抑制胰高糖素分泌而发挥降低血糖的作用，同时能延缓胃排空，通过中枢性的食欲抑制来减少进食量。常用药物包括艾塞那肽、利拉鲁肽、利司那肽和贝那鲁肽，均需皮下注射。本类药物可有效地降低血糖，并有显著降低体重和改善血脂、血压和体重的作用，单独使用不明显增加低血糖发生的风险。常见不良反应为胃肠道症状（如恶心、呕吐），主要见于初始治疗时。不良反应可随治疗时间延长逐渐减轻，罕见的不良反应包括胰腺炎、皮炎等。

（六）手术治疗

年龄在18 ~ 60岁、一般状况好、手术风险较低、经生活方式干预和各种药物治疗难以控制的肥胖的T2DM患者，$HbA_{1c} > 7.0\%$，$BMI \geqslant 32.5\ kg/m^2$，可考虑减重手术治疗。手术方式主要有腹腔镜袖状胃切除术、胃旁路术、腹腔镜可调节性胃束带术（LAGB）、胆胰旁路术。术后仅应用生活方式治疗可使$HbA_{1c} \leqslant 6.5\%$，空腹血糖$\leqslant 5.6$ mmol/L，可视为2型糖尿病已缓解。患者术后仍需接受长期生活方式支持，并定期监测微量营养素和营养状态，终身随访。

（七）胰腺移植和胰岛细胞移植

胰腺移植和胰岛细胞移植主要用于1型糖尿病患者，可解除患者对胰岛素的依赖，提高生命质量。但两者均因技术等方面的原因未能普及。

（八）糖尿病急性并发症的治疗

1. 糖尿病酮症酸中毒的治疗

（1）补液：是抢救本症首要且极其关键的措施。由于患者常有重度失水，只有在有效组织灌注恢复后，胰岛素的生物效应才能充分发挥，且单独注射胰岛素而无足够的液体，可进一步将细胞外液移至细胞内，组织灌注更显不足。因此，开始多使用生理盐水，如无心力衰竭，开始补液速度应较快，1 ~ 2 h内输入1000 ~ 2000 ml，以尽快补充血容量。第一日总量为4000 ~ 5000 ml，严重失水者可达6000 ~ 8000 ml。补液过程中，应在中心静脉压监护下调节输液速度及输液量，以防心力衰竭和肺水肿的发生。可同时从胃肠道补液，总量占输入量的1/3 ~ 1/2。

（2）胰岛素治疗：是纠正糖尿病酮症酸中毒的关键措施。宜采用小剂量短效胰岛素

0.1 U/（kg・h）持续静脉滴注的治疗方案，具有简便、有效、安全的优点，较少引起脑水肿、低血糖、低血钾等副作用。可加入到生理盐水中静脉滴注，也可间歇静脉注射或皮下注射，均需加用首次负荷量，即一般静脉注射短效胰岛素 10 ~ 20 U。在用药过程中，需每 1 ~ 2 h 检测血糖、钾、钠、氯和尿糖、尿酮体等，当血糖降至 13.9 mmol/L 时，改生理盐水为 5% 葡萄糖溶液（按每 2 ~ 4 g 葡萄糖加 1 U 胰岛素计算）。尿酮体消失后，根据患者的血糖、尿糖及进食情况调节胰岛素剂量，逐渐恢复平时的治疗。

（3）纠正电解质代谢紊乱及酸碱平衡失调：轻、中度酸中毒患者经输液和注射胰岛素后即可纠正，无须补碱。对于 pH < 7.1 的重度代谢性酸中毒，需予以碳酸氢钠静脉滴注，但应注意补碱速度和剂量，以免引起脑细胞酸中毒或加重脑水肿。

本症患者体内有不同程度的缺钾，早期可因大量失水及代谢性酸中毒的存在，血钾水平不能真实反映体内缺钾程度，待输液、胰岛素治疗后，血钾常明显下降。治疗前血钾水平正常，每小时尿量在 40 ml 以上，即可在输液和胰岛素治疗的同时开始补钾。治疗前血钾水平高于正常，暂不补钾。需监测血钾水平，并进行心电监护，结合尿量调整补钾剂量和速度。

（4）治疗诱因和并发症：积极控制严重感染，治疗过程中注意防治休克、心力衰竭、心律失常、肾衰竭、脑水肿等严重并发症。

2. 高血糖高渗状态的治疗　治疗原则与糖尿病酮症酸中毒相近，应积极补液（先输注等渗溶液，必要时考虑输注 0.45% 氯化钠低渗溶液），使用小剂量胰岛素，参考每小时尿量补钾，并积极治疗诱因和并发症，严密观察病情变化。

（九）糖尿病慢性并发症的治疗

1. 糖尿病足的治疗

（1）全身治疗：血糖、血压、血脂控制良好，以及改善营养、纠正水肿对促进糖尿病足愈合非常重要。

（2）神经性足溃疡的治疗：关键是彻底清创、引流、减轻足部压力，根据溃疡深度、面积、渗出量及是否合并感染来决定换药次数和局部用药。

（3）缺血性病变的处理：对轻度血管阻塞或没有手术指征者，可采取保守治疗措施，静脉输入扩血管和改善血液循环的药物。对有严重周围血管病变者，应尽可能行血管重建手术，如血管置换、血管成形或血管旁路移植术、血管腔内介入治疗。当患者出现足部坏疽或病变广泛不能通过血管重建手术改善时，则考虑截肢。

（4）感染的治疗：要在监测血糖的基础上，强化胰岛素治疗，根据细菌培养和药物敏感试验结果选用合适的抗菌药。有骨髓炎和深部脓肿者，须早期切开排脓减压，彻底引流，切除坏死组织、不良肉芽、死骨等。

2. 糖尿病合并其他慢性并发症的治疗　定期进行各种并发症筛查，早期诊断。全面控制各种危险因素，达到综合控制目标，是防止并发症发生、发展的重要措施。

【护理要点】

（一）护理评估

1. 病史　①本次发病的主要症状，如尿量、饮水、饮食及体重变化情况，有无皮肤感染、瘙痒，有无肢体感觉异常、疼痛等。对于急症患者，评估其有无恶心、呕吐、脱水表现，呼吸频率、深度、气味改变，神志有无异常。②本次发病有无诱因，如感染、身心重大创伤、饮食不当。③患者家属有无糖尿病、高脂血症、心脑血管疾病或其他自身免疫性疾病。④发病后患者的营养状况及睡眠、活动及耐力等日常生活情况。

2. 心理社会资料　患病后患者有无情绪变化，应对能力及对疾病的了解程度，患者亲属对患者患病的态度，对其所患疾病的认识程度，对患者所提供的物质、精神、生活和保健等方面的支持情况如何。

3. 身体评估　测量患者的身高、体重、营养状况、生命体征、意识状态，皮肤有无水肿、感染灶，足部皮肤有无破损、溃疡，眼部检查有无异常，肌力和肌张力有无减弱，腱反射有无异常等。

4. 有关检查　检查血糖、尿糖、尿酮体、糖耐量试验、糖化血红蛋白、肾功能、尿蛋白、眼底、血脂、血 pH、CO_2 结合力、电解质及心电图等。

（二）主要护理诊断 / 问题

1. 营养失调：高于机体需要量　与不健康的生活方式、内分泌紊乱等有关。

2. 营养失调：低于机体需要量　与胰岛素分泌缺陷和（或）作用缺陷所致糖类、蛋白质、脂代谢紊乱有关。

3. 活动无耐力　与葡萄糖利用减少、蛋白质分解代谢加速有关。

4. 有感染的危险　与糖尿病所致血糖升高、蛋白质分解增加、抵抗力低下、微循环障碍有关。

5. 潜在并发症：低血糖。

6. 潜在并发症：糖尿病足。

7. 知识缺乏　缺乏糖尿病治疗及自我保健知识。

8. 预感性悲哀　与糖尿病导致患者生命质量下降、各种急慢性并发症对身体的影响以及不良预后对患者情绪的影响有关。

（三）护理计划及评价

营养失调：高于机体需要量　与不健康的生活方式、内分泌紊乱等有关。

1. 护理目标

（1）患者能够保持健康的生活方式，血糖、血脂、血压得到控制或改善。

（2）患者能够合理管理体重。

2. 护理措施

（1）饮食护理：向患者介绍医学营养治疗的目的、重要性和具体方法，使之能够积极配合并坚持。

1）合理控制能量摄入：糖尿病前期以及糖尿病患者应接受个体化能量平衡膳食，目标是在满足个体营养需求的前提下，达到或维持理想体重。对于超重或肥胖的糖尿病患者，至少减轻体重 5%。建议糖尿病患者能量摄入参考通用系数法，按照 25 ~ 30 kcal/kg 计算。再根据患者的年龄、性别、体重、体力活动情况等进行调整。不推荐糖尿病患者长期接受极低能量（$<$ 800 kcal/kg）的营养治疗。具体公式可采用：

全天所需能量（kcal）= 标准体重 × 每日每千克体重所需能量（表 7-7）

表 7-7　糖尿病患者所需能量［kcal/（kg·d）］

体型	卧床	轻体力劳动	中体力劳动	重体力劳动
肥胖	15	20 ~ 25	30	35
正常	15 ~ 20	30	35	40
消瘦	20 ~ 25	35	40	40 ~ 45

注：标准体重参考 WHO（1999 年）计算方法：男性标准体重 =［身高（cm）−100］×0.9（kg）；女性标准体重 =［身高（cm）−100］×0.9（kg）−2.5 kg；根据我国体重指数的评判标准，≤ 18.5 kg/m^2 为消瘦，18.6 ~ 23.9 kg/m^2 为体重正常，24.0 ~ 27.9 kg/m^2 为超重，≥ 28.0 kg/m^2 为肥胖。

2）合理摄入宏量营养素：《中国 2 型糖尿病防治指南（2020 年版）》推荐，总体上糖类应占膳食总能量的 50% ~ 65%，脂肪应占总能量的 20% ~ 30%，蛋白质应占总能量的 15% ~ 20%（肾功能正常）。具体措施如下：

糖类方面：不建议采用极低糖类膳食，但是餐后血糖控制不佳者，可适当降低糖类的供能比。建议选择低血糖生成指数糖类，适当增加非淀粉类蔬菜、水果、全谷类食物，减少精加工谷类的摄入。提倡用粗制米、面和一定量杂粮，提倡食用燕麦片、莜麦粉、荞麦粉、窝头、绿豆、白芸豆等，提倡食用绿叶蔬菜，这些食物膳食纤维丰富，可延缓食物的吸收，有利于餐后血糖的控制，因此推荐糖尿病患者膳食纤维摄入量应＞ 14 g/100 kcal。严格控制蔗糖、果糖制品，如糖果、甜点、冰激凌及含糖饮料，喜好甜食的糖尿病患者可适当摄入糖醇和非营养性甜味剂。水果和零食的热量应计入总能量，应适当控制含糖量高且血糖生成指数高的水果，如摄入，应选择在餐后 2 ~ 3 h 食用。

脂肪方面，应尽量限制饱和脂肪酸、反式脂肪酸的摄入量，控制胆固醇的过多摄入，适当增加优质脂肪（单不饱和脂肪酸和 ω-3 多不饱和脂肪酸）的摄入。动物性脂肪含饱和脂肪酸丰富，含有“氢化油”或者使用“氢化油”油炸过的食品都含有反式脂肪酸，人造黄油、人造奶油、咖啡伴侣、西式糕点、薯片、炸薯条、珍珠奶茶等，动物内脏、鱼子、虾、蛋黄等含胆固醇高，豆油、菜籽油、花生油、玉米油等植物油，鱼油、部分坚果和种子，以及深海的鱼类含有丰富的优质脂肪。

蛋白质摄入成人 0.8 ~ 1.2 g/（kg·d），儿童、妊娠期及哺乳期妇女、营养不良和消瘦者宜增至 1.5 ~ 2.0 g/（kg·d），伴糖尿病肾病者应限制在 0.8 g/（kg·d），优质蛋白应占 50% 以上，提倡食用瘦肉、鱼、鸡、鸡蛋、牛奶、豆类等。

3）其他注意事项：不推荐糖尿病患者饮酒，如饮酒，应计算酒精中所含的热量，女性饮酒的酒精量不超过每次 15 g，男性不超过每次 25 g，每周饮酒不超过 2 次。酒精可能诱发低血糖，尤其是服用磺脲类药物或注射胰岛素及胰岛素类似物的患者，应避免空腹饮酒。食盐摄入量应限制在 5 g/d 以下，同时应限制摄入含盐高的食物，如味精、酱油、调味酱。

糖尿病患者进餐不可暴饮暴食，尤其是在外就餐时。口服降血糖药或注射胰岛素有低血糖风险者应注意定时进餐，若进餐时间延后，应在餐前适当补充糖类，如先饮一杯牛奶或吃一片面包，以预防低血糖的发生。

（2）体育锻炼：是重要的治疗和保健措施，开展时宜因人而异、循序渐进、长期坚持。

1）体育锻炼适用于各型糖尿病患者，但当患者血糖超过 13.9 mmol/L 时，宜暂缓运动。血糖低于 3.9 mmol/L 时，宜适当进餐后再开始运动。如并发急性感染、严重慢性并发症，则禁忌运动。

2）运动要求：根据年龄、性别、身体状况及个人喜好选择适宜的运动方式。有氧运动是最方便且有效的方式，可推荐患者进行散步、慢跑、骑自行车、做健身操、游泳、打太极拳、打球等。运动强度宜控制在相同年龄正常人最大心率的 60% ~ 75%，可通过运动时的脉率进行简易判断，即运动时脉率 =170– 年龄。运动以不感到疲劳为宜，若出现呼吸困难、胸闷、头晕等，应立即停止。运动时间以餐后 1 h 进行运动为宜，每次运动时间不少于 20 ~ 30 min，可逐渐延长，推荐每周累计不少于 150 min。除有氧运动外，也可以指导患者进行适当的抗阻运动。

3）其他注意事项：空腹时不宜进行锻炼，避免在酷热或严寒天气运动。若在运动中出现饥饿感、心悸、出冷汗、四肢无力等，常提示发生了低血糖，有条件者应立即监测血糖，并按低血糖处理。运动时，应随身携带糖果、急救卡片（有姓名、家庭住址和联系电话等信息）等。

（3）口服降血糖药的护理：遵医嘱按时、按剂量服药，不可随意增减剂量，定时、定量进餐，指导患者认识药物的不良反应，及时发现，同时监测用药后血糖、尿糖及糖化血红蛋白的变化情况。

（4）胰岛素治疗的护理

1）教会患者正确储存胰岛素：避免冰冻、阳光直晒和剧烈振荡，以免导致其降解生物活性丧失。未开封的胰岛素（包括瓶装胰岛素、胰岛素笔芯和胰岛素特充注射笔）需放置在冰箱 2 ~ 8℃的冷藏室，已开封的胰岛素可置于室温保存，一般需在 1 个月内用完。

2）胰岛素给药剂量要精确：使用胰岛素注射专用器具并准确抽吸，不宜应用普通的注射器。常用器具包括胰岛素专用注射器、胰岛素注射笔、胰岛素泵等。

胰岛素专用注射器上标明的刻度是胰岛素的单位且无死腔，剂量准确。而普通注射器上的刻度是毫升，最小单位是 0.1 ml，抽吸胰岛素时不仅需要换算剂量，且针头和针栓之间常有死腔，很难精确地抽取。抽中、长效及吸预混胰岛素时，一定要先摇匀药液再抽吸，以便保证剂量准确。当需混合使用长效（或中效）、短效胰岛素时，应先抽短效，再抽长效（或中效），然后轻轻摇匀，不可反向操作，以免长效胰岛素混入短效胰岛素，影响短效胰岛素的疗效。

胰岛素注射笔是一种形同钢笔一样的专用注射装置，由针头、注射笔和专用胰岛素笔芯组成。使用胰岛素注射笔注射时，患者可直接调节到需要剂量，简化了注射过程，易掌握，尤其适用于操作能力不佳的患者。该装置可随身携带，因此旅行、出差时更为方便。

经典的胰岛素泵由含有芯片的人工智能控制系统、电池驱动的机械泵系统、储药器、与之相连的输液管和可埋入患者皮下的输注装置组成。工作时，机械泵系统在人工智能系统的控制下驱动储药器后端的活塞，将胰岛素经储药器前端连接的输液管输入皮下，持续给药，且剂量精准，因此能够较好地模拟生理胰岛素的分泌，控糖效果好。但胰岛素泵的相关操作相对复杂，需要专科护士对患者及其家属进行细致指导。

3）胰岛素注射时间要准确：一般中、长效胰岛素与进餐关系可不严格；但短效制剂必须强调在进餐前半小时内注射；速效胰岛素类似物可在紧邻餐前进行注射（具体时间列于表 7-6）。

4）注意注射部位的选择与轮换，防止脂肪萎缩与增生：常用注射部位有上臂外侧、腹部、股外侧等。两次注射点相隔至少 2 cm，腹部注射时应避开脐及脐周。

5）低血糖预防与处理：糖尿病患者血糖低于 3.9 mmol/L 为低血糖，临床表现为出汗、手抖、心悸、紧张、软弱无力、面色苍白、四肢冰冷、饥饿、思维迟钝、步态不稳及躁动，甚至可导致昏迷和死亡。日常应注意注射剂量准确、运动量合理，注意胰岛素注射时间和进食时间的配合，以预防低血糖的发生。一旦发生，如有条件，应立即检测血糖，确认其血糖水平。之后如患者神志清楚，给予其含糖 15 g 左右的饮料或食物，如 1 杯果汁（200 ml），或 1 杯牛奶（200 ml），或 2 ~ 3 块糖块，或 4 ~ 5 块小饼干。如患者神志不清，则立即静脉注射 50% 葡萄糖溶液 40 ~ 100 ml，患者一般 10 min 左右好转。定期监测血糖、糖化血红蛋白，及时调整胰岛素剂量。

（5）疾病基本知识及防治知识指导：让患者及其家属知晓本病为终身疾病，应长期坚持治疗，达到良好的血糖控制目标，以减轻或延缓并发症的发生及发展。

3. 护理评价 患者能够遵循有关糖尿病治疗的目标，坚持按糖尿病饮食进餐，体重恢复至理想体重并保持稳定。

有感染的危险：与糖尿病所致血糖升高、蛋白质分解增加、抵抗力下降、微循环障碍有关。

1. 护理目标

（1）患者能够自觉坚持采取预防感染的措施。

（2）患者未发生感染。

2. 护理措施

（1）为患者讲解糖尿病易合并感染的原因以及感染可能带来的不良后果，使其自觉注意保持皮肤、口腔、会阴部及足部等的清洁。每日注意观察皮肤、足部有无感染或破损等情况，一旦发现，应及时就医，不可自行处理。

（2）皮肤护理：勤洗澡、勤换衣，每日用温水清洗皮肤，并适当按摩以促进血液循环。衣着宜宽松，质地柔软。

（3）呼吸道、口腔护理：保持口腔清洁，睡前、早起后刷牙，饭前及饭后漱口。避免与呼吸道感染者接触，保持居住环境空气清新。

（4）泌尿道护理：女性患者特别要注意保持外阴清洁，经常用流动的温水清洗外阴，然后擦干，并及时更换内裤。

（5）足部护理：①选择合适的鞋袜，避免足部受压。宜选用轻巧、柔软、前头宽大、大小合适的鞋子，且透气性要好，跟低平，每日需检查鞋内有无裂缝、钉头露出或小沙粒等，以免刺破足部皮肤。袜子质地应弹性好、透气性好、吸水性好，如毛袜、线袜，大小合适，无紧口，每日更换、清洗，不穿有洞或修补不平整的袜子。②保持足部清洁。每日用温水（温度＜ 40℃）及中性软皂洗脚，每次洗脚时间不宜超过 10 min，足趾缝间要洗干净，用柔软而吸湿性强的毛巾擦干。如皮肤干燥，适当涂抹润肤膏，并轻轻按摩皮肤，由趾端向上按摩。趾甲不要剪得过短，应与足趾平齐。预防足癣，勤换鞋袜。③预防足部外伤。不要赤足行走，以防刺伤，禁用热水袋、烤灯等温热足部，以防烫伤。④促进足部血液循环。注意足部保暖，避免暴露于寒冷或潮湿的环境中。每日进行适度的小腿和足部运动。经常按摩足部。戒烟，以免刺激血管，加重供血不足。⑤每日检查足部（包括足趾间、足底、足背）是否有水疱、裂口、擦伤及其他改变，趾甲有无异常，足部颜色、温度有何改变，有无水肿，评估足部感觉、足背动脉搏动情况，如发现异常，及时就医。

3. 护理评价　患者自觉坚持采用预防感染的措施，皮肤、呼吸道、口腔、泌尿道、足部等部位未出现感染的征象。

【健康教育】

1. 预防疾病　在一般人群中开展健康教育，提高居民对糖尿病防治知识的知晓度和参与度，倡导合理膳食、控制体重、适量运动、限盐、戒烟、限酒等健康生活方式。在高危人群中开展糖尿病筛查，及时发现糖尿病并进行健康干预。对已诊断的患者，积极预防糖尿病并发症的发生。

2. 管理疾病　为患者及其家属讲解疾病知识，认识自我管理对糖尿病并发症防治、提高生命质量的重要性，建立正确的健康信念。与患者共同确定符合其实际的、可测量的控制目标，制订简明、易执行的自我管理计划。日常管理中强调行为改变的重要性，肯定患者的进步，帮助患者提升自我效能。除对疾病的认识外，重视影响自我管理的躯体和心理因素，例如患者视力下降可影响其胰岛素注射的准确性，合并严重的焦虑和抑郁情绪阻碍患者参与运动等。鼓励患者追求生活的乐趣和意义，避免不恰当地过度关注糖尿病。

【预后】

糖尿病是慢性疾病，需终身治疗，其预后取决于血糖控制情况以及各种并发症的控制情况。1 型糖尿病患者约 40% 死于糖尿病肾病，而 2 型糖尿病患者大多死于心脑血管疾病。

（李明子）

习题

一、单项选择题

1. 合成和分泌糖皮质激素的内分泌腺体是

A. 腺垂体　　B. 肾上腺

C. 性腺　　D. 胰腺

2. 下列关于激素的描述，不正确的是

A. 激素递送以体液为媒介

B. 激素能够在细胞间传送信息

C. 激素可对靶器官产生调节效应

D. 激素生物活性的发挥具有缓慢、低效能的特点

3. 反映甲状腺功能最敏感的指标是

A. TSH 受体抗体（TRAb）　　B. 血清总甲状腺素（TT_4）

C. 血清总三碘甲腺原氨酸（TT_3）　　D. 促甲状腺激素（TSH）

4. 某患儿，男性，6 岁，长期随祖父母居住在贵州山区，进城就读小学。入学体检发现该患儿生长发育在正常范围，甲状腺轻度弥漫性肿大，表面平滑，质地软，无压痛。患儿平素身体健康，饮食单一，以当地应季农作物为主。甲状腺功能检查基本正常，尿碘中位数 56 μg/L。据此可初步判断患儿甲状腺肿大最可能的原因是

A. 生理性甲状腺肿　　B. 地方性甲状腺肿

C. 致甲状腺肿物质所致　　D. 药物性甲状腺肿

5. 下列食物中含有抑制甲状腺激素合成物质的是

A. 菠菜　　B. 生菜

C. 卷心菜　　D. 芹菜

6. 浸润性突眼的病理基础是

A. 交感神经兴奋性增高　　B. 迷走神经兴奋性增高

C. 眶后组织的自身免疫炎症　　D. 眶后组织的免疫复合物沉积

7. 某患者，女性，23 岁，以皮质醇增多症收入院。患者对自己的多血质面容非常苦恼，责任护士耐心地给她做了解释。下列解释中，正确的是

A. 多血质面容是由于过度日晒导致的，今后须加强防晒

B. 多血质面容是由于皮质醇刺激骨髓造血导致的，随着规范的治疗会好转

C. 多血质面容是由于皮肤薄加之日晒导致的，今后须加强防晒和皮肤护理

D. 多血质面容是由于皮肤弹性纤维断裂导致的，今后须加强皮肤护理

8. 某患者，女性，25 岁，既往身体健康。2 d 来无明显诱因出现恶心、呕吐，查空腹血糖 23.1 mmol/L，空腹胰岛素 5.6 pmol/L（正常范围 35 ~ 145 pmol/L），尿酮体（++++），临床诊断为“糖尿病、糖尿病酮症酸中毒”。根据其临床特点，该患者糖尿病的类型最可能的是

A. 1 型糖尿病　　B. 2 型糖尿病

C. 特殊类型糖尿病　　D. 妊娠糖尿病

9. 糖尿病患者的主要死亡原因是

A. 糖尿病酮症酸中毒　　B. 高血糖高渗状态

C. 心血管疾病　　D. 微血管病变

二、简答题

以下丘脑 - 垂体 - 肾上腺轴为例，简述内分泌系统的反馈调节。

在线答题

第八章数字资源

第八章　风湿性疾病

第一节　总　论

风湿性疾病简称风湿病，是一组累及骨与关节及周围软组织，如肌肉、肌腱、韧带、滑囊、软骨等，以及其他相关组织和器官的一组慢性疾病。风湿性疾病既可以是某一局部的病理损伤，呈发作与缓解交替的慢性病程，也可以是全身性疾病，其中多数疾病可以致残、造成内脏功能衰竭，甚至导致死亡。

【常见症状及护理】

（一）常见症状

1. 关节疼痛　在风湿性疾病中多见。关节痛发生前多有受凉、受力不当、饮酒或进食海鲜等诱因。有些疾病主要累及小关节，有些则主要累及负重的大关节。有些是关节对称受累，有些是单个关节受累。关节疼痛性质多为钝痛，中等程度，但是痛风引起的疼痛则非常剧烈。多数由于关节炎症存在，会伴随关节肿胀，也会因关节软骨受损或韧带受损出现关节畸形、半脱位等。晨僵是常见的伴随症状，多与关节滑膜受累相关。例如，类风湿关节炎多累及手关节，呈对称性，多有关节肿胀，晨僵时间较长，可持续 1 小时以上，晚期有关节畸形和功能障碍。骨性关节炎多侵犯指间关节、膝关节和髋关节等负重关节，活动后疼痛加重，晨僵时间短，仅为几分钟。系统性红斑狼疮也可呈多关节受累、关节畸形，但是一般不遗留关节功能障碍。

2. 关节外表现　①皮肤及黏膜表现，常见的有光过敏、雷诺现象、口咽干燥、口腔溃疡、皮下结节等。②多脏器受累，如间质性肺炎、肺动脉高压、狼疮性肾炎、心脏和血管受累等，患者可表现为呼吸困难、蛋白尿、肾功能减退、心律失常、神经精神症状和行为改变等。

（二）护理

1. 护理评估

（1）健康史

1）发病的年龄、性别和家族史：如系统性红斑狼疮多见于育龄妇女；类风湿关节炎也以女性多见；骨性关节炎多见于老年人；强直性脊柱炎多见于青年男性。

2）现病史：关节疼痛的评估应注意询问以下内容。①诱因。②受累关节的具体位置、数量，是关节本身疼痛，还是关节周边组织的疼痛。③关节疼痛的性质、程度。④是否伴随关节肿胀。⑤是否伴有关节活动障碍。⑥是否伴有晨僵，晨僵持续的时间。此外，还需询问有无关节外表现，如皮损、器官受累表现。关节疼痛、畸形以及功能障碍，是否影响患者的日常生活，是否影响了自理能力。

3）心理社会资料：患者是否存在焦虑、恐惧等心理问题，患者的应对方式。家人对患者的态度，对疾病的了解情况，家庭经济状况及付费方式。患者所能得到的社会支持。

（2）身体评估：检查患者受累关节，关节有无肿胀及压痛部位，受累是单个关节还是多关节、是否对称，关节活动是否受到影响。皮损的位置、形态、特征等。

（3）有关检查

1）常规检查：血、尿、粪便常规，肝功能、肾功能、红细胞沉降率、CRP、补体等检查有助于病情分析。

2）自身抗体检查：①抗核抗体谱，如抗 dsDNA 抗体和抗 Sm 抗体有助于系统性红斑狼疮的诊断。②类风湿因子（RF），可见于类风湿关节炎等多种风湿性疾病，也可见于感染性疾病。③抗中性粒细胞胞质抗体。④抗磷脂抗体。⑤抗角蛋白抗体谱，有助于类风湿关节炎的诊断。

3）影像学检查：一方面有助于关节、脊柱疾病的诊断，疾病严重性分期，药物疗效的判断；另一方面有助于评估关节外脏器受累情况。

4）关节镜和关节液检查：关节镜检查通过直视观察关节腔表层结构的变化，对关节病的诊治和研究有一定的作用。关节液检查主要是鉴别炎症性和非炎症性的关节病变及导致炎症性反应的原因。

5）病理学检查：活组织病理学检查对诊断有决定性意义，并对治疗有指导作用。

2. 主要护理诊断 / 问题及其计划、评价

慢性疼痛：与关节炎症有关。

（1）护理目标

1）患者自诉关节疼痛得到控制，能够运用有效的止痛方法。

2）患者生活能够自理。

（2）护理措施

1）评估患者疼痛的部位、开始的时间、持续的时间，疼痛的性质、强度及加重或缓解的因素。

2）鼓励并协助患者适当活动，并注意劳逸结合，以减轻疼痛。

3）指导患者应用冷热敷、局部按摩等方法减轻疼痛。

4）给患者讲解炎症与疼痛的关系，并遵医嘱给予抗炎镇痛药，同时注意观察患者用药后疼痛缓解情况及药物的不良反应。

5）鼓励并指导患者使用非药物止痛方法，如松弛技术、自我暗示法、呼吸控制法、音乐疗法、注意力分散法及引导想象法。

6）在护理过程中，护士要注意与患者建立相互信任的关系，倾听患者的主诉，陪伴患者，并通过触摸的方法给患者以心理上的支持。

（3）评价

1）患者自诉疼痛减轻，能使用有效的止痛方法。

2）患者生活自理。

躯体移动障碍：与关节疼痛、关节功能受损有关。

（1）护理目标

1）患者保持最大限度的躯体活动水平。

2）患者生活能够自理。

（2）护理措施

1）评估患者躯体移动障碍的原因和程度。

2）给患者讲解活动对维持关节和躯体功能、恢复健康的作用，并鼓励和协助患者活动。在活动过程中，患者可能会感到短时间疼痛，若活动后疼痛持续数小时，应适当调整活动量，活动量应控制在患者能忍受的范围。

3）鼓励并协助患者生活自理，指导正确使用拐杖。这也是疾病治疗的重要组成部分。

（3）评价

1）患者可适当活动。

2）患者生活自理。

第二节　类风湿关节炎

类风湿关节炎（rheumatoid arthritis，RA）是一种以侵蚀性、对称性多关节炎为主要临床表现的慢性、全身性自身免疫性疾病。RA 可见于任何年龄，男女发病比例为（2 ~ 3）：1。

【病因及发病机制】

RA 的病因尚未完全明确，一般认为是遗传、环境和激素等多因素共同作用的结果。

1. 遗传因素　RA 一级亲属的发病率为 10% 左右，同卵双生的患病率高于异卵双生。

2. 环境因素　支原体、EB 病毒等感染可能与 RA 的发生有关。吸烟会增加 RA 发生的风险。

3. 性激素　绝经期前女性发病率显著高于同年龄段男性，半数以上患者在妊娠期病情缓解，提示 RA 的发生与性激素有一定关系。

免疫紊乱是 RA 的主要发病机制。在遗传易感性的基础上，由于存在吸烟、感染等因素，启动了体内自身免疫反应，进而导致全身性系统性炎症和关节受损、滑膜炎症以及软骨和骨质破坏。

RA 的病理改变包括：①关节滑膜炎，是 RA 的基本病理改变。血管翳形成是关节软骨和骨质破坏、造成关节畸形和功能丧失的病理基础。②血管炎，可累及中、小动脉以及静脉，发生于关节外的任何组织中。类风湿结节是血管炎的一种表现。

【临床表现】

大部分患者起病缓慢而隐匿，在出现明显关节症状之前，有数周乏力、全身不适、低热、食欲缺乏、体重下降等症状。

(一)关节表现

1. 晨僵 指病变的关节在夜间或日间静止不动后出现较长时间(至少 1 h)的僵硬，如胶黏着样的感觉，活动后方能缓解或消失。晨僵常被作为观察本病活动性的指标之一。

2. 关节疼痛及肿胀 疼痛往往是最早出现的关节症状，主要累及小关节，尤其是手关节的对称性多关节炎。疼痛最常出现的部位为腕、掌指关节、近端指关节，其次是足趾、膝、踝、肘、肩等关节。疼痛的关节往往伴有压痛。关节肿胀多因关节腔内积液或关节周围软组织炎症引起，肿胀部位与关节疼痛部位一致。

3. 关节畸形及功能障碍 关节畸形多见于较晚期患者，与关节骨质破坏、肌肉萎缩等有关，主要表现为掌指关节半脱位、手指向尺侧偏斜等。关节肿痛和畸形造成了关节的活动障碍，根据是否影响日常活动、能否参与某种职业活动和其他项目活动分为 4 级。

(二)关节外表现

关节外表现为类风湿关节炎病情严重或病变活动的征象。

1. 类风湿结节 是本病较特异的皮肤表现，多位于关节隆凸部位及受压部位的皮下，如前臂伸面、尺骨鹰嘴下方、跟腱等处。其大小不一，质硬，无压痛，呈对称性分布。其存在提示本病的活动。

2. 呼吸系统 肺间质改变是最常见的肺部病变，主要表现为活动后气促等。部分患者表现为胸腔积液。

3. 循环系统 可出现心包炎、心肌炎、心瓣膜炎等。

4. 神经系统 神经受压是常见的原因，如正中神经受压，出现腕管综合征等。脊髓也可受累。

5. 其他 眼部可有干燥性角膜炎、巩膜炎等。血液系统受累可表现为正细胞正色素性贫血。

【有关检查】

1. 血常规检查 表现为正细胞正色素性贫血，部分血管炎患者可出现补体降低。红细胞沉降率和 CRP 升高，提示病情活动。

2. 自身抗体检查

(1)类风湿因子(RF):RA 患者中 75% ~ 80%RF 为阳性，但是 RF 并非 RA 的特异性抗体，其他自身免疫性疾病如系统性红斑狼疮以及小部分健康人群中 RF 也可呈阳性，同时 RF 阴性并不能排除 RA。

(2)抗瓜氨酸化蛋白抗体(ACPA):包括抗核周因子(APF)抗体、抗角蛋白(AKA)抗体、抗环状瓜氨酸(CCP)抗体等。其中，CCP 抗体的敏感性和特异性均高，RA 早期即可出现，且与疾病预后相关。

3. 关节滑液检查 正常人关节腔内的滑液不超过 3.5 ml。在关节有炎症时滑液增多，滑液中的白细胞也明显增多。

4. 关节 X 线检查 双手及腕关节的 X 线片对 RA 的诊断、关节受累分期、病情监测等均有重要价值。

【治疗要点】

早期诊断和尽早合理治疗是本病治疗的关键。治疗措施包括：一般性治疗、药物治疗、外科手术治疗，其中以药物治疗最为重要。

（一）一般性治疗

一般性治疗包括患者教育、急性期关节制动、恢复期关节功能锻炼、物理疗法等。卧床休息仅适用于急性期、发热以及内脏受累的患者。

（二）药物治疗

1. 非甾体抗炎药（NSAIDS） 此类药物有镇痛、消肿作用，可快速缓解关节疼痛和晨僵等症状，但不能控制病情的发展，必须与改善病情的抗风湿药同服。目前常用的药物有阿司匹林、布洛芬、美洛昔康等，使用期间需注意胃肠道反应以及心血管不良事件的发生。

2. 改变病情的抗风湿药（DMARDs）

（1）传统 DMARDs：起效速度慢（需 1 ~ 6 个月才能起效）。本类药物抗炎镇痛效果不明显，但可以延缓病情进展，应早期使用，药物选择和剂量应注意个体化。其主要不良反应为胃肠道不适、口腔溃疡、肝功能异常和骨髓抑制等。常用的药物有甲氨蝶呤（MTX）、来氟米特、抗疟药（如羟氯喹和氯喹）、柳氮磺吡啶等。

（2）生物 DMARDs：是 RA 治疗的革命性进展，主要针对细胞因子等进行靶向治疗。常用药物包括肿瘤坏死因子 α（TNF-α）拮抗剂、白细胞介素 6（IL-6）拮抗剂。本类药物宜与 MTX 合用。

3. 糖皮质激素 本药有强大的抗炎作用，可使关节炎症状得到迅速而明显的改善，使用原则是小剂量、短疗程。

（三）外科手术治疗

外科手术包括关节置换和滑膜切除术。关节置换适用于较晚期有畸形并失去正常功能的关节。滑膜切除术可以使病情得到一定程度的缓解，需同时服用 DMARDs。

【护理要点】

（一）活动与休息

护士应向患者强调休息和治疗性锻炼两者兼顾的重要性，指导患者进行功能锻炼，以保持和恢复关节功能。

1. 急性期 应卧床休息，受累关节制动，保持功能位。肩两侧可放置软枕支撑，双臂间置枕头维持肩关节外展位，勿将肩关节处于外旋位。双手可握纸卷等物，以维持指关节的伸展。髋关节两侧放置软枕或靠垫，防止髋关节外旋。平卧的患者可于小腿处放置软枕，避免膝关节固定于屈曲位。也可采用塑料夹板制动法，使关节维持功能，避免关节畸形。

2. 缓解期 进行功能锻炼，以保存关节的正常功能，加强肌肉的力量与耐力。包括手指的抓捏练习，如下棋、健身球。腕、肘、膝关节基本动作为伸展与屈曲。如患者活动后出现疼痛或不适，应适当减少活动量。锻炼前先进行理疗，可增加局部血液循环，使肌肉松弛。

（二）缓解疼痛

1. 评估 评估患者疼痛的部位、开始时间、持续时间、性质、强度，以及加重或缓解的因素。

2. 冷热疗法　急性期宜冷疗，可减轻痉挛、提高痛阈、减少组织液的渗出。缓解期可采用热疗，特别是运动前，热疗后关节运动效果较好，一般采用热水袋、红外线等干热疗法。在进行冷、热敷时，应避免直接与皮肤接触而造成皮肤损伤。

3. 镇痛　必要时遵医嘱给予镇痛药，并注意观察患者疼痛缓解情况。

4. 非药物止痛　鼓励并教会患者使用非药物止痛法，如松弛技术、自我暗示法、呼吸控制法、音乐疗法、注意力分散法及引导想象法。日常生活中注意保暖，避免潮湿、寒冷。

（三）药物护理

告诉患者早期诊断和尽早进行合理治疗是本病治疗的关键。指导患者能自觉坚持服药，不随便停药、换药、增减药量，并监测药物的不良反应。甲氨蝶呤的副作用有口腔黏膜溃烂、骨髓抑制。羟氯喹、氯喹长期服用可出现视物盲点，应定期作眼底检查。使用硫唑嘌呤，应查血常规和肝、肾功能。使用生物制剂 DMARDs，应注意可能增加结核感染风险，病毒性肝炎患者慎用。糖皮质激素用药期间需注意骨质疏松、胃肠道损害等副作用。

（四）促进患者提高自理能力

（1）评估患者的自理能力，鼓励并协助患者使用辅助工具完成生活自理。

（2）患者起床活动时，可提供拐杖。

（3）患者如厕时提供增高马桶，马桶旁应设有扶手，以便患者抓扶。

（4）护士应将患者常用的物品放在易拿取的地方，并要经常巡视患者，以满足患者的基本需要。对于完全不能自理的患者，应做好基本的生活护理。

（5）必要时请职业治疗师指导自理能力训练。

（五）心理护理

多鼓励、安慰患者，以消除患者的精神痛苦、悲观和失望。向患者介绍疾病的性质、病程、治疗方案、预后，使患者了解与疾病相关的知识，解除焦虑情绪，同时积极、主动配合治疗。帮助患者及其家属寻找解决问题的办法。鼓励患者尽可能保持其原有的角色功能，以增强患者的应对能力。

【健康教育】

日常生活中避免潮湿、寒冷。急性期注意休息，保持关节处于功能位，缓解期积极进行功能锻炼，生活自理。指导患者规范用药，观察不良反应，定期复查。

【预后】

本病的预后与病程长短、病情严重程度以及是否得到及时且规范的治疗有关。随着传统 DMARDs 的正确、规范使用以及生物 DMARDs 的应用，RA 预后显著改善，绝大多数患者可实现病情缓解，仅少数会致残。

第三节　系统性红斑狼疮

◎ 案例 8-1

某患者，女性，25 岁。近半年无明显诱因出现双侧腕关节、第二及第三掌指关节疼痛，伴发热，体温波动在 37.5 ~ 38℃，无皮疹、胸闷、呼吸困难。1 个月前患者到海边游泳后出现面部、颈部突出于皮肤的暗红色皮疹，双手关节疼痛加重。

体格检查：T 37.6℃，P 88 次 / 分，R 18 次 / 分，BP 120/75 mmHg，神志清楚，查体合作，面颊部可见暗红色突出于皮肤的皮疹。心脏、肺、腹（–），双下肢无水肿。

辅助检查：红细胞沉降率 50 mm/h ↑，补体 C3 45 mg/dl ↑，抗核抗体（+），抗 dsDNA 抗体（+），Sm 抗体（+），蛋白尿（++）。初步诊断为“系统性红斑狼疮”，给予口服泼尼松、布洛芬等药物治疗。

请回答：

1. 该患者本次病情加重的原因是什么？
2. 该患者关节情况的完整评估内容有哪些？
3. 该患者皮肤护理的措施有哪些？

系统性红斑狼疮（systemic lupus erythematosus，SLE）是一种以致病性自身抗体和免疫复合物形成并介导器官、组织损伤的自身免疫病。临床上患者常存在多系统受累表现，血清出现以抗核抗体为主的多种自身抗体。本病多见于育龄期女性。

【病因和发病机制】

（一）病因

1. 遗传因素　本病为多基因遗传病，发病需要多种基因的共同作用。

2. 环境因素　紫外线可诱导上皮细胞凋亡，暴露抗原，诱发或加重病情。吸烟是系统性红斑狼疮的危险因素。某些药物，如肼屈嗪、普鲁卡因胺可诱发药物性狼疮。多种病毒也与系统性红斑狼疮发病相关。

3. 雌激素　育龄期女性与同年龄段男性发病的比例约为 9 ∶ 1。

（二）发病机制

本病发病机制至今尚未明确。在内在因素和外来因素的作用下，机体丧失了正常的免疫耐受性，以致淋巴细胞不能正确识别自身组织，而产生大量不同类型的自身抗体，造成大量组织损伤。

【临床表现】

本病临床症状多样，患者表现不同，多数起病隐匿，开始时仅累及关节或皮肤等 1 ~ 2 个系统，随着病情进展，逐渐出现多系统损害，自然病程表现为缓解和加重交替出现。

1. 全身表现　活动期患者多数有疲倦、乏力、发热、体重下降等全身症状。

2. 皮肤与黏膜表现　80% 患者病程中会出现皮疹，常见于皮肤暴露部位，最具特征性的皮疹为双面颊和鼻梁部位的蝶形红斑，也可见到盘状红斑和光过敏。活动期患者可有脱发、口腔无痛性溃疡。部分患者有雷诺现象。

3. 关节与肌肉表现　关节痛常见，为对称性多关节疼痛，部分患者可出现非侵蚀性关节半脱位，关节功能正常，一般无关节骨质破坏，此点应区别于 RA。部分患者可出现肌痛和肌无力，有时出现肌炎。

4. 肾表现　肾是最常受累的脏器，几乎所有患者的肾组织都有病理学变化，但大约一半出现临床症状，可表现为大量蛋白尿的肾病综合征、以血尿和蛋白尿为主的肾炎综合征，甚至急进性肾炎，快速进展到肾衰竭，肾衰竭是 SLE 患者常见的死亡原因。

5. 心血管系统表现　心包、心肌、心脏瓣膜和冠状动脉均可受累，其中心包炎最常见。

6. 胸部和肺部表现　约 50% 系统性红斑狼疮患者存在双侧胸腔积液，一般为少量。肺部可出现狼疮性肺炎、间质性肺炎以及肺动脉高压。

7. 消化系统表现　可累及消化道的任何部位，表现多样，如恶心、呕吐、腹痛、腹泻，甚至急腹症。可合并肝损害，表现为肝大、黄疸、转氨酶升高等。

8. 神经系统表现　神经精神狼疮又称狼疮脑病，中枢神经系统和周围神经系统均可受累。表现为癫痫、头痛、脑血管病变、运动障碍等，预后差。

9. 血液系统表现　最常见的是轻度或中度正细胞正色素性贫血，可因出现血小板抗体导致血小板减少。

10. 其他　可出现以反复血栓形成的抗磷脂综合征、唾液腺和泪腺功能不全的干燥综合征，部分患者可累及视网膜或视神经而影响视力，甚至致盲。

【相关检查】

（一）一般检查

1. 血、尿常规　活动期可有血液红细胞计数减少，尿蛋白阳性等。

2. 炎症标志物　病情活动时红细胞沉降率常增快，CRP 升高。

（二）自身抗体检查

患者血清中可查到多种自身抗体，最常见为抗核抗体。

1. 抗核抗体　是系统性红斑狼疮的标准筛选试验，但特异性小，因其也可以出现在其他结缔组织病。系统性红斑狼疮患者约 95% 抗核抗体阳性，抗体效价与病情活动进展不一定平行。

2. 抗双链 DNA（dsDNA）抗体　是诊断系统性红斑狼疮的特异性、标记性抗体，与疾病活动密切相关。

3. 抗 Sm 抗体　是诊断系统性红斑狼疮的特异性、标记性抗体，有助于早期和不典型患者的诊断与回顾性诊断。但抗 Sm 抗体与系统性红斑狼疮活动性无关。

（三）补体检查

总补体（CH50）、补体 C3 和 C4 可降低，特别是补体 C3 降低提示系统性红斑狼疮病情活动。

（四）肾活检病理学检查

肾穿刺活组织病理学检查对治疗狼疮性肾炎和估计预后有价值。

（五）X线等影像学检查

影像学检查有助于早期发现器官损害。

【治疗要点】

系统性红斑狼疮目前尚不能根治，但合理治疗后可以缓解，尤其是早期患者。本病宜早期诊断、早期治疗。治疗的原则是活动且病情重者，给予强有力的药物控制，病情缓解后则接受维持性治疗。

（一）一般治疗

急性活动期患者应卧床休息，病情稳定后可适当活动和工作。及时发现和治疗感染。避免使用诱发狼疮的药物，如避孕药。避免日光暴晒和紫外线照射。

（二）药物治疗

1. 糖皮质激素　是目前治疗系统性红斑狼疮的主要药物。轻型患者可在皮损局部用药或小剂量口服维持病情稳定。急性暴发性狼疮和脏器受累（肾、中枢神经系统、心脏、肺等）的重型系统性红斑狼疮，通常需要半年到1年的诱导缓解治疗，以快速控制病情，之后以小剂量维持避免复发。激素使用期间需与免疫抑制药合用。常用药物有泼尼松、泼尼松龙等。注意药物的不良反应。

2. 免疫抑制药　可控制系统性红斑狼疮活动、保护重要脏器功能、减少复发，与激素联合使用可减少激素用量和副作用。常用药物有环磷酰胺（CTX）和吗替麦考酚酯（MMF）等。

3. 其他　生物制剂已逐渐应用于系统性红斑狼疮的治疗，目前常用的有贝利木单抗、利妥昔单抗，使用期间应注意不良反应。危重病例也可使用大剂量免疫球蛋白注射、血浆置换等方法。

【护理要点】

1. 皮肤护理　①向患者讲解阳光对系统性红斑狼疮患者皮肤损害的原因。②防晒，避免紫外线照射，如避免在上午10时至下午3时阳光较强的时间外出，外出时应穿长衣、长裤，使用遮阳伞或戴遮阳镜、遮阳帽，以免皮疹加重。③用温水洗脸，禁用碱性肥皂清洁皮肤，宜用偏酸或中性肥皂。④禁用各类化妆品、染发剂、烫发剂等。⑤避免进食芹菜、无花果等可引起光过敏的食物。

2. 口腔溃疡的护理　每日早、晚和饭后漱口。溃疡局部可使用冰硼散等促进愈合。口腔感染者局部使用抗生素。

3. 病情观察　①评估患者的生命体征和意识状态。②评估皮损的部位、程度，水肿程度、部位、范围，恶心、呕吐等各系统受累表现。③监测各项免疫学指标、血常规、电解质、肝功能、肾功能等的变化情况。④对于水肿或少尿患者，需记录24 h出入量。⑤观察精神、行为、呼吸等情况，以及时发现心脏、肺、脑、肾等重要脏器的受累情况。

【健康教育】

1. 生育指导　具有以下条件的患者可以在医生指导下安全妊娠并分娩正常的婴儿：①疾病缓解达半年以上。②没有中枢神经系统等重要脏器损害。③停用免疫抑制药半年以上，激素为小剂量维持。

2. 疾病知识指导　①本病不能根治，但可长期缓解。②生活方式指导：急性期注意休息，缓解期可以正常工作和生活，但应避免过劳；戒烟；避免紫外线照射。③遵医嘱用药，定期随访。④避免感染。⑤树立战胜疾病的信心，积极配合治疗。

【预后】

目前系统性红斑狼疮患者的 15 年生存率为 80% 左右，10 年生存率达 90% 以上。

（陆 悦）

习题

一、单项选择题

1. 护士在为风湿性疾病患者解释进行影像学检查的意义，其中错误的是

A. 有助于评估疾病的最严重程度

B. 有助于疾病的诊断

C. 有助于治疗药物的选择

D. 有助于评估关节外脏器受累情况

2. 某患者，女性，55 岁，因“反复关节肿痛 20 余年，加重 2 个月”入院。体格检查：双手掌指关节及指间关节肿胀、压痛、屈曲受限。实验室检查：血 WBC 8×10^9/L，Hb 110 g/L，PLT 234×10^9/L，红细胞沉降率 40 mm/h，超敏 C 反应蛋白（hs-CRP）23 mg/L，类风湿因子（RF）阳性，抗核抗体阳性，抗环状瓜氨酸抗体（CCP）阳性。初步诊断为“类风湿关节炎”。疾病的特异性、敏感性均高，在疾病早期即会出现，且与疾病预后密切相关的一项免疫学指标是

A. 红细胞沉降率　　B. 超敏 C 反应蛋白（hs-CRP）

C. 类风湿因子（RF）　　D. 抗环状瓜氨酸抗体（CCP）

3. 常被作为类风湿关节炎病情活动性的指标之一的关节表现是

A. 关节疼痛　　B. 关节肿胀

C. 关节晨僵　　D. 关节畸形

4. 类风湿关节炎最早出现的关节表现是

A. 关节疼痛　　B. 关节肿胀

C. 关节晨僵　　D. 关节畸形

5. 类风湿关节炎最常累及的关节是

A. 掌指关节　　B. 远端指间关节

C. 跖趾关节　　D. 膝关节

6. 某患者，女性，24 岁，因“系统性红斑狼疮”入院，经治疗病情好转出院。护士对其的出院指导中，错误的是

A. 本病不能根治，但可长期缓解

B. 外出应避免紫外线照射

C. 避免妊娠，以免病情复发

D. 缓解期可以参加工作，但应避免过劳

7. 下列指标中，既是 SLE 特征性抗体，又与疾病活动相关的是

A. 抗核抗体
B. 抗 dsDNA 抗体
C. 抗 Sm 抗体
D. 抗中性粒细胞胞质抗体

8. 某患者，女性，25 岁，因系统性红斑狼疮入院，皮肤裸露部位可见皮疹。护士对其皮肤进行护理，护理措施中**错误**的是

A. 外出穿长衣及长裤
B. 用温水洗脸
C. 使用中性化妆品遮盖皮损部位
D. 使用中性肥皂清洁皮肤

在线答题

二、简答题

请简述类风湿关节炎患者缓解期关节功能锻炼的目的和方法。

第九章　理化因素所致疾病

第九章数字资源

第一节　中毒总论

在人类的生活环境中存在一些对身体健康有害的因素，主要指物理、化学、生物、心理等因素。物理因素所致疾病，如人体因不能适应高温、严寒和高原环境而发生功能障碍，导致中暑、冻僵和高原病。此外，放射线、激光、电击和溺水等也属于物理因素，可导致疾病。有害的化学因素同样广泛存在于生活环境中，工业上常见毒物包括金属、有机溶剂、刺激性气体、窒息性毒物、农药等。化学中毒指化学物质进入机体后由于其直接的化学作用引起机体功能、结构损伤甚至造成死亡的疾病状态，简称中毒。引起化学中毒的物质称为毒物。毒物范围广泛，任何外源性化学物质甚至内生性物质，只要达到一定剂量，都可以成为毒物。日常生活中也会接触到有害的化学物质，如清洁剂、有机溶剂、杀虫药，误服或故意吞服此类有害的化学物质可产生中毒。急性中毒是指短时间内或一次超量暴露于毒物而造成人体器官器质性的损害，通常起病急骤、病情凶险，属于内科急症。急性中毒多具有明确的剂量 - 效应关系，如抢救不及时，会导致患者快速死亡。慢性中毒是因长时间接触小量毒物所致，起病缓慢，病程长，多属于职业病范畴。本章主要介绍理化因素对身体健康的危害，以急性中毒为主。

【病因和发病机制】

（一）病因

1. 职业性中毒　在生产过程中，与有毒物质密切接触或运输、保管及使用有毒性的产品或原料不当引起的中毒，称为职业性中毒。毒物主要以粉尘、蒸汽、气体、烟雾的形式由呼吸道吸入。

2. 生活性中毒　生活中由于药物过量、误食、自杀、谋杀或意外接触有毒的物质造成中毒，称为生活性中毒。大多数毒物是经口食入的。

（二）发病机制

毒物种类繁多，可由呼吸道、消化道、皮肤及黏膜侵入人体，通过不同的作用机制造成机体损伤，大多数毒物由肾和肠道排出。常见中毒机制如下。

1. 窒息作用　一氧化碳、硫化氢、氰化物等窒息性毒物可阻碍氧的吸收、利用或转运。脑和心肌对缺氧敏感，易发生损害。

2. 腐蚀作用　强酸、强碱可吸收组织中的水分，并与蛋白质或脂肪结合，使细胞变性、坏死。

3. 麻醉作用　有机溶剂和吸入性麻醉药有强亲脂性，脑组织和细胞膜脂类含量高，上述化学物质可通过血脑屏障进入脑内而抑制脑功能。

4. 酶活力受抑制　毒物由其本身或其代谢产物抑制酶的活力而产生毒性作用。如有机磷农药抑制胆碱酯酶；氰化物抑制细胞色素氧化酶等。

人体接触毒物后，体内毒性的大小与个体对毒物的敏感性、毒物的毒性、毒物吸收进入体内的方式、毒物的量等均有密切关系。

【临床表现】

由于毒物本身的毒性、作用特点、接触剂量等各不相同，中毒的临床表现多种多样，尤其是多种毒物同时作用于人体时更为复杂，可累及全身各个系统，出现多脏器损害。同一种毒物可累及不同的靶器官，不同种毒物也可损害同一靶器官而出现相同或类似的临床表现。

（一）皮肤及黏膜症状

1. 皮肤及口腔黏膜灼伤　常见于强酸、强碱等腐蚀性毒物中毒，误服腐蚀性毒物后除黏膜灼伤外，也可发生食管、胃穿孔。

2. 发绀　引起氧合血红蛋白不足的毒物可产生发绀。麻醉药、有机溶剂中毒可抑制呼吸中枢，刺激性气体引起肺水肿等均可产生发绀。亚硝酸盐中毒引起高铁血红蛋白血症，患者也可出现发绀。

（二）眼症状

瞳孔扩大见于阿托品及阿托品类生物碱中毒。瞳孔缩小见于有机磷酸酯类农药和吗啡等中毒。视神经炎见于甲醇（工业酒精）中毒。

（三）神经系统症状

1. 昏迷　是急性中毒常见的症状，可见于如下情况：①窒息性毒物中毒，如一氧化碳、硫化氢、亚硝酸盐（高铁血红蛋白生成性毒物）中毒等，引起脑缺氧。②麻醉药、镇静催眠药（地西泮、巴比妥等）及中枢神经抑制药（氯丙嗪）等中毒，抑制脑功能。③有机溶剂中毒，如苯、汽油，具有强亲脂性，可进入脑，抑制脑功能。④杀虫药中毒，如有机磷、有机汞等杀虫药可干扰脑功能，引起昏迷。

2. 其他　阿托品、酒精中毒可出现谵妄；有机磷农药中毒可导致肌纤维颤动；一氧化碳中毒可导致肢体瘫痪；有机溶剂、一氧化碳、酒精中毒及阿托品中毒可出现精神失常。

（四）呼吸系统症状

1. 呼吸气味　有机溶剂挥发性强，且有特殊气味，如酒味；氰化物有苦杏仁味；有机磷农药具有蒜味。

2. 呼吸频率　呼吸加快见于可引起呼吸中枢兴奋的毒物，如水杨酸类、甲醇；呼吸减慢见于催眠药和吗啡中毒。

3. 肺水肿　刺激性气体（如氨、氯气）、有机磷农药等可引起肺水肿。

（五）循环系统症状

1. 心律失常　洋地黄、夹竹桃、蟾蜍等可兴奋迷走神经，拟肾上腺素药、三环类抗抑郁药等兴奋交感神经，以及氨茶碱中毒均可导致心律失常。

2. 心脏停搏　毒物引起心脏停搏的常见原因如下。①毒物直接作用于心肌：如洋地黄、奎尼丁、氨茶碱中毒。②缺氧：见于窒息性毒物，如氰化物中毒。③低钾血症：见于排钾利尿药、可溶性钡盐等中毒。

3. 休克　中毒导致休克的常见原因如下。①血容量不足：如三氧化二砷中毒所致剧烈吐泻导致的休克。强酸、强碱等化学物质造成的严重化学灼伤使血浆渗出致休克。②周围血管扩张：由于毒物抑制血管舒缩中枢，使周围血管扩张，导致有效循环血量不足，可见于巴比妥类中毒。③心肌损害：依米丁、砷、锑中毒，引起心肌收缩力下降。

（六）泌尿系统症状

常见的肾损害如下。①肾小管坏死：可由升汞、四氯化碳、氨基糖苷类抗生素、蛇毒等中毒所致。②肾小管阻塞：磺胺结晶可导致肾小管阻塞，砷化氢中毒引起的血管内凝血可致游离血红蛋白堵塞肾小管。③肾缺血：常因毒物致休克后引发。因而，上述肾损害可导致急性肾衰竭，引起少尿，甚至无尿。

（七）血液系统症状

毒物所致血液系统损害的表现如下。①溶血性贫血：中毒后红细胞破坏增速，导致贫血，如砷化氢中毒致急性血管内溶血。②白细胞减少和再生障碍性贫血：见于氯霉素、抗肿瘤药、苯等中毒。③出血：由于毒物导致血小板量或质异常，如阿司匹林、氯霉素、抗肿瘤药等中毒。④血液凝固障碍：见于肝素、香豆素类、水杨酸类、蛇毒等毒物中毒。

【诊断要点】

由于理化因素引起的疾病通常病因明确，诊断相对容易，主要依据毒物的接触史和临床表现进行诊断。仔细的病史询问、体格检查、现场职业卫生学调查及毒物鉴定检测是正确诊断及鉴别诊断的关键。部分化学物中毒时，患者有特殊的面容或气味，应引起足够重视。

【治疗要点】

治疗原则：立即终止接触毒物，清除进入体内已吸收或未吸收的毒物，使用特殊解毒药，对症治疗。具体治疗措施如下。

（一）立即终止接触毒物

协助患者离开毒物污染场地，尤其应避免毒物经呼吸道或皮肤侵入人体。被毒物污染的衣物要立即脱掉，用大量温水冲洗皮肤，特别注意毛发、指甲等部位。对不溶于水的毒物，可用适当溶剂冲洗毒物，也可用适当的解毒剂加入水中冲洗。如毒物污染眼内，必须立即用清水或生理盐水冲洗，冲洗时间至少 10 min。如呼吸道吸入有毒气体（氯气、一氧化碳等），应立即撤离中毒现场，加强通风，吸氧治疗，尽快排除呼吸道内残留毒气。

（二）清除尚未吸收的毒物

1. 清除胃肠道内未吸收的毒物　口服中毒者停服可疑药物，给予洗胃、导泻。由于疗效差且有误吸危险，既往广泛使用的催吐方法（用压舌板等刺激咽后壁以催吐，口服吐根糖浆、阿扑吗啡等）不再推荐。

（1）洗胃：是迅速清除胃内毒物的有效方法，应尽早进行。

根据毒物的种类，可在洗胃液中酌情加入解毒药或选用适当的解毒物质。①解毒药：通过与体内存留的毒物起中和、氧化、沉淀等化学作用，改变毒物的理化性质，使其失去毒性。如高锰酸钾溶液能较好地中和士的宁、毒扁豆碱、奎宁及烟碱等，浓度以 1 ：（5000 ~ 10 000）为好，注意切勿使高锰酸钾直接接触口腔，以免发生口腔糜烂。2% ~ 5% 碳酸氢钠溶液可结合某些重金属及降低有机磷农药的毒性。②溶剂：服用汽油、煤油等有机溶剂时，可先用液状石蜡 150 ~ 200 ml，使其溶解而不被吸收，然后洗胃。③中和剂：强酸中毒者可以服用氢氧化铝胶或镁乳 60 ml 等弱碱性药物中和毒物（但忌用碳酸氢钠，因为这类溶液遇酸可形成碳酸，产生二氧化碳，可使患者胃内胀气）。强碱中毒者可以服用食醋或 5% 醋酸等弱酸性药物中和毒物，但碳酸盐类中毒时忌用醋酸类。④保护剂：无论是强酸或强碱类中毒，均可口服加水鸡蛋清、牛奶或植物油 200 ml 左右，此三种液体既可稀释毒物，又可保护胃肠道黏膜。生蛋清还可吸附砷，并沉淀汞。⑤吸附剂：药用炭是强力吸附剂，可阻滞毒物吸收，适用于有机及无机毒物。洗胃结束后，将药用炭稀释搅拌后由胃管内灌入（1 ~ 2 g/kg）。吸附剂多用于治疗服用过量卡马西平、氨苯砜、苯巴比妥、奎宁或茶碱等药物，最好在服药 1 h 内，最多不超过 4 h 内服用效果较好。药用炭对氰化物无效。肠梗阻为使用药用炭的禁忌证。⑥其他：1% ~ 2% 氯化钠溶液常用于毒物不明的急性中毒。生理盐水可用于砷化物及硝酸银中毒。

洗胃时，须由正确掌握洗胃技术的专业人员进行，实施要点包括：①患者取坐位，危重患者取头低足高卧位，头偏向一侧。②密切观察患者的反应，防止窒息或胃内容物反流入肺。③操作要轻巧、迅速，不得过分用力，以免部分胃内容物进入小肠，影响洗胃效果。④每次灌洗液量为 300 ~ 400 ml。⑤灌洗液要稍加温至近 37℃，以防洗胃后体温过低和水中毒，致患者发生阵挛性抽搐。⑥胃内容物要尽量抽尽，反复灌洗，直至洗出液无色、无味。一般成人共需洗胃液 5 ~ 10 L。⑦洗胃过程中，如患者发生惊厥或窒息，应立即停止洗胃，并给予相应治疗。昏迷患者如必须洗胃，取头低位，左侧卧位，用细的胃管自鼻孔插入，用注射器抽吸胃内容物，再注入少量液体（100 ~ 300 ml），反复灌洗。

洗胃禁忌证：①深度昏迷者，洗胃时可引起吸入性肺炎。②估计服毒时间超过 4 h 者，除非为抗胆碱能药物中毒，因此类毒物可延迟胃内容物进入小肠。③强腐蚀剂中毒者，可能引起食管及胃穿孔。④挥发性烃类化学物（例如汽油）口服中毒者，如果反流吸入，可引起类脂质性肺炎。⑤休克，血压尚未纠正者。⑥严重食管静脉曲张患者。上述均非绝对禁忌证，应根据患者的情况酌情处理。如三氧化二砷呈粒状，易进入胃肠皱襞，4 h 后可能还会在胃内残留。镇静和麻醉药物可减少胃肠蠕动，使毒物在胃肠停留时间较长。

（2）导泻：多数毒物可经小肠及大肠吸收，或引起肠道刺激症状。故除洗胃外，尚需要导泻和灌肠，使已进入肠道的毒物尽快排出。导泻药物以硫酸钠溶液为佳，每次剂量 15 ~ 30 mg，加水 200 ml 口服或由胃管注入。油剂泻药能溶解某些毒物（如酚类），不宜应用。当毒物已引起严重腹泻时，不必再导泻。

（3）灌肠：适用于毒物已服用数小时而导泻尚未发生作用时。对抑制肠蠕动的毒物

（如巴比妥、阿片类毒物）摄入或重金属所致的中毒，灌肠尤为必要。方法为 1% 温肥皂水约 5000 ml，高位连续多次灌肠。腐蚀性毒物中毒或患者极度虚弱时导泻和灌肠是禁忌的。

2. 清除眼内毒物　如毒物溅入眼内，应迅速用 0.9% 生理盐水或清水反复冲洗。一般不用化学拮抗药。

（三）促进已吸收毒物的排出

1. 输液和利尿　如果患者无心力衰竭等影响因素，可快速大量输液，并使用利尿药，以加速毒物的排泄。另外，改变尿液的 pH 可促进毒物排出，如应用碳酸氢钠碱化尿液（可使尿液 pH 达到 8.0）可增加弱酸性化合物如苯巴比妥、水杨酸类离子化，从而不易被肾小管上皮细胞重吸收，促进毒物由尿液排出。

2. 吸氧　一氧化碳中毒时，吸氧可以促进碳氧血红蛋白（HbCO）解离，加速一氧化碳排出。

3. 透析疗法　必要时可行透析治疗，如血液透析、腹膜透析，以清除毒物。透析疗法可用于苯巴比妥、水杨酸、甲醇等中毒，尤其是肾功能不全和呼吸抑制的患者更具指征。一般在中毒 12 h 内进行透析效果较好，如中毒时间过长，毒物与血浆蛋白结合，则不易透出。

4. 血液灌流　可用于脂溶性或与蛋白质结合的毒物的清除。透析疗法不能排除的毒物可用血液灌流法排除。

（四）应用特殊解毒药

某些毒物有特效的解毒药。常用的特殊解毒药如下。①金属解毒药：依地酸钙钠解救铅中毒，二巯丙醇治疗铜、汞中毒等。②小剂量亚甲蓝治疗高铁血红蛋白血症。③有机磷农药中毒可用阿托品对抗蓄积的乙酰胆碱，用解磷定类药物恢复胆碱酯酶的活力。④其他：如活性炭可作为吸附剂、弱碱为强酸中毒的中和剂、液状石蜡是有机物中毒的溶剂。中枢神经抑制剂解毒药如纳洛酮是阿片类解毒药，氟吗西尼是苯二氮䓬类药物中毒的拮抗药。

（五）对症治疗

不少毒物无特殊解毒药，主要依靠一般急救措施。对于重症急性中毒者，要注意心脏、脑、肺、肾功能的变化情况。如患者出现循环衰竭，应酌情应用升压药，有心力衰竭时应用洋地黄制剂。及时纠正呼吸衰竭。注意防治肺水肿或脑水肿。纠正电解质代谢紊乱及酸碱失衡。由催眠药中毒所致的中枢神经系统抑制可用贝美格等中枢神经系统兴奋药。同时，适当应用抗生素预防肺部、尿路等感染。加强危重患者的护理，注意保温，防止压疮等发生。对症治疗的目的是保护重要器官，使其恢复功能，同时争取时间，使毒物在体内经过自身解毒和排泄。

【健康教育】

1. 防毒知识的教育和宣传　防毒宣教需要结合厂矿、城市、农村地区居民的实际情况进行。如在我国北方初冬季节，可向居民宣传预防煤气中毒知识；农村使用农药季节可宣传预防农药中毒知识；毒蛇咬伤多发生在夏、秋季节，常见于我国南方农村、山区、沿海一带及毒蛇分布地区，可教育居民夜间外出时要穿厚长裤、长袜及鞋，头戴帽子，并携带防卫工具，如手拿木棒及手电筒。

2. 预防食物及水中毒　烟熏、腌制的鱼肉或变质韭菜、咸菜等含较多的硝酸盐，进入肠道被细菌还原为亚硝酸盐，大量吸收后使血红蛋白氧化为高铁血红蛋白，后者无携氧能力，导致全身缺氧青紫，故腌制食品和变质的菠菜、韭菜、萝卜等不可食用。有些野蕈类（俗称蘑菇）不易辨认有无毒性，故野蕈不可食用。教育河豚产地居民，捕捉到河豚后不可直接食用，须经专门处理后食用。工业用油棉籽油含有棉酚，不可食用。未成熟（青紫皮马铃薯）或发芽的马铃薯含大量龙葵素，可致胃肠道症状及中枢神经系统抑制，大量食用可引起急性中毒，少许发芽马铃薯应深挖去除发芽部分，并浸泡半小时以上，才可煮炒食用。苦井水含较多硝酸盐和亚硝酸盐，应禁止饮用。

3. 加强毒物管理　生产及使用毒物的部门要大力宣传，严格遵守操作规章及加强毒物保管制度。严格遵守废水、废气、废渣处理规章。生产设备密闭化，防止毒物外漏。厂矿有毒物车间和岗位应加强局部通风和全面通风，以达到排出毒物的目的。厂矿管理者必须遵守车间空气中毒物最高容许浓度规定，超标时应停产，寻找超标原因，积极给予解决。工作人员需定期进行体格检查。要加强对杀虫药和灭鼠药的保管，须专人负责保管，装杀虫药的容器要加标记，投放灭鼠药也应有标记，以免误服。

第二节　有机磷农药中毒

目前，我国农业杀虫药的使用以有机磷农药最为普遍。有机磷农药具有杀虫效率高，对农作物、果树的药害小等优点。本类药属于有机磷酸酯类化合物，常用剂型有乳剂、油剂和粉剂，色泽由淡黄色至棕色，稍有挥发性，有蒜味。除美曲膦酯外，一般难溶于水，在酸性环境中较稳定，在碱性条件下易水解而失效。有机磷农药对于人畜均具有毒性，主要毒性是抑制乙酰胆碱酯酶活性，引起乙酰胆碱蓄积，使胆碱能神经持续冲动，导致先兴奋后衰竭的一系列症状，严重者可发生昏迷、肺水肿、呼吸麻痹、呼吸衰竭甚至死亡。

常用有机磷农药的性质、用途及毒性分级列于表 9-1。

表 9-1　常用有机磷农药的性质、用途及毒性分级

毒性分级	性质及用途
剧毒类	甲拌磷（3911）、内吸磷（1059）、对硫磷（1605） 以上均为油性液体，多用于拌种子，处理土壤或接触杀虫药
高毒类	甲基对硫磷、氧乐果、敌敌畏 敌敌畏为挥发性液体，用于杀灭害虫和蚊蝇等
中度毒类	美曲膦酯（敌百虫）、乐果 美曲膦酯为固体，溶于水，广泛应用于接触杀虫药；乐果用于内吸杀虫药
低毒类	马拉硫磷、肟硫磷

【病因和发病机制】

（一）中毒原因

1. 职业性中毒　多由于生产有机磷农药的工厂生产设备密闭不严，毒物污染空气；或产品在包装过程中操作者个人防护不完善，如手套破损，衣裤、口罩被污染，杀虫药通过皮肤、呼吸道吸收入体内；或在使用及喷洒过程中个人不按防护措施执行，如逆风向喷洒，使药液污染皮肤或湿透衣服，由皮肤吸收。

2. 生活性中毒　多由于误服、误用引起，如误食喷洒过农药 1 周内的蔬菜、瓜果，或饮用被杀虫药污染的水源等。此外，还有服毒自杀及被他人谋杀而中毒者。

（二）毒物的吸收和代谢

有机磷农药可经呼吸道、胃肠道、皮肤黏膜迅速吸收，随血流分布到全身组织和器官，在脂肪组织中储存，以在肝中的浓度最高，并在肝进行氧化和水解，达到解毒。有机磷农药主要通过肾排泄，在 24 h 内即可由尿排出，48 h 后可完全排出体外，在体内无蓄积。

（三）发病机制

体内胆碱酯酶可分为真性和伪性两类。真性为乙酰胆碱酯酶，水解乙酰胆碱作用最强；伪性即丁酰胆碱酯酶，能水解丁酰胆碱，但难水解乙酰胆碱。有机磷农药毒性作用是与体内上述两种胆碱酯酶迅速结合，形成磷酰化胆碱酯酶而使其失去活性，不能分解乙酰胆碱，结果导致乙酰胆碱在体内大量蓄积，引起胆碱能神经（包括部分中枢神经，交感、副交感神经节，运动神经元等）先兴奋后抑制，从而产生临床相应的中毒症状，即毒蕈碱样、烟碱样和中枢神经系统症状。丁酰胆碱酯酶对有机磷农药敏感，但抑制后恢复较快。

【临床表现】

急性中毒发病时间与杀虫药毒性大小、剂量及侵入途径密切相关。通常发病越早，病情越重。经口中毒潜伏期 5 ~ 10 min，首发症状可为恶心、呕吐。经皮肤或呼吸道中毒者潜伏期长，症状较轻。

（一）胆碱能危象

1. 毒蕈碱样症状　这组症状类似毒蕈碱作用，主要是副交感神经末梢兴奋所致，且出现最早，表现为腺体分泌增加及平滑肌痉挛。消化道、呼吸道症状比较突出，其表现常见恶心、呕吐、腹痛、腹泻，支气管痉挛及腺体分泌物增多，引起呼吸困难及胸闷、咳嗽，严重时发生肺水肿。还可引起大小便失禁、心搏减慢、瞳孔缩小、视物模糊、大汗、流涎，重者可口吐白沫，大汗淋漓。

2. 烟碱样症状　主要是横纹肌运动神经过度兴奋所致，类似烟碱作用，表现为肌纤维颤动。常先自小肌群（如眼睑、面部）开始，逐渐发展至四肢、全身肌肉抽搐。患者常有全身紧束感及压迫感，后期出现肌力减退和瘫痪，如发生呼吸肌麻痹，可诱发呼吸衰竭。

3. 中枢神经系统症状　早期可出现头晕、头痛、乏力，逐渐出现烦躁、谵妄、抽搐及昏迷。严重时可发生呼吸中枢衰竭或脑水肿而死亡。

急性中毒诊断分级以临床表现为主，胆碱酯酶活力测定作为参考。①轻度中毒：轻度中枢神经系统和毒蕈碱样症状，全血或红细胞胆碱酯酶活性 50% ~ 70%。②中度中毒：除上述表现外，伴有肌颤、大汗淋漓等烟碱样症状，胆碱酯酶活性 30% ~ 50%。③重度中毒：昏迷、抽搐、肺水肿、呼吸肌麻痹等，胆碱酯酶活性＜ 30%。

急性中毒者有时经急救好转后，可在数日至1周后突然出现再度昏迷，或出现肺水肿而死亡。反复的原因可能与洗胃及皮肤、毛发去除毒物不彻底或过早停药有关。上述情况更易发生在乐果、马拉硫磷口服中毒者。

（二）中间综合征

中间综合征多发生在急性中毒后24 ~ 96 h，主要表现为第Ⅲ、Ⅶ、Ⅸ、Ⅹ对脑神经支配的肌肉无力，出现上睑下垂、眼外展障碍、面瘫和呼吸肌麻痹，发生机制与胆碱酯酶受到长期抑制并影响神经 - 肌肉接头处突触后功能有关。

（三）迟发性、多发性周围神经病变

少数急性中毒患者在急性症状恢复后2 ~ 4周出现进行性肢体麻木、刺痛，呈对称性手套袜套型感觉异常，伴四肢无力，双手不能持物，双下肢行走困难，肢体萎缩无力。重症患者出现轻瘫或全瘫，四肢远端肌肉萎缩等，下肢病变重于上肢病变，6 ~ 12个月逐渐恢复。其发生原因可能是有机磷农药抑制神经靶酯酶，并使其老化。

（四）非神经系统损害

非神经系统可出现心肌损害、肝及肾损害、急性胰腺炎、腮腺炎、横纹肌溶解症、血液系统异常等非神经系统损害的表现。

【有关检查】

全血胆碱酯酶活力测定是诊断有机磷农药中毒、判断中毒程度、疗效及预后估计的主要指标。正常人血胆碱酯酶活力为100%，低于80%则属异常。必要时可对呕吐物及呼吸道分泌物及尿液作有机磷农药鉴定。

【诊断要点】

有机磷农药接触史、典型症状和体征、特殊大蒜气味及全血胆碱酯酶活力测定均为诊断的重要证据。

【治疗要点】

（一）迅速清除毒物

喷洒农药中毒者应立即脱离现场，脱去污染的衣服，用肥皂水反复清洗污染的皮肤、头发和指甲缝隙等部位。禁用热水或乙醇擦洗，以防皮肤血管扩张促进毒物吸收。眼部污染可用2%碳酸氢钠溶液、生理盐水或清水连续冲洗。口服中毒者要尽早、反复洗胃。可用清水、2%碳酸氢钠溶液（禁用于美曲膦酯）或1 ∶ 5000高锰酸钾溶液（对硫磷忌用）洗胃，直至洗出液澄清且无大蒜味为止，然后再给予导泻。在清除毒物的同时，应尽早使用解毒药治疗。

（二）应用解毒药

1. 抗胆碱药　最常用的药物为阿托品。阿托品能阻断乙酰胆碱对副交感神经和中枢神经系统毒蕈碱受体的作用，对减轻、清除毒蕈碱样症状和对抗呼吸中枢抑制有效，但对烟碱样症状和胆碱酯酶活力恢复没有作用。

阿托品的使用原则是早期、足量、反复给药，直到毒蕈碱样症状明显好转或达到阿托品化。阿托品化指标为：瞳孔较前扩大、颜面潮红、口干、皮肤干燥、肺部湿啰音减少或消失、心率加快等。如出现阿托品化，则应减少阿托品剂量或停用，密切观察病情变化，观察意识状态及瞳孔大小，便于调节剂量。用药过程中若有阿托品中毒表现，应及时停用阿托品。阿托品中毒表现为：意识模糊、狂躁不安、谵妄、抽搐、瞳孔扩大、昏迷和尿潴留等。

2. 胆碱酯酶复活剂 此类药物能使胆碱酯酶恢复活性，解除烟碱样症状（如肌束震颤），应早期、足量、反复应用。但对解除毒蕈碱样症状和防止呼吸中枢抑制的效果差。目前常用的有碘解磷定和氯解磷定，氯解磷定可肌内注射，肝代谢速度快，在体内无蓄积作用，是治疗有机磷农药中毒的首选药物。

使用复活剂时应注意不良反应，防止过量中毒。一般不良反应有短暂的眩晕、视物模糊或复视、血压升高等。碘解磷定剂量较大时可有口苦、咽痛、恶心，注射速度过快可致暂时性呼吸抑制。中、重度中毒时，阿托品与胆碱酯酶复活剂宜联合应用，具有协同效果，此时阿托品用量需酌减。

3. 复方制剂 复方氯解磷定注射液，每支（2 ml）含阿托品 3 mg、苯那辛 3 mg、氯解磷定 400 mg。

（三）对症治疗

有机磷中毒患者的死因主要为呼吸衰竭，其原因是肺水肿、呼吸肌麻痹及呼吸中枢抑制，故维持正常呼吸功能极为重要。对症治疗包括及时给氧、吸痰、保持呼吸道通畅，必要时行气管插管、气管切开或立即给予人工机械通气。如发生休克、急性脑水肿、心脏停搏，应及时处理。为防止病情反复，重度中毒患者症状缓解后应逐步减少解毒药用量，症状消失后停药观察至少 3 ~ 7 d。一旦症状重现，应立即抢救。

【护理要点】

1. 病情观察 ①监测生命体征，尤其是呼吸频率，观察意识状态。②观察发绀变化，听诊双肺湿啰音，如发现呼吸增快、变浅，应及时通知医生。③了解全血胆碱酯酶化验结果及动脉血氧分压变化。④准确记录液体出入量及护理记录。

2. 体位 卧床休息，穿着宽松衣物，采取有利于呼吸运动的卧位，清醒者可取半卧位，昏迷者取卧位，头偏向一侧。

3. 保持呼吸道通畅 中毒早期呼吸道有大量分泌物，伴肺水肿，应及时、有效吸痰，维持呼吸功能。对于神志不清者，可垫高其肩部，保持颈部伸展，防止舌后坠。

4. 吸氧 根据呼吸困难的程度和动脉血气变化调节氧流量。备好气管切开包及呼吸机。必要时遵医嘱作气管切开术。

5. 药物护理 遵医嘱定时给予阿托品，注意患者体征是否达到阿托品化，并避免阿托品中毒，早期给予碘解磷定或氯解磷定。必要时给予呼吸中枢兴奋药尼可刹米。

6. 预防感染 注意患者保暖。对于昏迷患者，做好口腔、皮肤、会阴护理，定时翻身拍背，吸痰时注意无菌操作，避免交叉感染。

【健康教育】

1. 普及预防有机磷农药中毒的知识 向生产者、使用者（特别是农民）广泛宣传各类有机磷农药都可以通过皮肤、呼吸道、胃肠道吸收入体内，并导致中毒。有机磷农药盛具要专用，严禁装食品、牲口饲料。喷洒农药时应遵守操作规程，严格执行个人防护规则，穿长袖衣裤及鞋袜，戴口罩、帽子及手套，劳动后用碱水或肥皂水洗净手和脸方能进食、吸烟，污染衣物要及时洗净。

生产和加工有机磷农药的工厂，生产设备应密闭化，建立检修制度，以防止农药中间产物及成品外溢。工作人员应定期体检，测定全血胆碱酯酶活力。

2. 出院指导　出院时，应嘱患者在家休息 2 ~ 3 周，按时服药，不可单独外出，以防发生迟发性神经病变。对有自杀倾向的患者，在出院时要教会患者应对压力和应激的方法，并学习获取社会支持网的帮助。

第三节　急性一氧化碳中毒

◎ 案例 9-1

某患者，男性，60 岁，农民。半小时前晨起时家属发现其叫不醒，未见呕吐。患者独居，昨晚晚饭后未服用任何药物，卧室内有一煤火炉用于取暖。

体格检查：T 36℃，P 94 次 / 分，R 24 次 / 分，BP 130/80 mmHg。呼之不应，皮肤、黏膜未见出血点，浅表淋巴结无肿大，巩膜无黄染，瞳孔对光反射灵敏，口唇呈樱桃红色，颈软，无抵抗，甲状腺、肺、腹（–）。患者既往身体健康，无高血压和心脏、肝、肾病及糖尿病史，无药物过敏史。

初步诊断为“急性一氧化碳中毒”，给予高压氧治疗。

请回答：

1. 为明确诊断，患者需接受哪些辅助检查？
2. 医嘱予患者高压氧治疗的原因及目的是什么？
3. 护士给予患者出院指导的主要内容是什么？

含碳物质燃烧不完全时，都可产生一氧化碳（CO），俗称煤气。在生产和生活环境中，几乎任何燃烧设备都可产生一氧化碳，如不注意环境通风，吸入过量的一氧化碳，可发生急性一氧化碳中毒，导致全身组织缺氧。

【病因和发病机制】

（一）病因

一氧化碳是无色、无臭、无味的气体，由于这一特性，使人们不易察觉一氧化碳的存在，故易发生中毒。

环境中存在过量一氧化碳的情况包括：①在化学工业中，合成光气、甲醇、羰基镍等都需要一氧化碳作为原料。②在生产和生活中，凡含碳物质燃烧不完全时，均可产生一氧化碳气体，如炼钢、炼焦、矿井放炮、内燃机排出的废气。如生产过程中防护不周或通风不良，可发生急性一氧化碳中毒。③家庭用煤炉煤气或天然气热水器产生的一氧化碳及煤气泄漏则是生活性中毒最常见的原因。

（二）发病机制

一氧化碳经呼吸道进入血液，与红细胞内血红蛋白结合形成稳定的碳氧血红蛋白（HbCO）。由于一氧化碳与血红蛋白的亲和力比氧与血红蛋白的亲和力大 240 倍，同时

HbCO 的解离较氧合血红蛋白的解离速度慢 3600 倍，因而可造成 HbCO 在体内蓄积。形成的 HbCO 不具备携氧能力，且影响氧合血红蛋白正常解离，使氧不易释放到组织，导致组织和细胞缺氧。此外，一氧化碳可抑制细胞色素氧化酶的活性，影响细胞呼吸和氧化过程，阻碍对氧的利用。

一氧化碳中毒时，脑、心脏对缺氧最敏感，常最先受损。缺氧时，脑血管先发生痉挛，后麻痹扩张，脑内三磷酸腺苷（ATP）生成障碍，导致钠泵转移失灵，细胞内钠离子蓄积，引起脑细胞内水肿。同时，由于缺氧，脑内酸性产物增多，使血管渗透性增加，又导致脑细胞间质水肿，最终造成脑组织血液循环障碍，可发生脑血栓形成、脑组织缺血性坏死及大脑广泛脱髓鞘病变，故少数患者可发生迟发性脑病。

【临床表现】

轻度中毒者有头痛、眩晕、乏力、心悸、恶心、呕吐及视物模糊。病情严重时，皮肤、口唇黏膜、甲床偶可呈樱桃红色，呼吸及心率加快，四肢张力增强，意识障碍程度达深昏迷或去大脑皮质状态，患者最终因呼吸、循环衰竭而死亡。部分病例可并发筋膜间隙综合征，如受压部位出现皮肤大水疱、红肿、感觉及运动障碍等症状。

一些严重中毒患者经抢救苏醒后，经历 2 ~ 60 d 的假愈期，出现迟发性脑病的症状，表现为痴呆、木僵、定向障碍、行为异常、帕金森综合征、偏瘫、感觉及运动障碍等。昏迷时间超过 48 h 者，迟发性脑病发生率较高。

【有关检查】

1. 血液 HbCO 测定　取患者血液 1 ~ 2 滴，用蒸馏水 3 ~ 4 ml 稀释，摇匀后再加 10% 氢氧化钠溶液 1 ~ 2 滴后混匀，若混合液为淡红色，则为阳性，正常血液呈绿色。分光镜检查可见一氧化碳特殊吸收带。

2. 脑电图　可见缺氧性脑病的脑电图波形。

【诊断要点】

根据一氧化碳接触史和中枢神经损害的症状和体征，诊断一般并不困难。血中 HbCO 测定有确诊价值。正常人血液中 HbCO 含量可达 5% ~ 10%，轻度中毒者 HbCO为 10% ~ 30%；中度中毒者 HbCO 为 30% ~ 50%；严重中毒者 HbCO 在 50% 以上。

【治疗要点】

（一）立即脱离中毒环境

将患者迅速转移到空气新鲜处，松解衣服，注意保暖，保持呼吸道通畅。

（二）纠正缺氧

吸入氧气可加速 HbCO 解离，氧气的浓度及压力高则 HbCO 的解离速度快，促进一氧化碳排出。对昏迷或有昏迷史的患者，以及出现明显心血管系统症状、HbCO 明显增高（$>$ 25%）者，应给予高压氧治疗。高压氧治疗可以使血液中物理溶解氧增加，使肺泡氧分压提高，加速 HbCO 解离，促进一氧化碳清除，其清除率比未吸氧时快 10 倍，比常压吸氧快 2 倍，不仅可缩短病程，降低病死率，还可减少或防止迟发性脑病的发生。呼吸停止时，应及时进行人工呼吸，或使用呼吸机，对危重患者，可考虑血浆置换。

（三）对症治疗

1. 控制高热和抽搐　高热者可采用物理降温，体表用冰袋，头部用冰帽，使体温保持在 32℃左右，低温可降低脑代谢率，增加脑对缺氧的耐受性，必要时可用冬眠药物，如有频繁抽搐，首选药为地西泮静脉注射。

2. 防治脑水肿　急性中毒后 2 ~ 4 h 即可出现脑水肿，24 ~ 48 h 达高峰，可持续多日。应及早应用高渗脱水药、利尿药和糖皮质激素（如地塞米松，20 ~ 40 mg/d）等药物，以防治脑水肿，促进脑血液循环，维持呼吸、循环功能，并予对症治疗和支持治疗。

3. 防治并发症及迟发性脑病　昏迷期间应保持呼吸道通畅，定时翻身，以防发生压疮和肺炎，如出现低血压、酸中毒，应给予相应的处理。急性一氧化碳中毒患者苏醒后，应该绝对卧床休息并密切观察 2 周，以防迟发性脑病的发生。

【护理要点】

1. 病情观察　询问头痛、恶心、呕吐情况，了解 HbCO 测定结果。对于昏迷者，应定时测量生命体征，观察意识状态，记出入量及重病记录。

2. 保持呼吸道通畅及给氧　对于神志清楚者，给予吸氧，病室通风，保持空气新鲜，遵医嘱用药。对于昏迷者，保持呼吸道通畅，平卧，头偏向一侧，随时吸取口咽分泌物及呕吐物，吸高浓度（＞60%）、高流量氧（8 ~ 10 L/min），如有条件，可用高压氧舱治疗。对于呼吸停止者，应做人工呼吸，备好气管切开包及呼吸机。

3. 高热惊厥护理　遵医嘱给予地西泮静脉注射或肌内注射，并物理降温，如头部用冰帽，体表大血管处放置冰袋。

4. 昏迷患者护理　按昏迷患者护理常规护理，注意口腔、皮肤卫生，定时翻身、拍背，防止压疮和肺部感染的发生。

5. 药物护理　对于脑水肿患者，遵医嘱给予 20% 甘露醇静脉快速滴注，以达到脱水目的，并按医嘱静脉滴注 ATP、细胞色素 C 等。

6. 出院前指导　①昏迷者清醒后出院时，应向患者及其家属交代恢复期 2 个月内有可能发生迟发性脑病，并解释原因，若患者出现症状，应及时来院治疗。②恢复期卧床休息，并密切观察 2 周，卧床期间可加强肢体锻炼，如被动运动、按摩、针灸，促进肢体功能恢复。③教育患者及其家属预防一氧化碳中毒知识，分析中毒原因并采取措施，避免再次中毒。

【健康教育】

1. 加强预防一氧化碳中毒的宣传　家庭用火炉要安装烟囱，使烟囱严密、不可漏气，应定期检查，并保持室内通风。

2. 厂矿要认真执行安全操作规程，加强劳动防护　煤气发生炉和管道要经常维修，以防漏气。应设置专人负责矿井下空气中一氧化碳浓度的监测和报警。负责厂矿的医务人员应检查并保证工人在进入高浓度一氧化碳环境内工作时戴好特制的一氧化碳防毒面具，系好安全带，并需要两人同时工作，彼此监护和互救。

【预后】

轻度一氧化碳中毒可完全恢复。重症一氧化碳中毒昏迷时间过长者，常预后严重，合并迟发性脑病者恢复较慢，少数可留有永久性后遗症。

第四节　中　暑

中暑是指在高温和湿度较大的环境下引起体温调节中枢障碍、汗腺功能衰竭和水、电解质过度丧失所致的疾病。根据发病机制不同，中暑可分为热（日）射病、热衰竭和热痉挛 3 种类型。

【病因和发病机制】

（一）中暑原因

环境高温（室温＞ 35℃）和对高温环境适应能力不足是致病的原因。易致中暑发生的因素包括：①闷热夏季，特别是烈日暴晒下劳作或步行。②在气温高、湿度大且通风不良的环境下长时间工作或强体力劳动。③缺乏对高热环境适应能力者，如老年人、慢性疾病患者、产妇、发热、甲亢及过度肥胖者等。

（二）发病机制

正常人的体温一般维持在 37℃左右，这是由于在下丘脑体温调节中枢控制下，使产热和散热平衡的结果。人体皮肤通过辐射、蒸发、对流及传导散热，室温在 15 ~ 25℃时，辐射是人体散热的主要方式。血液循环和汗腺功能对体温调节起主要作用，当周围环境温度超过体表皮肤温度时，通过辐射、传导及对流散热发生困难，人体只能通过出汗蒸发进行散热，有时大量出汗不足以散热，如空气湿度大，通风不良时，使出汗减少，而散热受阻，可致体内热蓄积。

（三）高温对人体各系统的影响

中暑对人体的损害主要是由于体温高于 42℃时，体内蛋白质可变性，这是中暑对细胞的直接毒性作用，进而引起多脏器功能障碍。

1. 体温调节功能障碍　在高温环境下，大量出汗仍不足以散热或体温调节中枢功能障碍，汗腺功能衰竭致汗闭，可使体温迅速升高而发生热射病。

2. 中枢神经系统抑制　高温对中枢神经系统起抑制作用，早期出现注意力不集中、反应迟钝、四肢无力。

3. 心脏负荷加重　高温使人体皮肤血管扩张，血流加速，心排血量增加，而且大量出汗可引起血液浓缩及血液黏滞度增高，均可造成心脏负荷加重，导致心排血量降低。高热能引起心肌缺血、坏死，促发心力衰竭、心排血量降低，反过来又影响散热。

4. 水、盐代谢紊乱　出汗是主要散热途径，大量出汗常伴有水、盐的丢失。若补充水、盐不足，常导致脱水，此时血管扩张，血容量更加不足，可引起周围循环衰竭的症状，称为热衰竭。丢失盐过多且补充不足可引起肌肉痉挛，发生热痉挛。

5. 其他　高热使心排血量降低时，可使肾血流量减少，肾小球滤过率下降，易导致急性肾衰竭。严重中暑患者肺血管内皮受热损伤会发生急性呼吸窘迫综合征（ARDS）。

【临床表现】

中暑可分为以下几型，但常混合存在。

（一）热衰竭（中暑衰竭）

热衰竭为最常见的一种中暑，常发生于老年人、产妇、慢性疾病患者及尚未能适应高温气候和环境者。多由于大量出汗导致水、盐丢失，而补充不足，致血液浓缩及外周血管扩张，引起血容量不足。主要表现为皮肤苍白、多汗、疲乏无力、眩晕、恶心、呕吐，可出现明显的脱水征（脉搏细数、血压下降、直立性晕厥），体内多无过量热蓄积，一般体温基本正常或轻度升高。检查可有血液浓缩、高钠血症及轻度氮质血症。如不治疗，可发展成为热射病。

（二）热痉挛（中暑痉挛）

热痉挛可为热射病的早期表现。在高温环境下进行强体力劳动或剧烈运动，大量出汗后出现肌肉痉挛，常呈对称性，好发于四肢肌肉和腹肌，以腓肠肌为著，多发生在活动停止后，持续 3 min 后缓解，时发作、时缓解。体温多正常，实验室检查血清钠降低。

（三）热射病（中暑高热）

热射病是一种严重急症，表现为高热，体温高于 40℃及神志障碍。临床分为劳力性和非劳力性，劳力性主要是高温环境下内源性产热过多所致，非劳力性为体温调节功能障碍。

1. 劳力性　易发生于高温环境、湿度大、通风不良时，常见重体力劳动或过度运动者，患者多为平素健康的年轻人，多于劳动或活动数小时后发病，常表现为大量出汗、心率加快、体温迅速升高、神志逐渐模糊、谵妄、昏迷、血压下降、呼吸浅速等。患者可发生横纹肌溶解、弥散性血管内凝血、肝衰竭及肾衰竭。

2. 非劳力性　发生于高温、通风不良环境，常发生于老年人、偏瘫或慢性疾病者，表现为皮肤干燥、颜面发红、无汗，直肠温度多在 41℃以上，神志模糊，逐渐发生昏迷，严重者可出现休克、心律失常、心力衰竭、肺水肿、脑水肿，患者常在发病后 24 h 左右死亡。

烈日或高温辐射长时间作用于头部，可穿透头皮、颅骨，引起脑组织损伤，大脑温度可达 40 ~ 42℃，但体温不一定升高，此种热射病称为日射病。

【有关检查】

热射病白细胞总数增高和中性粒细胞比例偏高，严重者可出现肝、胰、肾及横纹肌损害改变，故尿常规可见蛋白及管型，血尿素氮、乳酸脱氢酶等增高。热痉挛血清钠、氯降低。热衰竭可有高钠血症。

【诊断要点】

根据患者所处季节的环境温度，如炎热夏天或高温条件下工作，再结合临床表现，诊断不难。

【治疗要点】

（一）热衰竭和热痉挛

将患者转移到阴凉通风处休息或用冰水擦浴，热痉挛患者口服凉盐水和含盐饮料或静脉注射生理盐水，可迅速好转。有循环衰竭者，由静脉补给生理盐水并加葡萄糖溶液和氯化钾。一般患者在 30 min 至数小时内即可恢复。

（二）热射病

降温速度决定患者的预后，应迅速采取各种降温措施，要求 1 h 内使直肠温度降至 37.8 ~ 38.9℃，若抢救不及时，患者死亡率可高达 5% ~ 30%。降温措施如下。

1. 物理降温　用冰袋或冰水、酒精擦浴。头部戴冰帽，颈、腋下、腹股沟等处放置冰袋。同时按摩四肢及躯干皮肤，促进血液循环，以加速散热。肛温降至 38℃时应暂停降温，体外降温无效时，也可用冰水灌肠或透析降温。

2. 药物降温　氯丙嗪 25 ~ 50 mg 加入 5% 葡萄糖氯化钠注射液 250 ~ 500 ml 静脉滴注，1 ~ 2 h 内滴完。氯丙嗪有调节体温中枢的功能，扩张血管加速散热，降低代谢及耗氧量，有协助物理降温、避免寒战的作用。用药过程中要严密观察体温、血压、心率等变化。当收缩压下降至 90 mmHg 时，应减药或停药。

3. 对症治疗　对于昏迷者，应保持呼吸道通畅并给氧，酌情使用抗生素，防治感染。癫痫发作者可静脉输注地西泮。脱水、酸中毒者应补液，纠正酸中毒。并发休克、脑水肿、心力衰竭、急性肾衰竭或弥散性血管内凝血时，应及时给予相应的治疗。

【护理要点】

1. 病情观察　依据病情轻重给予相应的病情监测，包括观察出汗量、有无双侧小腿痉挛，定时测量生命体征，观察意识状态及体温的变化，记出入量及重病记录。

2. 病室环境　室温以 20 ~ 25℃为宜，通风良好，且可使用空调，病床下可放置冰块。

3. 对症护理

（1）双下肢腓肠肌发作痉挛时，协助患者局部按摩，以减轻疼痛。

（2）昏迷者按昏迷护理常规进行护理。

（3）高热者需物理降温，使用冰水或酒精全身擦浴，同时按摩四肢、躯干皮肤，使之发红、充血，以促进散热，大血管处可放置冰袋。同时使用氯丙嗪时，应注意观察该药的不良反应，定时测量血压。体温降至 39℃时，应暂停降温治疗，避免体温过低，如体温再次升高，可继续降温治疗。

（4）惊厥者可遵医嘱使用地西泮静脉注射或肌内注射，注意预防舌咬伤。

4. 输液注意事项　老年人及原有心脏病者输液速度要适中，避免诱发左心衰竭。

【健康教育】

1. 普及防暑降温知识　向居民介绍防暑知识，包括：①炎热天气避免穿紧身衣裤，外出戴防晒帽。②高温天气适当补充防暑饮料。③居住处注意通风，降低室温。④老年人、产妇、体弱及慢性疾病患者对高温气候耐受性差，应给予较好的照顾，如出现中暑症状，应及时治疗。

2. 重视高温车间的防暑措施　各单位医护人员在夏季到来之前应常规为工作人员做体格检查，定期下车间巡回医疗，指导工人合理补盐、补水，酌情减轻工作强度。心脏病、原发性高血压、肝病、肾病等患者及年老体弱者不宜高温作业。

3. 夏季田间劳动的防暑措施　农民在田间劳动时必须戴草帽，劳动时间不要持续过长，劳动间歇时应到阴凉处休息。出汗较多时，应补充凉盐水。

【预后】

年老体弱或伴慢性疾病的重症中暑者，特别是热射病（中暑高热）患者，若抢救不及时，死亡率较高，且体温升高程度及持续时间与病死率直接相关，昏迷超过 6 ~ 8 h 或出现弥散性血管内凝血者预后不良。

（李湘萍）

习题

一、单项选择题

1. 急性中毒后可导致瞳孔缩小的毒物是

A. 阿托品　　B. 阿托品类生物碱

C. 吗啡　　D. 甲醇

2. 某患者因吞服毒物致急性中毒，被亲友送至急诊就诊。体格检查医生发现其双侧瞳孔明显缩小，则其吞服的毒物可能是

A. 阿托品　　B. 氰化物

C. 有机磷农药　　D. 甲醇

3. 某患者，男性，43 岁，在与家人争吵后吞服农药敌敌畏，急诊入院。入院体格检查：患者口吐白沫，呼吸困难，心搏减慢，双侧瞳孔缩小，伴大汗、流涎，其所表现的上述症状属于

A. 烟碱样症状

B. 毒蕈碱样症状

C. 中枢神经系统症状

D. 多发性周围神经病变

4. 急性有机磷农药中毒患者出现突出的消化道、呼吸道症状属于

A. 烟碱样症状　　B. 毒蕈碱样症状

C. 中枢神经系统症状　　D. 多发性周围神经病变

5. 某患者，女性，21 岁，因高考失利烧炭自杀被发现后急送医院就诊。实验室检查血 HbCO 浓度为 25%，据此可初步判断其一氧化碳中毒的严重程度为

A. 轻度　　B. 中度

C. 重度　　D. 极重度

6. 急性一氧化碳中毒的发病机制是

A. 腐蚀作用　　B. 窒息作用

C. 麻醉作用　　D. 酶活力抑制

7. 一氧化碳轻度中毒患者血中 HbCO 测定结果在

A. 5% ~ 10%　　B. 10% ~ 30%

C. 30% ~ 50%　　D. 50% 以上

8. 某患者，女性，61 岁，在高温环境下连续田间劳作 3 h 后突发中暑痉挛急诊入院。体格检查可见患者最可能发生痉挛的部位是

A. 肱三头肌　　　　B. 腓肠肌

C. 股四头肌　　　　D. 腹直肌

9. 为中暑高热患者进行物理降温时，若测量体温降至 38.9℃，应

A. 继续降温治疗

B. 暂停降温治疗

C. 增加药物降温治疗

D. 加强现有物理降温措施

二、简答题

请简述急性中毒致昏迷患者洗胃治疗的实施要点。

在线答题

第十章数字资源

第十章　传染病

第一节　总　论

传染病是由各种病原微生物（如细菌、病毒、立克次体及螺旋体）和寄生虫（原虫和蠕虫）感染人体后所引起的一组具有传染性的疾病，在一定条件下可造成流行。其中由寄生虫感染所引起的疾病又称为寄生虫病。传染病属于感染性疾病，但并非所有感染性疾病均具有传染性。传染病曾给人类的健康带来巨大的灾难。人类在与传染病抗争的过程中，对传染病的认识不断提升，形成了有效的防治策略，尤其是抗生素的发明和应用，使很多传染病得到了有效控制，但由于自然界中的病原体不可能被彻底消灭，传染病将与人类相伴而行。已有的传染病还广泛存在，新的传染病不断出现。2019 年底以来，全球范围所经历的新型冠状病毒感染给大家都带来了深刻的体会，不论是专业人员和普通公众，都需要具备相应的传染病防护意识和防护能力，才能共同将传染病对人类的危害降到最小。

护理人员在传染病防护中发挥着重要的作用，是不可或缺的中坚力量。对传染病的防护意识和能力，尤其是对传染病患者的护理能力以及对公众进行传染病防护教育是护理学专业学生必须具备的能力。为此，护理学专业学生必须学习和掌握传染病的相关知识，如传染病的发生与发展规律、传染病的基本特征、传染病治疗与预防，以及常见传染病的病原学与流行病学、临床表现、治疗原则、预防措施、护理和健康教育的相关知识。

一、感染与免疫

感染（infection）是病原体侵入人体后与人体相互作用或斗争的过程，也是病原体对人体的寄生过程。在漫长的进化过程中，有些病原体与人体宿主之间达到了互相适应、互不损害的平衡状态，如肠道中的大肠埃希菌。但大多数病原体与人体宿主之间是不相适应的，因而引起双方之间的斗争，由于斗争的结果各异，因而产生了感染过程中的各种不同表现。

（一）感染过程的表现

病原体通过各种途径进入人体，就开始了感染过程。感染后的表现主要取决于病原体的致病力和机体的防御能力，同时也受当时外界环境及治疗措施的影响。一般来讲，此过程可表现为以下 5 种不同的结局。

1. 一过性感染　又称病原体被清除，是指病原体（如霍乱弧菌）侵入人体后，被人体的非特异性免疫屏障（如胃酸）所清除，或被人体所具有的特异性免疫（主动免疫或被动免疫）而清除，人体没有因此而产生病理变化，也无临床表现。

2. 隐性感染　又称亚临床感染，是指病原体侵入人体后，仅引起机体发生特异性免疫应答，而不引起或只引起轻微的组织损伤，因而无明显的症状、体征及生理功能变化，只有通过免疫学检查才能检出特异性抗体。在大多数传染病中，隐性感染多见，如流行性乙型脑炎。隐性感染过程结束后，大多数人可将病原体完全清除，并获得程度不等的特异性免疫。但也有少数隐性感染者未能将病原体完全清除，称为健康携带者，如伤寒、乙型肝炎。

3. 显性感染　又称临床感染，是指病原体侵入人体后，不但引起机体发生免疫应答，而且通过病原体本身的作用和（或）机体的变态反应，导致组织损伤，引起病理改变，出现临床表现。在大多数感染性疾病中，显性感染仅占全部受感染者的一小部分。显性感染过程结束后，病原体被清除，多数感染者可获得稳定而持久的免疫力，而不易再受感染，如伤寒。但也有一些传染病感染后免疫力不巩固，易再感染而发病，如细菌性痢疾。也有少部分患者未能将病原体彻底清除而成为病原携带者，称为恢复期病原携带者。

4. 潜伏性感染　是指病原体感染人体后寄生在机体的某些部位，由于机体的免疫功能足以将病原体局限化，但又不能将其从这些组织中彻底清除，而使其长期潜伏下来。当人体免疫功能减低时，原已潜伏在人体内的病原体便可乘机繁殖，引起发病。常见的潜伏性感染如带状疱疹、疟疾。潜伏性感染期间病原体一般不排出体外，因而不具有传染性。

5. 病原携带状态　是指病原体在人体内生长、繁殖，并可排出体外，但人体并不出现疾病的临床表现。按病原体种类不同，可分为带病毒者、带菌者及带虫者；按其发生于显性感染或隐性感染之后，分别称为恢复期或健康携带者；根据携带病原体时间长短，可分为急性或慢性携带者。由于病原携带者持续排出病原体而不表现临床症状，不易被发现，而成为许多传染病的重要传染源，如伤寒、痢疾、霍乱、乙型肝炎。

上述感染的 5 种不同结局表现在不同传染病可有所不同。对于多数传染病而言，以隐性感染最常见，病原携带者次之，显性感染比例最低。此外，5 种表现形式在一定条件下可以互相转变，如潜伏性感染转为显性感染、隐性 / 显性感染转为病原携带状态。

（二）感染过程中病原体的致病力与机体的防御能力

病原体侵入人体后能否引起疾病，与病原体的致病力及人体的防御能力有关。

1. 病原体的致病力　包括以下几个方面。

（1）侵袭力：是指病原体侵入机体并在机体内繁殖和扩散的能力。不同病原体侵入并在机体内繁殖和扩散能力和方式不同。如有的可直接侵入机体；有的则通过黏附于呼吸道或消化道等黏膜表面后侵入相应的组织和细胞；有的则需要通过伤口才能进入机体。

（2）毒力：由毒素和其他毒力因子组成。毒素通常分为内毒素和外毒素。内毒素是革兰氏阴性细菌的细胞壁结构成分，在细菌裂解时释放出来，可诱导干扰素、肿瘤坏死因子的产生等。外毒素大多数由革兰氏阳性细菌产生，如霍乱毒素、破伤风痉挛毒素。

（3）数量：在同一传染病中，入侵病原体的数量一般与致病力成正比。但在不同的传染病中，能引起疾病的最低病原体数量却有很大差异。

（4）变异性：病原体可因环境或遗传等因素而产生变异，变异的结果可使病原体的毒力增强或减弱。

2. 机体的防御能力　病原体入侵机体后会引起机体的免疫应答反应，一方面可阻止感染和清除病原体而发挥保护作用；另一方面也可能引起组织脏器的免疫损伤。机体的免疫应答可分为非特异性免疫和特异性免疫两大类。

（1）非特异性免疫：是人体对入侵的各种病原体以及其他异物的一种清除机制，又称为先天免疫或固有免疫。非特异性免疫包括如下几种。①免疫屏障：完整的皮肤、黏膜、胃酸等称为外部屏障。血脑屏障、胎盘屏障等为内部屏障。②免疫细胞的吞噬作用：单核巨噬细胞等可直接吞噬或杀伤病原体。③免疫因子：包括补体、溶菌酶及单核巨噬细胞和淋巴细胞被激活而释放的多种细胞因子，可直接或通过免疫调节作用清除病原体。

（2）特异性免疫：是指人体对抗原识别后产生的针对该抗原的免疫反应，也称获得性免疫或适应性免疫。感染后的免疫通常都是特异性免疫，包括由 T 淋巴细胞介导的细胞免疫和由 B 淋巴细胞介导的体液免疫。

二、传染病的特征

（一）基本特征

传染病与其他疾病的主要区别在于其具有下列基本特征：

1. 有病原体　每一种传染病都是由特异性的病原体所引起的。在诊断上，检查病原体具有重要意义。

2. 有传染性　是传染病与其他感染性疾病的主要区别。感染者排出病原体的时期称为传染期。不同传染病的传染期长短不一，了解各种传染病的传染期是决定患者隔离期的重要依据。

3. 有流行病学特征　①有流行性：依据其流行程度，可分为散发、流行、大流行、暴发流行。②有季节性：由于不同季节对病原体及传播媒介的存在与密度等有直接影响，而使某些传染病的发生与流行受季节影响，如呼吸道传染病容易发生在冬季。③有地方性：某些传染病仅局限在一定的地区内发生，如疟疾主要见于热带及亚热带地区。

4. 感染后免疫　人体感染病原体后，无论是显性或隐性感染，均能产生针对该病原体及其产物（如毒素）的特异性免疫，从而阻止病原体的侵入或限制其在体内生长繁殖或消灭病原体。由于病原体的种类不同，感染后所获免疫的持续时间长短和强弱也不同。大多数病毒性传染病感染后免疫持续的时间最长，往往可保持终身。细菌、原虫性传染病感染后免疫持续的时间较短，而蠕虫感染后通常不产生保护性免疫。

（二）临床特征

1. 病程发展具有阶段性　急性传染病的发生、发展和转归多有一定的阶段性，一般可分为以下几个时期。

（1）潜伏期：是自病原体侵入机体至开始出现临床症状的一段时期，通常相当于病原体在体内繁殖、转移、定位、引起组织损伤和功能改变，导致临床症状出现之前的整个过程。各种传染病潜伏期长短不一，但每种传染病一般都有一个相对不变的时间范围（最长、最短）。潜伏期是确定传染病检疫期及密切接触者医学观察期的重要依据，对一些传染病的诊断也有一定的参考意义。

（2）前驱期：是自患者开始感到不适至出现该病的明显症状时为止的一段时间。该期症状多无特异性，为许多传染病所共有，可表现为发热、头痛、乏力、食欲缺乏及肌肉酸痛等，一般持续 1 ~ 3 d。起病急骤者可无此期表现。

（3）症状明显期：为出现该传染病特征性症状、体征及实验室检查所见的时期。病情由轻转重，到达顶峰后，随机体免疫力的增强，病原体被抑制并逐渐被清除，病情减轻，进入恢复期。此期易产生并发症。

（4）恢复期：患者机体免疫力增长至一定程度，体内病理生理过程基本终止，症状及体征基本消失。在此期间，体内可能还有残余病理改变或生化改变，病原体还未完全消除，许多患者的传染性还要持续一段时间。

有些进入恢复期的患者，体温已恢复正常一段时间，再次出现于初发病症，称为复发。若患者在体温下降，临床症状、体征减轻过程中，初发症状和体征再次出现，则称为再燃。复发与再燃多见于伤寒、疟疾和细菌性痢疾等，是机体内病原体尚未完全清除再度繁殖的表现。某些传染病患者在恢复期结束后，机体功能受损仍未能恢复正常，则称为后遗症，多见于中枢神经系统传染病，如乙型脑炎、流脑。

2. 常见症状与体征　病原体侵入人体后会激发机体产生免疫应答反应，对感染的组织和器官造成免疫损伤，有的病原体也可以具有直接损害作用。因此，传染病患者常具有发热、皮疹、全身中毒症状，以及肝、脾、淋巴结肿大等常见症状和体征。

（1）发热：是传染病患者最常见的表现。大多数传染病都可引起发热，但热度、热程、热型等依据传染病不同而有差别，因此发热对传染病的鉴别诊断有较为重要的临床意义。

（2）皮疹：也是传染病的常见表现之一，皮疹的出现时间、形态、先后次序、出现部位等在临床上对传染病的诊断和鉴别诊断具有重要的参考意义。皮疹的常见形态如下。①斑丘疹：见于麻疹、伤寒、猩红热等。②出血疹：见于流脑、流行性出血热等。③疱疹或脓疱疹：多见于水痘、带状疱疹等病毒性传染病。④荨麻疹：多见于病毒性肝炎等。皮疹可出现在发热的不同时期，如水痘在发热第 1 d 出疹，猩红热在发热第 2 d 出疹，麻疹在发热第 4 d 出疹，而伤寒在发热第 6 d 出疹。

（3）毒血症症状：病原体产生的毒素和代谢物进入血液，除发热外，患者还可以出现乏力、全身不适、头痛、关节及肌肉酸痛、厌食、恶心等全身症状，严重者可出现意识障碍、呼吸衰竭及感染性休克。

（4）肝、脾、淋巴结肿大：在病原体及其代谢产物的作用下，单核 - 吞噬细胞系统会发生增殖、趋化，部分相关组织和器官充血，临床上表现为肝、脾和淋巴结肿大。

三、传染病的流行过程及影响因素

（一）传染病流行过程的基本条件

传染病的流行过程就是传染病在人群中的发生、发展和转归的过程。决定流行过程的 3 个基本条件是传染源、传播途径和易感人群。在预防、控制和消除传染病的发生与流行时，采取管理传染源、切断传播途径、保护易感人群三项措施中的一项或两项，即可杜绝传染病的发生和流行。

1. 传染源　是指病原体已在体内生长、繁殖并能将其排出体外的人和动物。

（1）患者：是多数传染病的重要传染源，包括急性期及慢性期患者，尤其是轻型患者数量较多、症状轻而不易被发现，故作为传染源意义更大。

（2）隐性感染者：在某些传染病中，隐性感染者是重要的传染源，如脊髓灰质炎。

（3）病原携带者：慢性病原携带者不显出症状而长期排出病原体，在某些传染病（如伤寒、细菌性痢疾）中具有重要的流行病学意义。

（4）受感染的动物：某些动物间的传染病可传给人类，如狂犬病，或者在动物不引起疾病，但可以传给人类而引起疾病，如流行性乙型脑炎。这些以动物为传染源传播的疾病称为动物源性传染病，其中以野生动物为传染源的疾病称为自然疫源性传染病。

2. 传播途径　是指病原体由传染源排出后，到达另一个易感染者体内的途径。不同的传染病传播途径不同，同一传染病可存在多种传播途径。

（1）呼吸道传播：病原体经由含有病原体的空气、飞沫或气溶胶等进入呼吸道而传播，常见于流感、麻疹、流脑等呼吸道传染病。

（2）消化道传播：进食被污染的水、食物等，病原体经口进入消化道而感染，常见于伤寒、细菌性痢疾等消化道传染病。如水源被污染，常可引起传染病暴发流行。

（3）血液、体液传播：病原体存在于传染源的血液或体液中，可通过输血及血液制品、器官移植或其他接触血液或体液的方式而感染，如乙型肝炎、丙型肝炎、获得性免疫缺陷综合征。

（4）母婴传播：某些病原体可在妊娠期间通过胎盘感染胎儿，引起宫内感染，或新生儿通过产道时以及出生后在与母亲密切接触中而受到感染，如乙型肝炎、获得性免疫缺陷综合征。

（5）接触传播：通过接触被污染的水源、土壤、皮毛、用品等，病原体直接进入体内而感染，如破伤风、狂犬病。

（6）虫媒传播：经由被病原体感染的节肢动物（蚊子、跳蚤等）的叮咬等而导致感染，如乙型脑炎、疟疾。

3. 人群易感性　对某种传染病缺乏特异性免疫力的人称为易感者。易感者在某一特定人群中的比例决定该人群的易感性。易感者在人群中达到一定数量时，则传染病的流行很容易发生。普遍进行主动免疫可降低人群易感性，对控制传染病的流行起一定作用。

（二）影响流行过程的因素

1. 自然因素　主要是地理、气候和生态等，对传染病流行过程的发生、发展具有重要影响。自然因素可直接影响病原体的生存能力、人体抵抗力及接触和受感染的机会等，对寄生虫病和虫媒传染病的影响尤为明显。传染病的地区性与季节性是自然因素影响的具体表现。如寒冷可减弱呼吸道抵抗力，故呼吸道传染病多发生于冬、春季节；炎热的夏季使人的胃酸分泌减少，而有利于消化道传染病的发生和流行；如长江流域某些湖沼地区有适合钉螺生长的地理、气候环境，这就形成了血吸虫病的地区性分布特点。

2. 社会因素　包括社会制度、经济和生活条件以及文化水平等，对传染病的流行过程有决定性的影响。社会经济的进步、人民生活水平和卫生意识的提高、社会健康教育和传染病防治工作的开展、不健康生活方式的改变等，均有利于控制传染病的流行。

此外，个人的传染病防护意识和防护行为等也会影响传染病的传播与流行。

四、传染病的诊断与治疗

（一）传染病的诊断

传染病的早期诊断是早期隔离患者、早期治疗及有效防止传染病传播的先决条件。传染病的诊断与其他疾病诊断的主要区别之一是流行病学资料，其次为病原学相关检查。

1. 流行病学资料　对传染病的诊断具有重要意义，包括可疑病例接触史、旅行史、发病季节、发病地区及预防接种史等。

2. 临床表现　典型的症状、体征及临床经过有助于疾病的诊断。

3. 有关检查

（1）常规检查：外周血白细胞计数和分类有助于判断传染病病原体的类型和感染程度。粪便常规检查可有助于霍乱、细菌性痢疾等消化道传染病的诊断。

（2）生化检查：有助于评估肝、肾等脏器功能变化，作为肝炎、肾病等脏器损害的辅助诊断。

（3）病原学检查：包括病原体直接镜检或肉眼检查、病原体培养与分离、病原体核酸检测等，是某些传染病确诊的主要依据。

（4）免疫学检查：包括特异性抗原检测、特异性抗体检测、T 淋巴细胞群检测等。

（5）其他检查：影像学检查、内镜检查、活组织检查等可明确病变组织的损害情况。

（二）传染病的治疗

传染病的治疗目的不仅在于促进患者康复，还在于控制传染源、防止传染病的扩散和传播，必须坚持防治结合的原则。

1. 一般及对症支持治疗　适当的休息，必要的营养支持和对症治疗可以达到减少机体损耗、提高机体防御能力、保护重要脏器的目的。

2. 病原治疗　对于细菌、真菌以及寄生虫感染，可使用抗生素和化学制剂进行病原学治疗。但对于病毒性感染，多以对症支持治疗为主，有效的抗病毒药物疗效相对有限。

3. 免疫治疗　可应用各种特异性或非特异性的免疫球蛋白进行被动免疫，应用干扰素等免疫调节药以及胸腺肽等免疫增强药调节机体的免疫功能。

4. 中医治疗　在调节各脏器功能、增强免疫力等方面具有独特的优势。此外，某些中药，如小檗碱、鱼腥草、板蓝根有抗微生物作用。

五、传染病的预防

传染病的预防是一项非常重要的工作，做好此项工作可以减少传染病的发生及流行，甚至可以达到控制和消灭传染病的目的。预防工作的原则应针对传染病流行的三个环节采取综合性措施，根据不同传染病的特点针对主要环节重点采取相应的措施。

（一）管理传染源

1. 对患者的管理　对传染病患者，应尽量做到早期发现、早期诊断、早期隔离、早期治疗，并应注意彻底治疗患者。严格执行传染病报告制度，对疑似及确诊的传染病患者，应按《中华人民共和国传染病防治法》的规定及时上报。《中华人民共和国传染病防治法》将法定传染病分为三类。①甲类：为强制管理的传染病，包括鼠疫和霍乱，应于 2 h 以内上报。②乙类：为严格管理的传染病，城镇应于 6 h 内上报，农村应于 12 h 内上报。需要特别指出的是，在乙类传染病中，严重急性呼吸综合征、炭疽中的肺炭疽、人感染高致病性禽流感，必须采取甲类传染病的报告和预防、控制措施。③丙类：为监测管理的传染病，应于 24 h 内上报。

2. 对密切接触者的管理　与传染源密切接触过，尚处于该病的最长潜伏期内（以最后一次接触开始计算）者称为密切接触者。由于其可能受到感染而处于疾病的潜伏期，有可能是传染源，因此，对密切接触者应根据具体情况采取检疫、医学观察、预防接种或药物预防等措施。

3. 对病原携带者的管理　在人群中发现病原携带者，应对其采取管理、治疗、随访观察、调整工作岗位等措施，特别是对于服务行业及托幼机构的工作人员，应定期检查，及时发现病原携带者。

4. 对动物传染源的管理　对于有经济价值的家禽、家畜，应给予隔离、治疗，必要时应予以杀灭并加以消毒处理。

（二）切断传播途径

1. 一般卫生措施　应根据不同传播途径采取不同的措施。对消化道传染病，切断传播途径往往是最重要的预防措施，应着重做好水源保护，加强饮食卫生及粪便管理，养成良好的个人卫生习惯，消灭苍蝇、蟑螂等传播媒介。对呼吸道传染病，应着重保持室内空气流通，必要和可能时进行空气消毒。呼吸道传染病流行季节应戴口罩，尽量减少或避免到人群密集的场所等。此外，应注意做好环境卫生，包括杀灭蚊虫、灭鼠、灭蟑螂等，清除可能的传播媒介是切断传播途径的重要措施。

2. 消毒　广义的消毒包括消灭传播媒介，即杀虫。狭义的消毒是指消灭污染环境的病原体。做好消毒工作是切断传播途径的重要措施，详见本节六、传染病的隔离和消毒。

（三）保护易感人群

1. 提高非特异性免疫力　平时养成良好的生活习惯、规律作息、注意营养均衡、加强体育锻炼等，均可增强人群的非特异性免疫力。

2. 提高特异性免疫力　是预防传染病非常重要的措施。

（1）主动免疫：接种疫苗、菌苗及类毒素后 1 ～ 4 周，机体可产生对病毒、细菌和毒素的主动特异性免疫，免疫力可保持数月或数年。

（2）被动免疫：接种抗毒素、特异性高价免疫球蛋白、丙种球蛋白后，机体可产生被动特异性免疫。被动免疫常用于治疗及对密切接触者的紧急预防。

3. 个人防护及预防用药　对于传染病高危人群，应做好相应的防护措施，有些传染病可通过预防服药进行预防，如对流脑密切接触者，可给予口服磺胺药。

六、传染病的隔离和消毒

（一）传染病的隔离

隔离是指将传染病患者或病原携带者（传染源）与健康人和非传染病患者分开，安置在指定地方，进行集中治疗和护理，便于对具有传染性的分泌物、排泄物、用品及用具等进行消毒处理，以防传染和扩散。隔离可以切断传染源、传播途径与易感人群三个关键环节之间的联系，从而达到控制传染病蔓延的目的。

由于传播途径不同，隔离期间所采取的措施也会有所不同，因而可分为不同的隔离种类。随着强调患者与医务人员双向防护的标准预防措施的实施，隔离种类由原来的呼吸道隔离、消化道隔离、严密隔离、虫媒隔离、接触隔离、血液/体液隔离等，调整为在标准预防基础上根据疾病的不同传播特点实施接触传播的隔离、空气传播的隔离、飞沫传播的隔离和其他传播途径的隔离。

（二）传染病的消毒

消毒是指消除或杀灭由传染源排出到外环境中的病原体，从而切断传播途径，控制传染病的传播。

1. 消毒的种类　根据消毒的目的不同，可分为疫源地消毒和预防性消毒。

（1）疫源地消毒：指对有传染源存在或曾经有过传染源的地点所进行的消毒。疫源地消毒又可分为随时消毒和终末消毒。①随时消毒：指随时对传染源的排泄物、分泌物、污染物品进行消毒，以便及时杀灭从传染源排出的病原体，防止传播。如对病室的消毒及对患者的粪便、呕吐物、痰液的消毒，属于随时消毒。②终末消毒：是指传染源已离开疫源地所进行的最后一次彻底的消毒措施，以便杀灭残留在疫源地内各种物体上的病原体。如患者出院、转科或死亡，对其所住病室和用品等的消毒，属于终末消毒。

（2）预防性消毒：指对可能受到病原体污染的物品和场所进行的消毒，以预防传染病的发生，如普通病室的日常卫生处理、餐具消毒、手卫生等。

2. 消毒方法　包括物理消毒法、化学消毒法及生物消毒法等。

七、传染病的护理

（一）传染病护理工作的特点

1. 严格执行消毒与隔离制度和管理方法　是传染病护理工作的重点内容。传染科医护工作者必须熟练掌握传染病的各种防护措施、隔离技术和消毒方法等，在保护自身的同时，还要指导患者及其家属做好相关的防护措施。

2. 随时做好突发应急处理的准备　大多数传染病发病急、病情危重、变化快、并发症多。传染病疫情的发生会导致短时间内患者数量剧增等。因此，传染病专科护士需要有很强的预判能力和应急处理能力。对于已知的传染病，应根据传染病的不同病种，在每次流行高峰前做好充分准备。

3. 传染病护理工作范围广泛　作为传染科护士，不仅要熟练掌握患者的治疗和护理方法，还要指导患者家属及相关单位做好防疫工作，进行预防传染病的健康教育。此外，传染科护士是传染病的责任报告人之一，应严格执行传染病报告制度。

（二）传染病常见症状和体征的护理

如前所述，传染病患者常见的症状和体征包括发热、皮疹、中毒症状、肝大、脾大等，这是病理生理上的改变。此外，传染病患者还会因为隔离治疗等产生焦虑、孤独等心理情绪改变。

本部分将以护理程序为框架，以传染病最常见的发热为例进行介绍，以期为后续的学习提供参考。

1. 护理评估

（1）健康史采集：对于发热患者，应询问如下内容。①起病缓急、发热程度、热程、热型。②发热的伴随症状，如有无皮疹、腹泻、黄疸、头痛、食欲缺乏、呕吐、体重减轻及意识障碍等。③发热的原因及诱因。④发热后的处理经过，所应用的药物及效果等。⑤有无紧张、焦虑等心理反应。⑥有无传染病接触史。

（2）体格检查：重点评估生命体征、营养状况及意识状态。皮肤有无皮疹、黄疸、皮肤弹性改变。全身浅表淋巴结有无肿大。肺部叩诊音、呼吸音有无改变，有无干、湿啰音。心率及心音强度有无改变。腹部有无压痛及肝大、脾大等。注意颈部软硬度，有无肌张力及神经反射改变等。

（3）有关检查：如血、尿、粪便常规。病原学及免疫学检查。脑脊液、肝功能检查等。必要时，作胸部 X 线及 B 超检查等。

2. 主要护理诊断 / 问题

（1）体温过高：与病原体感染有关。

（2）体液不足 / 有体液不足的危险：与大量出汗及液体入量不足有关。

（3）营养失调：低于机体需要量：与发热引起机体分解代谢增强、摄入减少有关。

3. 护理计划　以“体温过高：与病原体感染有关”为例。

（1）护理目标

1）患者及其家属会复述发热的原因、诱因、治疗及预防方法等。

2）患者及其家属会实施简单的物理降温措施。

3）发热带来的不适感减轻、消失。

4）体温恢复正常。

（2）护理措施：对于不同的护理诊断 / 问题，都可以从病情观察、一般护理（休息与活动、饮食与营养等）、对症护理、用药护理及心理护理等几个方面去思考，其中所涉及的健康指导可以放在对应的部分，也可以单独出来。对于传染病患者，还要注意可能涉及的隔离与消毒的相关措施等。本部分以“体温过高：与病原体感染有关”为例，未加入隔离与消毒的内容。

1）病情观察：应注意观察生命体征、意识状态、液体出入量、体重、发热的伴随症状及心理反应的变化等，从中可以看出患者的病情变化以及治疗和护理后的效果。

2）休息：发热患者消耗比较大，应尽量保证充分的休息，尤其是在症状明显期，患者多表现为高热，应绝对卧床休息，保持心情平静。病室应保持适宜的温度、湿度，还应注意通风，避免噪声。

3）饮食与营养：一般应给予高热量、高蛋白质、维生素丰富、易消化的流质或半流质饮食。注意补充足够的液体，必要时静脉输液，以保证液体入量。

4）降温措施：可采用物理降温，如温水擦浴、酒精擦浴、冰袋。但应注意有皮疹的患者禁用酒精擦浴，以避免酒精对皮肤的刺激。对于持续高热物理降温效果不明显者，可遵医嘱给予药物降温。护士应了解退热药的作用、禁忌证等，避免发生不良反应及过敏反应。还应注意用药剂量不宜过大，以免大量出汗引起虚脱。高热伴惊厥者，可应用亚冬眠疗法治疗。护理人工冬眠患者时，应注意观察生命体征，保持呼吸道通畅，做好皮肤护理，防止冻伤。

5）口腔、皮肤护理：协助患者饭后、睡前漱口。对于病情危重者，给予口腔护理，避免口腔感染。患者大量出汗后应注意及时擦拭、勤换内衣，以保持皮肤清洁、干燥，预防感染。

6）药物治疗的护理：病原体感染引起的发热需进行病原学治疗，应了解药物的作用、用法、剂量、用药间隔时间、药物的不良反应等，严格遵医嘱用药，以保证药物的疗效。

4. 护理评价

（1）患者及其家属能说出发热的有关知识。

（2）患者及其家属能够正确实施物理降温措施。

（3）患者体温降至正常，发热带来的不适感消失。

第二节　病毒性肝炎

◎ **案例 10-1**

某患者，男性，35 岁。5 d 前无明显诱因自觉乏力、食欲减退，自测体温 37.6℃，自服感冒冲剂，2 d 前体温恢复正常，但乏力、食欲减退症状较前加重，今日发现眼睛黄，遂来医院就诊。

辅助检查：血 ALT 800 U/L，AST 124.4 U/L，TB 192 μmol/L。

初步诊断为“病毒性肝炎”。

请回答：

1. 该患者考虑为“病毒性肝炎”的主要依据是什么？
2. 为明确病因诊断，还应进行哪些检查？
3. 该患者可能存在的护理诊断 / 问题是什么？

病毒性肝炎（viral hepatitis）是由各种肝炎病毒引起的以肝损害为主要表现的传染病。目前确定的肝炎病毒有甲型、乙型、丙型、丁型及戊型 5 种，临床上均以疲乏、食欲减退、肝大、肝功能异常为主要表现，部分病例出现黄疸。临床上可分为急性、慢性、重型及瘀胆型等不同类型，其中甲型及戊型主要表现为急性肝炎，而乙型、丙型及丁型易出现慢性感染。

【病原学】

（一）甲型肝炎病毒

甲型肝炎病毒（HAV）属于微小 RNA 病毒科中的嗜肝 RNA 病毒属。HAV 只有一个血清型和一个抗原抗体系统。HAV 主要感染人类及高级灵长类动物。HAV 抵抗力较强，但加热 100℃ 5 min、紫外线照射 1 h 和含氯消毒剂等均可使其灭活。

（二）乙型肝炎病毒

乙型肝炎病毒（HBV）属嗜肝 DNA 病毒科。在电镜下观察，HBV 感染者血清中可见到 3 种病毒颗粒：丹氏颗粒、小球型颗粒、丝状或核状颗粒。前者为完整的 HBV 颗粒，包括包膜和核心两部分，核心内含病毒 DNA、DNA 聚合酶（DNAP）以及由核心蛋白（HBcAg）组成的核衣壳，是病毒复制的主体；后两者为 HBsAg 组成的空心包膜，不含核酸，无感染性。检测病毒 DNA 对于判断病毒复制程度、传染性大小及抗病毒药物疗效等具有重要意义。而病毒 DNAP 的活力是判断 HBV 复制和传染性强弱的指标之一。HBV 抵抗力很强，对低温、干燥、紫外线及一般化学消毒剂均能耐受，煮沸 10 min、高压蒸汽、戊二醛和含氯消毒剂等均可使其灭活。

HBV 含有以下 3 个抗原抗体系统：

1. 表面抗原（HBsAg）和表面抗体（HBsAb） HBsAg 阳性表示现症 HBV 感染，人体感染 HBV 后 3 周左右便可在血中出现 HBsAg，HBsAg 在慢性乙型肝炎患者和无症状携带者血中可持续存在多年。除血液外，HBsAg 还可存在于各种体液和分泌物中，如唾液、尿液和精液。HBsAg 消失后数周血中出现具有保护作用的 HBsAb，可保持多年。HBsAb 阳性见于乙型肝炎恢复期、过去感染或预防接种后。HBsAb 阴性说明对 HBV 易感，需要注射疫苗。

2. e 抗原（HBeAg）和 e 抗体（HBeAb） HBeAg 稍后于（或同时与）HBsAg 在血液中出现，是 HBV 活动性复制和传染性强的标志。HBeAb 在 HBeAg 阴转后出现，表示 HBV 复制减少和传染性减低。

3. 核心抗原（HBcAg）和核心抗体（HBcAb） HBcAg 在血液中不易检出。HBcAg 阳性意义同 HBeAg。HBcAg 可诱生抗体，即 HBcAb，血液中的 HBcAb 有两型，即 HBcAb IgM 和 HBcAb IgG，高滴度 HBcAb IgM 表示 HBV 有活动性复制，有助于诊断急性乙型肝炎或慢性乙型肝炎急性发作。低滴度 HBcAb IgG 表示既往感染。

（三）丙型肝炎病毒

丙型肝炎病毒（HCV）属于黄病毒科丙型肝炎病毒属。HCVAb 为非保护性抗体，而是有传染性的标记，分为 IgM 和 IgG 两种类型。HCV RNA 阳性是病毒感染和复制的直接指标。HCV 对理化因素抵抗力不强，对乙醚、氯仿、甲醛等有机溶剂敏感，煮沸、紫外线照射等也可灭活 HCV。

（四）丁型肝炎病毒

丁型肝炎病毒（HDV）是一种缺陷 RNA 病毒，必须有 HBV 或其他嗜肝 DNA 病毒辅助，才能复制、表达抗原及引起肝损害。慢性 HDV 感染时，可在血清中检出高滴度 HDVAb，包括 HDVAb IgM 和 HDVAb IgG。HDVAb 不是保护性抗体。血清或肝组织中 HDV RNA 是诊断 HDV 感染最直接的依据。

（五）戊型肝炎病毒

戊型肝炎病毒（HEV）为 RNA 病毒。HEV 主要在肝细胞内复制，通过胆道排出。在 HEV 感染者血中可检出 HEVAb，HEVAb IgM 在发病初期产生，是近期 HEV 感染的标志，HEVAb IgG 多数于发病后 6 ～ 12 个月转阴。戊型肝炎患者发病早期粪便和血液中可检测到 HEV RNA。HEV 在碱性环境下较稳定，对高热、氯仿、氯化铯敏感。

【流行病学】

（一）传染源

1. 甲型和戊型肝炎　传染源是急性患者和隐性感染者。甲型肝炎患者在起病前2周至起病后1周从粪便中排出HAV的量最多，传染性最强。

2. 乙型、丙型、丁型肝炎　传染源分别是急性、慢性（含肝炎后肝硬化）肝炎患者和病毒携带者。

（二）传播途径

1. 甲型、戊型肝炎　以粪-口传播途径为主，日常生活接触传播是散发性发病的主要传播方式。水和食物的传播，特别是食用水生贝类（如毛蚶）是甲型肝炎暴发流行的主要传播方式。饮用水污染则是戊型肝炎暴发流行的主要传播方式。

2. 乙型肝炎　含HBV的体液或血液经破损的皮肤或黏膜进入机体而使人类获得感染，主要有以下传播途径。

（1）血液传播：血液中HBV含量很高，极微量的血液即可导致感染。如输入含有HBV的血液和血液制品，或使用被HBV污染的注射器、医疗器械，进行器官移植及血液透析等，均可造成疾病传播。

（2）母婴传播：主要经胎盘、产道分娩、哺乳和喂养等方式传播。在广泛接种乙型肝炎疫苗和注射乙型肝炎免疫球蛋白后，我国HBV母婴传播率由以前的50%降至6%。

（3）性接触传播：与HBV阳性者发生无防护的性接触，特别是有多个性伴侣者，其感染HBV的危险性增高。

（4）日常生活接触传播：HBV感染者的精液、阴道分泌物、唾液、汗液等体液中均含有不同浓度的HBV，故生活中的“密切接触”可因存在微小创伤而发生体液交换，使其中含有的HBV侵入机体而引起感染。

3. 丙型、丁型肝炎　主要通过血液传播。

（三）易感人群

人类对各型肝炎普遍易感。

1. 甲型与戊型肝炎　抗HAV阴性者为甲型肝炎易感人群，以幼儿、学龄前儿童发病最多，感染后免疫力可持续终身。戊型肝炎显性感染主要发生于成人。

2. 乙型、丙型与丁型肝炎　HBsAb阴性者为乙型肝炎易感人群。乙型肝炎高危人群包括HBsAg阳性母亲的新生儿、HBsAg阳性者的家属、反复输血或血液制品者、血液透析患者、接触血液的医务工作者等。乙型肝炎多发生于婴幼儿及青少年。丙型肝炎多见于成年人。

（四）流行特征

甲型肝炎的发病率有明显的秋、冬季高峰。戊型肝炎也有明显的季节性，流行多发生于雨季或洪水后。乙型、丙型与丁型肝炎无明显季节性。

【发病机制】

不同的肝炎病毒通过各自的途径侵入人体后，主要引起肝损害，相关机制尚未明确。一般认为，甲型、乙型及戊型肝炎病毒以免疫损害为主；急性丙型肝炎可能是病毒的直接损害为主；慢性丙型肝炎病毒可能是免疫损伤为主；而丁型肝炎则两者均有参与。

病毒性肝炎的基本病变为肝细胞肿胀、气球样变性或嗜酸性变性，可有点灶状或融合性坏死或凋亡小体，炎症细胞浸润等。随着肝炎病毒的清除，肝细胞损害逐渐修复。慢性肝炎患者则可见肝纤维增生形成纤维间隔。重型肝炎可见肝细胞大量坏死。

甲型及戊型肝炎无慢性肝炎表现，乙型、丙型及丁型肝炎均可慢性化。HBV 感染的表现与感染者的免疫功能状态密切相关。若感染者免疫功能正常，可彻底清除病毒，则表现为隐性感染或急性肝炎，常见于成人感染者。若感染者处于免疫耐受状态，则不发生免疫反应，而成为无症状携带者，常见于围产期感染者。若机体免疫功能低下，不完全免疫耐受，又无法彻底清除病毒，则导致慢性肝炎。儿童期感染或某些 HLA 基因型易出现慢性肝炎。若机体免疫功能过强，处于超敏反应状态，而引起大量肝细胞坏死，则表现为重型肝炎（肝衰竭）。

【临床表现】

不同类型肝炎病毒引起的肝炎潜伏期不同：甲型肝炎 2 ~ 6 周，平均 4 周；乙型肝炎 1 ~ 6 个月，平均 3 个月；丙型肝炎 2 周 ~ 6 个月，平均 40 d；丁型肝炎 4 ~ 20 周；戊型肝炎 2 ~ 9 周，平均 6 周。

病毒性肝炎按临床经过分为急性肝炎、慢性肝炎、重型肝炎和淤胆型肝炎等不同临床类型，本节重点介绍急性病毒性肝炎。

急性病毒性肝炎通常指病程不超过 6 个月者，依据其有无黄疸，分为急性黄疸型肝炎和急性无黄疸型肝炎两类。

（一）急性黄疸型肝炎

1. 黄疸前期　平均为 5 ~ 7 d。甲型及戊型肝炎起病较急，有畏寒、发热，体温在 38 ~ 39℃。乙型、丙型及丁型肝炎起病较缓慢，仅少数患者有发热。本期的主要表现为显著乏力、食欲减退、厌油、恶心、呕吐、腹胀、右季肋部疼痛等，尿色逐渐加深，至本期末尿呈浓茶色。部分乙型肝炎病例可出现荨麻疹、斑丘疹、血管神经性水肿和关节痛等血清病样表现。

2. 黄疸期　持续 2 ~ 6 周。患者自觉症状可有所好转，发热减退，但尿色加深，巩膜、皮肤出现黄染，约于 2 周内达高峰。部分患者可有粪便颜色变浅、皮肤瘙痒等梗阻性黄疸表现。多有肝大，一般为肋下 1 ~ 3 cm，有压痛及叩击痛，脾也可有轻度肿大。肝功能检查 ALT 和胆红素升高，尿胆红素阳性。

3. 恢复期　持续 2 周至 4 个月不等，平均 1 个月。黄疸逐渐消退，症状减轻以至消失，肝、脾缩小，肝功能逐渐恢复正常。

（二）急性无黄疸型肝炎

急性无黄疸型肝炎远较急性黄疸型肝炎常见，整个病程不出现黄疸，症状较轻，常不易被发现。恢复较快，病程大多在 3 个月内。

（三）其他临床类型

1. 慢性肝炎　病程超过 6 个月，或原有急性肝炎发作后再次出现肝炎症状、体征及肝功能异常。依据病情轻重，分为轻度、中度和重度慢性肝炎。

2. 重型肝炎　是指出现了肝衰竭的表现，是最严重的临床类型，占全部病例 0.2% ~ 0.5%，病死率高达 50% ~ 70%。各型肝炎均可引起重型肝炎，但甲型、丙型较少见。根据病理改变特点及病情进展速度，可分为急性重型、亚急性重型、慢性重型以及慢加急性重型肝炎等。

3. 淤胆型肝炎　以肝内胆汁淤积为主要表现，是一种特殊的临床类型。临床表现类似急性黄疸型肝炎，但患者自觉症状较轻，黄疸较深，并具有梗阻性黄疸的特点，如皮肤瘙痒、粪便颜色变浅。

【有关检查】

（一）肝功能检查

1. 血清酶检测　血清丙氨酸氨基转移酶（ALT）及天门冬氨酸氨基转移酶（AST）为临床上最常用的判断肝细胞损害的重要指标。急性肝炎时 ALT 明显升高，AST/ALT $<$ 1，黄疸出现后 ALT 下降。肝病时血清 AST 升高，与肝病严重程度成正相关。其他如乳酸脱氢酶（LDH）、γ- 谷氨酰转肽酶（γ-GT）、碱性磷酸酶（ALP）等在肝炎时也可升高。

2. 血清胆红素检测　急性黄疸型肝炎血清胆红素升高。直接胆红素在总胆红素中的比例还可以反映淤胆的程度。

3. 血清蛋白质检测　慢性肝炎患者可出现清蛋白下降、球蛋白升高和 A/G 比值下降甚至倒置。重型肝炎血清总蛋白及清蛋白明显下降。

（二）肝炎病毒标志物检测

1. 甲型病毒性肝炎　血清 HAVAb IgM 阳性为近期感染的标志，具有诊断意义。HAVAb IgG 阳性则提示既往感染 HAV 或接种过疫苗。

2. 乙型病毒性肝炎　检测血清 HBsAg 与 HBsAb、HBeAg 与 HBeAb、HBcAb（也可分别检测 HBcAb IgM、HBcAb IgG）、HBV DNA 和 DNAP。

3. 丙型病毒性肝炎　检测 HCV RNA 是病毒感染和复制的直接标志。HCVAb IgM 阳性提示 HCV 现症感染，HCVAb IgG 阳性提示 HCV 现症感染或既往感染。

4. 丁型病毒性肝炎　血清或肝组织中的 HDAg 和（或）HDV RNA 阳性有确诊意义。HDVAb IgM 可用于丁型肝炎的早期诊断，HDVAb IgG 可见于慢性丁型肝炎。

5. 戊型病毒性肝炎　急性肝炎患者 HEVAb IgM 阳性，即可诊断为戊型病毒性肝炎。恢复期 HEVAb IgG 滴度比急性期高 4 倍提示 HEV 新近感染，有诊断意义。

【诊断要点】

1. 流行病学资料　秋冬或夏秋季出现肝炎流行高峰，食物或水污染暴发的流行病学资料均有利于甲型和戊型肝炎的诊断。有注射史、输血或血液制品史、肝炎患者密切接触史等，对乙型、丙型和丁型肝炎的诊断具有重要价值。

2. 临床诊断　急性肝炎起病较急，有发热、食欲缺乏、恶心、呕吐、厌油腻等症状。体征有肝大、压痛及叩击痛，少数患者有脾大。肝功能检查 ALT 升高，病程在 6 个月以内，如血清胆红素升高，可诊断为急性黄疸型肝炎。血清胆红素正常，可诊断为急性无黄疸型肝炎。若病程超过 6 个月，有肝炎症状、体征及肝功能异常，可诊断为慢性肝炎。若出现肝衰竭，可诊断为重型肝炎。

3. 病原学诊断　根据肝炎病毒标志物检测，可对病毒性肝炎进行病原学分型。

【治疗要点】

1. 急性肝炎　强调早期卧床休息及清淡饮食，适当补充 B 族维生素和维生素 C。进食量过少时，可由静脉补充葡萄糖和维生素 C。

急性肝炎多为自限性，一般不予抗病毒治疗，但对于急性丙型肝炎，只要检查 HCV RNA 阳性，应尽快开始抗病毒治疗，可治愈。

2. 慢性肝炎　应根据患者的具体情况采取抗病毒、抗纤维化、调节机体免疫力等综合治疗措施。

3. 重型肝炎　强调早期诊断、早期治疗，积极给予对症支持治疗，防治各种并发症，必要时给予人工肝支持系统或肝移植等。

【预防】

（一）管理传染源

1. 患者的隔离　甲型、戊型肝炎患者隔离至发病后 3 周，乙型、丙型和丁型肝炎患者参考病毒标志物检测结果进行隔离。

2. 病毒携带者的管理　HBV 和 HCV 携带者不能捐献血液和组织器官，不能从事食品加工、餐饮服务、托幼保育等国家明文规定的职业或工种。若有治疗适应证，应进行抗病毒治疗。

3. 密切接触者的管理　与甲型肝炎密切接触者检疫 45 d，其余类型肝炎检疫期尚未确定。

（二）切断传播途径

1. 甲型和戊型肝炎　重点在于切断传播途径，如加强水源和粪便管理，做好饮水消毒和食品卫生工作，搞好环境和个人卫生。

2. 乙型、丙型与丁型肝炎　重点在于防止病毒通过血液和体液传播。①加强血源管理，保证血液、血液制品及生物制品的安全生产与供应。②对各种医疗器械应进行严格消毒。③重视安全注射，大力推广一次性使用注射用具。④加强服务行业卫生管理，理发、刮脸、修脚、穿刺和文身等器具也应严格消毒。⑤注意个人卫生，不与任何人共用剃须刀和牙具等用品。⑥若性伴侣为 HBsAg 阳性者，应接种乙型肝炎疫苗或使用安全套。在性伴侣健康状况不明的情况下，必须使用安全套以预防乙型肝炎及其他血源性或性传播疾病。

（三）保护易感人群

1. 甲型肝炎　易感者应进行主动免疫，接种减毒活疫苗，保护期可持续 20 年以上。对近期有与甲型肝炎患者密切接触的易感者，可用人免疫球蛋白进行被动免疫。注射时间越早越好，不宜迟于接触后 7 ～ 10 d。

2. 乙型肝炎　易感者均应接种乙型肝炎疫苗，凡新生儿（尤其是 HBsAg 阳性母亲所娩出的新生儿）在出生后 24 h 内应立即接种乙型肝炎疫苗，按照 0、1、6 个月的程序注射 3 次，保护率约为 85%。已暴露于 HBV 的易感者及母亲为 HBeAg 阳性所娩出的新生儿，在接种乙型肝炎疫苗的同时，应联合使用乙型肝炎免疫球蛋白（HBIG），保护期约为 3 个月。

3. 戊型肝炎　易感者可接种重组戊型肝炎疫苗（大肠埃希菌）。

目前，对于丙型、丁型肝炎，尚缺乏特异性保护易感人群的免疫措施。

【护理要点】

（一）隔离

甲型及戊型肝炎采取消化道隔离。乙型、丙型和丁型肝炎采取血液、体液隔离。

（二）病情观察

应注意观察如下内容：①乏力、消化道症状的变化情况。②生命体征。③神志状态。

④黄疸是否进行性加重。⑤肝、脾大小及肝功能检查的变化情况。

（三）休息与活动

休息是治疗急性肝炎的重要措施。强调患者应早期卧床休息，保持良好的情绪状态，以降低肝负担，增加肝血流量，有利于炎症病变的恢复，防止发生重型肝炎。当症状好转、黄疸减轻、肝功能改善后，可每日轻微活动，以患者不感觉疲劳为度。以后随病情进一步好转，可逐渐增加活动量。出院后仍应继续休息 1 ~ 3 个月，恢复日常活动及工作后仍应避免过劳及重体力劳动。

（四）饮食与营养

合理的营养、适宜的饮食也是治疗急性肝炎的重要措施。急性肝炎早期患者消化道症状较明显，因此应给予易消化、清淡饮食，可以少食多餐，但应保证足够的热量、蛋白质、维生素 B、维生素 C 的摄入。随着病情好转，食欲改善，食量增加，则应防止营养过剩，对于体重增长较快的患者，应适当控制饮食，最好能维持体重在病前水平或略增。重型肝炎患者食欲极差，肝合成能力低下，给予低脂、低盐、高糖、富含维生素、易消化的流食或半流食，控制蛋白质摄入，以优质蛋白为主，减少脂肪和蛋白质的分解。

（五）皮肤护理

有皮肤瘙痒的患者，应指导其进行皮肤自我护理。①穿着柔软、宽松的内衣及内裤，常换洗，并保持床单清洁、干燥，使患者有舒适感，可减轻瘙痒症状。②每日用温水擦拭全身皮肤一次，不用有刺激性的肥皂与化妆品。③对于瘙痒严重者，可给予局部涂擦止痒药，也可口服抗组胺药。④及时修剪指甲，避免搔抓引起皮肤破损，如皮肤已有破损，应注意保持局部清洁、干燥，预防感染。

（六）用药护理

1. 不滥用药物　遵医嘱应用保肝药，不滥用药物，特别应禁用损害肝的药物。

2. 抗病毒治疗的护理　抗病毒治疗的依从性是最大限度实现治疗目标、降低耐药性的关键因素，用药前务必做好用药指导，说明抗病毒治疗的目的、意义、可能出现的不良反应及处理措施，尤其应强调遵医嘱用药的重要性，使患者做好充分的心理准备，以便能够坚持用药治疗。

（七）对症护理

对于重型肝炎患者，应做好并发症的观察与护理，包括肝性脑病、出血、肝肾综合征、继发感染等。

【健康教育】

1. 对公众的健康教育　积极进行病毒性肝炎预防知识的健康教育，甲型、戊型肝炎应预防消化道传播，其余各类型肝炎主要应预防血液、体液传播。凡接受输血及血液制品、接受大手术等患者，出院后应定期检测肝功能及病毒标志物，以便早期发现由血液传播所致的各型肝炎。强调疫苗接种对预防甲型、乙型及戊型肝炎的重要作用。

2. 对患者及其家属的健康教育　应向患者及其家属介绍疾病发生、发展及预后的相关知识，指导患者注意身心休息、合理营养、戒烟、戒酒、保持规律的生活习惯，不滥用药物。对于有抗病毒治疗适应证者，应说明抗病毒治疗的目的和意义，以及遵医嘱用药的重要性。指导家属进行必要的检查和采取适宜的预防措施。

急性肝炎患者出院后应定期复查肝功能和病毒性指标等，第1个月复查1次，以后每1～2个月复查1次，半年后每3个月复查1次，定期复查1～2年。慢性肝炎患者应定期复查肝功能、病毒血清学指标、肝B超和与肝纤维化相关指标，以指导调整治疗方案。

第三节　流行性乙型脑炎

流行性乙型脑炎简称乙脑，是由乙型脑炎病毒引起的急性中枢神经系统传染病。临床上以高热、意识障碍、抽搐、脑膜刺激征及病理反射为特征。重症者常出现中枢性呼吸衰竭，病死率较高，恢复者可留有神经系统后遗症。

【病原学】

乙型脑炎病毒为单股正链RNA病毒。该病毒的抗原性较稳定，感染后可产生补体结合抗体、中和抗体和血凝抑制抗体，这些抗体的检测可用于临床诊断和流行病学调查。此病毒抵抗力不强，易被常用消毒剂杀灭，加热56℃ 30 min或100℃ 2 min即可灭活，但耐低温和干燥。

【流行病学】

1. 传染源　乙脑是人畜共患的自然疫源性疾病，动物（如猪、牛等家畜和鸭、鸡等家禽）或人都可成为本病的传染源。猪的感染率可达100%（尤其是幼猪），且病毒血症时间长、血中病毒数量多，故猪是本病的主要传染源。

2. 传播途径　乙脑主要通过蚊虫叮咬而传播。库蚊、伊蚊和按蚊是主要的传播蚊种，其中三带喙库蚊为主要传播媒介。蚊虫吸血后，病毒先在蚊虫肠道内繁殖，然后移至唾液腺，经叮咬传播给人或动物，再由动物感染更多蚊虫。

3. 人群易感性　人对乙型脑炎病毒普遍易感，但感染后仅少数人发病，大多数为隐性感染，感染后可获得持久免疫力。患病者多为儿童，以2～6岁发病率最高。近年来，由于儿童普遍接种乙脑疫苗，成人发病率有所上升。

4. 流行特征　本病具有严格的季节性，我国约有90%病例发生在7月、8月、9月3个月内。

【发病机制】

人被携带乙型脑炎病毒的蚊虫叮咬后，病毒即进入人体，在单核巨噬细胞系统中繁殖，继而进入血液循环引起病毒血症。当机体防御功能降低或病毒数量多、毒力强时，病毒可通过血脑屏障进入中枢神经系统，引起中枢神经系统广泛性损害。主要以脑实质广泛性急性炎症为主，病变范围广泛，尤以大脑皮质、间脑、中脑等最为严重。由于病变的程度及部位不同，故临床上出现多样化的神经系统表现。

【临床表现】

本病潜伏期平均为10～14 d（4～21 d）。

（一）典型临床表现

典型的临床经过分为以下4期。

1. 初期　病程第1～3 d。起病急，体温在1～2 d内升高至39～40℃，伴头痛、恶心、呕吐，可出现不同程度的精神倦怠或嗜睡。

2. 极期 病程第 4 ～ 10 d。初期症状逐渐加重，主要出现脑实质损害的表现。

（1）持续高热：体温常高达 40℃以上，多呈稽留热型，持续 7 ～ 10 d，重者可达 2 ～ 3 周。体温越高，热程越长，则病情越重。

（2）意识障碍：表现为嗜睡、昏睡、谵妄或昏迷。意识障碍多发生于病程第 3 ～ 8 d，通常持续 1 周左右，重者可达 4 周以上。昏迷越深，持续时间越长，则病情越重。

（3）惊厥或抽搐：多见于病程第 2 ～ 5 d，主要由于高热、脑实质炎症、脑水肿所致。先有面部、眼肌、口唇的小抽搐，随后出现肢体阵挛性抽搐或全身强直性抽搐，历时数分钟至数十分钟不等，均伴有意识障碍。频繁抽搐导致发绀，甚至呼吸暂停，使脑缺氧和脑水肿加重。

（4）呼吸衰竭：是本病最严重的表现和主要死亡原因，多发生于重症患者。可分为中枢性、外周性和混和性（中枢性合并外周性）呼吸衰竭。中枢性呼吸衰竭常因脑实质炎症、脑水肿、脑疝等引起，表现为呼吸节律不规整或幅度不均，如呼吸表浅、潮式呼吸、双吸气、叹息样呼吸及下颌呼吸，最后呼吸停止。外周性呼吸衰竭多由于脊髓病变引起呼吸肌麻痹、呼吸道痰阻、蛔虫阻塞喉部或并发肺部感染等所致，主要表现为呼吸先增快后变慢、胸式或腹式呼吸减弱、呼吸困难、发绀，但呼吸节律始终整齐。高热、抽搐和呼吸衰竭是乙脑极期的严重症状，三者相互影响。

（5）其他神经系统表现：神经系统表现多在病程 10 d 内出现，主要有：①浅反射减弱或消失，深反射先亢进后消失。②肢体肌张力增强、强直性瘫痪、出现病理反射。③常有脑膜刺激征阳性。④还可出现吞咽困难、大小便失禁或尿潴留等。

3. 恢复期 多数患者于病程第 8 ～ 11 d 后进入恢复期，体温逐渐下降，神经精神症状逐渐好转，通常 2 周左右完全恢复。少数重症患者可有低热、神志迟钝、痴呆、失语、多汗、肢体瘫痪等，经积极治疗后大多数患者于 6 个月内恢复。

4. 后遗症期 患病 6 个月后如仍留有神经精神症状，称为后遗症。如意识障碍、痴呆、失语、强直性瘫痪、精神失常，经积极治疗后多可有不同程度的恢复。

（二）并发症

本病并发症以支气管肺炎最常见，多因昏迷患者呼吸道分泌物不易咳出，或因应用人工呼吸器后引起。其次为肺不张、尿路感染、压疮等。重型患者可发生应激性溃疡而出现上消化道大出血。

【有关检查】

（一）血常规

白细胞计数常为（10 ～ 20）$\times 10^9$/L，中性粒细胞比例达 80% 以上。

（二）脑脊液

脑脊液压力增高，外观清亮或微混，白细胞计数多在（50 ～ 500）$\times 10^6$/L，少数可超过 1000×10^6/L，早期以中性粒细胞为主，以后则以单核细胞为主。蛋白轻度增高、糖正常或偏高，氯化物正常。

（三）血清学及病原学检查

1. 特异性 IgM 抗体检查 患病后 3 ～ 4 d 特异性 IgM 抗体即可在血清中出现，脑脊液中最早在病程第 2 d 即可检测到，2 周达到高峰，可用作早期诊断。

2. 其他特异性抗体检测　血凝抑制试验、补体结合试验、中和试验均能检测到相应的特异性抗体，主要用于流行病学调查。

3. 病毒分离　可用组织培养法获得病毒。

4. 病毒抗原或核酸检测　多用于研究工作。

【诊断要点】

发生于夏、秋季等流行病学资料。有急起高热、头痛、呕吐、意识障碍、抽搐，严重的患者可有呼吸衰竭等临床表现，有脑膜刺激征及病理反射阳性等体征。实验室检查血白细胞增高、脑脊液呈无菌性脑膜炎改变，可做出临床诊断。血清学检查乙脑 IgM 抗体阳性为确诊依据。

【治疗要点】

本病尚无特效抗病毒药物，应采用中西医结合等综合治疗措施，重点做好高热、惊厥、呼吸衰竭等危重症状的抢救，这是提高治愈率、降低病死率的关键。

（一）一般治疗

住院隔离治疗，及时补充必要的营养物质，注意水和电解质平衡。重型患者应静脉输液，但输液量不宜过多，以免加重脑水肿。昏迷者可采用鼻饲。

（二）对症治疗

1. 高热　以物理降温为主，配合药物降温，同时降低室温，使肛温控制在 38℃左右。药物降温可用 50% 安乃近滴鼻或吲哚美辛栓等。高热伴频繁抽搐者可用亚冬眠疗法。

2. 惊厥或抽搐　应针对不同病因给予相应的处理：①如因高热所致，以降温为主。②如因脑实质炎症所致，常用抗惊厥药镇静、止痉，地西泮为首选药。③如因脑水肿所致，以脱水治疗为主，常应用 20% 甘露醇静脉滴注，每 4 ～ 6 h 一次。同时合用肾上腺皮质激素、呋塞米等。

3. 呼吸衰竭　应针对发生的病因进行相应的治疗。①氧疗：选用鼻导管或面罩给氧，增加吸入氧浓度，纠正患者的缺氧状态。②脱水治疗：脑水肿、脑疝所致者，应进行脱水治疗。③保持呼吸道通畅：可进行吸痰、体位引流、雾化吸入等。④根据不同病情选择气管插管、气管切开或使用人工呼吸器。⑤呼吸兴奋药：中枢性呼吸衰竭可应用呼吸中枢兴奋药，如洛贝林、尼可刹米。⑥改善微循环：可应用血管扩张药，如东莨菪碱、山莨菪碱，可改善脑微循环，减轻脑水肿。

（三）恢复期及后遗症的治疗

恢复期患者应加强护理，注意营养，防止压疮及继发感染，并给予中西医结合治疗。有后遗症者，应根据不同情况采用相应的综合治疗措施，如理疗、针灸、按摩及各种功能康复锻炼。

【预防】

应采取以防蚊、灭蚊和预防接种为主的综合性预防措施。

1. 管理传染源　对猪进行管理，搞好饲养场所的环境卫生。流行季节前对猪进行疫苗接种，能有效地控制乙脑在人群中的流行。

2. 切断传播途径　防蚊、灭蚊是预防本病的主要措施，应注意对蚊虫孳生地进行消杀治理，流行季节采用各种防蚊措施。

3. 保护易感人群　采用减毒活疫苗进行预防接种，以提高人群的免疫力。

【护理要点】

（一）隔离

患者应住院隔离治疗。

（二）病情观察

应密切观察：①生命体征，尤其应注意观察体温及呼吸的变化，每 1 ～ 2 h 测量体温 1 次，观察呼吸速率、节律，以判断有无呼吸衰竭。②观察意识障碍是否继续加重。③惊厥发作先兆、频度、发作持续时间、抽搐部位和方式。④颅内压增高及脑疝的先兆，重点观察瞳孔大小、形状、两侧是否对称、对光反应等。⑤准确记录液体出入量。⑥有无并发症表现，如肺部感染及压疮。

（三）休息

患者应绝对卧床休息。

（四）饮食与营养

初期及极期应给予高热量、高蛋白质、富含维生素的清淡、易消化、流质饮食，如西瓜汁、绿豆汤、菜汤、牛奶。对于昏迷及有吞咽困难的患者，给予鼻饲或静脉输液，补充足够的水分和营养。恢复期患者注意增加营养。

（五）对症护理

1. 高热　物理降温可采用酒精擦浴、冰盐水灌肠或在大血管处放置冰袋等方法，特别要注意降低头部温度，如在头部使用冰帽、冰枕等。降低室温至 28℃。必要时遵医嘱应用解热药，对高热并频繁抽搐的患者，可采用亚冬眠疗法。

2. 惊厥或抽搐　根据不同原因遵医嘱积极进行对症治疗，注意观察治疗的效果及可能的副作用。惊厥或抽搐发作时防止窒息及外伤：①保持呼吸道通畅，立即放置患者于仰卧位，头偏向一侧，清除呼吸道分泌物。②持续吸氧。③将患者放置于光线暗、安静的房间内，各种检查、护理、治疗操作集中进行，尽可能减少对患者的刺激。④专人守护，设置床档，防止坠床。⑤惊厥发作时切勿用力牵拉或按压患者肢体，以防引起骨折。⑥遵医嘱给予速效抗惊厥药。

3. 呼吸衰竭　主要措施如下。①保持呼吸通畅：由于呼吸道分泌物梗阻，应及时、彻底吸痰，并加强翻身、拍背、引流等措施，以助痰排出。若痰液黏稠，可遵医嘱进行雾化吸入。②吸氧：在保持呼吸道通畅的基础上给予持续吸氧。③做好气管插管、气管切开或应用人工呼吸器患者的护理。

4. 意识障碍　主要措施：①昏迷患者应取头高足低位，头偏向一侧，待病情好转后可酌情采取侧卧位，注意保持呼吸道通畅。②做好皮肤护理，防止压疮。③做好口腔、眼、泌尿系统护理。④注意患者安全，防止坠床，必要时使用床栏或约束带约束。⑤有肢体瘫痪者，应将肢体放于功能位，并进行肢体按摩及被动运动，防止肌肉挛缩及功能障碍。

【健康教育】

1. 对公众的健康教育　讲述防蚊、灭蚊和乙脑疫苗接种对预防乙脑的重要作用。

2. 对患者及其家属的健康教育　讲述乙脑的发病原因、主要症状特点、治疗方法、病程及预后等。本病无特效治疗方法，使患者及其家属对此病有所了解，以便能配合医护人员进行治疗。对于乙脑恢复期遗留有神经精神症状者，应向患者及其家属讲述积极治疗的意义，尽可能使患者的功能障碍于 6 个月内恢复，以防成为不可逆性后遗症，增加家庭及社会负担。教给家属切实可行的护理方法，如鼻饲、按摩、肢体功能锻炼及语言训练等方法，促进患者康复。

第四节　获得性免疫缺陷综合征

获得性免疫缺陷综合征（acquired immunodeficiency syndrome，AIDS）是由人类免疫缺陷病毒（HIV）所引起的免疫缺陷慢性传染病，简称艾滋病。临床上有明显的后天获得性免疫缺陷的表现，以发生各种机会性感染及恶性肿瘤为特征。近年来，随着获得性免疫缺陷综合征患者就诊率的不断提升以及抗病毒治疗药物的不断发展，HIV 感染已经成为可防可控的慢性疾病。

【病原学】

人类免疫缺陷病毒（HIV）为单链 RNA 病毒，目前已知 HIV 有两型，即 HIV1 和 HIV2，两者均能引起获得性免疫缺陷综合征。HIV1 是引起获得性免疫缺陷综合征的主要毒株。此病毒主要感染 $CD4^{+}T$ 淋巴细胞。HIV 感染人体后产生 HIV 抗体，此抗体不是中和抗体，血清中病毒和抗体同时存在，故仍有传染性。HIV 抵抗力不强，对热及化学消毒剂敏感，加热 56℃持续 30 min 及一般消毒剂均可使其灭活，但对 0.1% 甲醛、紫外线等抵抗力较强。

【流行病学】

（一）传染源

AIDS 患者及 HIV 感染者是本病的传染源，特别是后者，更具危险性。HIV 主要存在于传染源的血液、精液、阴道分泌物、胸腔积液、腹水、脑脊液、羊水和乳汁等体液中。从 HIV 感染人体到感染者血清中 HIV 抗体、抗原或核酸等感染标志物能被检测出之前的窗口期已有感染性，窗口期通常为 2 ～ 6 周。

（二）传播途径

1. 性接触传播　为本病的主要传播途径，同性恋、异性恋者均可因性行为造成传播。感染者的血液、精液及阴道分泌物中含有大量 HIV，性接触摩擦所致的细微破损可导致病毒侵入机体而感染。感染风险与性伴侣数量、性伴侣感染阶段、性交方式及所采取的保护措施等有关。性病和性传播疾病的流行可促进本病的传播。

2. 血液传播　静脉吸毒者之间通过共用污染的注射器和针头而感染。通过输入污染 HIV 的血液或血液制品，以及不规范的介入性医疗操作等传播。

3. 母婴传播　感染 HIV 的妊娠期妇女可通过胎盘、产程中及产后血性分泌物和母乳喂养而传播本病，其中以经胎盘感染胎儿最常见。

（三）人群易感性

人群普遍对本病易感，但本病多发生于青壮年。男男同性性行为者、静脉注射毒品者、与 HIV 感染者 /AIDS 患者有性接触者、多性伴侣人群、性传播感染（STI）者为本病高危人群。近年来，儿童、妇女及老年人感染者比例呈上升趋势。

【发病机制】

获得性免疫缺陷综合征的发病机制主要是在 HIV 作用下，$CD4^+T$ 淋巴细胞受到破坏，数量大为减少，导致细胞免疫功能受损，并且机体其他免疫细胞也均有不同程度的受损，从而引起各种严重机会性感染及恶性肿瘤的发生。

【临床表现】

HIV 感染人体后的进展过程可分为急性期、无症状期和艾滋病期。

（一）急性期

HIV 感染后，大部分感染者无明显症状，部分感染者可出现 HIV 病毒血症和免疫系统急性损伤相关的临床表现，以发热最常见，可伴有咽痛、恶心、呕吐、腹泻、皮疹、关节疼痛及淋巴结肿大等，持续 1 ～ 3 周后缓解。此期 $CD4^+T$ 淋巴细胞可出现一过性减少。

（二）无症状期

临床上患者可无任何症状，也可出现淋巴结肿大等症状或体征，但容易被忽视。急性期后 3 ～ 6 个月内 $CD4^+T$ 淋巴细胞数量缓慢恢复，可接近正常水平。此后由于病毒在体内不断复制，$CD4^+T$ 淋巴细胞数量逐渐减少。此期的长短与感染的病毒数量和型别、感染途径、机体免疫状况和营养条件等有关。

（三）艾滋病期

此期 $CD4^+T$ 淋巴细胞数量明显减少（多 < 200 个 /μl），临床上出现 HIV 相关的症状和体征、各种机会性感染和肿瘤等机体免疫功能下降的表现。

1. HIV 相关症状和体征　主要表现为持续 1 个月以上的发热、盗汗、腹泻，体重减轻 10% 以上。还可出现持续性全身性淋巴结肿大，表现为除腹股沟外有两个或两个以上部位的淋巴结肿大。淋巴结直径 ≥ 1 cm，无压痛，无粘连，持续 3 个月以上。部分患者可出现记忆力减退、精神淡漠、性格改变、头痛、癫痫及痴呆等神经精神症状。

2. 各种机会性感染　由于严重的细胞免疫缺陷而出现各种细菌、病毒、真菌等引起的不同器官、系统的机会性感染。

其中以卡氏肺孢子菌肺炎（PCP）最常见，是引起获得性免疫缺陷综合征患者死亡的主要原因。其临床表现主要是慢性咳嗽、短期发热、渐进性呼吸困难、发绀和动脉血氧分压降低，仅少数患者肺部能闻及啰音。X 线特征为间质性肺炎，但无特异性。此外，念珠菌、隐球菌、结核分枝杆菌、巨细胞病毒等也常引起肺部感染。

除呼吸系统外，消化系统、神经系统等也可出现不同病原体引起的机会性感染，如鹅口疮、舌毛状白斑、复发性口腔溃疡、食管炎、肠炎、新型隐球菌性脑膜炎、结核性脑膜炎及弓形虫脑病。

3. 肿瘤　主要有非霍奇金淋巴瘤和卡波西肉瘤。卡波西肉瘤可发生在皮肤、黏膜、内脏、淋巴结、肝、脾等处。早期皮肤卡波西肉瘤通常是红色或紫红色斑疹或丘疹，数量多，迅速扩大，周围常伴有棕黄色瘀斑，疾病进展期常融合成蓝紫色或棕色斑块或结节。

【有关检查】

1. 血常规及T淋巴细胞亚群检查　可有不同程度的贫血、白细胞计数减少。淋巴细胞总数明显减少、T淋巴细胞减少、$CD4^{+}$T淋巴细胞减少、$CD4^{+}/CD8^{+} < 1$。

2. 血清学及病原学检查

（1）HIV抗体检测：一般用酶联免疫吸附试验（ELISA）作初筛，如连续2次阳性，再作免疫印迹法（WB）或固相放射免疫沉淀法（SRIP）进行确诊，如阳性，则诊断可以确立。对不确定的结果，应每3个月随访一次。若随访仍为阴性，还可检测HIV RNA协助判断。

（2）HIV抗原检测：ELISA测定血浆中的HIV的p24抗原，可用于早期诊断，对抗体不确定或窗口期有辅助诊断意义。

（3）病毒载量测定：可了解疾病进展情况、提供抗病毒治疗依据、评估治疗效果等，也是HIV感染早期诊断的参考指标。

3. 其他检查　胸部及胃肠道X线、B超、内镜检查等，必要时进行CT及MRI检查，有助于早期诊断机会性感染及肿瘤。

【诊断要点】

HIV感染的高危人群应进行血清学检测并进行医学监测。如出现严重的机会性感染或肿瘤，以及$CD4^{+}/CD8^{+}$比例倒置，应考虑本病的可能。HIV抗体和病原学检测是确诊HIV感染的依据。$CD4^{+}$T淋巴细胞检测和临床表现是HIV感染分期诊断的主要依据。

【治疗要点】

（一）抗病毒治疗

早期抗病毒治疗是获得性免疫缺陷综合征治疗的关键。HIV感染者/AIDS患者无论$CD4^{+}$T淋巴细胞计数水平如何，均推荐尽早启动抗病毒治疗（ART）。

1. 治疗目标　最大限度地抑制病毒复制，使病毒载量降低至检测下限，并减少病毒变异；重建免疫功能；降低异常的免疫激活；减少病毒传播；降低HIV感染的发病率和病死率，使患者获得正常的预期寿命，提高生命质量。

2. 常用药物　国际上抗反转录病毒药物共有6大类30余种药物，分别为核苷类反转录酶抑制剂（NRTI）、非核苷类反转录酶抑制剂（NNRTI）、蛋白酶抑制剂（PI）、整合酶抑制剂（INSTI）、融合抑制剂（FI）和趋化因子受体5（CCR5）受体拮抗药。目前国内的抗反转录病毒治疗药物有NRTI、NNRTI、PI、INSTI以及FI 5大类。

为避免一种药物易引起病毒的变异诱发耐药，主张采取多种抗病毒药物联合治疗，即所谓的“鸡尾酒”疗法，称为高效抗反转录病毒治疗（HAART）。目前常用2种NRTI联合1种NNRTI或PI或INSTI。

（二）免疫疗法

可用白细胞介素-2、异丙肌苷、胸腺素等，以提高免疫功能。若在免疫重建过程中出现严重的免疫重建炎症反应综合征（IRSI），可短期使用糖皮质激素。

（三）并发症治疗

可根据机会性感染的病原体选择相应的治疗方案，如肺孢子菌肺炎可用复方磺胺甲噁唑片、伯氨喹等治疗；弓形虫感染可用乙胺嘧啶、磺胺嘧啶等治疗；获得性免疫缺陷综合征相关性肿瘤需根据患者的具体情况选择手术、化疗和放疗。应注意抗感染、抗肿瘤与抗病毒药物之间的相互作用。

（四）支持及对症治疗

支持及对症治疗包括输血、营养支持疗法及根据患者表现给予的对症治疗。

【预防】

采取以切断传播途径为主的预防措施。

（一）管理传染源

1. 加强监测　建立获得性免疫缺陷综合征监测网络，加强对高危人群的 HIV 检测，及时发现患者及无症状带毒者。

2. 作好消毒隔离　对 AIDS 患者 /HIV 感染者应注意隔离，并对其血液、排泄物、分泌物进行严格消毒处理。

（二）切断传播途径

1. 采取安全的性行为　正确使用安全套，采取安全的性行为。

2. 避免血液传播　不吸毒，不共用针具。推行无偿献血，对献血、器官捐献人群进行 HIV 筛查。加强医院管理，严格执行消毒隔离制度，控制医院交叉感染。

3. 控制母婴传播　HIV 感染妊娠期妇女可选择终止妊娠。若继续妊娠，应尽早服用抗反转录病毒药物，选择适宜的分娩方式，以降低围产期感染机会，注意做好产后喂养指导。

（三）保护易感人群

艾滋病疫苗正在研制中。密切接触者和医护人员应加强自身防护，并作定期检查。对于高风险人群，在知情同意以及高依从性前提下给予抗病毒药物治疗，以实现相应的暴露前预防（PrEP）和暴露后预防（PEP）。

【护理要点】

1. 隔离　施行血液、体液隔离。

2. 病情观察　密切观察患者的生命体征。观察有无发热、盗汗、腹泻、消瘦、神志改变、淋巴结肿大等获得性免疫缺陷综合征相关症状和体征。观察有无肺部、胃肠道、中枢神经系统以及皮肤等机会性感染和肿瘤的发生。

3. 休息与活动　无症状期可正常工作、生活，但应避免过度劳累。艾滋病期应卧床休息，以减低机体消耗。病室应安静、舒适、空气清新。

4. 饮食与营养　艾滋病期容易发生蛋白质 - 能量营养不良，应给予高热量、高蛋白质、富含维生素、易消化饮食。注意食物的色、香、味，设法促进患者食欲。对于不能进食者，给予静脉输液，注意维持水、电解质平衡。

5. 对症护理　针对患者出现的各种症状进行对症护理。因获得性免疫缺陷综合征患者体质虚弱，免疫功能差，应加强口腔及皮肤护理，预防感染发生。长期卧床患者应定时翻身，预防压力性损伤。

6. 用药护理　了解患者所应用药物的种类、用法及观察不良反应。向患者及感染者说明抗病毒治疗的重要性及注意事项，务必遵医嘱按时、足量服用药物。

7. 心理护理　获得性免疫缺陷综合征预后不良，且社会上人们对获得性免疫缺陷综合征也怀有恐惧心理，因此患者会出现焦虑、抑郁、孤独或恐惧等心理障碍，甚至出现报复、自杀等行为。护士应与患者进行有效沟通，了解患者的真实想法，针对患者的心理障碍进行疏导，满足合理要求，解除患者孤独、恐惧感。在知情同意的情况下，做好家属及周围人的工作，使其得到家庭及社会的支持，面对现实，树立战胜疾病的信心。

【健康教育】

1. 对公众的健康教育　介绍获得性免疫缺陷综合征的防护知识，尤其是切断血液和体液传播的相关防护措施。对获得性免疫缺陷综合征有正确的认识和理解，既不能“谈艾色变”，又不能“掉以轻心”，务必加强防护意识。

2. 对感染者及患者的健康教育　介绍 HIV 感染的发生、发展过程，说明抗病毒治疗的重要性以及服药依从性是抗病毒治疗成功的关键。指导感染者及患者做好自我管理，保持良好的身心状态，积极进行抗病毒治疗，延缓病情进展，降低机会性感染及肿瘤等的发生风险。积极采取防护措施，避免感染他人。对于密切接触者，应及时进行病原学检测和监测，以便及时发现和治疗。

第五节　狂 犬 病

狂犬病又称恐水病，是由狂犬病毒引起的以侵犯中枢神经系统为主的一种急性动物源性传染病。临床表现以特有的恐水、怕风、恐惧不安、咽肌痉挛、进行性瘫痪为特征。病死率几乎达 100%。

【病原学】

狂犬病毒属弹状病毒科，形似子弹。从患者和病兽体内分离的病毒称为野毒株或街毒株，其特点是毒力强、潜伏期长。街毒株经多次在兔脑内传代后成为固定毒株，其毒力减弱，潜伏期短，对人和犬失去致病力，因其仍保留抗原性，故可供制备疫苗之用。狂犬病毒体外存活能力较差，易被紫外线、碘酒、乙醇、高锰酸钾、甲醛等灭活，加热 100℃ 2 min 可灭活。

【流行病学】

1. 传染源　带狂犬病毒的动物是本病的传染源，家畜中以犬为主，其次为猫。一些貌似“健康”的犬的唾液中可带狂犬病毒，也可传播狂犬病。狐狸、狢、狼等则是重要的野生狂犬病宿主和传染源。

2. 传播途径　狂犬病毒主要通过病兽咬伤随唾液进入人体内。唾液中的病毒也可经各种伤口，如抓伤、舔伤的皮肤或黏膜侵入体内。

3. 人群易感性　人对狂犬病毒普遍易感。被病兽咬伤而未作预防接种者，发病率平均为 15% ~ 30%。若及时处理伤口和接种疫苗，发病率可降为 0.15%。被狂犬咬伤后是否发病，与被咬伤部位、创伤程度、病兽种类、衣着厚薄、人体免疫情况、伤口局部处理情况、有无及时进行疫苗接种等因素有关。

【发病机制】

狂犬病毒对神经组织有强大的亲合力，病毒侵入人体后在入侵处及其周围横纹肌细胞内缓慢繁殖，再侵入近处的末梢神经，而后沿周围神经的轴索呈向心性扩散至中枢神经系统，至脊髓的背根神经节再大量繁殖，继而入侵脊髓并很快到达脑部，主要侵犯脑干和小脑等处的神经细胞。然后再从中枢神经沿周围神经呈离心性扩散，侵入各器官和组织，尤以唾液腺、舌部味蕾、嗅神经上皮等处的病毒数量最多。由于迷走神经核、舌咽神经核和舌下神经核受损，致吞咽肌及呼吸肌痉挛，从而出现恐水、呼吸困难、吞咽困难等症状。交感神经受累可使唾液腺和汗腺分泌增加。交感神经节、迷走神经节和心脏神经节受损，可引起患者心血管功能紊乱或猝死。

【临床表现】

本病潜伏期多为 1 ～ 3 个月，极少数短至数日，或长至 1 年以上。潜伏期长短与病毒的数量、毒力和侵入部位的神经分布等因素相关。病毒数量越多、毒力越强、侵入部位神经越丰富、越靠近中枢神经系统，潜伏期就越短。

典型临床经过可分为以下 3 期。

1. 前驱期　患者常有低热、头痛、倦怠、恶心、烦躁、恐惧不安，继而对声、风、光等刺激敏感，并有咽喉紧缩感。已愈合的伤口、伤口附近及其神经通路处有麻木、痒、痛及蚁走等异常感觉，为最有诊断意义的早期症状。本期持续 2 ～ 4 d。

2. 兴奋期　患者逐渐进入高度兴奋状态，突出表现为表情极度恐怖、恐水、怕风、发作性咽肌痉挛和呼吸困难，并可有体温升高（38 ～ 40℃）。恐水为本病特有的表现，患者虽渴，但不敢饮水，饮后也无法下咽，甚至闻及水声、看见水或仅提及饮水即可引起咽肌严重痉挛。其他（如风、光、声、触动等刺激）也可引起咽肌痉挛，严重发作时可出现全身肌肉阵发性抽搐。因呼吸肌痉挛，可导致呼吸困难和发绀。因交感神经功能亢进，可出现大汗、流涎、瞳孔散大、对光反应迟钝、心率增快、血压升高等。多数患者神志清晰，少数患者可出现精神失常、幻视、幻听等。本期持续 1 ～ 3 d。

3. 麻痹期　痉挛发作停止，患者渐趋安静，出现全身弛缓性瘫痪。患者逐渐由安静进入昏迷状态，最后因呼吸、循环衰竭而死亡。本期持续 6 ～ 18 h。

本病全程一般不超过 6 d。

【有关检查】

（一）血常规及脑脊液检查

白细胞计数轻至中度增多，中性粒细胞比例为 80% 以上。脑脊液细胞数量及蛋白质可稍增多，糖及氯化物正常。

（二）病原学和血清学检测

1. 特异性抗原检测　取患者脑脊液或唾液直接涂片、咬伤部位皮肤组织、角膜印片等进行病毒抗原检测，阳性率为 98%。

2. 特异性抗体检测　检测血清或脑脊液中的中和抗体，主要用于流行病学调查，也可用于证实狂犬病诊断。

3. 病毒核酸检测　取患者唾液、脑脊液，检测狂犬病毒核酸。

4. 病毒分离　取患者唾液、泪液、脑脊液接种鼠脑，分离病毒。

（三）内氏小体检查

用死者脑组织做切片染色，镜检找内氏小体，阳性时可确诊。

【诊断要点】

有被狂犬或可疑动物咬伤或抓伤史的流行病学资料。有伤口感觉异常及恐水、怕风、咽肌痉挛，或怕光、怕声、多汗、流涎等典型临床表现，即可做出狂犬病的临床诊断。检出病毒抗原、病毒核酸或尸检发现脑组织中的内氏小体可确诊。

【治疗要点】

目前对于本病尚无特效疗法，以对症综合治疗为主，包括：①尽量使患者保持安静，减少刺激，有兴奋不安、痉挛发作时可用镇静药。②防止呼吸肌痉挛导致窒息，加强监护、给氧，必要时作气管切开。③维持水、电解质平衡，纠正酸中毒。④有心血管系统功能障碍时，应采取相应的措施。⑤有脑水肿时，给脱水药。

【预防】

因本病缺乏特效的治疗疗法，预防（尤其是暴露后的预防接种）有特别重要的意义。

（一）管理传染源

以犬的管理为主，捕杀野犬，对家犬进行登记与疫苗接种，是预防狂犬病最有效的措施。狂犬、狂猫及其他狂兽应立即击毙并焚毁或深埋。

（二）暴露前预防

对于高危人群，如兽医、动物驯养师、接触狂犬病毒的实验室工作人员以及经常接触动物的人员等，应进行暴露前预防接种，采取 3 针接种程序接种人用狂犬病疫苗，即第 0、7、21 或 28 d 分别注射 1 剂，并定期检查血清抗体水平。根据需要及时进行加强免疫。

（三）暴露后预防

1. 伤口处理　及时、有效地处理伤口可明显降低狂犬病发病率。

（1）清创处理：伤后应尽快用 20% 肥皂水（或其他弱碱性清洗剂）和一定压力的流动清水交替冲洗伤口至少半小时。伤口深时，要用注射器灌注反复冲洗，力求去除狗涎，挤去血污。之后用生理盐水洗净残留的肥皂液或其他清洗剂。最后用聚维酮碘或其他具有灭活病毒能力的消毒剂涂拭伤口。伤口一般不予缝合或包扎，以便排血引流。

（2）被动免疫：若咬伤部位为头、颈部或严重咬伤者，还需用狂犬病被动免疫制剂在伤口及周围行局部浸润注射。目前的被动免疫制剂有人源狂犬病免疫球蛋白和抗狂犬病血清，以前者为佳，注射剂量分别为 20 IU/kg、40 IU/kg。

2. 疫苗接种　采用人用狂犬病疫苗进行肌内注射。免疫程序有“5 针法”和简化的“4 针法”两种。前者为暴露后的第 0、3、7、14、28 d 各注射 1 剂（2 ml），后者为暴露后第 0、7、21 d 分别注射 2 剂、1 剂、1 剂，即所谓的“2-1-1”免疫程序。

完成全程免疫半年内再次暴露，不需要接种。完成全程免疫半年至 1 年再次暴露，需在第 0、3 d 加强接种 2 剂。完成全程免疫 1 ~ 3 年再次暴露，需在第 0、3、7 d 加强接种 3 剂。完成全程免疫超过 3 年再次暴露，须重新全程免疫接种。

3. 预防感染　需预防破伤风及细菌感染。

【护理要点】

（一）隔离

采取单人房间严密的接触隔离。患者的分泌物、排泄物及污染物严格消毒处理。

（二）病情观察

严密观察：①生命体征及意识状态。②恐水、恐风等表现及变化。③有无呼吸困难、发绀、抽搐和吞咽困难等表现。④麻痹期应密切观察呼吸衰竭与循环衰竭的进展。⑤记录液体出入量。

（三）休息与安全

患者应绝对卧床休息，尽量保持安静，避免光、声等刺激。狂躁患者应注意安全，必要时给予约束。

（四）饮食与营养

应给予高热量、高蛋白质、富含维生素饮食。无法进食者应予以鼻饲，如插鼻饲管有困难，插管前可在患者咽部涂可卡因溶液。必要时静脉输液，以补充营养，维持水、电解质平衡。

（五）对症护理

1. 减少肌肉痉挛的措施　①保持病室安静、光线暗淡，避免风、光、声的刺激。②避免水的刺激，不在病室内放盛水容器，不使患者闻及水声，不在患者面前提及“水”字，输液时注意将液体部分遮挡，操作过程勿使液体触及患者。③各种检查、治疗与护理尽量集中进行，操作时动作要轻巧，以减少对患者的刺激。

2. 保持呼吸道通畅　及时清除口腔及呼吸道分泌物，必要时做好气管插管、气管切开的准备工作。

3. 呼吸衰竭　见本章第三节流行性乙型脑炎的护理。

4. 循环衰竭　见本章第九节流行性脑脊髓膜炎的护理。

【健康教育】

1. 对公众的健康教育　宣传狂犬病的危害并进行预防狂犬病的教育，管理好家犬。被犬咬伤后，要及时、有效地处理伤口，尤其应说明进行预防接种的重要意义。高危人群应做好暴露前预防接种。

2. 对患者家属的健康教育　向患者家属讲解狂犬病发展过程，恐水、怕风、兴奋、狂躁的原因，嘱家属避免刺激患者，配合治疗及护理。

第六节　伤　寒

伤寒是由伤寒沙门菌引起的急性消化道传染病。典型临床表现以持续发热、全身中毒症状、相对缓脉、玫瑰疹、脾大及白细胞计数减少为特征。主要并发症为肠出血及肠穿孔。

【病原学】

伤寒沙门菌归为沙门菌属 D 群，革兰氏染色阴性杆菌，有鞭毛，能运动。菌体裂解时释放出强烈的内毒素，为致病的主要因素。伤寒沙门菌具有菌体抗原 O、鞭毛抗原 H 和表面抗原 Vi，三者均能刺激机体产生相应的抗体。通过检测血清中 O 及 H 抗体可辅助伤寒的临床诊断。Vi 抗体的检测主要用于调查伤寒沙门菌带菌者。伤寒沙门菌在自然环境中生活力较强，耐低温，但对热及一般消毒剂较敏感，60℃ 15 min 可杀死，煮沸后迅速死亡。

【流行病学】

1. 传染源　为患者和带菌者，伤寒患者从潜伏期末即可从粪便排菌，起病后 2 ~ 4 周排菌量最多、传染性最强，恢复期后排菌量减少。排菌时间在 3 个月以上者称为慢性带菌者，是引起伤寒不断传播流行的重要传染源。

2. 传播途径　为粪 - 口途径，通过被病原菌污染的食物、水、日常生活接触、苍蝇、蟑螂等经消化道传播。水源污染是最重要的传播途径，可引起暴发流行。

3. 人群易感性　人群普遍易感，患病后可产生持久免疫力，再次患病者极少。

4. 流行特征　本病终年可见，但以夏、秋季为多。人群中以儿童及青壮年多见。

【发病机制】

伤寒沙门菌经口进入消化道后，一般可被胃酸杀死。但如侵入的病原菌数量多或胃酸缺乏时，细菌则进入小肠，通过肠黏膜后，经淋巴管进入肠道淋巴组织及肠系膜淋巴结进行繁殖，再经胸导管进入血流，引起第一次菌血症。此阶段属潜伏期，患者无症状。伤寒沙门菌随血流进入全身各脏器，如肝、脾、胆囊、骨髓等组织器官内继续大量繁殖，再次进入血流，引起第二次菌血症，同时释放强烈的内毒素，产生临床症状。在病程第 2 ~ 3 周，伤寒沙门菌随胆汁排入肠道，经肠黏膜再次侵入肠壁淋巴组织，使原已致敏的淋巴组织产生严重的炎症反应，导致集合淋巴结和孤立淋巴滤泡坏死、溃疡形成。如果累及病变部位的血管，可引起肠出血；侵入肌层与浆膜层，可引起肠穿孔。至病程第 4 周，人体免疫力不断增强，血液及脏器中的细菌逐渐被消灭，肠壁溃疡逐渐愈合，病情缓解，进入恢复期。症状消失后，若胆囊内长期有病菌存留，则成为慢性带菌者。

【临床表现】

本病潜伏期多为 7 ~ 14 d，最短可为 3 d，最长可达 2 个月。

（一）临床分期

伤寒的典型临床经过分为以下 4 期。

1. 初期　病程第 1 周，起病缓慢，主要为发热，体温呈阶梯式上升，于 5 ~ 7 d 内可高达 39 ~ 40℃，常伴有全身不适、乏力、食欲减退等。

2. 极期　病程第 2 ~ 3 周，出现伤寒的典型表现。

（1）持续高热：多呈稽留热，体温在 39 ~ 40℃，持续 10 ~ 14 d。少数呈弛张热型或不规则热型。

（2）消化系统症状：食欲缺乏明显，还可有腹部不适、腹胀、便秘，少数患者有腹泻。右下腹可有轻压痛。

（3）神经系统症状：由于内毒素作用于中枢神经系统，患者可出现表情淡漠、反应迟钝、耳鸣、听力下降等，重症者呈谵妄或昏迷。

（4）循环系统症状：常出现相对缓脉，脉搏数与发热度不成比例上升。

（5）玫瑰疹：部分患者皮肤可出现直径为 2 ~ 4 mm 的小丘疹，淡红色、充血性、稍隆起，多分布于胸腹部，数量少，一般在 10 个以下，分批出现，2 ~ 4 d 后消退。

（6）肝大、脾大：多数患者有脾大，部分患者肝也可肿大，质软，伴轻度压痛。

3. 缓解期　病程第 3 ~ 4 周，体温逐渐下降，各种症状逐渐减轻，脾开始回缩。本期仍可能出现各种并发症。部分患者缓解期体温尚未恢复到正常，又重新升高，称为再燃。

4. 恢复期 病程第5周，体温恢复正常，症状消失，食欲好转，精神、体力一般在1个月左右完全恢复正常。部分患者在热退后1 ~ 3周临床症状再度出现，血培养再次阳性，称为复发。

（二）并发症

1. 肠出血 为最常见的并发症，多见于病程第2 ~ 4周，轻重不一，从粪便隐血阳性至大量血便，如出血量少可无症状，大量出血可引起出血性休克。饮食不当、腹泻、病程中随意起床活动、排便用力及治疗性灌肠等常为肠出血的诱因。

2. 肠穿孔 为最严重的并发症，多见于病程第2 ~ 4周，穿孔部位最多见于回肠末段，发生穿孔前先表现为腹胀、腹泻或肠出血，穿孔时常有急性腹膜炎的症状及体征。肠穿孔的诱因与肠出血大致相同。

3. 中毒性肝炎 常见于病程第1 ~ 3周，可有肝大、压痛，ALT上升，少数患者可有轻度黄疸，肝损害一般在2 ~ 3周内可恢复。

【有关检查】

（一）血常规

白细胞计数减少，大多在（3 ~ 5）$\times 10^9$/L，中性粒细胞比例减少，嗜酸粒细胞减少或消失。嗜酸粒细胞随病情好转而恢复，复发者再度减少或消失。

（二）细菌培养

1. 血培养 为最常用的确诊伤寒的依据。病程第1 ~ 2周的阳性率高达80% ~ 90%。

2. 骨髓培养 阳性率高于血培养，阳性持续时间也较长，对早期曾用抗生素而未被确诊者，骨髓培养更有价值。

3. 粪便培养 病程第2周起阳性率逐渐增加，病程第3 ~ 4周阳性率可达75%。

4. 尿培养 于病程第3 ~ 4周阳性率最高，约为20%。

（三）肥达反应

应用已知的伤寒沙门菌菌体抗原（O）、鞭毛抗原（H）及副伤寒沙门菌甲、乙、丙（A、B、C）型的鞭毛抗原与患者血清做凝集反应，检测其相应抗体的效价，称为肥达反应。肥达反应曾是诊断伤寒最常用的检查项目，但其辅助诊断的局限性较大，尤其是无早期诊断价值，现已不再推荐使用。

【诊断要点】

流行地区、季节、环境及饮食卫生状况差、伤寒接触史、预防接种史等流行病学资料对诊断有参考价值。持续发热1 ~ 2周以上、相对缓脉、表情淡漠、腹胀、便秘或腹泻、玫瑰疹、脾大等典型临床表现。实验室检查白细胞计数及中性粒细胞比例减少、嗜酸粒细胞减少或消失。血或骨髓培养出伤寒沙门菌者可确诊为伤寒。

【治疗要点】

（一）病原治疗

1. 喹诺酮类 为首选药物，对伤寒沙门菌（包括耐氯霉素株）有强大的抗菌作用，常用的有左旋氧氟沙星、氧氟沙星、环丙沙星、培氟沙星及洛美沙星等。

2. 头孢菌素 第二、三代头孢菌素也可选用，其毒性反应及副作用低，尤其适用于儿童、妊娠期及哺乳期妇女、氯霉素耐药菌所致伤寒患者。

（二）对症治疗

高热时酌情用冰敷、温水或酒精擦浴等物理降温方法，不宜用大量退热药，以免大汗后虚脱。便秘、腹胀时给予对症处理。毒血症症状严重的患者，在足量、有效抗菌治疗的同时，可短期加用小剂量肾上腺皮质激素以减轻毒血症症状。

（三）并发症治疗

1. 肠出血　严格卧床休息，暂禁食或只给少量流食。严密观察血压、脉搏、神志及便血情况。适量输液或输新鲜血。当内科治疗无效时，可考虑手术处理。

2. 肠穿孔　禁食、胃肠减压，联合使用抗菌药，视具体情况及时进行手术治疗。

【预防】

1. 管理传染源　及早隔离、治疗患者，体温正常后 15 d 或体温正常后每隔 5 d 做粪便培养 1 次，如连续 2 次阴性，可解除隔离。密切接触者医学观察 23 d。对饮食业从业人员定期进行检查，及时发现带菌者。带菌者调离饮食服务业工作，并予以治疗。

2. 切断传播途径　为预防本病的关键措施。加强对粪便、水源、饮食卫生的管理，消灭苍蝇，养成良好的个人卫生习惯。对患者大小便及污染物进行有效的消毒。

3. 保护易感人群　重点人群应进行疫苗接种。伤寒 Vi 多糖疫苗对伤寒的保护率可达 60% ~ 70%，主要用于 2 岁及以上人群，需每 2 年接种一次。Ty21a 口服减毒活疫苗主要用于 5 岁及以上人群，需每 5 年接种一次。

【护理要点】

（一）隔离

实施消化道隔离。对患者的排泄物、呕吐物及其污染物品进行严格消毒。

（二）病情观察

密切监测：①生命体征、面色、神志变化；②粪便颜色、性状，有无血便及大出血的表现；③注意观察有无腹痛症状及肠穿孔体征；④及时了解血常规、粪便隐血试验等相关检查结果。

（三）休息与活动

发热患者应严格卧床休息至热退后 1 周才能逐渐增加活动量，因休息可减少患者的能量消耗，并可减少肠蠕动，有利于预防肠道并发症。

（四）饮食护理

1. 发热期　应给予高热量、营养丰富的清淡流质饮食，如蛋汤、清肉汤、新鲜果汁，要保证每日有足够的液体量（2500 ~ 3000 ml）。对于入量不足者，给予静脉输液。

2. 退热期　可给予高热量、无渣或少渣、少纤维素、不易产生肠胀气的半流质饮食，如软面条、米粥，另加瘦肉末、菜末、土豆等，并观察进食反应。

3. 恢复期　患者食欲好转，可进食软饭，然后逐渐恢复至正常饮食，应保证摄入足够的蛋白质、糖类和维生素。注意饮食量一定要逐渐增加，切忌饮食不节制及食用生冷、粗糙、不易消化的食物，以避免发生肠出血或肠穿孔。

（五）对症护理

1. 腹胀　停食牛奶及糖类食物，并注意补充钾盐。可用松节油热敷腹部及肛管排气，禁用新斯的明，以免引起剧烈肠蠕动，诱发肠穿孔或肠出血。

2. 便秘 伤寒患者应保证至少隔日排便一次，如有便秘，可用开塞露或温生理盐水低压灌肠。禁用泻药，并避免排便时过度用力，防止因剧烈肠蠕动或腹腔内压力过大造成不良后果。

3. 肠出血 患者应绝对卧床休息，保持安静，必要时使用镇静药。密切观察患者的面色、脉搏、血压变化及每次粪便的颜色和量。

4. 肠穿孔 应密切监测生命体征，如需手术治疗，应积极配合医生做好术前准备。

（六）用药护理

遵医嘱用药，并注意观察用药后的疗效及不良反应。应用喹诺酮类抗生素时，要密切观察血常规变化，有无胃肠不适、失眠等不良反应。

【健康教育】

1. 对公众的健康教育 宣传伤寒的预防知识，注意饮食、饮水、个人及环境卫生，把住病从口入关。易感人群应进行疫苗接种等。

2. 对患者及其家属的健康教育 介绍疾病的相关知识，如疾病的发生、发展过程，药物治疗的疗程及可能的不良反应，注意休息及饮食管理，以预防或减少并发症。伤寒如不发生并发症，则预后良好。

第七节 细菌性痢疾

◎ 案例 10-2

某患者，女性，21 岁。1 d 前曾在街边小吃店就餐，夜间突起寒战、发热，自测体温 39.1℃，伴恶心、腹部不适，随后出现腹痛、腹泻，腹泻量不多，粪便为黏液脓血便，有明显的里急后重，遂急诊入院。

体格检查：患者神志清楚，T 38.9℃，P 98 次 / 分，R 20 次 / 分，BP 110/80 mmHg，左下腹压痛，肠鸣音 9 次 / 分，余（–）。

辅助检查：血 RBC 4.5×10^{12}/L，Hb 131 g/L，WBC 25×10^{9}/L，N 88%，L 12%。粪便常规：黏液脓血便，白细胞满视野，红细胞 10 ～ 20/HP。

初步诊断为“细菌性痢疾（普通型）”。

请回答：

1. 细菌性痢疾的临床表现有哪些特点？
2. 该患者诊断细菌性痢疾的依据是什么？
3. 细菌性痢疾的预防措施有哪些？

细菌性痢疾简称菌痢，是由志贺菌属（又称痢疾杆菌）引起的肠道传染病。临床表现主要为发热、腹痛、腹泻、黏液脓血便和里急后重等，严重者可有感染性休克和（或）中毒性脑病。

【病原学】

志贺菌属为革兰氏染色阴性肠道致病菌。按其抗原结构和生化反应的不同分为 4 群，即 A 群为痢疾志贺菌、B 群为福氏志贺菌、C 群为鲍氏志贺菌及 D 群为宋内志贺菌，目前我国流行的菌群以 B 群和 D 群为主。各群志贺菌均可产生内毒素，是引起全身毒血症的重要因素，A 群志贺菌还可以产生外毒素，具有神经毒、细胞毒和肠毒素作用。志贺菌属在外环境中生活力较强，在瓜果、蔬菜及污染物上可生存 10 ~ 20 d，对热、酸及各种化学消毒剂敏感。

【流行病学】

1. 传染源　为患者和带菌者，其中非典型患者、慢性患者及带菌者由于症状轻或无症状，不易被发现，故在流行病学上意义更大。

2. 传播途径　为粪 - 口途径，病原菌从患者或带菌者粪便排出，污染食物、饮水、生活用品或手，经口感染，也可通过苍蝇污染食物而传播。水源污染可引起暴发流行。

3. 人群易感性　人群普遍易感，患病后可获得一定的免疫力，但短暂且不稳定，不同菌群和血清型之间无交叉免疫，故易多次复发和重复感染。

4. 流行特征　本病全年均可发生，以夏、秋季多见。发病人群以学龄前儿童及青壮年多见。

【发病机制】

志贺菌属侵入人体后是否发病，取决于细菌数量、致病力和人体抵抗力。志贺菌属经口侵入人体，在胃内如未被胃酸杀灭则进入肠道。当人体免疫力低下或细菌数量多时，细菌借菌毛作用黏附于肠黏膜上皮细胞，侵入并在其中繁殖，而后侵入固有层继续繁殖，引起肠黏膜的炎症反应和固有层小血管循环障碍，肠黏膜出现炎症、坏死、溃疡，发生腹痛、腹泻和脓血便。志贺菌属可释放内毒素、外毒素，内毒素可引起发热等全身中毒症状，外毒素与引起肠道症状及神经系统症状有关。

【临床表现】

本病潜伏期平均为 1 ~ 3 d（数小时 ~ 7 d）。

（一）急性细菌性痢疾

1. 普通型（典型）　起病急，以高热开始，体温达 38 ~ 40℃，可伴寒战，继之有腹痛（常位于脐周，痉挛性或阵发性痛）、腹泻，粪便每日十余次至数十次，初为稀便，1 ~ 2 d 后转为黏液脓血便，每次量不多，里急后重明显。部分患者可伴有恶心、呕吐。排便次数多者可引起脱肛。可有左下腹压痛及肠鸣音亢进。由于排便量小，成人多不引起脱水、酸中毒及电解质代谢紊乱。如治疗及时，患者多于 1 周左右病情逐渐恢复而痊愈，少数患者可转为慢性。

2. 轻型（非典型）　全身症状轻，无明显发热或仅有低热，腹泻每日数次，粪便为黏液稀便，常无脓血，腹痛轻。病程 3 ~ 7 d，可痊愈。

3. 中毒型　2 ~ 7 岁儿童多见。起病急骤，病情凶险，突起畏寒、高热、全身中毒症状严重，可有嗜睡、昏迷及抽搐，迅速发生循环和呼吸衰竭，临床上以严重毒血症症状、休克和（或）中毒性脑病为主，而局部肠道症状轻微或缺如，开始时无腹痛及腹泻症状，但发病 24 h 内可出现痢疾样粪便。根据其临床表现不同，可分为休克型（周围循环衰竭型）、脑型（呼吸衰竭型）和混合型 3 种类型，其中以休克型较常见，混合型的病情最为凶险，病死率高达 90% 以上。

（二）慢性细菌性痢疾

急性细菌性痢疾病程迁延超过 2 个月未愈者即称为慢性细菌性痢疾。慢性细菌性痢疾可分为慢性迁延型、急性发作型和慢性隐匿型 3 种类型。慢性细菌性痢疾可能与下列因素有关：①急性期治疗不及时、不彻底。②营养不良。③免疫功能低下。④原有胃肠道慢性疾病，如慢性胃炎、慢性胆囊炎。⑤菌株耐药或细菌菌型易致慢性化，如福氏志贺菌。

【有关检查】

1. 血常规检查　急性细菌性痢疾白细胞计数轻度至中度增高，多在（10 ~ 20）$\times 10^9$/L，以中性粒细胞增高为主。慢性细菌性痢疾患者可有贫血表现。

2. 粪便常规检查　外观为黏液脓血便，镜检可见大量脓细胞或白细胞（≥ 15/HP）、红细胞，并有巨噬细胞。

3. 粪便培养　粪便培养出志贺菌属为确诊的依据。为提高培养阳性率，要求：①粪便标本要新鲜，挑取粪便的脓血部分。②留取后立即送检。③在使用抗菌药物前采取标本。④需多次培养。

【诊断要点】

当地细菌性痢疾流行情况、季节、接触史、不洁食物史等流行病学资料有参考价值。典型急性细菌性痢疾患者起病急，有发热、腹痛、腹泻、黏液脓血便和里急后重等症状，易于诊断。急性典型细菌性痢疾为脓血黏液便，镜检有大量脓细胞、红细胞及巨噬细胞，对诊断有意义，确诊有赖于粪便培养出志贺菌属。

【治疗要点】

（一）急性细菌性痢疾（普通型和轻型）

1. 病原治疗　喹诺酮类口服吸收好，不良反应少，耐药菌株相对较少，可作为首选用药。不能口服者可静脉滴注。阿奇霉素、头孢曲松等也可酌情选用。

2. 对症治疗　脱水者可应用口服或静脉补液，保证水、电解质及酸碱平衡。高热患者可用退热药或物理降温。对于腹痛剧烈者，可给予解痉药，如阿托品。

（二）中毒性细菌性痢疾

1. 病原治疗　与急性细菌性痢疾相同，应先静脉给药，待病情好转后改为口服。

2. 对症治疗

（1）高热和惊厥：对于高热者，应给予物理降温，必要时用退热药。高热伴惊厥者可采用亚冬眠疗法。

（2）休克：快速静脉滴注葡萄糖氯化钠注射液、5% 碳酸氢钠及低分子右旋糖酐等以扩充血容量，纠正酸中毒。应用酚妥拉明、多巴胺等改善重要脏器血流灌注。

（3）呼吸衰竭：20% 甘露醇快速静脉滴注进行脱水治疗。应用血管活性药改善脑部微循环。保持呼吸道通畅、吸氧，必要时行人工通气等。

（4）毒血症症状：短期应用肾上腺皮质激素减轻毒血症症状等。

（三）慢性细菌性痢疾

应采用全身与局部相结合的治疗原则。

【预防】

应采取以切断传播途径为主的综合预防措施。

1. 管理传染源　对患者，应行消化道隔离至症状消失，粪便培养2次阴性。对接触者，观察1周。对从事餐饮、水源管理及托幼业的工作人员，应定期作粪便培养，如发现带菌者，应将其调离工作岗位，并进行彻底治疗。

2. 切断传播途径　加强对饮食、饮水和粪便的管理，消灭苍蝇，改善环境卫生，注意个人卫生。对患者的污染物及排泄物做好消毒工作。

3. 保护易感人群　口服福氏宋内志贺菌双价活疫苗可刺激肠黏膜产生特异性分泌型IgA。对同型志贺菌属攻击的保护率约为80%，免疫力维持6 ~ 12个月。

【护理】

（一）护理评估

1. 健康史采集　应重点询问：①起病情况、病程、每日排便次数、粪便量及性状。②进食及饮水情况：有无脱水表现，如口渴、尿量减少。③伴随症状：如有无发热、腹痛、里急后重、恶心及呕吐。④可能的诱因：有无不洁饮食、进食不当、受凉、过劳等诱因。⑤诊疗及处理经过：进行的检查及检查结果，应用的药物、剂量及效果等。⑥既往病史：有无慢性腹泻史及既往治疗情况。⑦流行病学资料：如与痢疾患者接触史、环境及个人卫生情况。⑧对疾病相关知识的了解情况。⑨患病后的心理反应：有无紧张、焦虑。

2. 体格检查　生命体征、神志状态、口腔黏膜湿润程度、皮肤弹性、心率及心律、腹部压痛、肠鸣音、肛周皮肤情况等。

3. 有关检查　血常规、粪便常规及培养、血清电解质等。

（二）主要护理诊断 / 问题

1. 体温过高　与志贺菌属感染有关。

2. 腹泻　与志贺菌属引起肠道炎症有关。

3. 体液不足 / 有体液不足的危险　与发热、腹泻及液体入量不足有关。

4. 皮肤完整性受损 / 有皮肤完整性受损的危险　与排便次数增多及排泄物刺激有关。

5. 潜在并发症：休克、呼吸衰竭、脑疝。

（三）护理计划及评价（举例）

腹泻：与志贺菌属引起肠黏膜炎症有关。

1. 护理目标

（1）能复述引起腹泻的原因、诱因及预防方法，并会实施腹泻时的自我护理。

（2）排便次数及粪便性状恢复正常，伴随症状消失。

（3）保持皮肤清洁，不发生肛周皮肤破损及感染。

（4）不发生水、电解质代谢紊乱。

2. 护理措施

（1）病情观察：注意观察如下内容。①监测生命体征。②准确记录液体出入量。③记录每日排便次数、粪便量及性状。④伴随症状有无改善。⑤有无脱水及电解质代谢紊乱表现。⑥肛周皮肤有无破损。⑦治疗效果。

（2）休息：腹泻频繁、全身症状明显者应卧床休息，并应避免精神紧张、烦躁，必要时遵医嘱应用镇静药，可有利于减轻腹泻症状。

（3）饮食与营养：对于频繁腹泻并伴有呕吐的患者，可暂禁食，给予静脉补液。对于能进食者，给予高蛋白质、高热量、少渣、少纤维素的易消化流食或半流食，脂肪不宜过多，忌食生冷、刺激性食物，少量多餐，待腹泻好转后应逐渐增加进食量。

（4）保持水、电解质平衡：根据每日吐、泻情况，及时、准确地补充水及电解质，以免发生水及电解质代谢紊乱。已发生脱水时，应予以及时补液，轻度及中度脱水者可口服补液，少量、多次给患者喂服。对于脱水严重者，则应遵医嘱给予静脉补液，并注意补充电解质。

（5）肛周皮肤护理：排便频繁者，便后宜用软纸擦拭，注意勿损伤肛周皮肤。每日用温水或 1 ∶ 5000 高锰酸钾溶液坐浴，然后局部涂以消毒凡士林油膏，以保护局部皮肤。有脱肛者，可戴橡胶手套轻揉局部，以助肠管还纳。还应注意保持肛周皮肤清洁及保持内裤、床单清洁和干燥。

（6）用药护理：应用喹诺酮类药物或其他抗生素治疗时，应注意药物的剂量、使用方法、服药时间、疗效及不良反应。喹诺酮类药物可引起恶心、呕吐、食欲缺乏等胃肠道反应或过敏反应，应告诉患者与食物同服可减轻胃肠道反应。

（7）标本采集：患者需留取粪便标本进行粪便常规检查及细菌培养，应向患者说明留取标本的目的、方法及注意事项。

（8）自我护理指导：指导患者注意休息，保证适当的营养摄入，补充水和电解质，做好肛周皮肤护理等。

3. 护理评价

（1）患者能够复述腹泻的原因、诱因及预防方法，并能正确实施腹泻时的自我护理。

（2）患者粪便形态已恢复正常，伴随症状消失。

（3）未发生肛周皮肤破损及感染。

（4）未发生脱水及电解质代谢紊乱。

【健康教育】

1. 对公众的健康教育　介绍细菌性痢疾的防护知识，包括细菌性痢疾的流行病学特点，说明改善环境卫生、注意个人卫生、防止病从口入，是预防细菌性痢疾的重要措施。

2. 对患者及其家属的健康教育　向患者及其家属说明适当休息、恰当饮食、保证水及电解质摄入的重要性及具体措施。指导患者及其家属学会肛周皮肤护理的方法。嘱患者遵医嘱及时、按时、按量、按疗程坚持服药，在急性期彻底治愈，以防转变成慢性痢疾。出院后仍应避免过度劳累、受凉、暴饮暴食，以防细菌性痢疾再次发作。

第八节　霍　乱

霍乱是由霍乱弧菌所导致的一种烈性肠道传染病，发病急、传播速度快。典型临床表现为发病急骤，剧烈泻、吐，导致脱水、电解质代谢紊乱与循环衰竭。

【病原学】

霍乱弧菌属弧菌科弧菌属，为革兰氏染色阴性、短小、稍弯曲的杆菌，菌体一端有一根运动活泼的鞭毛，长度为菌体长度的 4 ～ 5 倍，活动力极强。在碱性肉汤或蛋白胨水中繁殖迅速。霍乱弧菌对热、干燥、日光、酸及一般常用消毒剂均敏感，煮沸可立即死亡，但对低温和碱耐受力强。

【流行病学】

1. 传染源　患者及带菌者是主要传染源，尤其是中、重型患者排菌量较大，污染范围广，是重要的传染源。而轻型患者及带菌者在传播霍乱上也起着重要的作用。

2. 传播途径　主要通过污染的水、食物、日常生活接触和苍蝇等经口传播，其中经水传播是最重要的途径，可引起暴发流行。

3. 人群易感性　人群普遍易感，患病后可获得一定程度的免疫力，但维持时间短暂，有再感染的可能。

4. 流行特征　霍乱在热带地区全年均可发病，我国以夏、秋季为流行季节，高峰在7 ~ 9月。

【发病机制】

霍乱弧菌经口进入胃内，当胃酸分泌减少或入侵的细菌数量较多时，未被胃酸杀死的弧菌进入小肠，借助鞭毛运动及其蛋白酶的作用，细菌穿过肠黏膜上的黏液层，黏附于小肠上皮细胞表面并迅速繁殖，产生大量霍乱肠毒素。霍乱肠毒素由A、B两个亚单位组成，B亚单位首先与小肠上皮细胞膜的受体结合，然后A亚单位进入细胞内，作用于腺苷酸环化酶（AC）使之活化。腺苷酸环化酶使三磷酸腺苷（ATP）变成环磷酸腺苷（cAMP），细胞内cAMP浓度增高，促使细胞内一系列酶反应的进行，刺激隐窝细胞分泌氯化物、水和碳酸氢盐的功能增强，并且抑制肠黏膜绒毛细胞对钠、氯的正常吸收，致使大量水分与电解质聚积在肠腔内，超过了肠道正常的吸收功能，因而出现本病最具特征性的剧烈水样腹泻及呕吐。霍乱肠毒素还能促使肠黏膜杯状细胞分泌黏液增多，故水样便中含大量黏液。

由于腹泻导致失水，使胆汁分泌减少，肠液中大量水分、电解质及黏液聚集，吐泻物成“米泔水”样。剧烈泻、吐可导致患者严重脱水、血容量骤减而出现周围循环衰竭。由于钠、钾、钙等电解质的丧失，可发生肌肉痉挛、低钠血症、低钾血症、低钙血症。由于循环衰竭造成肾缺血及毒素对肾的直接作用等，可导致急性肾衰竭。由于碳酸氢盐大量丢失、急性肾衰竭使酸性产物不能排出等因素，可导致代谢性酸中毒。

【临床表现】

本病潜伏期平均为1 ~ 3 d（数小时至6 d）。

（一）临床分期

典型病例的病程分为以下三期。

1. 泻吐期　多数以剧烈腹泻开始，最初粪便有粪质，呈黄稀水样，继之呈水样、无粪臭，部分患者粪便呈米泔水样，少数患者粪便可呈洗肉水样。每日排便数次、数十次，甚至无法计数。腹泻量大，自数千毫升至上万毫升不等。腹泻同时多无腹痛及里急后重。腹泻后出现呕吐，呈喷射性，呕吐物初为胃内容物，后呈米泔水样，无恶心。一般无发热。本期可持续数小时至1 ~ 2 d。

2. 脱水期　由于严重泻、吐，引起水、电解质大量丧失，可出现脱水、周围循环衰竭和电解质代谢紊乱症状。①脱水：患者表现为烦躁不安、口渴、声音嘶哑、眼窝凹陷、皮肤弹性消失、指纹皱瘪、腹下陷呈舟状及尿量减少等。②循环衰竭：由于严重脱水，导致循环衰竭，表现为血压下降、脉搏细数、四肢厥冷、尿少或无尿及意识障碍等。③电解质代谢紊乱及代谢性酸中毒：由于严重泻、吐，使钠盐、钾盐丢失，严重低钠可导致腓肠肌或腹直肌痉挛，呈痉挛性疼痛。严重低血钾，表现为肌张力减退、腱反射消失、鼓肠、心律不齐及心电图改变等。代谢性酸中毒表现为呼吸增快，严重者可出现库斯莫尔呼吸，也可出现意识障碍。此期可持续数小时至 2 ~ 3 d。

3. 反应（恢复）期　大多数患者泻、吐症状消失，脱水表现好转，尿量增加，血压等恢复正常。由于大量肠毒素被吸收，部分患者可出现发热，体温 38 ~ 39℃，持续 1 ~ 3 d 可自行消退。

（二）并发症

1. 急性肾衰竭　是最常见的严重并发症，也是患者常见的死亡原因。

2. 急性肺水肿　由于代谢性酸中毒或大量输注不含碱性液的盐水，且输注速度过快，可诱发急性肺水肿。

【有关检查】

1. 血常规及生化检查　血白细胞计数可增至（10 ~ 30）$\times 10^9$/L，中性粒细胞及大单核细胞增多。因血容量减少和血液浓缩，血红蛋白浓度、血细胞比容均可增高，尿素氮增加。血清钾、钠和碳酸氢盐降低。

2. 尿常规检查　少数患者尿中可有蛋白、红细胞、白细胞及管型。

3. 粪便检查

（1）粪便常规：粪便呈水样，镜检仅见少数红细胞、白细胞。

（2）细菌学检查

1）涂片染色：粪便涂片进行革兰氏染色，可见革兰氏阴性呈鱼群样排列的弧菌。

2）动力和制动试验：将新鲜粪便滴于玻片上，在暗视野显微镜下可见穿梭运动的细菌，即为动力试验（+）。加入霍乱免疫血清后可抑制弧菌的动力，为制动试验（+），可作为初筛方法。

3）细菌培养：将粪便标本直接接种于碱性蛋白胨水增菌后，于碱性琼脂培养基上进行分离培养，可检得霍乱弧菌。

4. 血清学检查　血清学检查可检测血清中抗菌抗体和抗肠毒素抗体，具有追溯性诊断意义，可协助粪便培养阴性的可疑患者的诊断。

【诊断要点】

符合以下 3 项中的 1 项，即可诊断为霍乱：①凡有泻、吐症状，粪便培养有霍乱弧菌生长。②流行地区人群，凡有典型症状，但粪便培养无霍乱弧菌生长，经血清抗体测定效价呈 4 倍增长。③在流行病学调查中，首次粪便培养阳性前后各 5 d 内，有腹泻症状及接触史者，可诊断为轻型霍乱。

【治疗要点】

（一）补液疗法

补液疗法是治疗本病的关键，应遵循早期、迅速、足量、先盐后糖、先快后慢、见尿补钾的原则。

1. 静脉补液　适用于重度脱水、不能口服的中度脱水、极少数轻度脱水患者。输液量和输液速度应视病情轻重、脱水程度、血压和脉搏、尿量及血浆比重等而定。常用的有541溶液（每升含氯化钠5 g、碳酸氢钠4 g、氯化钾1 g，另加50%葡萄糖注射液20 ml）、2∶1溶液（2份生理盐水，1份1.4%碳酸氢钠溶液）及乳酸钠林格注射液等。成人24 h的补液量按轻、中、重型，分别为3000～4000 ml、4000～8000 ml和8000～12 000 ml。脱水严重者，最初30 min按40～80 ml/min的速度静脉滴注2000 ml，以后按20～30 ml/min的速度快速静脉滴注2500～3500 ml，直至桡动脉脉搏增强而有力时再减慢速度。补液的同时应注意纠正酸中毒及补充钾盐。

2. 口服补液　适用于轻、中型患者及重型患者经过静脉补液情况改善、血压回升者。其配方是每1000 ml液体含氯化钠3.5 g、碳酸氢钠2.5 g、氯化钾1.5 g、葡萄糖20 g。对于轻、中型霍乱患者，可给予口服补液。轻型患者最初6 h，成人750 ml/h，以后根据腹泻量适当增减，一般以排出1份粪便，给予1.5份口服补液量为宜。口服液体中电解质及葡萄糖浓度与血浆比较大致是等渗的，且具有配制方便、服用方法简便、安全、患者免受输液的痛苦等优点。

（二）病原治疗

抗菌治疗只作为补液疗法的辅助治疗措施，可缩短腹泻时间、减少腹泻量及缩短排菌期。常用药物为喹诺酮类，如环丙沙星、诺氟沙星。

（三）其他治疗

重症患者经补足液体后，如血压仍未上升，可加用肾上腺皮质激素及血管活性药。对于有心力衰竭、肾功能不全等并发症者，给予相应的处理。

【预防】

1. 控制传染源　应按甲类传染病进行管理。加强疫情监测，建立健全腹泻门诊，对腹泻患者进行登记和粪便培养，以及时发现霍乱患者。对患者，应隔离至症状消失后6 d，粪便培养隔日1次，连续3次阴性可解除隔离。对密切接触者，应检疫5 d，并给予预防性服药，如诺氟沙星。

2. 切断传播途径　加强饮水消毒及食品卫生管理，改善环境卫生，做好粪便管理，消灭苍蝇。养成良好的个人卫生习惯，生熟分开。对患者或带菌者的粪便及排泄物均应严格消毒。

3. 保护易感人群　预防接种注射用霍乱疫苗在一定程度上可提高人群免疫力。口服霍乱疫苗的研制已取得重大进展，其安全性及有效性得到验证，已在部分国家和地区获批使用。

【护理要点】

（一）隔离

按甲类传染病管理，对患者实行严密隔离。如发现疫情，就地隔离，并立即上报卫生防疫部门，采取消毒隔离措施，防止疫情蔓延。

（二）病情观察

密切观察：①生命体征，每1～2 h测量一次。②粪便及呕吐物的量、颜色、性状。③严格记录24 h液体出入量。④注意有无水、电解质代谢紊乱的症状和体征，特别是低钾表现，如肌张力减低、鼓肠、心律失常。⑤及时了解血清钾、钠、氯、钙、CO_2CP、尿素氮等检查结果。

（三）休息

患者应严格卧床休息，并应注意保持床铺清洁、平整、干燥。协助患者床边排便，以减少体力消耗和保护患者安全。必要时可使患者卧于带孔的床上，床下对孔放置便器，便于患者排便。

（四）饮食与营养

有剧烈泻、吐者应禁食，泻、吐不剧烈者可进流质饮食，恢复期给予易消化、半流质饮食。应注意少量多餐，尽量避免进食牛奶、豆浆等易产生肠胀气的食物。

（五）补液的护理

1. 建立静脉通道　对于严重脱水患者，应迅速建立多条静脉通道和（或）使用加压输液装置，大量、快速输入液体，以利尽快纠正脱水。

2. 及时快速补液　输液的种类、先后次序及速度应严格遵医嘱执行，做好输液计划，分秒必争，使患者迅速得到救治。

3. 适当加温溶液　大量、快速输入的溶液应适当加温至 37 ~ 38℃，以免发生输液反应。

4. 注意观察补液效果及可能的并发症　密切观察患者水、电解质改善情况，注意有无急性肺水肿表现，如呼吸困难、发绀、咳粉红色泡沫样痰及双肺底湿啰音。一旦出现上述症状，应酌情减慢输液速度或暂停输液，并立即通知医生，配合医生采取急救措施。

（六）对症护理

1. 腹泻　见本章第七节细菌性痢疾的护理。

2. 呕吐　每次呕吐后协助患者用温水漱口，做好口腔护理。

3. 肌肉痉挛　有腹直肌及腓肠肌痉挛者，可采用局部热敷、按摩、针灸等方法止痛，或遵医嘱给予药物治疗。

4. 体温降低、年老体弱及有循环衰竭者　应注意保暖。

【健康教育】

1. 对公众的健康教育　说明霍乱是经消化道传播的传染病，采取切断传播途径及易感人群接种疫苗的措施有利于预防霍乱。日常生活中务必注意饮水、饮食卫生，生熟分开，消灭苍蝇等。

2. 对患者及其家属的健康教育　说明霍乱为甲类管理的传染病，对患者进行严密的隔离、治疗，并应采取严格的消毒措施，以防止霍乱传播。讲述本病的临床过程及治疗方法，使患者消除紧张情绪，配合治疗，以尽快控制病情发展。指导家属做好环境的消毒处理等。

第九节　流行性脑脊髓膜炎

流行性脑脊髓膜炎简称流脑，是由脑膜炎球菌（又称脑膜炎奈瑟菌）引起的化脓性脑膜炎，经呼吸道传播。其主要临床表现为突起高热、剧烈头痛、呕吐、皮肤及黏膜瘀点、脑膜刺激征，严重者可发生败血症休克及脑实质损害。

【病原学】

脑膜炎球菌属奈瑟菌属的革兰氏阴性球菌。本菌仅存在于人体，可在患者鼻咽部、血液、脑脊液、皮肤瘀斑中发现，也可从带菌者鼻咽部分离出来。细菌裂解后可释放内毒素，为其致病的重要因素。因其可产生自溶酶，在体外极易自溶而死亡，因此采集标本后应注意保温，并立即送检或在床边直接接种。脑膜炎球菌在体外生活力及抵抗力很弱，对干燥、寒冷、热和常用消毒剂均很敏感，在体外低于30℃或高于50℃的环境中易死亡。

【流行病学】

1. 传染源　带菌者和患者是本病的传染源。患者从潜伏期末开始有传染性，传染期不超过发病后10 d，且经治疗后细菌很快消失。疾病流行期间人群带菌率可达50%以上，因此带菌者是最重要的传染源。

2. 传播途径　经呼吸道传播，病原菌主要通过咳嗽、打喷嚏等经飞沫直接传播。密切接触（如同睡、怀抱、接吻、哺乳）对2岁以下婴幼儿的发病有重要意义。

3. 人群易感性　人群对本病普遍易感，儿童发病率较高。本病隐性感染率高，感染后患者可产生持久免疫力。

4. 流行特征　本病多发生于冬、春季节，3、4月为发病高峰。

【发病机制】

病原体自上呼吸道侵入人体后，当人体免疫力较强时，病原菌被迅速消灭。如机体免疫力较弱，细菌可在鼻咽部繁殖而成为带菌状态，或仅有轻微上呼吸道感染症状，患者可因获得免疫力而不治自愈。当免疫力低下或细菌毒力较强时，细菌可从鼻咽部进入血液循环，形成短暂菌血症，表现为皮肤、黏膜出血点。仅少数患者发展为败血症，病原菌可通过血脑屏障进入脑脊髓膜，形成化脓性脑脊髓膜炎。细菌释放的内毒素是致病的重要因素。

极少数患者可表现为暴发型流脑，认为与内毒素引起全身的施瓦茨曼反应，引起急性微循环障碍有关。脑膜炎球菌内毒素较其他细菌内毒素更易激活凝血系统，因此患者在休克早期即出现弥散性血管内凝血（DIC）及继发纤溶亢进，进一步加重微循环障碍、出血和休克，最终造成多器官功能衰竭。暴发型流脑休克型主要表现为感染中毒性休克和酸中毒，可引起DIC及继发纤溶亢进，使出血及休克进一步加重，而此时脑膜刺激征并不明显。暴发型脑膜脑炎型主要由于脑部微循环障碍所致，内毒素引起脑血管痉挛、缺氧、酸中毒，血管通透性增加，血浆渗出而形成脑水肿、颅内压增高，引起惊厥、昏迷等症状。严重脑水肿可形成脑疝，出现昏迷加深、瞳孔改变及呼吸衰竭。

【临床表现】

本病潜伏期平均为2 ~ 3 d（1 ~ 10 d）。根据临床表现，可分为普通型、暴发型、轻型和慢性型。

（一）普通型

普通型最常见，占全部患者的90%以上。根据病程经过，可分为以下4期。

1. 前驱期（上呼吸道感染期）　多数患者无明显症状，部分患者可有咽痛、咳嗽、鼻炎等上呼吸道感染表现，鼻咽拭子培养可发现脑膜炎球菌。此期持续 1 ~ 2 d。

2. 败血症期 起病急，有突发寒战、高热、头痛、呕吐、全身不适及精神萎靡等毒血症症状。70% ~ 90% 的患者有皮肤、黏膜瘀点或瘀斑，直径为 1 ~ 2 mm 至 1 ~ 2 cm，开始为鲜红色，而后变为紫红色。病情严重者瘀点或瘀斑迅速扩大，中央呈紫黑色坏死或大疱。皮疹以肩、肘、臀等处多见。此期血培养可阳性，瘀点涂片可找到病原菌。约 10% 患者在口唇周围可出现单纯疱疹。本期持续 1 ~ 2 d。

3. 脑膜炎期 脑膜炎症状可与败血症症状同时出现。除高热及毒血症症状外，还可出现剧烈头痛、频繁呕吐、烦躁不安、惊厥、意识障碍等，脑膜刺激征阳性。此期持续 2 ~ 5 d。

4. 恢复期 体温逐渐降至正常，皮肤瘀点、瘀斑消失，症状逐渐好转，神经系统检查正常，患者在 1 ~ 3 周内痊愈。

（二）暴发型

暴发型多见于儿童，起病急骤，病情凶险，如治疗不及时，患者可于 24 h 内死亡。根据临床表现，可分为以下 3 种类型。

1. 休克型 突起寒战、高热、头痛、呕吐，数小时后出现精神萎靡、意识障碍，有时出现惊厥。全身皮肤及黏膜广泛瘀点、瘀斑，可迅速融合成大片伴中央坏死。循环衰竭为本型重要的特征，表现为面色苍白、四肢厥冷、皮肤呈花斑状、口唇及指趾发绀、脉搏细速、血压下降或测不出。大多数患者脑膜刺激征缺如，脑脊液澄清，细胞数正常或轻度增加。血培养多阳性。本型易并发 DIC。

2. 脑膜脑炎型 以脑实质损害的临床表现更为显著。患者除高热、瘀斑外，还出现剧烈头痛、频繁呕吐、反复惊厥、迅速进入昏迷状态、血压升高、锥体束征阳性，部分患者可发展为脑疝。

3. 混合型 兼有上述两型的临床表现，常同时或先后出现，是本病最严重的类型，患者病死率极高。

（三）轻型

轻型多发生于流行后期，病变轻微，临床症状也较普通型轻。

（四）慢性型

慢性型病程可迁延数周甚至数月。由于抗菌药物的早期合理使用，该型已较为少见。

【有关检查】

1. 血常规 白细胞计数明显增高，一般为（15 ~ 20）$\times 10^9$/L，中性粒细胞比例在 80% 以上。有 DIC 者血小板数量明显减少。

2. 脑脊液检查 是明确诊断的重要方法。典型改变为脑脊液压力升高，外观混浊、白细胞计数明显升高（为 1000×10^6/L 以上），以多核细胞增高为主。蛋白含量增高，氯化物及糖含量明显降低。

3. 细菌学检查 是确诊的重要方法。

（1）涂片检查：皮肤瘀点处及脑脊液沉淀涂片检查，阳性率为 60% ~ 80%，其中皮肤瘀点涂片检查简便、迅速，是早期诊断的重要方法。

（2）细菌培养：可取血或脑脊液作细菌培养，应在使用抗菌药物前进行检测。

4. 免疫学检查　可协助确诊，多应用于已用过抗菌药物治疗细菌学检查阴性者，包括特异性抗原和特异性抗体检测。

【诊断要点】

本病多于冬、春季节发病。临床表现有突发高热、剧烈头痛、频繁呕吐、皮肤和黏膜瘀点、瘀斑及脑膜刺激征。严重者可有高热、惊厥、意识障碍、大片瘀点和瘀斑、循环衰竭及呼吸衰竭。实验室检查有白细胞计数及中性粒细胞比例明显增高、脑脊液呈化脓性改变、细菌学检查阳性即可确诊，免疫学特异性抗原阳性有助于早期诊断。

【治疗要点】

（一）普通型

1. 病原治疗　一旦怀疑流脑，应尽早、足量应用细菌敏感并能透过血脑屏障的抗菌药物。①青霉素：为首选药物之一，不易通过血脑屏障，在脑膜炎时脑脊液中的药物浓度仅为血液中的 10% ~ 30%，需加大剂量后才能达到治疗有效浓度。成人剂量为 800 万 U，每 8 h 一次。儿童剂量为 20 万 ~ 40 万 U/kg，分 3 次静脉滴注，疗程 5 ~ 7 d。②头孢菌素：第三代头孢菌素对脑膜炎球菌抗菌活性强，易透过血脑屏障，且毒性低。③其他：如氯霉素。

2. 一般及对症治疗　注意补充水及电解质，保证每日尿量在 1000 ml 以上。高热者可用药物或物理降温。如有颅内压增高表现，可用 20% 甘露醇进行脱水治疗。

（二）暴发型

在病原治疗的同时，应积极进行对症治疗。

1. 病原治疗　尽早应用有效抗生素，可联合用药。

2. 对症治疗

（1）休克型：在补充血容量、纠正酸中毒的基础上应用血管活性药物，如山莨菪碱、阿托品、多巴胺；有血小板减少者，应及早应用肝素治疗。

（2）脑膜脑炎型：①减轻脑水肿及防止脑疝：应用 20% 甘露醇进行脱水治疗。也可同时应用肾上腺皮质激素，有利于减轻脑水肿，降低颅内压。②呼吸衰竭的治疗：在积极脱水治疗的同时，保持呼吸道通畅、吸氧，必要时气管插管，使用呼吸机治疗。

（3）其他：有高热及惊厥者，应用物理及药物降温，并使用镇静药，必要时行亚冬眠疗法。毒血症症状明显者，可使用地塞米松等。

【预防】

（一）管理传染源

早期发现患者，并就地隔离治疗，一般隔离至症状消失后 3 d。密切接触者医学观察 7 d。

（二）切断传播途径

流行期间做好卫生宣传工作，搞好个人及环境卫生，保持室内通风，避免到拥挤的公共场所，减少集会，外出戴口罩等。

（三）保护易感人群

1. 菌苗预防注射　应用流脑 A 群多糖菌苗 0.5 ml 皮下注射，保护率达 90% 以上。近年来，由于 C 群的流行，我国已经开始接种流脑 A、C 群多糖菌苗，也有很高的保护率。

2. 药物预防　对密切接触者应用磺胺甲噁唑预防，推荐剂量为成人每日 2 g，儿童

50 ~ 60 mg/（kg·d）（总剂量不超过 2 g/d），连服 3 d。另外，头孢曲松、氧氟沙星等也能起到良好的预防作用。

【护理要点】

（一）隔离

在标准预防的基础上，采取飞沫隔离和接触隔离措施。

（二）病情观察

流脑发病急骤，在住院 24 h 内有可能从普通型转为暴发型，病情急剧恶化，故需密切观察患者的病情变化情况。应观察：①生命体征，以早期发现循环衰竭及呼吸衰竭。②抽搐先兆及表现。③意识障碍是否加重。④皮疹是否继续增加、融合。⑤皮肤颜色及温度有无变化。⑥瞳孔大小、形状变化。⑦记录 24 h 液体出入量。

（三）休息

安静卧床休息，病室应保持空气流通、舒适、安静。腰椎穿刺后，协助患者去枕平卧 4 ~ 6 h。

（四）饮食与营养

应给予高热量、高蛋白质、富含维生素、易消化的流食或半流食。鼓励患者少量、多次饮水，保证液体入量 2000 ~ 3000 ml/d。频繁呕吐不能进食及意识障碍者应遵医嘱静脉输液，注意维持水、电解质平衡。

（五）对症护理

1. 高热　见本章第一节总论发热的护理。

2. 头痛与呕吐　对于头痛较严重者，可遵医嘱给予镇痛药或进行脱水治疗，并向患者说明头痛的原因。呕吐时患者应取侧卧位。呕吐后应及时清洁口腔，并更换脏污的衣服、被褥。对于呕吐频繁者，可给予镇静药或脱水药。

3. 皮疹　患者可出现大片瘀斑，甚至坏死，应注意皮肤护理。①保护受损皮肤：对有大片瘀斑的皮肤，应注意保护，翻身时避免拖、拉、拽等动作，防止皮肤擦伤。防止尿液、粪便浸渍。可用海绵垫、气垫等保护，尽量不使其发生破溃。②破损皮肤的处理：皮疹发生破溃后应及时处理，小面积者涂以抗生素软膏，大面积者可用消毒纱布外敷，防止继发感染。如有继发感染，给予定时换药。③其他：床褥应保持干燥、清洁、松软、平整。内衣应宽松、柔软，并应勤换洗。病室应保持清洁，定时通风及空气消毒。

4. 循环衰竭　主要措施：①将患者置于休克卧位，注意保暖。②吸氧。③迅速建立静脉通道，保证输液畅通和药物及时使用。④密切观察循环改善情况，如患者口唇红润、肢端温暖、发绀消失，提示组织灌注量良好。如血压、脉搏稳定，尿量＞ 30 ml/h，表示肾血液灌注良好。

5. 呼吸衰竭、惊厥与意识障碍　见本章第三节流行性乙型脑炎的护理。

（六）用药护理

1. 抗菌药　青霉素为治疗本病的常用药物，应注意给药剂量、间隔时间、疗程及青霉素过敏反应。应用磺胺类药物时，应注意其对肾的损害，鼓励患者多饮水，每日至少饮水 2000 ml，保证尿量在 1000 ml/d 以上，或遵医嘱使用碱性药物以碱化尿液。

2. 脱水药　应注意按规定时间输入药物，准确记录液体出入量，注意观察有无水、电解质代谢紊乱及监测患者的心功能状态。

3. 肝素　应注意用法、用量、间隔时间，并注意观察过敏反应及有无自发性出血等。

【健康教育】

1. 对公众的健康教育　宣传流脑的病原体、传播途径、预防措施，特别应宣传菌苗注射对预防流脑的作用。如流行季节有可疑表现，应及时就诊。

2. 对患者及其家属的健康教育　讲述疾病过程、治疗用药注意事项、皮肤自我护理方法及预后等。流脑普通型如治疗及时，预后良好。暴发型预后较差，病死率为 10% 左右，如及时治疗，仍有可能痊愈。

（孙玉梅）

习题

一、单项选择题

1. 对于多数传染病来说，最常见的类型是

A. 一过性感染　　B. 隐性感染

C. 显性感染　　D. 病原携带状态

2. 某患者，男性，42 岁，因“高热、意识障碍 1 d”就诊，急诊以“流行性脑脊髓膜炎”收入院。体格检查：T 39.8℃、P 112 次 / 分、R 26 次 / 分、BP 110/75 mmHg，神志不清，全身可见散在暗红色瘀点、瘀斑。双肺呼吸音稍粗，未闻及干、湿啰音，颈抵抗（+）、克尼格征（+）。下列处理措施不当的是

A. 冰袋降温　　B. 酒精擦浴

C. 降低室内温度　　D. 遵医嘱给予药物降温

3. 下列类型的急性病毒性肝炎中，一旦病原标志物检查阳性，即应尽快开始抗病毒治疗的是

A. 甲型　　B. 乙型

C. 丙型　　D. 戊型

4. 某患者，男性，28 岁，因“乏力、食欲缺乏 1 周，尿黄 2 d”就诊，门诊以“急性黄疸型肝炎（乙型）”收入院。护士在为患者进行静脉采血后，在处理用物的过程中不慎被穿刺针刺破皮肤，下列处理最适宜的是

A. 使用碘酒消毒

B. 注射乙型肝炎疫苗

C. 注射丙种球蛋白

D. 注射高价乙型肝炎免疫球蛋白

5. 流行性乙型脑炎最主要的传染源是

A. 患者　　B. 隐性感染者

C. 蚊子　　D. 猪

6. 某患者，男性，20 岁，因“突起高热 3 d，意识障碍 1 d”急诊以“流行性乙型脑炎”收入院。下列血常规检查结果符合该患者特点的是

A. WBC 15.2×10^9/L，N 80%，L 20%

B. WBC 5.8×10^9/L，N 70%，L 30%

C. WBC 4.5×10^9/L，N 70%，L 30%

D. WBC 3.4×10^9/L，N 44%，L 56%

7. 下列传染病中，尚无有效疫苗的是

A. 戊型病毒性肝炎　　B. 流行性乙型脑炎

C. 获得性免疫缺陷综合征　　D. 狂犬病

8. 某患者，男性，35 岁，6 年前发现 HIV 抗体（+），1 个月前无明显诱因出现发热，体温波动在 38.0 ~ 38.5℃，伴咳嗽、咳痰，诊断为“肺孢子菌肺炎”。目前该患者的艾滋病分期最可能的是

A. 潜伏期　　B. 急性期

C. 无症状感染期　　D. 艾滋病期

9. 某患者，女性，32 岁，在小区跑步时被邻居家的宠物狗咬伤腿部，下列处理措施中，错误的是

A. 挤出污血，尽快用肥皂水反复冲洗至少半小时

B. 冲洗后用 70% 乙醇涂拭

C. 冲洗后的伤口尽早缝合包扎，以防细菌感染

D. 用抗狂犬病血清在伤口处行浸润注射

10. 某患者，女性，42 岁，因“持续发热 10 d”就诊，经检查诊断为“伤寒”，入院第 3 d 粪便常规检查回报：粪便隐血（++）。其最可能的原因是

A. 上消化道出血　　B. 应激性溃疡

C. 肠出血　　D. 肠穿孔

11. 下列传染病中，以切断传播途径为主要预防措施的是

A. 乙型病毒性肝炎　　B. 流行性乙型脑炎

C. 流行性脑脊髓膜炎　　D. 细菌性痢疾

12. 某患者，女性，18 岁，在街边进食后出现发热、腹痛、腹泻，以“细菌性痢疾”收入院。下列有关饮食护理的措施中，不恰当的是

A. 少量多餐　　B. 少纤维饮食

C. 高蛋白质、高脂肪饮食补充能量　　D. 忌食刺激性食物

13. 某患者，女性，26 岁，因“突发大量水样便 3 h”就诊。体格检查：T 37.0℃，P 128 次 / 分，BP 80/55 mmHg，神志清楚，稍有烦躁，眼窝下陷，口唇干裂，心脏及肺（–），腹软，全腹无压痛。初步诊断为“霍乱”。对于该患者，此时应紧急采取的措施是

A. 快速静脉补液　　B. 口服补液

C. 使用血管活性药　　D. 服用止泻药

14. 某患儿，男性，6 岁，畏寒、高热、头痛、呕吐 8 h，以“流行性脑脊髓膜炎”收入院。体格检查：患者全身广泛性瘀点及大片瘀斑。对于该患者，采取的皮肤护理措施中，不当的是

A. 用海绵垫保护瘀点、瘀斑处皮肤

B. 避免压迫瘀点、瘀斑处皮肤

C. 按摩瘀点、瘀斑处皮肤，促进血液循环

D. 防止尿液浸渍瘀点、瘀斑处皮肤

二、简答题

请简述流行性脑脊髓膜炎患者惊厥的主要护理措施。

三、论述题

某患者，男性，32 岁，于 1 周前无明显诱因出现全身乏力、食欲减退、恶心、厌油腻，未在意。1 d 前患者发现尿色深黄，呈浓茶色，遂来医院就诊。门诊查 ALT 1418 U/L，TBil 68.1 μmol/L；HAVAb IgG（+），HBsAg（+），HBeAg（+），HBcAb IgM（+），为进一步诊治，以“急性病毒性肝炎（乙型）”收入院。

体格检查：T 36.3℃，P 75 次 / 分，R 18 次 / 分，BP 100/60 mmHg，一般状态好，神志清楚，全身皮肤及黏膜轻度黄染，肝肋下 2.0 cm，质软，压痛（+），余（–）。

患者听说病毒性肝炎可能会发展为肝硬化，会大出血死亡，很担心。另外，患者对医院的隔离制度感到手足无措，并对家里人说“不要对朋友说我住在传染病医院，有人问就说我出差了。”

请回答：

1. 该患者急性乙型肝炎的诊断依据有哪些？
2. 该患者目前最主要的治疗措施是什么？
3. 该患者目前最主要的 3 个护理诊断是哪些？
4. 对于该患者，应采取哪些主要的护理措施？

在线答题

后 记

经全国高等教育自学考试指导委员会同意，由医药学类专业委员会负责高等教育自学考试《内科护理学（专）》教材的审稿工作。

《内科护理学（专）》教材由北京大学医学部李明子教授担任主编。参加编写的人员有北京大学医学部李明子教授（第一章、第七章），北京大学医学部李利讲师、陆悦副教授（第二章），北京大学医学部李湘萍副教授（第三章、第九章），南京医科大学林征教授、北京大学医学部陆悦副教授（第四章），北京大学第一医院许莹主任护师（第五章），北京大学医学部江华副教授（第六章），北京大学医学部陆悦副教授（第八章），北京大学医学部孙玉梅副教授（第十章）。最后由李明子教授统稿。

全国高等教育自学考试指导委员会医药学类专业委员会组织该教材的审稿会。中医药大学郝玉芳教授担任主审，中国医学科学院北京阜外医院张辰主任护师、北京大学第一医院田君叶主任护师参加审稿，并提出改进意见。

全国高等教育自学考试指导委员会医药学类专业委员会最后审定通过本教材。

全国高等教育自学考试指导委员会
医药学类专业委员会
2023 年 5 月